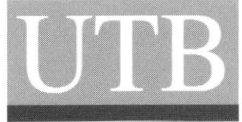

2698

**Eine Arbeitsgemeinschaft der Verlage**

Beltz Verlag Weinheim · Basel
Böhlau Verlag Köln · Weimar · Wien
Wilhelm Fink Verlag München
A. Francke Verlag Tübingen und Basel
Haupt Verlag Bern · Stuttgart · Wien
Lucius & Lucius Verlagsgesellschaft Stuttgart
Mohr Siebeck Tübingen
C. F. Müller Verlag Heidelberg
Ernst Reinhardt Verlag München und Basel
Ferdinand Schöningh Verlag Paderborn · München · Wien · Zürich
Eugen Ulmer Verlag Stuttgart
UVK Verlagsgesellschaft Konstanz
Vandenhoeck & Ruprecht Göttingen
Verlag Recht und Wirtschaft Frankfurt am Main
VS Verlag für Sozialwissenschaften Wiesbaden
WUV Facultas Wien

Thomas Hülshoff

# Medizinische Grundlagen der Heilpädagogik

Mit 18 Abbildungen, 2 Tabellen und 34 Übungsfragen

Ernst Reinhardt Verlag München Basel

Prof. Dr. med. *Thomas Hülshoff* ist Arzt und Professor für Medizinische Grundlagen der Heilpädagogik an der Katholischen Fachhochschule Nordrhein-Westfalen, Abteilung Münster. Autor des Buches „Emotionen" (Ernst Reinhardt München, Basel, 2. Aufl. 2001).

**Hinweis:** Soweit in diesem Werk eine Dosierung, Applikation oder Behandlungsweise erwähnt wird, darf der Leser zwar darauf vertrauen, dass die Autoren große Sorgfalt darauf verwandt haben, dass diese Angabe dem Wissensstand bei Fertigstellung des Werkes entspricht. Für Angaben über Dosierungsanweisungen und Applikationsformen oder sonstige Behandlungsempfehlungen kann vom Verlag jedoch keine Gewähr übernommen werden. – Die Wiedergabe von Gebrauchsnamen, Handelsnamen, Warenbezeichnungen usw. in diesem Werk berechtigt auch ohne besondere Kennzeichnungen nicht zu der Annahme, dass solche Namen im Sinne der Warenzeichen- und Markenschutz-Gesetzgebung als frei zu betrachten wären und daher von jedermann benutzt werden dürften.

Bibliografische Information der Deutschen Bibliothek

Die Deutsche Bibliothek verzeichnet diese Publikation in der Deutschen Nationalbibliografie; detaillierte bibliografische Daten sind im Internet über <http://dnb.ddb.de> abrufbar.
UTB-ISBN 3-8252-2698-0
ISBN 10: 3-497-01778-7
ISBN 13: 978-3-497-01778-2

Einbandgestaltung: Atelier Reichert, Stuttgart
Satz: Fotosatz Reinhard Amann, Aichstetten
Druck: Ebner & Spiegel, Ulm
Printed in Germany
ISBN 3-8252-2698-0 (UTB-Bestellnummer)

Ernst Reinhardt Verlag, Kemnatenstr. 46, D-80639 München
Net: www.reinhardt-verlag.de Mail: info@reinhardt-verlag.de

# Inhalt

# Hinweise zur Benutzung dieses Lehrbuches

Zur schnelleren Orientierung wurden in den Randspalten Pikto-
gramme benutzt, die folgende Bedeutung haben:

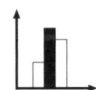 **Forschungen, Studien**

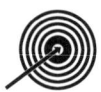 **Begriffserklärung, Definition**

 **Pro und Contra, Kritik**

 **Beispiel**

 **Fragen zur Wiederholung am Ende der Kapitel**

 **Literaturempfehlungen**

# Vorwort

„Heilpädagogik ist Pädagogik und nichts anderes" – so lautet einer der meistzitierten Sätze des Nestors der Heilpädagogik, Paul Moor. Insbesondere, so möchte man hinzufügen, ist Heilpädagogik keine therapeutische oder medizinische Unterdisziplin. Warum also, so könnte man fragen, sollte es dann „medizinische Grundlagen" der Heilpädagogik geben?

Heilpädagoginnen und -pädagogen begegnen in ihrer pädagogischen und fördernden Arbeit an Sonderschulen und darüber hinaus im außerschulischen Bereich Menschen mit Behinderungen bzw. körperlichen, sensorischen, kognitiven oder seelischen Entwicklungsverzögerungen und -störungen. Es ist ihre Aufgabe, diese Menschen in ihrer Entwicklung zu fördern, sie zu unterrichten, zu begleiten, eingetretene oder drohende Entwicklungshemmnisse frühzeitig zu erkennen und zu ihrer Überwindung beizutragen. Sie wirken daran mit, Menschen mit Behinderungen ein gelingendes, an der Kultur der Gesellschaft teilhabendes Leben zu ermöglichen. Dabei orientieren sich Heilpädagoginnen und -pädagogen am Normalisierungsprinzip und sind weitgehend den Paradigmen von Assistenz, gesellschaftlicher Partizipation und Inklusion verpflichtet.

Diese hier nur angeschnittenen Aufgaben nehmen sie als Pädagoginnen und Pädagogen mit besonderer Herausforderung, nämlich der *Heil*pädagogik, wahr. Die Menschen, mit denen sie arbeiten (Schüler, Klienten), haben in der Regel auch Kontakte zu einer Reihe anderer Berufsgruppen (z. B. in der Medizin, Ergotherapie, Psychotherapie etc.), die ebenfalls vielfältige Hilfen anbieten – wenn auch nicht auf pädagogischem Gebiet. Schon deswegen ist die Kenntnis von psychologischen, medizinischen u. a. Ansätzen von Nutzen.

Darüber hinaus versteht sich Heilpädagogik aber auch als „Pädagogik unter erschwerten Bedingungen". Zum einen sind darunter gesellschaftliche Erschwernisse (z. B. soziale Barrieren) zu verstehen, was soziologische sowie sozialpsychologische Grundkenntnisse voraussetzt. Zum anderen bestehen die Er-

schwernisse z. T. auch in organischen Behinderungen, Folgen von
Erkrankungen oder somatisch-sensorisch-seelischen Veränderungen im Entwicklungsprozess, die zu einem gewissen Teil biolo-
gisch-medizinisch abgeklärt und behandelt – wenn auch in der
Regel nicht geheilt – werden können.

Und hier kommen nun medizinische Grundkenntnisse ins
Spiel. Wollen Heilpädagoginnen und -pädagogen ihrem Auftrag
der „pädagogischen Förderung unter erschwerten Bedingungen"
gerecht werden, so ist es hilfreich und notwendig, sich mit allen
Aspekten der Entwicklung ihrer Schüler und Klienten zu befassen, auch den medizinischen. Und insofern gibt es meines Erachtens neben beispielsweise psychologischen und soziologischen
auch medizinische Grundlagen der Heilpädagogik.

Das vorliegende Buch will Studierenden und Praktikern der
Heilpädagogik eine breit gefächerte Übersicht über medizinische
und biologische Grundlagen geben. Zwar werden beispielsweise
Heilpädagogen, die sich auf die Pädagogik hörgeschädigter Menschen spezialisieren, an gegebener Stelle auf spezielle und vertiefende Literatur verwiesen, weil spezielles Detailwissen den Rahmen des vorliegenden Buches sprengen würde. Analoges gilt für
Sehbehinderung u. a. Teilgebiete. Aber es ist meines Erachtens
hilfreich, wenn Heilpädagoginnen und -pädagogen (auch wenn
sie sich spezialisieren) einen Überblick über die gesamte Breite
möglicher medizinischer Aspekte und damit verbundener heilpädagogischer Herausforderungen haben. Nicht selten nämlich sind
behinderte Kinder mehrfach behindert, und vor allem wirken
sich Störungen (z. B. sensorische) mitunter auf andere Bereiche
(z. B. die Motorik oder das emotionale Erleben) aus.

So möchte ich, ausgehend von den Differenzierungen der Ausbildung von Sonderschullehrern, auf das Hören, das Sehen, die
Motorik, die Sprache, auf kognitive Fähigkeiten sowie die Emotionen eingehen. Dabei wird in jedem Kapitel zunächst auf die
neurophysiologischen und biologischen Grundlagen eingegangen, die meines Erachtens für jede Heilpädagogin und jeden
Heilpädagogen von Bedeutung sind. Dies gilt auch für die Entwicklungen der jeweiligen Fähigkeit (z. B. der auditiven Wahrnehmung oder der Motorik), die anschließend dargestellt werden. Es folgen typische und in der heilpädagogischen Praxis häufig auftretende Störungen sowie spezielle Herausforderungen an
Heilpädagogen in Schule und außerschulischen Arbeitsfeldern.

Das erste Kapitel befasst sich mit allgemeinen neurophysiologischen Grundlagen. Seitdem der damalige amerikanische Präsident, George Bush sen., die 1990er Jahre als „das Jahrzehnt des Gehirns und der Hirnforschung" apostrophiert hat, haben sich Grundlagenforschung und z. T. auch anwendungs- und praxisorientierte Ansätze stürmisch weiterentwickelt, was, wie noch zu zeigen sein wird, auch an der Heilpädagogik nicht spurlos vorbeigegangen ist.

Ein weiteres Kapitel befasst sich mit sozialmedizinischen Aspekten und versucht, eine Brücke zwischen den international unterschiedlichen Aufgaben der Pädagogik und der Medizin (hier vor allem der Kinderheilkunde, Neuropädiatrie sowie Kinder- und Jugendpsychiatrie) zu bauen.

In meinem beruflichen Werdegang habe ich in unterschiedlichen Konstellationen Kontakt zur Heilpädagogik gehabt. In meiner assistenzärztlichen Zeit in Kinderklinik und Kinder- und Jugendpsychiatrie lernte ich vor allem die Kooperation mit den dort außerschulisch arbeitenden Heilpädagoginnen und -pädagogen sowie den Krankenhauslehrkräften kennen und schätzen. Dies gilt ebenso für die Zeit meiner Ausbildung zum Familientherapeuten. Zwei Jahre war ich als wissenschaftlicher Mitarbeiter am Institut für Sonderpädagogik der Universität Köln tätig und konnte dort einen Einblick in das differenzierte Sonderschulwesen und die Ausbildung von Sonderschullehrerinnen und -lehrern bekommen. In meiner jetzigen Tätigkeit als Professor für Sozialmedizin und medizinische Grundlagen der Heilpädagogik an der Katholischen Fachhochschule NW in Münster befasse ich mich vor allem mit außerschulischer Heilpädagogik und begleite seit sechs Jahren Praxis- und Entwicklungsprojekte der Rehabilitations- und Heilpädagogik, u. a. auch Weiterbildungsangebote für Menschen mit mehrfachen Behinderungen.

Vor allem diese Projekte und die Begegnung mit behinderten wie nicht behinderten Menschen (Studierenden wie Klienten) haben mich tief beeindruckt und starken Einfluss auf die Inhalte dieses Buches genommen. Ihnen möchte ich herzlich für die Erfahrungen der letzten Jahre danken.

Danken möchte ich auch meinen (heilpädagogischen) Kollegen Dieter Gröschke und Heinrich Greving sowie Frau Landersdorfer vom Ernst Reinhardt Verlag, die mich zu diesem Buch ermutigt haben und mir in kritischen Situationen geduldige Zuhörer und kluge Berater waren. Frau Anja Middendorf verdanke ich die Anfertigung der Abbildungen dieses Buches. Frau Astrid Heitmann

hat – wieder einmal – mit ebenso gewissenhafter wie umfang-
reicher Schreibarbeit wesentlich zum Gelingen des Vorhabens
beigetragen.

Und vor allem möchte ich meiner Frau und meinem Sohn
danken, deren familiärer Rückhalt mir Kraft und Anregung gibt.

Münster, im Februar 2005                    Thomas Hülshoff

# 1 Neurophysiologische Grundlagen

## 1.1 Aufbau und Funktion des zentralen Nervensystems

Wahrnehmen, Erkennen, Verhalten und emotionales Erleben sind Leistungen unseres hochkomplexen Nervensystems, insbesondere des Gehirns, das eine gewisse Sonderstellung einnimmt: Im Grunde handelt es sich gar nicht um ein einzelnes Organ, sondern um ein vernetztes Geflecht verschiedenster Module und Steuerungseinheiten, die auf unterschiedlichste Weise zusammen agieren können. Ursprünglich hat sich auch das menschliche Gehirn evolutionär entwickelt, um seinen Trägern ein besseres Überleben zu ermöglichen: Wahrnehmung und Reaktion konnten umso besser und adäquater auf die Wirklichkeit abgestimmt werden, je mehr es gelang, eben jene Wirklichkeit in neuronalen Netzen zu rekonstruieren. Diese hochkomplexe Verschaltung ermöglicht es eben diesem Gehirn aber zumindest in Ansätzen auch, sich seiner selbst bewusst zu werden, Probleme zu antizipieren und abstrakt zu lösen (was wir als „Denken" bezeichnen) oder seelische Empfindungen als solche wahrzunehmen.

Für die angewandte Heilpädagogik ist das Wissen um die Entwicklung des menschlichen, insbesondere des kindlichen Gehirns, mögliche Störungen im Reifungsprozess, die neuronalen Grundlagen der Wahrnehmung, der Motorik, der emotionalen Verarbeitung und der Kognition von großer Wichtigkeit. Nachdem das letzte Jahrzehnt des 20. Jahrhunderts zum „Jahrzehnt der Hirnforschung" apostrophiert wurde, haben die in dieser Dekade gemachten neueren Erkenntnisse nicht nur unser Weltbild, sondern in Ansätzen auch die pädagogischen Grundlagen maßgeblich beeinflusst oder verändert. Insofern scheint es mir sinnvoll, auf die Grundlagen der neuronalen Verarbeitung auch in einem Lehrbuch der Heilpädagogik einzugehen.

Im folgenden Kapitel soll kurz auf die wichtigsten Grundbegriffe eingegangen werden. Vertiefungen – beispielsweise zur

Neurophysiologie der visuellen Wahrnehmung oder der Motorik – finden sich jeweils in den entsprechenden Kapiteln dieses Buches.

## Aufbau und Funktion der Nervenzellen

Letztlich besteht das zentrale Nervensystem und auch das Gehirn aus einer unvorstellbar großen Zahl von 100 Milliarden Nervenzellen, von denen eine jede bis zu 10.000 Verbindungen zu anderen Nervenzellen aufnehmen kann. Damit ist unser Gehirn wohl die komplexeste Struktur des uns bekannten Universums. Zum Vergleich: Hätten 100 Milliarden Menschen, das etwa 25fache der jetzigen Erdbevölkerung, die Möglichkeit zu jeweils 10.000 anderen Menschen Kontakt aufzunehmen oder dies nicht zu tun, so entspräche dies in etwa den 10.000 synaptischen möglichen Verbindungen einer Nervenzelle. Ein anderer Vergleich: Die 100 Milliarden Bäume des tropischen Regenwaldes und die möglicherweise 10.000 Blätter pro Baum mögen die im Grunde nicht mehr vorstellbare Komplexität unseres Gehirns versinnbildlichen.

**Nervenzelle** Eine Nervenzelle besteht zunächst aus den üblichen Zellstrukturen wie Zellmembran, Zellkern, Mitochondrien etc. Darüber hinaus hat sie zahlreiche Ausläufer, die als „Dendriten" bezeichnet werden und als „Antennen" fungieren: Über sie gelangen gleich noch zu besprechende bioelektrische Signale zum Zellinneren und insbesondere zum Axonhügel, wo sie „verrechnet" werden. Neben den als Dendriten bezeichneten Empfangsstrukturen weisen Nervenzellen aber auch einen meist längeren Ausläufer, das Axon, auf, über den Impulse weitergeleitet werden können. Ein Axon hat also „Sendefunktion". Zwar gibt es – im Gegensatz zu den Dendriten – nur ein Axon, doch kann dieses sich an seinem Ende ebenfalls verzweigen. Da das Axon eine erhebliche Länge betragen kann (die Nervenzelle ist nur ein 40-Tausendstel Millimeter groß, das Axon, das von der Großhirnrinde zum Rückenmark läuft, kann bis zu 1 m lang sein) muss es am zellfernen Ende mit Nährstoffen versorgt werden.

**Gliazellen** Dies übernehmen Gliazellen, fetthaltige Stützzellen, die sich zwiebelschalenartig um das Axon wickeln und mehrere Funktionen haben: Zum einen versorgen sie das Axon mit Nährstoffen und Sauerstoff, zum anderen schützen sie es vor giftigen Substan-

zen, und zum Dritten tragen sie zu einer schnelleren Erregungsleitung bei (Hülshoff 2000, 14f).

Hauptaufgabe einer Nervenzelle ist es, bioelektrische Infor- **Reizentstehung**
mationen zu empfangen, zu verarbeiten und weiterzuleiten. Insofern ist der Vergleich mit einem Mikroprozessor statthaft. Trotzdem muss man sich klar machen, dass im Gegensatz zur Compu-
tertechnik im Gehirn auch chemische Vorgänge eine wesentliche
Rolle bei der Informationsverarbeitung spielen. Wie aber entsteht die bereits genannte bioelektrische Aktivität? Unabdingbare Voraussetzung dafür sind elektrisch geladene Atome oder
Moleküle, so genannte Ionen. Diese können, je nach Elektronen-
zustand, positiv (Na+) oder negativ (CL-) geladen sein. Befinden
sich in einer Körperstruktur, beispielsweise einem Axon, negativ
geladene Ionen im Überschuss, so ist diese Struktur gegenüber
der Umgebung negativ geladen. Dies gilt insbesondere für Nervenzelle und Axon im Ruhezustand, wenn innerhalb des Axons
durch negativ geladene Eiweißpartikel und Chlorionen eine negative Spannung von 70 Megavolt (MV) vorherrscht. Außerhalb
der Zelle, im extrazellulären Raum, überwiegen positiv geladene
Natronionen, so dass der extrazelluläre Raum positiv geladen ist.

Axoninnenraum und Extrazellularraum werden durch eine
Axonmembran voneinander getrennt. Diese Membran ist unter **Membran**
bestimmten Umständen durchlässig, also semipermeabel. Normalerweise bleiben positiv und negativ geladene Ionen voneinander getrennt, was zu den oben beschriebenen Spannungsver-
hältnissen führt. Kommt es aber zu einer bioelektrischen Erregung am Axonhügel, also an dem Teil der Nervenzelle, an dem
das Axon entspringt, so verändern sich die Membraneigenschaften des Axons an dieser Stelle. Die Membran besteht nämlich aus
Eiweißbestandteilen, die ihrerseits bestimmte Oberflächenspan-
nungen aufweisen.

Der bioelektrische Impuls vom Axonhügel führt nun dazu,
dass sich kurzfristig „Ionenkanäle" öffnen, die Axonmembran
also für Natronionen durchlässig wird. Da sich unterschiedlich
geladene Teilchen anziehen und die kleinen Ionenkanäle nur von
Natrium, nicht aber vom Chlor passiert werden können, strömt
Natrium im Überschuss ins Axon. Infolgedessen ändern sich die
Spannungsverhältnisse, im Inneren des Axons wird ein Erre-
gungspotenzial von 30 MV aufgebaut. Dies wiederum hat zur
Folge, dass an benachbarter Stelle ebenfalls Membraneigenschaften verändert werden und sich Ionenkanäle öffnen. Somit kann

auch an dieser Stelle Natrium einströmen. Dieser Prozess wiederholt sich, so dass die Erregung vom Nervenzellende in Richtung Peripherie weitergeleitet wird.

Um erneut einsatzbereit zu sein, muss die Nervenzelle anschließend aktiv die alten Konzentrationsverhältnisse wiederherstellen. Das gelingt mit Hilfe der so genannten Ionenpumpe, chemischen Prozessen also, bei denen das Natrium unter erheblichem Energieaufwand wieder aus dem Zellinneren herausgepumpt wird. Nun ist die Zelle erneut erregbar.

**Erregung am Axonhügel**

Wir wissen jetzt in groben Zügen, wie die Erregung vom Axonhügel bis zum Ende des Axons weitergeleitet wird. Es bleibt noch zu erwähnen, wie sie beim Axonhügel entsteht: Die einlaufenden Dendriten leiten ihrerseits mit analogen Mechanismen bioelektrische Erregung in Richtung Axonhügel. Laufen nacheinander eine Reihe bioelektrischer Erregungen ein oder kommt es es zu einer zeitlichen Summation solcher Erregungen, so entsteht ein Schwellenpotenzial am Axonhügel, das den o. g. Weiterleitungsprozess via Axon einleitet. Man kann also die Nervenzelle als Mikroprozessor sehen, die in der Lage ist, einlaufende Informationen miteinander zu verrechnen und im Sinne einer Ja-Nein-Entscheidung (ein Axon feuert oder feuert eben nicht) eine Erregung auszusenden oder im Ruhepotenzial zu bleiben.

**Synapse**

Am Ende des Axons wird die bioelektrische Erregung zunächst nicht weitergeleitet. Das Axonende ist durch einen so genannten synaptischen Spalt vom dendritischen Ende der zweiten Nervenzelle getrennt. Diese Strukturen – Axonende der ersten Nervenzelle, dendritisches Ende der zweiten Nervenzelle und der Spalt, der beide voneinander trennt – werden als „Synapse", Verbindungsstelle zweier Nervenzellen, bezeichnet. Die Weiterleitung der Informationen zwischen erster und zweiter Nervenzelle geschieht auf biochemischem Wege.

**Neurotransmitter**

Die am Axonende einlaufende bioelektrische Erregung führt zu Membranveränderungen, in deren Gefolge Vesikel, kleine Bläschen, kurzfristig mit der Membranwand verschmelzen. Diese Bläschen enthalten Botenstoffe, so genannte Neurotransmitter, die nun in den synaptischen Spalt diffundieren. Sie gelangen so an Empfängerstrukturen in der dendritischen Membran der zweiten Nervenzelle. Hinsichtlich ihrer Oberflächenstruktur passen Neurotransmitter und Empfänger (Rezeptor) wie ein „Schlüssel ins Schloss" oder eine Hand in einen Handschuh: Docken Neurotransmitter an den für sie vorgesehenen Rezeptoren an, so verändern sie wiederum kurzfristig die Membranstruktur der Dendriten in der zweiten Nervenzelle. Das wiederum hat zur Folge, dass Ionen einströmen können. Es baut sich nun in der zweiten Nervenzelle ein bioelektrischer Strom auf und kann zum Axonhügel weitergeleitet werden. Nach „getaner Arbeit" werden die Neurotransmitter abgebaut oder wieder von der aussendenden Zelle aufgenommen und „recycled". Jedenfalls verlieren sie ihre Wirksamkeit, so dass die Zellstrukturen wieder zur Ruhe kommen können.

Die Kopplung von bioelektrischer und biochemischer Erregung hat den Vorteil, dass Erregungen massiv verstärkt werden können. Es hängt nämlich nicht primär von der Erregungsstärke der ersten, abgebenden Zelle ab, sondern vor allem vom Aufbau **Verstärkung** und den Membraneigenschaften der zweiten Zelle, wie stark die nun weitervermittelte Erregung im zweiten Neuron ist. Auch kann eine erregende erste Zelle durch eine raffinierte Verschaltung dazu führen, dass eine ihr angeschlossene zweite Zelle nicht erregt, sondern gehemmt bzw. gedämpft wird: Öffnen sich nämlich Ionenkanäle für negative Ionen, (z. B. Cl-), so führt die Erregung dieser Rezeptoren dazu, dass negativ geladene Ionen ins Zellinnere einströmen. Damit wird das Milieu noch negativer und die Zelle noch weniger erregbar. So paradox es sich anhört: Die Erregung der ersten Nervenzelle hemmt aktiv die Erregungsbereitschaft der zweiten Nervenzelle.

Schließlich können Nervenzellen durch Botenstoffe u. a. Chemikalien massiv beeinflusst werden. Eine Reihe von chemischen Substanzen, beispielsweise Drogen und Psychopharmaka, aber auch körpereigene Substanzen können die Sensibilität neuronaler Empfangsstrukturen erhöhen. Zurzeit sind etwa 200 Neurotransmitter erforscht worden, 50 davon haben eine maßgebliche Bedeutung. Insbesondere Noradrenalin, Dopamin, Serotonin, Acetylcholin, Glutamat und Gamma-Aminobuttersäure werden weiter unten noch näher beschrieben, weil sie maßgeblich an Regelprozessen beteiligt sind.

Neben Neurotransmittern, hauptsächlich im Dienste gezielter Nervenbahnen und neuronaler Regelkreise, können auch Hormone an Synapsen wirken: Sie werden durch den Blutkreislauf **Hormone** an unterschiedlichste Stellen in der Körperperipherie eingeschwemmt und können, etwa wie das Stresshormon Adrenalin, fast gleichzeitig unterschiedliche Körperfunktionen (Blutdruck, Atmung, Pupillenreaktion etc.) beeinflussen. Vereinfacht gesagt kann man die Signalübertragung von Neurotransmittern mit einem Telefon vergleichen, während Hormonen „Rundfunkcharakter" zugeordnet werden kann.

**Drogen**

Neurotransmitter können blockiert, abgebaut, verzögert oder imitiert werden, oder ihre Wirkung kann verlängert werden: Praktisch alle Rausch- und Suchtstoffe sowie Psychopharmaka verändern die Wirkweise von Neurotransmittern. Sie können beispielsweise die Oberflächenstruktur von Rezeptoren verändern und entweder die Wirkung von körpereigenen Neurotransmittern verhindern, oder aber gerade diese Neurotransmitter so gut imitieren, dass sie an deren statt eine Erregung hervorrufen.

**monosynaptischer Reflex**

Nachdem wir den grundlegenden Aufbau der kleinsten Einheit unseres Nervensystems, des Neurons/der Nervenzelle kennen gelernt haben, wollen wir uns nun mit deren prinzipiellen Verschaltungen beschäftigen. Die einfachste Verschaltung zweier Neuronen ist die eines monosynaptischen Reflexbogens.

Wenn Sie bei übereinander geschlagenen Beinen mit der Handkante 1 cm unterhalb der Kniescheibe einen plötzlichen Druck auslösen, wird der Unterschenkel reflexartig nach vorne schnellen. Dehnungsrezeptoren an Bändern und Gelenken haben einen Dehnungsreiz wahrgenommen, der in ein bioelektrisches Signal umgewandelt und über das erste Neuron zur Umschaltstelle im Rückenmark weitergeleitet wurde. An dieser synaptischen Umschaltstelle tritt nun ein zweites Neuron in Aktion, das Signale zur Peripherie und damit zur Muskulatur des Unterschenkels weiterleitet und eine motorische Reaktion auslöst.

Im einfachsten Falle also besteht eine neuronale Verschaltung aus einem monosynaptischen Reflexbogen, an dem zwei Neuronen beteiligt sind.

**komplexe Reflexe**

Bereits beim Bauchdeckenschutzreflex sieht die Sache komplexer aus: Wenn nur der linke untere Quadrant der Bauchhaut berührt wird, zieht sich reflektorisch die gesamte Bauchdecke zusammen. Dies macht auch Sinn, da es lebenswichtige und im Übrigen sonst ungeschützte innere Organe zu schützen gilt. Die Verschaltung kann folglich keine monosynaptische mehr sein: Auf mehreren Ebenen des Rückenmarks werden Neuronen zusammengeschaltet und führen schließlich dazu, dass die gesamte Bauchdecke involviert wird.

**Interneurone**

Schließlich können Nervenzellen „dazwischen geschaltet sein", um hemmende, erregende, in jedem Fall aber modulierende Funktion zu übernehmen und wesentlich zur Feinabstimmung beizutragen. Solche Zellen werden als „Interneurone" bezeich-

net. Aber auch die Verarbeitung und Repräsentation des Außen-
weltreizes, also des Sinnesreizes, kann bei komplex verschalteten
Verarbeitungsstufen wesentlich differenzierter und aussagekräf-
tiger werden. Letztlich sorgen also Millionen dazwischen ge-
schaltete Interneurone für eine immer differenziertere Sinnes-
reizanalyse und eine ebenso differenzierte feinmotorische und
zielgerichtete Aktion des Individuums. Am Ende der motorischen Leitungsbahnen finden wir die Muskeln, mit deren Hilfe
Gliedmaßen und Gelenke bewegt werden können. Andererseits
haben wir in der Peripherie Sinnesorgane mit Sinnesrezeptoren,
die unterschiedliche Reize unserer Außenwelt in die bioelektrische Einheitssprache unseres Nervensystems übersetzen und
zum Gehirn weiterleiten. Neben den „fünf aristotelischen Sinnen" (Riechen, Schmecken, Hören, Sehen und Fühlen), kann
man insgesamt etwa 20 Sinne unterscheiden: z. B. die Tiefensensibilität, das Schmerzempfinden, den Vibrationssinn, den Gleichgewichtssinn, Wärmerezeptoren etc.

Sinnesrezeptoren sind zum Ersten in der Lage, Modalitäten **Sinnesrezeptoren**
wahrzunehmen: Normalerweise unterscheiden wir zwischen Ge-
hörtem, Gesehenem oder Gerochenem. Zum Zweiten können
sie qualitativ differenzieren: Unterschiedliche Lichtfrequenzen
werden als Farben, unterschiedliche Hörfrequenzen als Tonhöhen differenziert. Zum Dritten kann die Stärke des Reizes interpretiert werden: Eine Speise schmeckt uns mehr oder weniger
süß, ein Ton ist mehr oder weniger laut, eine visuelle Wahrnehmung ist mehr oder weniger hell. Viertens können Reize zeitlich
und periodisch strukturiert werden, und fünftens gelingt es uns
oft, sie zu lokalisieren: Der Aufbau unseres Außenohres sorgt
ebenso wie die Verschaltung der Hörbahnen dafür, dass wir stereophon hören können. Analoges gilt für das stereoskope Sehen
oder die Ortung von Gerüchen.

Sinneseindrücke gelangen entweder über sensorische Leitungsbahnen aus der Peripherie, über das Rückenmark und das
Stammhirn in das Gehirn. Oder sie werden über jeweils einen der
zwölf Hirnnerven (z. B. den Riechnerv, den Sehnerv, den Gehör-
nerv) direkt in das Gehirn eingespeist. Das, was das Gehirn letztlich erreicht, ist nicht mehr Licht oder ein Ton, sondern die in die
bioelektrische Einheitssprache des Gehirns umgewandelte Information.

## Aufbau des Gehirns

**Stammhirn**

Wenn wir uns den strukturellen Aufbau unseres Gehirns ansehen, so bildet die Basis das so genannte Stammhirn. In dieses
münden nicht nur die sensorischen Leitungsbahnen des Rückenmarks ein, sondern auch die Endigungen unserer Hirnnerven. Es
handelt sich um den entwicklungsgeschichtlich ältesten Teil unseres Gehirns, der die lebenswichtigen Steuerzentralen beinhaltet.
Ob wir beispielsweise atmen oder nicht, entzieht sich bereits nach
kurzfristiger Atempause unserem freien Willen: Reflektorisch
sorgt das Stammhirn dafür, dass wir nach Luft schnappen. In ähnlicher Weise werden Körpertemperatur, Blutzuckerspiegel, Hungergefühl u. v. a. überlebenswichtige Parameter vom Stammhirn
gesteuert. Vor allem der Grad unserer Erregung, unserer Wach-
heit oder unserer Schläfrigkeit wird – wie auch der Schlaf-Wach-
Rhythmus – von einer so genannten Area retikularis des Stammhirns gesteuert. Ob wir ängstlich, wütend oder verliebt sind, entscheidet sich an anderen, gleich zu besprechenden Stellen unseres
Gehirns. Der Grad der Erregung allerdings, mit dem diese Emotionen verspürt werden, wird im Stammhirn generiert. Das gilt
auch für den Wachheits- und damit Bewusstseinszustand. Stamm-
hirnläsionen können in der Regel nicht überlebt werden, weil dieser fundamentale und archaische Teil unseres Gehirns essenziell
für die lebensnotwendigen Steuerungsfunktionen ist.

**Zwischenhirn**

Über das Stammhirn stülpt sich das Zwischenhirn, das sensorische Reize weiterverarbeitet und z. T. mit fest verankerten basalen Programmen beantwortet wird. Eine wichtige Struktur des
Zwischenhirns ist der Thalamus, manchmal als „Vorzimmer des
Bewusstseins" apostrophiert. In seinen seitlichen Arealen werden beispielsweise Informationen der Sehnerven ein erstes Mal
miteinander verglichen und ausgewertet. So veranlasst uns der
Thalamus unbewusst, unseren Blick möglichen Gefahrenquellen
zuzuwenden. Auch wenn wir erst später erkennen, dass die vermeintliche Schlange am Boden ein Gartenschlauch war, springen
wir möglicherweise doch vor Schreck an die Seite. Wir entwickeln
eine Stressreaktion, deren Ursprung vom Thalamus gesteuert
wird. Abgebaut wird diese Reaktion erst, wenn das gleich noch zu
besprechende Großhirn die Führung in der sensorischen Interpretation übernimmt. In seinen medialen Anteilen verarbeitet
der Thalamus insbesondere Hörinformationen, die nach ganz
ähnlichen Prinzipien wie die eben beschriebenen visuellen Verar-

beitungsmodi ausgewertet werden. Der Thalamus ist also eine wichtige Schaltzentrale, die mit darüber entscheidet, welchen Ereignissen unser Bewusstsein Beachtung schenkt. Er hat mächtige Verbindungsbahnen zu den übergeordneten, von ihm mit Informationen verbundenen Hirnarealen.

An der Grenze von Zwischen- und Großhirn befindet sich eine saumförmige Region, die als „Limbisches System" (lat.: limbus – der Saum) bezeichnet wird. Das Limbische System besteht aus einer Reihe von untergeordneten Regionen, von denen der Mandelkern (Amygdala) und der Hippokampus (Seepferdchen) die wichtigsten sind. **Limbisches System**

Der Mandelkern – der seinen Namen ebenso wie das Seepferdchen einer beschreibenden Anatomie vergangener Zeiten verdankt – wird auch als „Mischpult der Gefühle" apostrophiert und färbt alle wahrgenommenen Ereignisse emotional ein. In seiner unteren Region differenziert er im Wesentlichen nach den Kategorien „Lust-Unlust" und leitet uns damit auf noch vorbewusster Ebene an, bestimmte Situationen zu meiden, andere hingegen anzustreben. Hier generieren auch Primäraffekte wie „eine dumpfe Wut im Bauch" oder eine noch namenlose, fast panische Angst. Analoges gilt auch für andere Emotionen wie z. B. Interesse, Erotik oder Trauer. Gleichzeitig sorgen die basalen und unteren Teile der Amygdala dafür, dass unser vegetatives Nervensystem reagiert: Angst beispielsweise geht mit einem Erregungszustand, der Ausschüttung von Adrenalin und vielen Parametern der so genannten „flight and fight reaction" einher: Puls und Atemfrequenz beschleunigen sich, der Blutdruck steigt, die Pupillen werden schreckensweit, die Hände schwitzen (was über die damit verbundene Verdunstung zur Abkühlung führt) und dergleichen mehr. Die Emotion Angst ist also ein durchaus körperliches, vegetativ gesteuertes Ereignis. Analoges gilt für die Wut, die Freude, die Trauer oder erotische Gefühle: Sie alle äußern sich auch vegetativ, mimisch, motorisch, mitunter auch hormonell. Hierauf wird in Kap. 9 noch detaillierter eingegangen. **Mandelkern**

In seinem oberen Teil leitet der Mandelkern emotional relevante Informationen über breit angelegte Nervenfasern zur periobikulären (augennahen) Region des Frontalhirns. Diese Bahnen und ihre Endstrecken ermöglichen eine differenziertere Analyse, auch in emotionaler Hinsicht. Aus der dumpfen Wut wird nun Eifersucht, Rachegefühl oder ein „heiliger Zorn". Auch emotional-kognitive Phänomene wie Scham oder Schuldgefühl können nun differenziert erlebt werden.

Schließlich ist das frontale Großhirn auch in der Lage, Emotionen in gewissen Grenzen zu steuern und den sozialen Gegebenheiten anzupassen. Dass wir wütend werden, können wir nicht verhindern – dies liegt in unserer Natur und ist im Wesentlichen im Limbischen System verankert. Wie wir mit unserer Wut umgehen, ist hingegen auch von unseren Großhirnfunktionen abhängig, nicht zuletzt auch von unserem Gedächtnis, das in unserem bisherigen Leben einiges über den Umgang mit Wut gelernt hat.

**Hippokampus**

Um aber im Gedächtnis abgespeichert zu werden, muss eine emotional relevante Information zunächst den Hippokampus (Seepferdchen) passieren. Diese Struktur wird auch als „Pforte des Gedächtnisses" bezeichnet und sorgt dafür, dass emotional relevante Informationen, vom Hippokampus bearbeitet, in den Gedächtnisstrukturen insbesondere des Temporallappens abgespeichert wird. Ist der Hippokampus zerstört, kann dies nicht mehr geschehen. Alte Lebensereignisse sind zwar nach wie vor im Gedächtnis abrufbar, neue Ereignisse können hingegen nicht aufgenommen werden. Amygdala und Hippokampus liegen anatomisch dicht nebeneinander und sind auch funktionell sehr stark miteinander vernetzt.

**Basalganglien**

An den unteren Regionen des Großhirns befinden sich Zentren im Dienste der Motorik. Dies sind zum einen im archaischen Teil der Hirnrinde die Basalganglien, zum anderen das Kleinhirn (Zerebellum). Beide Strukturen können in gewisser Hinsicht als „Unterausschüsse" der nichtwillkürlichen Begleitmotorik angesehen werden. Zwar sind gleich noch zu besprechende Großhirnareale für die Willkürmotorik zuständig und sorgen dafür, dass wir uns gemäß unseres Willens bewegen oder nach Objekten greifen. Aber die „Unterausschüsse" der nichtwillkürlichen, extrapyramidalen Begleitmotorik sorgen dafür, dass dies in adäquater Weise geschieht: Dosierung der Muskelaktivität, Kraft, Neigungswinkel und die Abfolge diverser motorischer Unterprogramme werden aufeinander abgestimmt, ohne dass wir uns bewusst damit befassen müssen. Die Basalganglien sind bei diesem Geschehen vor allen Dingen für schnelle, so genannte ballistische Bewegungen zuständig: Wenn Sie einen Golfschläger bewegen und während dieser Bewegung merken, dass sie den Ball wohl nicht treffen werden, ist es für eine Kurskorrektur bereits zu spät.

Die damit befassten Basalganglien haben das Bewegungsprogramm bereits gestartet.

Auch das Kleinhirn ist als ein den Basalganglien ebenbürtiger motorischer Unterausschuss zu verstehen, wenngleich es hier um die Koordination von Außenreizen aus der Umwelt mit Innenreizen aus Gleichgewichtsorgan und Tiefensensibilität im Sinne einer motorischen Koordination geht. Manchmal wird das Kleinhirn auch als „Autopilot" des motorischen Systems bezeichnet. In einem mitunter nicht ganz einfachen Prozess lernen wir z. B. zu tanzen, Auto zu fahren oder mit einem Fahrrad umzugehen. Einmal gelernt, stehen uns diese „Programme", die im Kleinhirn abgespeichert sind, automatisch zur Verfügung. Wir müssen beim Schalten des Getriebes oder dem Treten des Pedals unser Bewusstsein nicht dieser motorischen Aktion zuwenden – dies läuft quasi automatisch ab. Auch beim Tanzen können wir, haben wir die Schritte einmal gelernt und im motorischen Gedächtnis unseres Kleinhirns gespeichert, uns wichtigeren Angelegenheiten, beispielsweise der Unterhaltung mit dem Tanzpartner zuwenden.

**Kleinhirn**

Über die bisher genannten basalen Strukturen unseres Großhirns wölbt sich die Großhirnrinde, deren tiefe Faltung und Windungen vor allem beim Menschen eine außerordentliche Oberflächenvergrößerung ermöglichen. Diese „grauen Zellen" sind Sitz unseres bewussten Erlebens, unserer Handlungsplanungen, aber auch differenzierter Repräsentationen und Sinnesverarbeitung sowie gezielter Willkürmotorik. Das Gehirn kann in zwei Hemisphären (Halbkugeln) sowie vier unterschiedliche Lappen aufgeteilt werden: Hier sind Stirn- oder Frontallappen, Schläfen- oder Parietallappen, Scheitel- bzw. Temporallappen sowie Hinterhaupts- oder Okzipitallappen zu nennen.

**Großhirnrinde**

Wir wissen heute, dass das Großhirn eine Reihe von Arealen aufweist, die für bestimmte kognitive Funktionen unverzichtbar sind, ohne sie zugleich vollständig erklären zu können. Es gibt beispielsweise eine sensomotorische Hirnrinde, in der verschiedene Aspekte der von uns ertasteten Welt parallel verarbeitet werden. So kann in eng benachbarten Arealen dieser sensorischen Hirnrinde z. B. die Kälte, aber auch die Härte, die Vibrationseigenschaften o. a. taktile Qualitäten eines von uns getasteten Metallstuhls analysiert und zu einem ganzheitlichen sensorischen Erleben integriert werden. Vor der sensorischen Hirnrinde findet sich das primäre motorische Hirnrindenareal, in dem die Willkürmotorik generiert wird. Wie in Kap. 6 noch zu zeigen ist,

**sensomotorische Hirnrinde**

findet die Planung einer motorischen Aktion bereits in der präfrontalen Kortexregion statt: Sie wird aktiviert, wenn ich den Plan
fasse, eine Banane zu schälen. Die motorische Hirnrinde hingegen tritt in Aktion, wenn der konkrete Plan ausgeführt wird, die
Finger also in entsprechender Weise stimuliert werden.

Weder in der motorischen Hirnrinde noch in der sensorischen
Hirnrinde geht es gerecht zu: Bestimmte Regionen unseres Körpers, insbesondere die Hände, aber auch die Mundregion sind
deutlich überrepräsentiert. Evolutionsbiologisch ist es von außerordentlich großer Bedeutung, dass baumhangelnde Primaten ein
gutes Gespür in ihren Händen haben: Ein Affe, der den Ast ver-
fehlt, nachdem er springt, gehört nicht zu unseren Vorfahren. Dies
gilt in gleicher Weise für motorische wie sensorische Repräsentation der Handregion in unserer Großhirnrinde. Es ermöglichte
letztendlich die Evolution zum Homo faber, dem werkzeugge-
brauchenden und manipulierenden Menschen. Auch die relative
Überrepräsentation der Mundsensorik und -motorik deutet auf
besondere Überlebensvorteile hin: Ein Säugling muss bereits bei
der Geburt saugen können, und die Mundregion ist zunächst das
führende Organ bei der Erkundung der (taktilen) Welt. Noch ein
sechs Monate alter Säugling steckt das, was er „begreifen will", in
den Mund. Aber auch für die Artikulation und damit für das
Sprechen sind Mundsensorik und insbesondere Mundmotorik
von ausschlaggebender Bedeutung.

**Sehrinde**    Im hinteren Teil des Okzipitallappens finden wir die primäre
Sehrinde, in der Sehinformationen primär verarbeitet werden.
Über unterschiedliche Kanäle wird gemeldet, dass sich Formen,
Bewegung oder Licht bestimmter Frequenzen gezeigt haben.
Diese Informationen werden parallel verarbeitet und an eine
Reihe nachgeschalteter visueller Hirnrindenareale weitergelei-
tet. So gibt es komplexe Zellen, die Kanten zu erkennen in der
Lage sind, sowie hyperkomplexe Zellen, die auf bewegte Kanten
reagieren. Noch weitere Spezialisierungen können auf Gesichter,
Hände o. a. spezifische Objekte reagieren. Wie in Kap. 5 noch detailliert beschrieben wird, setzt sich der Wahrnehmungsprozess
aus einer komplexen Verschaltung unzähliger Module zusammen,
an der letztendlich bis zu einem Drittel der gesamten Großhirnrinde beteiligt sein kann. Auch auf Ausfälle in diesem Bereich, die
als „Agnosien" bezeichnet werden, wird in diesem Kapitel eingegangen.

Es gibt zahlreiche Befunde von Schlaganfallpatienten, bei denen bestimmte und spezifische Hirnareale zugrunde gegangen sind. Dadurch weiß man heute, dass hochspezifische Zentren existieren, die bei speziellen kognitiven u. a. Großhirnleistungen involviert sind: **Großhirnareale**

- So gibt es beispielsweise das Wernicke-Zentrum zum Erkennen und Kodieren von Substantiven sowie das Broca-Sprachzentrum, das vor allem für das Nutzen von Verben und grammatikalische Aspekte der Sprache von Wichtigkeit zu sein scheint (s. hierzu Kap. 7).
- Andere Hirnrindenareale wie z. B. der Gyrus angularis scheinen bei der räumlichen Vorstellung und der Symbol- wie Zahlenzuordnung von besonderer Bedeutung zu sein.
- Wieder andere Hirnareale befassen sich mit taktilen, auditiven oder visuellen Prozessen des Erkennens.
- Auch die Hörrinden (rechts und links) an den Schläfenlappen haben sich spezialisiert – nämlich auf die Verarbeitung auditiver Information, die hier erkannt und teilweise ins Gedächtnis weitergeleitet wird.
- In der präfrontalen Kortexregion schließlich finden wir Aktivitäten bei Handlungsplanung, beim Verstehen komplexer und sozialer Situationen, bei der Verarbeitung emotionaler Erlebnisse (auch in Verbindung mit Gedächtnisinhalten) sowie dem Generieren einer ausgewogenen und adäquaten Reaktion auf das Wahrgenommene.

Der frontale Bereich des Großhirns ist also ganz wesentlich mit Vorgängen verbunden, die wir in gewisser Hinsicht unserer Persönlichkeit zuordnen.

Das bisher Gesagte könnte zu zwei Missverständnissen führen. Zum einen könnte man meinen, dass es einzelne, möglicherweise sehr viele voneinander unabhängige Zentren gibt, bei deren Ausfall man entweder gar nichts oder fast gar nichts mehr sieht, nicht mehr rechnen kann oder was dergleichen Funktionen mehr sind. Dem ist aber nicht so. Das Gehirn versucht stets, unter allen erdenklichen Umständen die jeweils verfügbaren Informationen zu einer Einheit zusammenzufassen und im Sinne eines ganzheitlich erfahrbaren Erlebnisses zu integrieren. Natürlich kann es beim Ausfall bestimmter Areale dazu kommen, dass bestimmte Details nicht verarbeitet werden können – z. B. können manche Menschen keine Farben wahrnehmen. Dennoch leben **Integration** sie in einer in sich stimmigen und von ihnen als „echt" erkannten visuellen Welt. Analoges gilt auch für andere, beispielsweise auditive, Wahrnehmungsstörungen.

**Ich-Funktionen**  Ein zweites mögliches Missverständnis besteht darin, letztlich eine übergeordnete Stelle in der Hirnrinde zu vermuten, die all die unterschiedlichen Informationen und Hirnaktivitäten zusammenfasst, bewertet oder steuert – sozusagen ein Homunkulus (Menschlein), das von uns dann als Ich erlebt wird, das alles sichtet und nun entscheidet, was zu tun ist. Einen solchen Homunkulus, eine solche übergeordnete Zentrale gibt es nachweislich nicht. Stattdessen entsteht das subjektive Empfinden unseres ichhaften Bewusstseins, wenn unzählige neuronale Zellverbände synchron zusammenarbeiten und miteinander in Verbindung treten. Dabei entscheidet unsere gezielte Aufmerksamkeit, was in der jeweiligen Situation bewusst wahrgenommen und was vernachlässigt wird. Außerdem kommt es bei dieser hochkomplexen integrativen Verschaltung in der Regel eindeutig zu der Fähigkeit, externe Reize und innere Befindlichkeiten zu unterscheiden (eine Fähigkeit, die bei schizophrenen Schüben zeitweilig verloren gehen kann). Der Zugriff zu Gedächtnisinhalten schließlich führt dazu, dass sich das Individuum auch lebensgeschichtlich als Ich definiert: „ich war, ich bin, ich werde sein".

So kann man zusammenfassend sagen, dass das Gehirn, das komplexeste unserer Organe, aus sehr unterschiedlichen Hirnarealen, quasi Modulen, zusammengestellt ist. Sie sind netzartig miteinander verbunden, und ihre Wirkungen beeinflussen sich gegenseitig. Auf der Grundlage von bioelektrischer Aktivität und chemischer Signalübertragung an den Synapsen gelingt es dem Gehirn, zunächst sehr basal-archaisch, mitunter reflexartig auf äußere Gegebenheiten zu reagieren. Je weiter eine Spezies entwickelt ist und je differenzierter die den basalen Hirnregionen überlagerten Strukturen sind – in letzter Konsequenz das menschliche Großhirn –, desto genauer können Eindrücke der Außenwelt (Sinnesreize) dazu führen, dass eben jene Außenwelt im Gehirn rekonstruiert wird. Das Bild der Welt, das wir uns machen, entspricht zwar nicht der realen Wirklichkeit, ist ihr allerdings angemessen und erlaubt ein adäquates und zielgerichtetes Reagieren auf die Eindrücke von außen. Je differenzierter die Rekonstruktion und Repräsentation der Wirklichkeit im Gehirn, desto genauer und differenzierter ist auch eine motorische Antwort möglich.

Letztendlich können menschliche Gehirne auch Probleme **Kognition**
ohne Agieren lösen. Ein solches inneres Problemlösen, das, wie
Konrad Lorenz formuliert, eine Hypothese sterben lassen kann,
ohne dass das Individuum sterben muss, ist evolutionär von Vorteil und wird als „Denken" oder Kognition bezeichnet. Ursprünglich also als Überlebensorgan gedacht, ermöglicht uns unser Gehirn in Ansätzen, uns selbst bewusst zu werden und die Welt auch
in abstrakter Hinsicht zu begreifen.

Die sehr differenzierten und fein abgestimmten Verbindungen
und Assoziationen ungezählter neuronaler Subsysteme ermöglichen ein individuelles, dem jeweiligen Zeitpunkt und Ereignis
angepasstes Erleben und Verhalten. Die Welt wird mit Hilfe unserer sensorischen Areale in einem neuronalen Muster der Hirnrinde rekonstruiert, mit im Gedächtnis gespeicherten Mustern
verglichen, von den Assoziationsbezirken weiterverarbeitet, moduliert und den jeweiligen Bedürfnissen angepasst. Sie wird z. T.
bewusst erlebt, emotional gefärbt und in der Regel durch gezielte
und bewusste, mitunter auch unbewusste Reaktionen (Mimik,
Gestik, Haltung) beantwortet. Mit Einschränkung wissen wir
heute schon sehr viel darüber, welche Läsionen oder biochemische Dysfunktionen zu Ausfällen bestimmter Teilaspekte dieses
Geschehens führen. Ein großes Rätsel allerdings ist immer noch,
wie diese z. T. schon durch bildgebende Verfahren nachweisbaren
Funktionsabläufe in ein inneres Erleben unserer Psyche umschlagen.

Schließlich ist anzumerken, dass sich die grundlegenden neu- **Entwicklung**
ronalen Netzwerke nach einem genetisch vorgegebenen Pro-
gramm entwickeln. Dies geschieht teils schon vor der Geburt, zu
einem großen Teil (jedenfalls beim Menschen) nach der Geburt
und in der Interaktion mit sensorischen Reizen, die verarbeitet
werden müssen. Vor allem durch die Schaffung unzähliger Synapsen, der so genannten Synaptogenese, in den ersten, prägenden
Entwicklungslagen eines Kindes reift jedes Gehirn zu einem individuellen, hochkomplexen und einzigartigen Organ, das das Substrat des persönlichen Erlebens ist. Mit diesen Entwicklungsvorgängen befasst sich das folgende Kapitel.

## 1.2    Die Entwicklung des kindlichen Gehirns

Wie wir gesehen haben, beruhen die Leistungen unseres Groß-hirns, von der willkürlichen Steuerung unserer Grob- und Fein-motorik über die Verarbeitung unterschiedlicher Sinneseindrü-cke bis hin zu emotionalen und kognitiven Prozessen, auf einer sinnvollen, adäquaten und synchronisierten Zusammenarbeit sehr unterschiedlicher und hochdifferenzierter neuronaler Sub-systeme. Wie entsteht aber diese Anbahnung adäquater Assozia-tionen?

Nehmen wir an, wir betrachten eine Vase. Angeborene Strukturerwartun-gen reagieren dabei auf Dunkel-Helligkeits-Merkmale und die damit verbundenen Konturen. Dies führt zu bestimmten visuellen Strukturer-wartungen, und unsere Erinnerung lässt darüber hinaus uns bekannte Objekte erkennen. Mit anderen Worten: Dass wir überhaupt etwas erken-nen, verdanken wir angeborenen Strukturerwartungen. Um aber eine Vase zu erkennen, muss man bereits zuvor eine Vase gesehen haben.

**Nature vs. Nuture**

Damit befassen wir uns mit der grundlegenden Frage des „nature versus nuture", also der Frage, was und wie viel unserer kogniti-ven Fähigkeiten angeboren ist und was als Prozess eines (mögli-cherweise lebenslangen) Lernens anzusehen ist. Mitunter wird diese Frage simplifizierend, ggf. sogar in Prozentzahlen beant-wortet. So einfach liegen die Dinge in der Wirklichkeit nicht.

Zweifellos kommt der Mensch und mit ihm sein Gehirn nicht als „tabula rasa", also unbeschriebenes Blatt, auf die Welt. Eine Millionen von Jahren andauernde Stammesgeschichte hat dazu geführt, dass insbesondere überlebenswichtige Erkenntnis- und Reaktionsprogramme sowie die dafür zur Verfügung stehenden Hirnareale entwickelt wurden und jedem Menschenkind bei der Geburt zur Verfügung stehen. Schauen wir uns die Entwicklung des menschlichen Gehirns etwas genauer an.

### Intrauterine Entwicklung

**Neurogenese**

Intrauterin beginnt sie mit dem Entstehen der so genannten Neu-ralplatte in der dritten Schwangerschaftswoche. Daran schließt sich die Neurogenese, die Entstehung der ersten Nervenzellen, an. In der Embryonalzeit (den ersten drei Schwangerschaftsmo-naten) werden wesentliche Teile des Gehirns angelegt, wenngleich noch nicht voll entwickelt: das Stammhirn, diverse Zwischenhirnstrukturen sowie in Ansätzen die Großhirnrinde. In der sich daran anschließenden Fetalzeit werden diese Strukturen weiterentwickelt, vergrößert und differenziert. Während der Organanlage in der Embryonalzeit ist das kindliche Gehirn besonders empfindlich und muss insbesondere vor toxischen Schädigungen geschützt werden. Dies könnte möglicherweise eine starke Empfindlichkeit der Mutter vor potenziell verdorbenen Speisen sowie das häufig anzutreffende Schwangerschaftserbrechen erklären.

Die Nervenzellen entwickeln sich in unterscheidbaren Entwicklungsschüben. Die Entstehung der Nervenzellen (Neurogenese) setzt in der dritten Schwangerschaftswoche ein, erreicht ihren Höhepunkt in der siebten Schwangerschaftswoche und ist nach 18 Wochen weitgehend abgeschlossen. Man mache sich klar: Da danach so gut wie keine Nervenzelle neu entsteht, besitzt der Embryo bereits alle Nervenzellen, die der 70-jährige Erwachsene später aufweist. Die Geschwindigkeit der Neurogenese ist atemberaubend. Im Durchschnitt werden in der Embryonalphase eine halbe Million Nervenzellen pro Minute gebildet.

**Migration**

Eine zweite Phase wird als „Migration" bezeichnet: Darunter verstehen wir den Prozess, in dem Nervenzellen an den Ort ihrer Bestimmung wandern und somit erste, basale Hirnstrukturen bilden. Dieser, ebenfalls pränatale Prozess ist weitgehend genetisch gesteuert und biochemisch getriggert. Nervenwachstumsfaktoren und Oberflächensubstanzen des Gewebes weisen den Nervenzellen den Weg. Folglich können nicht nur genetische Fehlinformationen (mitunter reicht die mangelhafte Synthese eines einzigen Proteins), sondern auch toxische Einflüsse während der Schwangerschaft diesen Prozess erschweren. Wenn man also angesichts unterschiedlicher Behinderungen und psychischer Erkrankungen von einer „Vulnerabilität" spricht, meint man in vorgeburtlicher Hinsicht ein mögliches Zusammenwirken genetischer sowie intrauterin-milieubedingter Störungen.

**Synaptogenese**

Um die Mitte der Schwangerschaft haben die meisten Nervenzellen ihre endgültige Position erreicht, und sämtliche wichtigen Hirnstrukturen sind entstanden. Sie können allerdings größtenteils noch nicht ihre Funktion aufnehmen, da sie nur sehr wenige Verbindungen zueinander haben. Das ändert sich mit der beginnenden Synaptogenese, der Bildung der Verschaltung der Nervenzellen untereinander, die sehr viel länger dauert als die bisher beschriebenen Phänomene der Neurogenese und Migration. Wie in Kap. 1.1 bereits gesagt, kann jede einzelne Nervenzelle bis zu 10.000 synaptische Verbindungen zu anderen Nervenzellen aufnehmen. Diese „Verdrahtung" dauert die gesamte zweite Hälfte der Schwangerschaft und einen großen Teil des ersten extrauterinen Lebensjahres an. Viele Prozesse reichen bis in das zweite Lebensjahr, und letztendlich ist die gesamte Kindheit und Pubertät, ja das gesamte menschliche Leben von Lernerfahrungen und den damit verbundenen neu entstehenden Synapsen gekennzeichnet.

**Myelinisierung**    Bevor wir auf die Zusammenhänge zwischen Lernprozess und Synaptogenese noch etwas näher eingehen, soll noch auf den letzten Schritt der Hirnreifung, die Myelinisierung, eingegangen werden: Wie wir in Kap. 1.1 gesehen haben, werden die Axone von markhaltigen Stützzellen umwickelt, was als „Myelinisierung" bezeichnet wird und nicht zuletzt die Erregungsweiterleitung wesentlich verbessert. Eine abgeschlossene Myelinisierung ist also mit einer endgültigen Reifung des Nervensystems gleichzusetzen. Es fällt auf, dass bei der Geburt hauptsächlich und wesentlich Stammhirn- und z. T. Zwischenhirnstrukturen diesen Myelinisierungsprozess aufweisen. Das Kleinhirn und insbesondere das Großhirn hingegen myelinisieren weitestgehend nicht, sind also unreif. Damit kommen wir neben den genetisch festgelegten Entwicklungsbahnen des Gehirns zum zweiten wesentlichen Phänomen der kindlichen Hirnentwicklung – der Plastizität und Prägbarkeit dieses Organs.

## Entwicklung nach der Geburt

**Hirnreifung**
**1. Lebensjahr**    Das Neugeborene kommt mit einem proportional großen Kopf auf die Welt, was die Geburt für Mutter wie Kind zu einem mühseligen Unterfangen macht. Es braucht aber hinsichtlich der Reifung basaler Fähigkeiten noch fast ein volles extrauterines Jahr, weswegen der Mensch von Portman als „pyhsiologische Frühgeburt" apostrophiert wird. Die relative Unreife des menschlichen Gehirns (im Vergleich zu seinen nächsten tierischen Verwandten) ermöglicht andererseits eine hohe Plastizität und Prägbarkeit dieses Organs durch peristatische, also umweltbedingte, Einflüsse. Darin dürfte wohl auch der evolutionäre Sinn dieses Geschehens liegen.

Bei der Geburt sind vor allem die lebenswichtigen Stammhirn-

**Motorik**

funktionen voll ausgereift: Sie ermöglichen das Atmen, die Regulierung der Kreislauffunktionen und des Darmhaushaltes (jedenfalls in gewissen Grenzen, weswegen Säuglinge einer besonderen Pflege bedürfen), der Reaktion auf Hungergefühle sowie zahlreiche motorische Automatismen: Bei Berühren der Wange wird beispielsweise der Mund dem taktilen Reiz zugewandt, woraufhin das Kind zu saugen beginnt – gleichgültig ob es sich um die mütterliche Brust oder den väterlichen Finger handelt. Zweifellos ist dieser Saugreflex überlebensnotwendig. Andere im Stamm- und Zwischenhirn verankerte motorische Programme, die ebenfalls ausgereift sind, werden in Kap. 6, das sich mit der Motorik befasst, näher beschrieben.

Andererseits ist, wie bekannt, das motorische Repertoire des Säuglings durch Massenbewegungen und basale, archaische Reflexe geprägt. In einem über ein Jahr dauernden Entwicklungsprozess reifen die motorischen Strukturen des Gehirns (vor allem des Kleinhirns und der motorischen Großhirnrinde) dergestalt heran, dass hinsichtlich der Grobmotorik das Kind über das Krabbeln, Robben und Aufrichten zum freien Laufen gelangt. Analog kann die Feinmotorik von den primitiven Haltereflexen über das Fäusteln und die Mund-Hand-Koordination zum Pinzettengriff fortschreiten. Dies alles ist genetisch festgelegt – einem gesunden Kind braucht nicht beigebracht zu werden, wie man läuft oder greift. Es erlernt dies von alleine, sofern es in diesem natürlichen Entwicklungsprozess nicht behindert wird.

**Sehen**

In weiten Teilen verläuft auch die Sehentwicklung ähnlich, doch gibt es hier bereits erste Unterschiede, auf die einzugehen an dieser Stelle wichtig ist: Wie in Kap. 5 noch näher zu zeigen ist, sind die Augen des Neugeborenen zwar voll entwickelt, seine Netzhaut und vor allem seine visuelle Hirnrinde hingegen sind noch relativ unreif und reifen in den ersten sechs Monaten nach. Was ein Kind erkennt, hängt maßgeblich von der Reife seiner Hirnrinde ab. Die allerdings reift in Auseinandersetzung mit der visuellen Umwelt, also den optischen Reizen, die dem Säugling angeboten werden. Ist beispielsweise ein Auge sehgeschädigt, so kann es geschehen, dass die Hirnrinde vorrangig die Sehinformationen des „stärkeren" (bzw. gesunden) Auges verarbeitet. Die für das kontralaterale Auge zuständigen Areale verkümmern also oder treten in den Dienst des „gesunden" Auges. Die Folge kann im harmlosen Fall ein Verlust des räumlichen, biokularen Sehens sein. Im Extremfall ist aber auch eine „Erblindung" möglich, und zwar selbst dann, wenn das Auge später z. B. durch Operationen geheilt wird – die notwendigen Hirnareale sind nicht rechtzeitig angelegt worden.

**Entwicklungs-fenster**

Offensichtlich gibt es „Entwicklungsfenster", in denen sich unwiderruflich entscheidet, was unser Gehirn wahrzunehmen und zu verarbeiten in der Lage ist. Dies zeigt sich auch bei der Sprachentwicklung. Einerseits hat jedes gesunde Kind die Fähigkeit, prinzipiell eine jede auf Erden gesprochene Sprache zu erlernen. Die bei zunehmender Reifung der dafür vorgesehenen Hirnzentren entstehenden „Sprachmodule" und ihre Vernetzungen ermöglichen es dem Säugling in einer wohl definierten, zeitlichen Reihenfolge, zunächst Objekte sprachlich zu kodieren (und somit zum Einwort-Satz zu kommen). Mit der Reifung weiterer Hirnareale können auch Handlungen kodiert werden, was Verben, ihre Flexion und die Grammatik in die Welt bringt. Auch diese Entwicklung wird an anderer Stelle, nämlich in Kap. 7, näher beschrieben. Wichtig ist nun, dass eine genetisch festgelegte Reifung der dafür notwendigen Hirnareale dazu führt, dass im Normalfall jedes Kind seine Muttersprache ohne große Probleme erlernt, und zwar im Dialekt seiner Umgebung. Dies ist allerdings nur innerhalb der ersten drei bis vier Jahre problemlos möglich. Kinder, die in dieser Zeit sprachlich depriviert werden, haben extreme Schwierigkeiten, diese Defizite nachzuholen. Bei völliger Isolation kann der Spracherwerb sogar unmöglich sein.

Wir sehen: Dass ein Kind eine Sprache erlernt, ist genetisch angelegt. Welche Sprache es erlernt, ist kulturabhängig. Wir sehen weiterhin: Die relative Unreife des menschlichen Gehirns kann durchaus als evolutionärer Fortschritt gewertet werden – ermöglicht sie dem Gehirn doch, in wichtigen Prägephasen (vielleicht sollte man besser von Entwicklungsfenstern sprechen) in der Interaktion mit der Umwelt Lernerfahrungen zu machen, die sich auch auf die neuroanatomische Feinstruktur des Gehirns auswirken. Vereinfacht kann man sagen: Die Grobverschaltung des Gehirns ist genetisch festgelegt und wird vor allem intrauterin durch chemische Substanzen getriggert. Dabei entstehen in etwa doppelt so viele Nervenzellen, als der Mensch später benötigt. Auch die Synaptogenese führt zu einem erheblichen Überschuss an Synapsen. Das macht die Verschaltungen relativ „grob" und führt zu zahlreichen Überlappungen und Ungenauigkeiten.

**Feinabstimmung**

Die „Feinabstimmung" allerdings vollzieht sich in der Interaktion der bereits gereiften neuronalen Subsysteme mit den peristatischen Informationen aus der Umwelt in prägenden Entwicklungsphasen. Dabei werden zum einen die neuronalen Module und Bahnen, die häufig gebraucht werden, gefestigt. Auch entstehen mit jedem Lernvorgang zahlreiche neue Synapsen, die durch wiederholten Gebrauch ebenfalls gefestigt werden. Andererseits gehen nicht nur etwa die Hälfte aller (überflüssigen) Synapsen, sondern auch ein Großteil nicht gebrauchter Neurone im Laufe dieses Entwicklungsprozesses zugrunde. Die Hirnreifung besteht also darin, dass genetisch angelegte neuronale Systeme verfestigt und verfeinert werden, indem überschüssige Zellen und Synapsen eliminiert und die tragfähigen, brauchbaren Strukturen erhalten und gefestigt werden. Den Abschluss dieser Entwicklung bildet die Myelinisierung, die die nun entstandenen und oft dauerhaften neuronalen Netze in ihrer Effizienz verstärkt. Erst mit diesem letzten Schritt bildet sich beispielsweise die Fähigkeit des bleibenden episodischen Gedächtnisses, das wir etwa ab dem dritten bis vierten Lebensjahr erwarten dürfen.

Dieser Prozess der kindlichen Hirnentwicklung ist durchaus störungsanfällig – und zwar in mehrfacher Hinsicht. Wie schon erwähnt, können genetische sowie intrauterine „Störungen" zu einer Verletzlichkeit (Vulnerabilität) neuronaler Subsysteme führen. Aber auch physische (Infektionen, Flüssigkeitsmangel, Impfschäden) wie psychosoziale (Deprivation, Traumen, Stresssyndrome) Schädigungen vor allem im ersten Lebensjahr können sich in erheblichem Maße negativ auf die Entwicklung des kindlichen Gehirns und seine Funktionen auswirken. Dies gilt nicht nur für den motorischen und sensorischen, sondern in besonderem Maße auch für den emotionalen, sprachlichen und kognitiven Bereich. In den entsprechenden Kapiteln wird hierauf detaillierter einzugehen sein. Was heißt dies nun für die Pflege und Erziehung des Kindes? **Entwicklungs-störungen**

Das Gehirn entwickelt sich stürmisch in der pränatalen Phase und im ersten Lebensjahr. Die Entwicklungsgeschwindigkeit verlangsamt sich zwar, doch kommt sie, was den physiologischen Prozess angeht, erst gegen Ende der Pubertät zum Stillstand. Auch danach ist das Gehirn bis an unser Lebensende plastisch. Aber die eben beschriebenen Vorgänge weisen darauf hin, dass es für zahlreiche motorische, sensorische und kognitive Fähigkeiten des Menschen sensible Phasen, Entwicklungsfenster, gibt, in denen Fähigkeiten wie das Gehen, die Sprache o. a. optimal erlernt werden. Manche dieser Fenster sind relativ breit und unspe- **Pflege und Erziehung** zifisch, andere sehr eng und hoch spezifisch: Den Dialekt unserer Muttersprache erlernen wir nur in den ersten Lebensjahren. Das Wissen um solche Entwicklungsfenster kann gar nicht ernst genug genommen werden und wird deswegen für jede in diesem Buch beschriebene kognitive Fähigkeit an gegebener Stelle vertiefend erläutert.

## 1.3    Biochemische Grundlagen

Wie wir gesehen haben, können spezifische Rezeptorstellen an den Dendriten durch für sie charakteristische chemische Substanzen so verändert werden, dass Ionenkanäle geöffnet werden und somit ein bioelektrischer Reiz entsteht.

**neurotrop/ psychotrop**

Solche chemischen Substanzen beeinflussen also die Erregung und werden als „neurotrop" oder „psychotrop" – auf das Nervensystem bzw. die Psyche wirkend – bezeichnet. Zu diesen Substanzen gehören zunächst die Neurotransmitter, spezifische Botenstoffe unseres Nervensystems, die wesentlich im Dienst der Erregungsübertragung stehen. Sie versorgen oft zielgerichtet ganz bestimmte Erregungsbahnen. Neurotransmitter können einfache Aminosäuren sein, wie z. B. das Glutamat. Sie können aber auch aus Nahrungsbestandteilen zu Monaminen synthetisiert werden, wie etwa das Dopamin oder Noradrenalin. Schließlich gibt es großmolekulare Peptide, die als Neurotransmitter fungieren können.

**Hormone**

Hormone haben einen größeren Wirkradius, da sie in der Regel über das Blutsystem viele Organe erreichen. Auch sie können gezielt das Nervensystem beeinflussen, beispielsweise die körpereigenen Endorphine, die an zentralen Stellen der Schmerzbahnen eingreifen. Auch in der Natur vorkommende pflanzliche Stoffe (bzw. Pflanzengifte) können beim Menschen psychische oder neurophysiologische Wirkungen hervorrufen: z. B. das eine Atemlähmung verursachende indianische Pfeilgift Curare, aber auch das aus der Koka-Pflanze gewonnene Kokain oder die Opiate des Schlafmohns.

Vom Menschen extrahiert, chemisch verändert oder synthetisiert können solche Stoffe als Drogen genommen werden, um eine höchstmögliche (oft gefährliche) psychische Wirkung zu entfalten. Schließlich können, völlig neu synthetisiert oder sich von pflanzlichen Wirkstoffen herleitend, psycho- oder neutrotrope chemische Substanzen entwickelt werden, die als Psychopharmaka eingesetzt werden. Als Beispiel wären hier Neuroleptika, Antidepressiva und Tranquilizer zu nennen.

Prinzipiell sind unterschiedliche Wirkmechanismen vorstellbar, um die Wirkung von psychotropen Substanzen – seien sie Drogen oder Arzneimittel – zu erklären: So kann bereits die Produktion eines Neurotransmitters in der „Senderzelle" blockiert oder gehemmt werden, wie dies z. B. bei manchen Antidepressiva der Fall ist. Das Medikament kann aber auch – wie im Falle des Naloxons, eines Mittels, das bei Opiatvergiftungen gegeben wird – den Rezeptor der Empfängerzelle blockieren. Somit kann der Neurotransmitter (oder das zuvor gegebene Rauschmittel) nicht mehr „andocken". Auch der Abbau des spezifischen Neurotransmitters kann verzögert oder manipuliert werden: Er ist dann länger wirksam. Beispiele für diesen Mechanismus finden wir bei manchen Neuroleptika und Antidepressiva. Schließlich können psychotrope Substanzen massiv in den Stoffwechsel der empfangenden postsynaptischen Strukturen eingreifen, was als Beeinflussung des „second messenger systems" (indirekte Wirkung über „zweite Boten") bezeichnet wird.

**Wirkmechanismen**

Oft sind es strukturelle Ähnlichkeiten auf molekularer Ebene, die, beispielsweise bei Morphin und seinem Gegenspieler Naloxon, am Rezeptor wirken: An bestimmten Stellen kann sich Naloxon im Rezeptor einklinken, so dass das Morphin an dieser Stelle seine Wirkung nicht mehr entfalten kann. Eine solche Strukturähnlichkeit liegt immer dann vor, wenn Medikamente oder Suchtstoffe einen Neurotransmitter „imitieren", am Rezeptor andocken und somit den natürlichen Botenstoff blockieren (so dass das Medikament hemmend wirkt). Bei anderen Wirkstoffen kann dieses Andocken aber auch dazu führen, dass das Medikament selbst die Neurotransmitterfunktion erfüllt und somit die Zelle erregt.

Neurotransmitter können, so wurde bereits gesagt, prinzipiell erregenden oder hemmenden Einfluss haben. Ob ein Neurotransmitter hemmende oder erregende Wirkung entfaltet, hängt von der Beschaffenheit der Membran ab, an deren Rezeptoren er andockt. Manche Neurotransmitter, wie z. B. das Dopamin und das Noradrenalin, wirken fast ausschließlich an erregenden Synapsen, andere, wie etwa die Gamma-Aminobuttersäure (GABA), praktisch nur hemmend. Acetylcholin schließlich kann, je nach Wirkungsort, hemmend oder erregend wirken.

**Hemmung und Erregung**

Es wäre also völlig falsch, einem bestimmten Neurotransmitter eine grundsätzliche und ausschließliche Funktion zuzuordnen. Dies gilt insbesondere für komplexere Verhaltensweisen oder psychisches Erleben: Serotonin beispielsweise ist maßgeblich an unseren Stimmungen, insbesondere auch der Trauer, beteiligt. Ein Mangel an dieser Substanz kann durchaus zur Emotion der Trauer beitragen. Dennoch ist Serotonin nicht „der Grund der Trauer" (dies sind in der Regel erlebte Ereignisse, vor allem Verluste), sondern lediglich ein biochemisches Korrelat in einem sehr komplexen Verarbeitungssystem. Es ist wichtig, sich klar zu machen, dass erst sehr komplexe neuronale Verschaltungen, Module mit zehntausenden, manchmal Millionen beteiligter Nervenzellen, im Zusammenhang mit den ihnen zugrunde liegenden Neurotransmittern dazu beitragen, eine Reaktion, Stimmung oder ein psychisches Erleben hervorzurufen. Dies ist aber bereits die kombinierte physiologische und chemische Reaktion auf einen inneren (z. B. Hungergefühl) oder äußeren (z. B. Bedrohung) Stimulus, der nun zerebral verarbeitet wird. Mit anderen Worten: Trauer lässt sich nicht biochemisch „heilen". Allerdings lassen sich neuronale Systeme und die ihnen zugrunde liegenden biochemischen Prozesse durch chemische Substanzen beeinflussen, meist noch relativ ungezielt, wie weiter unten zu zeigen ist.

Von den 50 mittlerweile gut untersuchten Neurotransmittern unseres Gehirns (es gibt wesentlich mehr potenzielle Neurotransmitter) und einigen anderen chemischen Substanzen listet Tab. 1.1 die wichtigsten auf. Dabei werden die Neurotransmitter und die Hauptbahnen, an denen sie beteiligt sind, sowie die damit assoziierten Funktionen und Funktionsstörungen kurz benannt. Eine weitere Rubrik listet Drogen bzw. psychotrope Medikamente auf, die mit diesen Neurotransmittern und Bahnen in Verbindung gebracht werden können. Vor allem hinsichtlich der Funktionen sei noch einmal darauf hingewiesen, dass Neurotransmitter einen zwar nicht unwichtigen, aber dennoch nur partiellen Beitrag an komplexen Reaktionen und Erlebnisweisen leisten. Sie sollten demnach keinesfalls als „Verursacher" verstanden werden.

Tab. 1.1: Die wichtigsten Neurotransmitter und psychotropen Substanzen (nach Hülshoff in Trost/Schwarzer 2005, 56)

| Neurotrans-mitter oder Hormon | Haupt-Wirkort | Wirkung | Auswirkungen von Störungen | chemisch verwandte Substanzen (Drogen, Medikamente) |
|---|---|---|---|---|
| Acetylcholin | motorische Endplatte, Zwischenhirn, Basalganglien | Stabilisierung des Muskeltonus, Gedächtnismodulation | a) Lähmungen b) Mb. Alzheimer | |
| Dopamin | a) Hypothalamus-Hypophyse b) Basalganglien c) Limbisches System/Stirnlappen | erregender Neurotransmitter im „Belohnungssystem" | a) Mb. Parkinson b) Schizophrenie | Neuroleptika verringern, Dopaminergika verstärken Dopaminwirkung. |
| Noradrenalin | vom Lokus coeruleus ins gesamte Gehirn | Regulierung von Wachsamkeit und Erregung | Depression, Suchtverhalten | selektive Antidepressiva, Amphetamine, Kokain |
| Serotonin | vom Stammhirn zum gesamten Gehirn | Schlaf-Wach-Rhythmus, Gefühlserleben | u. a. Depression | selektive Antidepressiva, LSD |
| Gamma-Amino-Buttersäure | erregungshemmender Neurotransmitter | Feinsteuerung, Erregungshemmung | u. a. Angstsyndrome, Sucht | Alkohol, Barbiturate, Tranquilizer |
| Endorphine | Zwischenhirn, Limbisches System | Belohnungssystem, analysierend, euphorisierend | Sucht | Morphium, Opium, Heroin, Methadon |
| Adrenalin | u. a. vegetatives Nervensystem | Stresshormon, „flight and fight reaction" | Stress, Erschöpfungssyndrom | |

## 1.4    Übungsfragen und Literaturhinweise

Überprüfen Sie Ihr Wissen!

1. Wie erklären Sie sich die Plastizität des menschlichen Gehirns in der Kindheit?

2. Erläutern Sie die Prinzipien, nach denen Informationen im zentralen Nervensystem weitergeleitet werden.

3. Warum kann man den Thalamus als „Vorzimmer des Bewusstseins" bezeichnen?

4. Warum ist es möglich, dass Psychopharmaka und Drogen das Bewusstsein beeinflussen können?

Literaturhinweise

Dudel, J., Menzel, R., Schmidt, R. F. (Hrsg.) (1996): Neurowissenschaft. Vom Molekül zur Kognition. Berlin/Heidelberg/New York
*In diesem gut illustrierten, nicht immer leicht zu lesenden Fachbuch werden grundlegende Aspekte tierischen und menschlichen Erlebens ebenso informativ wie detailliert behandelt.*

Eliot, L. (2001): Was geht da drinnen vor? Die Gehirnentwicklung in den ersten fünf Lebensjahren. Berlin
*Gut verständliche, ausführliche Übersicht über die neuro- und sinnesphysiologischen Entwicklungsprozesse vor und nach der Geburt sowie in den ersten fünf Lebensjahren.*

Hülshoff, Th. (20002): Das Gehirn. Funktion und Funktionseinbußen. Göttingen/Bern/Toronto/Seattle
*Übersicht über Gehirnfunktion und Funktionseinbußen, die sich an pflegende, beratende und soziale Berufe wendet.*

Hüther, G. (20012): Bedienungsanleitung für ein menschliches Gehirn. Göttingen
*In leicht lesbarer, bildreicher Sprache befasst sich der Neurobiologe und Arzt mit der Frage, wie man mit seinem Gehirn umgehen sollte, damit es zur vollen Entfaltung der in ihm angelegten Möglichkeiten kommen kann.*

Kolb, B., Whishaw, I. Q. (19962): Neuropsychologie. Heidelberg/ Berlin/Oxford
*Ausführliches Grundlagenwerk, das wissenschaftlich fundiert und detailliert auf die Grundlagen neurophysiologischer Prozesse und vielfältiger Störungen eingeht.*

# 2 Sozialmedizinische Grundlagen

## 2.1 Was ist Krankheit?

Gespräche von Menschen jenseits des 30. Lebensjahres drehen sich nicht selten um Gesundheit bzw. deren Fehlen, nämlich die Krankheit. Da wird von schweren Unfällen, Operationen oder chronischen Krankheiten bei Verwandten und Freunden und auch von den eigenen Malaisen berichtet. Alle medizinischen Fortschritte täuschen nicht darüber hinweg, dass wir nach wie vor im Laufe unseres Lebens erkranken und dass uns diese Thematik zutiefst beunruhigt.

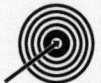

Auf den ersten Blick scheint es ganz einfach zu sein: **Gesund** ist, wer kein ärztlich festzustellendes Leiden aufweist, bei dem eine „Diagnose" fehlt. Bei näherem Hinsehen stellen sich die Dinge komplizierter dar: Was ist mit den chronischen Rückenschmerzen, die sich weder röntgenologisch noch funktionsdiagnostisch zeigen? Sie führen dennoch dem Patienten erhebliches Leid zu und lassen ihn möglicherweise vorübergehend arbeitsunfähig sein. Hier müssen wir von „Störungen der Befindlichkeit" und dem (meist naturwissenschaftlich) objektivierbaren Befund unterscheiden. Das ist aber eine spezielle, oft zu kurz gegriffene Sichtweise, wenn man nur dem objektiven Befund „Krankheitswert" zuweist. Umgekehrt: Einem medizinischen Bonmot zufolge sind gesunde Menschen lediglich solche, die noch nicht ausreichend untersucht wurden. Irgendetwas, so könnte man sarkastisch formulieren, findet sich immer. Gerade die Möglichkeiten neuerer Gentests, aber auch eine immer detaillierter ausfallende biochemische oder durch bildgebende Verfahren gestützte Diagnostik können kleine Abweichungen des „Normzustandes" zeigen. Man scheint somit nicht gesund, sondern „noch nicht krank" zu sein.

Wenn man aber Krankheit als einen „regelwidrigen" Zustand versteht, bei dem körperliche Funktionen, Messgrößen oder Befunde nicht im Normbereich stehen, so muss man sich fragen, was denn unter einer solchen Norm zu verstehen ist. Der Arzt und Anthropologe Schiefenhövel berichtet beispielsweise von Gebieten Afrikas, in denen Würmer in der menschlichen Blase als „Norm" zu betrachten sind – zweifellos lästig, zweifellos unangenehm, angesichts ihrer Alltäglichkeit aber letztlich „normal". Messgrößen und Befunde, so führt er weiter aus, werden maßgeblich von trendsetzenden Medizinern und Bevölkerungsschichten etabliert. Manche solcher Befunde unterliegen auch bestimmten Moden und dem „Zeitgeist".

So war um 1900 in den meisten internistischen Lehrbüchern ein niedriger Blutdruck weder als Symptom noch als Krankheitseinheit zu finden. Um 1950 herum maß man diesem Symptom eine große Bedeutung bei, die mit ihm verbundenen Schwindelattacken oder das „Unwohlsein" galten nun als krankhaft. In der letzten Dekade des 20. Jahrhunderts hingegen relativierte sich das Bild wieder.

Erschöpfungssyndrome unterschiedlicher Ausprägung werden nicht in jeder Gesellschaft gleichermaßen als Krankheit angesehen. Wenn, dann werden sie kulturell bedingt oft unterschiedlich attribuiert: Engländer scheinen eher an „nervösen Leiden" zu erkranken, bei Franzosen finden wir die „crise du foie" – also eine Art Leberbeeinträchtigung, während Deutschen chronischer Stress und Erschöpfung „auf's Herz schlägt" und vermehrt zu funktionalen Herzbeschwerden führt.

Was wir für krank oder gesund, für normal oder bedenklich halten, ist also keineswegs nur ein objektiv gegebener, naturwissenschaftlich zu messender Befund. Es richtet sich auch stark nach kulturellen Begebenheiten.

So kann man im „Struwwelpeter" Heinrich Hoffmanns, erschienen in der Mitte des 19. Jahrhunderts, zahlreiche Verhaltensweisen finden, die damals als Charakter- oder Erziehungsschwäche klassifiziert (und von Hoffmann entsprechend bestraft) wurden. In den vergangenen 160 Jahren hat eine derartig starke „Medikalisierung" stattgefunden, dass von den ehemaligen Charakterschwächen nicht mehr allzu viel übrig geblieben ist: Paulinchen wurde zur Pyromanin, der Struwwelpeter ist ebenso wie der bitterböse Friedrich eher depressiv-depriviert, Hans-Guck-in-die-Luft könnte an einer Absence leiden, der Suppenkasper weist eine Pubertätsmagersucht auf, und im Zappelphilipp erkennen wir das hyperkinetische Syndrom. Ob mit einem solchen Paradigmenwechsel allerdings viel gewonnen wurde oder lediglich ein (wertend-normatives) Stigma durch ein neues (medikalisiertes) ersetzt wurde, sei dahingestellt.

Erfahrungsgemäß erkennt man die Kultur- bzw. Epochenabhängigkeit von Krankheitsauffassungen erst aus der Distanz. So wurde angesichts der enormen Fortschritte in der naturwissenschaftlich orientierten Medizin zu Beginn des 20. Jahrhunderts und des seinerzeit vorherrschenden Paradigmas einer Industrie-gesellschaft der Körper häufig als eine Art Fabrik vorgestellt, bei der die Leber entgiftet, das Herz pumpt, der Darm Nahrung transportiert und das Gehirn steuert. Dies war ebenso richtig wie kurz gegriffen. Am Ende des 20. Jahrhunderts entstanden, gesellschaftlich bedingt, neue Paradigmen, die auch in der Medizin Einzug hielten. Momentan wird der Mensch eher mit einem Netzwerk verglichen, bei dem vor allem die Interaktion unterschiedlicher Funktionseinheiten im Vordergrund des Interesses stehen.

**Psychoneuroendo-krinoimmunologie**

Neue Paradigmen gehen von Wechselwirkungen verschiedener Systeme aus, wie sie eine neue und sehr erfolgreiche Fachrichtung, die Psychoneuroendokrinoimmunologie, postuliert. Demzufolge gibt es enge Wechselwirkungen zwischen psychischen Phänomenen (also Gefühlen, Vorstellungen und kognitiven Prozessen, die in unserem Gehirn repräsentiert werden), neurophysiologischen Phänomenen, die sich als Aktivität unseres Nervensystems beschreiben lassen, endokrinen Prozessen, die durch Hormonausschüttung charakterisiert sind und immunologischen Prozessen, die maßgeblich von den Zellen unseres Abwehrsystems abhängen und dafür sorgen, dass wir uns vor pathogenen Keimen schützen können. Nach neueren Erkenntnissen gibt es zwischen diesen Systemen zahlreiche Verbindungen und Zusammenhänge. Darauf wird weiter unten noch näher eingegangen.

**WHO**

Auch die Weltgesundheitsorganisation, derzufolge Gesundheit das „ein Zustand vollkommenen körperlichen, geistigen und sozialen Wohlbefindens und nicht allein das Fehlen von Krankheit und Gebrechen" (Waller 1991, 10) ist, formuliert in diesem zugegeben hohen Anspruch einen Gesundheitsbegriff, der eine Verknüpfung körperlicher, seelischer und sozialer Faktoren intendiert. Unterschiedliche Krankheitsmodelle können mehr oder weniger dazu beitragen, Krankheiten und die von ihnen betroffenen Kranken, also Patienten (wörtlich: „Leidende"), zu verstehen und ihnen beizustehen. Im Folgenden sollen acht solcher Krankheitsmodelle kurz mit ihren Möglichkeiten und Grenzen vorgestellt werden.

**Medizinisches Krankheitsmodell:** Ein klassisch-medizinisches, vorwiegend naturwissenschaftlich orientiertes Krankheitsmodell definiert Krankheit als einen regelwidrigen Funktionszustand körperlicher Organe, der eine spezifische Ursache, bestimmte Grundstörungen, typische Symptome und eine beschreibbare

Prognose aufweist. So wäre z. B. ein Diabetes mellitus zu definieren als ein Mangel des Blutzucker steuernden Hormons Insulin,
der auf einen Zelluntergang in der Bauchspeicheldrüse zurückzuführen ist. Er ist durch Durst, Benommenheit, vermehrtes Was-
serlassen u. a. spezifische Symptome von geschulten Therapeuten
zu erkennen und erlaubt unter bestimmten therapeutischen Prämissen eine normale Lebenserwartung. Ein solches Krankheitsmodell ermöglicht die Erforschung von Ursachen und Verlaufs-
form ebenso wie gezielter, oft naturwissenschaftlich begründeter
und hinsichtlich ihres Erfolges objektivierbarer Behandlungsme-
thoden. Der rasante Fortschritt der Medizin des 19. und 20. Jahrhunderts beruht zum größten Teil darauf, dass sich Ärztinnen und
Ärzte dieses naturwissenschaftlichen Paradigmas bedienten. Als
es gelang, Insulin als Hormon zu identifizieren und zu synthetisieren, war die bis 1920 immer tödlich verlaufende „juvenile Zuckerkrankheit" behandelbar. Sie ermöglichte, wenigstens im Prinzip,
eine bedingte Gesundheit und normale Lebenserwartung.

Kritisch anzumerken ist allerdings, dass ein ausschließliches
Beachten naturwissenschaftlich orientierter Kriterien möglicherweise nur Teilaspekte einer Erkrankung erfasst. Dass es außerdem die Dominanz von Ärzten stärkt und bei strenger Auslegung
diätetische, psychologische, pädagogische und sozio-kulturelle
Aspekte ebenso wenig berücksichtigt wie die dem Patienten und
seinem unmittelbaren Umfeld innewohnenden Potenziale, ist
ebenfalls ein des Öfteren angebrachter Kritikpunkt.

**Evolutionsbiologische Krankheitsmodelle:** Eine etwas andere,
gleichwohl biologische Facette bieten die Krankheitsmodelle der
„Evolutionsmedizin". Der zufolge lässt sich zumindest ein Teil
von Krankheiten mit der Conditio humana, der menschlichen
Beschaffenheit, die sich in Hunderttausenden von Jahren evolutionär entwickelt hat, erklären.

Demzufolge kann man ultimate von proximaten Ursachen
unterscheiden. Unmittelbare (proximate) Ursachen eines Diabetes sind mit den entsprechenden Funktionsausfällen der Bauchspeicheldrüse bereits oben angezeigt worden. Unter evolutionären (ultimaten) Gesichtspunkten allerdings kann sich Diabetes
zunehmend in einer Bevölkerungsgruppe durchsetzen, weil er
durch die neuen Lebensbedingungen in einer hochtechnisierten
Gesellschaft nicht mehr zu unmittelbarer Gefährdung führt und
somit verstärkt vererbbar ist.

**ultimate vs.
proximate Ursachen**

**Evolutionsmedizin**

In ihrem lesenswerten und gut verständlichen Lehrbuch gehen die Ärzte und Evolutionsbiologen Nesse und Williams (2000) der Frage nach, warum wir krank werden. Aus evolutionsmedizinischer Sicht werden hier genannt:

a) Abwehr- und Verteidigungsmechanismen: Husten, Schnupfen, Fieber u. a. m. sind demzufolge keine krankhaften und möglichst zu behandelnden Symptome, sondern vielleicht sinnvolle Möglichkeiten, mit denen Keime bekämpft oder nach draußen befördert werden. Bei der normalen Grippe kann die Erhöhung der Körpertemperatur durch ein Bad oder einen Saunagang möglicherweise zu einem vermehrten Absterben von Krankheitserregern führen und den Heilungsprozess beschleunigen. Unter solchen Gesichtspunkten können fiebersenkende Medikamente unter Umständen kontraproduktiv werden. Nichtsdestotrotz kann es natürlich einen graduellen Anstieg von Fieber geben, der lebensbedrohlich ist und eine solche Maßnahme nötig macht.

b) Auch Infektionen können als evolutionär bedingter, nie endender Wettlauf zwischen sich aufrüstenden Keimen und dem darauf reagierenden Immunsystem des Menschen gesehen werden. Demzufolge wäre unser antibiotikagestützter Sieg über Krankheitserreger nur ein vorläufiger.

c) Veränderte Umweltbedingungen können dazu führen, dass evolutionär angelegte körperliche Parameter (z. B. unsere Affinität zu süßen, fetten und stark gewürzten Speisen) zunehmend dysfunktional werden. Unter Steinzeitbedingungen war es wichtig, sich die wenigen hochkalorischen Nahrungsmittel, die man bekam, einzuverleiben. In einer Überflussgesellschaft können Blutgefäßablagerungen, Durchblutungsstörungen u. v. m. die Folge sein.

d) Genetisch tradiert und vererbt wird alles, was den Erbträger nicht daran hindert, erfolgreich Kinder in die Welt zu setzen und diese großzuziehen. Folglich können eine Reihe von Krankheitspotenzialen (z. B. Krebs des höheren Lebensalters) unbeschadet weitergegeben werden.

e) Unter „Designer-Kompromissen" verstehen die Autoren den Preis, den die Individuen in der Evolutionskette für Weiterentwicklung zahlen. Mehrfach wurde beispielsweise das Rückgrat umfunktioniert: Von der torpedoförmigen Struktur eines wasserbewohnenden Lebewesens ging es über die „Brückenkonstruktion" des landerobernden Wirbeltieres zur „Turmkonstruktion" des aufrechtgehenden Homo sapiens. Das geht für 30 Jahre (und die sind zur Aufzucht der Nachgeborenen notwendig) problemlos vonstatten. Danach kommen die Verschleißerscheinungen der Wirbelsäule und die chronischen Rückenschmerzen zum Tragen.

Eine solche evolutionäre Sichtweise auf die Entstehung von Krankheiten ermöglicht eine Vielzahl neuer diagnostischer und therapeutischer Ansätze. Auf diese kann hier allerdings im Einzelnen nicht eingegangen werden.

**Psychosomatische Krankheitsmodelle:** Psychosomatische Krankheitsmodelle gehen weiter und formulieren Wechselwirkungen zwischen körperlichen Phänomenen und seelischen Erkrankungen, die in Kap. 2.2 noch detaillierter besprochen werden.

**Stress-Coping-Modell:** Ähnliches gilt für das von Canon und Lazarus vorgestellte Stress- und Stress-Coping-Modell, das vor allem Zusammenhänge zwischen Krankheit, Stress und Stressbewältigung fokussiert. Auch dies wird in Kap. 2.2 näher erläutert werden.

**Biopsychosoziales Krankheitsmodell:** Neuere Ansätze der Sozialmedizin und insbesondere der Sozialpsychiatrie entwickelten biopsychosoziale Krankheitsmodelle, die Krankheiten, ihre Ursachen, Entstehungen und Manifestationen jeweils auf biologischer, psychischer und sozialer Ebene untersuchen. Auch die Therapieansätze sind demzufolge mehrdimensional. Insbesondere wird auch auf Wechselwirkungen biologischer, psychischer und sozialer Faktoren eingegangen.

So kann beispielsweise eine Depression biologisch (Serotoninmangel), psychisch (Verlusterlebnis) oder sozial (Vereinsamung) (mit-)begründet sein, und die Behandlung kann pharmako-, psycho- und sozialtherapeutisch erfolgen, wobei die Faktoren verschiedener Ebenen interagieren (Näheres in Hülshoff 2001, 86ff).

**Soziologische Krankheitsmodelle:** Soziologische Krankheitsmodelle untersuchen dagegen die soziale Bedeutung von Krankheit.

Im „Rollenmodell" von Parsons findet sich eine zwar häufig kritisierte, letztlich aber auch heute noch aktuelle Beschreibung der Rolle des Kranken. Demzufolge beinhaltet die Krankenrolle zum einen eine temporäre Befreiung von sozialen Pflichten: Der kranke Rekrut wird vom Wehrdienst freigestellt, beim erkrankten Kind kann eine temporäre Schulbefreiung erfolgen. Zum anderen wird der Betroffene nicht für die Krankheit verantwortlich gemacht. Wurde bis in die 1960er Jahre Alkoholismus als Charakterschwäche angesehen, so wird Abhängigkeit vom Alkohol seit 1968 als Krankheit anerkannt. Dies brachte eine erhebliche Entlastung der Patienten mit sich. Allerdings hat, so Parsons, der Patient die Verpflichtung, gesund werden zu wollen, wozu er entsprechend der Erwartung seiner Umgebung fachkundige Hilfe aufsuchen muss – eine Anforderung, der nicht alle alkoholkranken Menschen nachgehen.

**Rollenmodell von Parsons**

**soziale
Randgruppen**

Ein anderer Zweig der Medizinsoziologie befasst sich mit der Frage, ob die Zugehörigkeit zu sozialen Randgruppen die Auftrittswahrscheinlichkeit von Krankheiten erhöht. Nach einschlägigen Studien, auf die hier nicht eingegangen werden kann, tut sie das: Häufigkeit und Schwere von Herz-Kreislauf-Erkrankungen, chronischen Erkrankungen, psychischen und Suchterkrankungen korrelieren eindeutig mit der Zugehörigkeit zur sozialen Schicht. Auch die Lebenserwartung armer Menschen – selbst in Wohlstandsgesellschaften – ist signifikant niedriger als die von gut situierten Bürgern.

**Labeling-Approach**

Eine dritte Fragestellung medizinisch-soziologischer Forschung befasst sich damit, inwieweit insbesondere chronische und psychische Erkrankungen einschneidende Folgen für den Sozialkontakt und die gesellschaftliche Partizipation haben. Der so genannte „Labeling-Approach" (Etikettierungsansatz) geht davon aus, dass eine Vielzahl von Krankheiten auf Seiten der Umgebung zu mehr oder weniger starren Rollenerwartungen führt, unter denen der Patient mitunter mehr leidet als unter der Krankheit selbst. So wird fälschlicherweise Epilepsie mitunter mit intellektueller Behinderung verbunden – über 90% aller Menschen mit hirnorganischen Krampfanfällen leben und arbeiten jedoch völlig unauffällig in oft sehr verantwortlichen Positionen (s. Hülshoff 2000, 213ff).

**Risikofaktoren-Modell:** Das Risiko-Faktoren-Modell versucht, den vielschichtigen Faktoren, die einer Krankheit zugrunde liegen können, gerecht zu werden, indem hier gleichzeitig medizinische, psychologische und soziologische Krankheitsrisiken Beachtung finden. So kann beispielsweise eine Bronchialkrebs-Erkrankung durch eine biologisch-genetisch begründete Vulnerabilität (Verletzlichkeit) mit verursacht sein, ihr Auftreten aber in engem Zusammenhang mit dem Rauchverhalten gesehen werden. Dieses wiederum speist sich auch aus psychologischen Momenten (der Stressbelastung, dem süchtigen Verhalten, den individuellen Lebenserfahrungen etc.) und gesellschaftlichen Phänomenen, die z. B. über Werbung, Gruppenkonformität, epochale Einflüsse oder Gesetzeslage das Rauchen begünstigen oder präventiv zu erschweren versuchen. Hinzu kommt, dass es physikalische, chemische und psychosoziale Faktoren gibt, die unabhängig vom Rauchen ihrerseits das Krebsrisiko beeinflussen können – Asbestbelastung, Strahlenexposition u. a. Faktoren mehr.

**Theologische und philosophische Ansätze:** Auch philosophische und theologische Ansätze zur Krankheitserklärung bzw. Bewältigung lassen sich finden. Im Wort „Heil" bzw. „Heilung" gibt es bereits den Hinweis, dass hierunter ursprünglich eine Wiederherstellung ganzheitlichen Wohlbefindens verstanden wurde. Die ersten Heilkundigen waren nicht nur Medizinmänner und -frauen, sondern hatten oft auch priesterliche Funktionen. Krankheit wurde nicht nur als körperlich-dysfunktionales Phänomen verstanden, sondern galt auch als eine Störung des sozialen Miteinanders sowie eine Entfremdung von Natur und transzendentalem Hintergrund. Dementsprechend erforderte Heilung eine Aussöhnung mit dem eigenen Körper, der Sozietät (dem Stamm, dem Klan), aber auch mit der Gottheit.

Wenn Kinder krank werden, findet sich nicht selten das Phänomen, dass sie ihre Erkrankung mit dem eigenen Verhalten in Verbindung bringen. Es kommt der menschlichen Psyche offensichtlich sehr nahe, eigenes Fehlverhalten für die Erkrankung verantwortlich zu machen. Es gehört viel menschliche Reife und Selbsterkenntnis dazu, Krankheit als ein evolutionsbedingtes Phänomen zu erkennen, das uns Menschen schicksalsbedingt zu gegebener Zeit und in unterschiedlichem Ausmaß überkommt. Oft genug regredieren wir in der Krankheit aber wieder und suchen, ähnlich wie in unserer Kindheit, nach Krankheitsgründen, die mitunter mit quälenden Schuldgefühlen korrespondieren. Das Wissen um diese Vorgänge ermöglicht eine befreiende, kathartische Aussprache und die Überwindung solcher Schuldgefühle.

Es bleibt aber festzuhalten, dass es vielen Menschen wichtig ist und mitunter auch gelingt, gerade auch in der Krankheit einen Sinn zu entdecken. Das Krankheitserleben hat nämlich durchaus Auswirkungen auf unser Selbstbewusstsein. Aus Kinderheilkunde wie mütterlichen und großmütterlichen Erfahrungen wissen wir, dass Kinder nach schweren Kinderkrankheiten (z. B. Masern) nicht nur immunologisch, sondern auch seelisch, körperlich und geistig einen Wachstumsschub durchmachen können. Dass das Immunsystem an durchgemachten Erkrankungen lernt und vor anderen Krankheiten gefeit ist, leuchtet ein. Aber auch die Erfahrung der Hilflosigkeit und die Überwindung derselben, die Möglichkeit zu regredieren, verwöhnt und versorgt zu werden sowie das körperlich wie emotional beglückende Erlebnis, wieder zu Kräften zu kommen, verändert Selbsterfahrung und Selbstbewusstsein erheblich, selbst wenn dies nicht immer ausgedrückt

werden kann. Insofern kann auch im Krankheitsprozess ein subjektiv erlebter und im Lebenskontext nachzuvollziehender Sinn
gesehen werden.

Fragt man sich, welches der hier kurz angerissenen Krankheitsmodelle „das Richtige" ist, zeigt sich sehr schnell, dass die Frage
so falsch gestellt ist. Vielmehr kann man überlegen, welche Aspekte der hier vorgestellten Krankheitsmodelle im Einzelfalle in
der Lage sind, besonders gelungen zum Verständnis von Krankheit und Krankem sowie zur Förderung eines ganzheitlich orientierten Heilungsprozesses beizutragen.

**Behinderung**    Kurz soll noch auf den Begriff der Behinderung eingegangen
werden. So ist im Sinne des Schwerbehindertengesetzes eine Behinderung „die Auswirkung einer nicht nur vorübergehenden
Funktionsbeeinträchtigung, die auf einem regelwidrigen körperlichen, geistigen oder seelischen Zustand beruht" (zit. n. Hörning
in Schwarzer 2002, 26). Diese eher defizitorientierte und indivi-
duumzentrierte Betrachtung ist nicht unproblematisch.

Nach einer älteren Definition der Weltgesundheitsorganisation (neuere Definitionen betonen mehr Chancen, Herausforderungen und Entwicklungsmöglichkeiten) lässt sich der Behinde-
rungsbegriff in die Aspekte der Schädigung (impairment), der
Funktionseinbuße (disability) und der Beeinträchtigung (handicap) differenzieren.

Entscheidend ist nicht nur das Ausmaß der Schädigung: Vergleichsweise große Hirnverletzungen können ggf. mit nur geringfügigen Lähmungen oder anderen Funktionseinbußen einhergehen – und umgekehrt. Außerdem kann der Schweregrad von
Funktionseinbußen auch von medizinisch-rehabilitativen Be-
handlungen, heilpädagogischen und anderen Förderungen und
nicht zuletzt von der biografisch-individuellen Persönlichkeitsentwicklung abhängen.

**Benachteiligung**    Letztendlich sind aber neben der Schädigung und den Funktionseinbußen vor allem Beeinträchtigungen und Benachteili-
gungen zu beachten, da sie wesentlich die Partizipation am soziokulturellen Leben erschweren können. Gerade im Bereich der
„Beeinträchtigung" gilt ganz besonnders, dass man behindert
*wird*: Beispielsweise durch unüberwindbare Bahnsteigkanten,
unzugängliche Eingänge, aber auch durch Stigmatisierungen und
inadäquate Einstellungen von Mitmenschen.

Die Diskussion um Beeinträchtigung und Behinderung hat

sich im Rahmen verschiedener Paradigmenwechsel verändert. So **Paradigmenwechsel** war das vorherrschende (und heute noch relevante) Paradigma der 1960er Jahre das „Normalisierungsprinzip", in dem erstmals formuliert wurde, dass auch und gerade Menschen mit Behinderung ein an dem normalen Alltag ihrer nicht behinderten Mitmenschen orientiertes Leben, so normal wie möglich, führen sollten. Beispielsweise sollte durch Barrierenreduktion und Teilhabe am Arbeitsprozess auch eine Integration in das soziokulturelle Leben einer Gesellschaft ermöglicht werden, wobei das Integrationsparadigma wesentliche Gedanken des Normalitätsprinzips aufwies und um den Gedanken der Partizipation erweiterte.

Schließlich war das „Assistenzprinzip" ein weiterer paradigmatischer Fortschritt: Heilpädagogen, Ärzte, Heilerziehungspfleger und andere Berufsgruppen wurden nun zunehmend als professionelle Dienstleister verstanden, die von Menschen mit Behinderung in Anspruch genommen werden konnten, wobei der Behinderte der Auftraggeber war. Das Assistenzprinzip beinhaltet also wesentliche Aspekte der Autonomie und Selbstbestimmung behinderter Menschen, die selbst am besten einschätzen können, was hilfreich für sie ist.

Das Inklusionsparadigma schließlich geht noch über den Gedanken der Integration hinaus: Menschen mit Behinderung, so kann man vereinfachend formulieren, partizipieren nicht nur an einer Gesellschaft, sondern sie sind einer ihrer essentiellen Bestandteile und definieren sie mit. Eine Gesellschaft, in der für Menschen mit Behinderung kein Platz ist oder nur Randplätze vorgesehen sind, wird kälter und unmenschlicher – und zwar für alle ihre Mitglieder. Das Verdrängen der Möglichkeit, als Eltern eines behinderten Kindes oder infolge von Alter, Krankheit oder Unfall selbst behindert zu sein, führt individuell wie gesellschaftlich zu erheblichen Fehlentwicklungen. Die Inklusion von Menschen und Gruppen mit und ohne Behinderung in einer sich als soziokulturelle Einheit verstehenden Gemeinschaft ist also für das Funktiuonieren einer humanen Gesellschaft unabdingbar.

Zusammenfassend ist also zu sagen: Krankheiten und Behinderungen können als ein komplexes Geschehen verstanden werden, das den Menschen in seiner körperlichen, seelischen und sozialen Dimension betrifft. Eine im wohl verstandenen Sinne ganzheitliche Medizin wird dies berücksichtigen und neben den primär körperlichen Symptomen und Funktionsstörungen das emotionale Erleben und die psychosozialen Interaktionen berücksichtigen. Versteht man Krankheit als Überforderung und Krise des Menschen, die sich auf diesen drei Ebenen zeigt, so lässt sich dies in besonderer Weise am Beispiel der Stressreaktion verdeutlichen:

Hier greifen körperliche, seelische und soziale Faktoren ineinander und führen dazu, dass unterschiedliche Stressoren zu körperlich-seelischen Reaktionen führen, die subjektiv als Stress erlebt werden und körperlich Erschöpfungssyndrome und Krankheiten verursachen können. Die sozialen Gegebenheiten tragen darüber hinaus ganz wesentlich dazu bei, ob und inwieweit dieser Stress bewältigt wird oder ob es zu einer chronischen Überforderung mit allen sich daraus ergebenden Konsequenzen kommt. Hierauf wird im folgenden Kapitel eingegangen.

## 2.2    Stress und Krankheit

Am Anfang eines Seminars zum Thema „Krise und Krankheit" steht mitunter eine Übung, in der die Studierenden gebeten werden, die Augen zu schließen und sich möglichst entspannt hinzusetzen. Nach einer kleinen „meditativen Reise durch den eigenen Körper" werden sie gebeten, sich an die letzte Krankheit zu erinnern: „Woran waren Sie erkrankt? Wo wohnten Sie zu dieser Zeit? Mit welchen Menschen standen Sie in Verbindung? Welche Aufgaben standen – abgesehen von Krankheit und Gesundung – zu dieser Zeit für Sie an? Welchen Verlauf nahm die Krankheit, und welche Faktoren und welche Menschen haben zur Gesundung beigetragen? Wie fühlten Sie sich nach der Gesundung? Gab es Veränderungen im Leben, und welche Aufgaben standen nun an?"

Eine weitere, vertiefende Übung kann darin bestehen, die wesentlichen erinnerten Krankheiten des bisherigen Lebens auf eine linke Spalte eines Bogens zu schreiben und auf der rechten Spalte die Lebenssituation und Entwicklungsaufgaben der jeweiligen Zeit festzuhalten. Mitunter zeigt sich, dass Krankheit und Gesundheit zumindest subjektiv korrelieren mit bestimmten Herausforderungen anderer, beispielsweise sozialer Art, die sich manchmal wie ein roter Faden durch das bisherige Leben durchziehen. Krankheit, so hat es den Anschein, tritt besonders in Phasen des Übergangs und subjektiv als Stress erlebte Herausforderung auf. Zwar gibt es externe Krankheitsfaktoren, die mehr oder weniger unabhängig einen Menschen krank machen, doch können mitunter Zusammenhänge zwischen sozialem und subjektivem Empfinden und einer erhöhten Krankheitsanfälligkeit bestehen: Jeder kennt das Phänomen, dass er in Zeiten schweren körperlichen oder seelischen Stresses eine erhöhte Infektanfälligkeit aufweist. Dagegen übersteht er in Zeiten emotionaler Hochstimmung unbeschadet einen feuchten Novembertag inmitten verschnupfter U-Bahnmitfahrer.

In der psychosomatischen Medizin sind solche Zusammenhänge schon seit langem bekannt. So stellen psychosomatisch orientierte Ärztinnen und Ärzte beim Auftreten einer Krankheit auch die Schlüsselfrage: „Warum diese Krankheit und warum jetzt"? Sie gehen dabei u.a. auch von der Erkenntnis aus, dass eine Krankheit primären und sekundären Krankheitsgewinn mit sich bringen kann. Unter Letzterem versteht man die Fürsorge, Rücksichtnahme, Zuwendung und Rollenbefreiung, die eine Krankheit möglicherweise zur Folge hat: Man wird von Hausarbeiten entlastet, krankgeschrieben und von der Verantwortung für momentane Schwächen befreit, wie das bereits im Rollenmodell von Parsons zum Ausdruck gekommen ist (s. Kap. 2.1). Darüber hinaus kann körperliche Krankheit aber auch Ausdruck eines intrapsychischen, unbewusst verlaufenden und momentan unteroptimal gelösten Konfliktes sein. In diesem Fall sprechen wir von primärem Krankheitsgewinn. Er besteht darin, dass der Konflikt zunächst nicht offen zutage treten muss.

**Krankheitsgewinn**

Ein 15-jähriges Mädchen litt unter wiederholten augenscheinlich „epileptischen", tatsächlich jedoch psychogenen Anfällen, die sehr den Krampfanfällen seines hirnorganisch geschädigten Bruders ähnelten. Die in diesen psychogenen Anfällen demonstrierte Ohnmacht korrespondierte mit dem lange unbewussten Unwillen des Mädchens, im Gastronomiebetrieb der Eltern zu arbeiten.

Der primäre Krankheitsgewinn der Konfliktentlastung kann so groß sein, dass die Patienten aus gutem, nämlich subjektivem (und unbewusstem), Grund eine Konfliktanalyse abwehren. Darauf müssen anamnestisches Gespräch und Diagnostik Rücksicht nehmen.

Erfahrene psychosomatisch orientierte Ärzte werden also zunächst nach den Beschwerden und Gründen des Kommens fragen und der geschilderten Symptomatik breiten Raum lassen. Neben einer körperlichen Untersuchung, mit der der Patient mit seinen körperlichen Beschwerden ernst genommen wird, wird auch nach dem genauen Zeitpunkt des Beschwerdebeginns gefragt werden. Erst in einem dritten Schritt kann man sich die Lebenssituation bei Beschwerdebeginn vergegenwärtigen. Dabei können Veränderungen, Schicksalseinbrüche oder Situationen bei Krankheitsrückfällen zur Sprache kommen. Nun wird der Patient schrittweise in der Lage sein, auch lebensgeschichtliche Verbindungen zu knüpfen: Wann war ich in ähnlicher Weise krank, wie verlief die Gesundung und welche sozialen Faktoren waren daran beteiligt? Erst in einem weiteren Schritt schließlich kann sich der Patient darüber im Klaren werden, welche Rolle seine Krankheit, sein Krankheitserleben, Lebensereignisse und seine bisherige Biografie spielen, und diese Gesichtspunkte in das Bild seiner Persönlichkeit integrieren. Nun gewinnt die Frage nach dem „Grund der Krankheit" eine neue Dimension.

Die engen Zusammenhänge zwischen Gesundheit, Krankheit und psychosozialer Belastung werden aber nicht nur, wie bisher gezeigt, auf psychologischer Ebene, sondern sozusagen ganz basal auf der körperlichen Ebene deutlich. Bereits in Kap. 2.1 wurde auf die engen Zusammenhänge zwischen Psyche, zentralem Nervensystem, Endokrinium und Immunsystem eingegangen. Diese Zusammenhänge sollen am Beispiel der Stressentstehung und -bewältigung noch etwas vertieft werden.

**Stress**

Physikalische, chemische, biologische oder psychosoziale Faktoren (Stressoren) können ein Individuum belasten und eine Stressreaktion auslösen. Der Stressor wird von unserem Sensorium o. a. Außenposten des Körpers (z. B. der Haut) aufgenommen und vom zentralen Nervensystem als Stressor erkannt. Dies führt zu einer Reaktion des Limbischen Systems, wodurch das Gefühl der Bedrohung, bei Hilflosigkeit das der Angst, bei möglichem Ausweg das der Energie, des Ärgers und der Wut entsteht. In einer „flight and fight reaction" wird nun die Ausschüttung von Stresshormonen ausgelöst, zu denen vor allem die Katecholamine Adrenalin und Noradrenalin gehören. Sind dem Individuum Flucht oder Angriff möglich, führt die hormonbedingte Aktivität von Herz-Kreislauf-Funktionen, Lungenfunktion, motorischen Systemen etc. zu einer körperlichen Reaktion, die Energie verbraucht. In aussichtslosen Situationen hingegen kommt es zu einer lähmenden Erstarrung, die wir als panische Angst wahrnehmen und die nicht selten mit körperlichen und seelischen Erscheinungen der Depression einhergeht: Niedergeschlagenheit, Lustlosigkeit, Erschöpfung, Schlaflosigkeit, Verzweiflung u. v. m. können Symptome sein, auf die hier nicht weiter eingegangen werden kann (s. Hülshoff 2001a, 86ff). In jedem Fall aber führt diese Stressreaktion dazu, dass andere Körperfunktionen (Fortpflanzungsfunktion, Reparaturvorgänge, aber auch die Funktion unseres Immunsystems) zweitrangig und folglich gedrosselt werden.

Geht der Stress rasch vorüber oder kommt es zu häufigen Erholungspausen, so wechselt die sympathotone Erregung mit vagotonen Ruhephasen ab. Wir sprechen von Eustress, der dem Körper angemessen ist und gut verarbeitet werden kann. **Eustress**

Ein zu starker, pausenloser Stress, der nicht adäquat abgearbeitet werden kann, führt hingegen zu Erschöpfungssyndromen. Diese gehen psychisch oft mit dem Erleben einer Depression einher und können auf der körperlichen Ebene, vor allen Dingen durch eine vermehrte Cortisolausschüttung, zu einer schweren Schädigung des Immunsystems führen. Wir werden nun krankheitsanfälliger und sind unter Umständen ernsthaft gesundheitlich gefährdet. **Erschöpfungssyndrom**

Beim Stressgeschehen kommt es nicht nur zu einer physischen Belastung, sondern auch zu einer starken psychischen Anspannung. Erst diese emotionalen Erregungszustände – hervorgerufen durch unterschiedliche Auslöser – verursachen die relativ einheitlichen somatischen Stressreaktionen. Als stressassoziierte Emotionen werden oft Angst, Wut, Aggression sowie Trauer und Niedergeschlagenheit genannt.

Ob eine Belastungssituation allerdings als Stress erlebt wird, hängt oft nicht allein von der Belastung selbst, sondern von weiteren Faktoren ab: So kann es zu Stress kommen, wenn die Erholungspausen zu kurz sind und nicht zur Regeneration ausreichen, wenn Bewältigungsversuche zur Lösung des Problems wiederholt scheitern, das Individuum keinen Ausweg mehr sieht oder wenn es zu einer zu dichten Folge stressender Ereignisse kommt. **Stresserleben**

Potenziell haben Menschen die Möglichkeit, mit eher aktiven oder mit eher passiven Stressreaktionen zu reagieren, wobei die individuellen Ausformungen naturgemäß beträchtlich variieren. Aktives Stressgeschehen besteht in Kampf, Konfrontation und aktiver Herangehensweise. Dagegen ist der passive Stress durch Rückzug, Passivität und Ausweichen von Auseinandersetzungen gekennzeichnet, was sich in den Gefühlen der Hilflosigkeit und Depression niederschlagen kann. Sofern es sich um Dauerstress handelt, kann ein solches passives Verhalten möglicherweise mit psychosomatischen Erkrankungen einhergehen. Ob es dazu kommt, hängt aber nicht nur von der objektiven Belastung, sondern auch von der Vorstellung des Menschen vom Ausmaß der Belastung und ihrer Bewältigungsmöglichkeiten ab.

So kann für den einen ein Umzug eine willkommene Abwechslung oder eine Verbesserung seiner Lebensverhältnisse sein, während der Zweite damit vor allem soziale Verluste assoziiert. Vor allem bisherige Lebenserfahrungen (Life-Events), ein objektiv vorhandenes soziales Netz bzw. dessen Fehlen sowie bisher erfolgreiche oder fehlgeschlagene Lösungsversuche (Coping-Verhalten) sind ausschlaggebende Faktoren dafür, wie Stress erzeugend ein Ereignis bewertet wird.

**psychosozialer Stress**

Stress, so wurde bereits angedeutet, entsteht nicht nur durch physikalische oder chemische Noxen, sondern auch und gerade im psychosozialen Kontext. Zunächst soll angemerkt werden, dass es exogene Stressfaktoren in einer hochindustrialisierten Gesellschaft gibt, denen ihre Mitglieder zu einem beträchtlichen Teil unterworfen sind, ohne dass sie sich so ohne weiteres davon frei machen könnten. Die zunehmende Anforderung an berufliche Flexibilität kann beispielsweise ein solches Stresspotenzial darstellen. Von Jugendlichen wird z. T. erwartet, dass sie möglicherweise mehrfach in ihrem späteren Leben den Beruf wechseln. Es wird von ihnen erwartet, dass sie sich an eine schnell ändernde Umwelt anzupassen verstehen und sich mit den sich immer schneller verändernden Bedingungen im Arbeitsbereich erfolgreich auseinander setzen. Dabei sei z. B. an die Entwicklung in der Informationstechnologie erinnert (der Frage, inwieweit das Arbeiten am Bildschirm oder mit hochtechnisierten Überwachungs- und Steuerungssystemen Stress hervorruft, kann hier nicht weiter nachgegangen werden).

Durch zunehmende gesellschaftliche Veränderungen kommt es häufig auch zu sozialen Rollenveränderungen und damit verbundenen Krisen. Die damit oft einhergehende Verunsicherung kann ebenfalls Stress auslösen oder verstärken. Schließlich gibt es zahlreiche physische Belastungen (Lärm, Allergene, verschiedene Umweltbelastungen etc.), die ihrerseits psychosozialen Stress verstärken können. Ein besonders wichtiger sozialer Aspekt ist die Arbeitslosigkeit. Es kann kein Zweifel daran bestehen, dass von Arbeitslosigkeit bedrohte oder betroffene Menschen oft in hohem Maße an Stress leiden. In verschiedenen Untersuchungen wurde aufgezeigt, dass bei einer Belegschaft insbesondere in der Phase zwischen Ankündigung und endgültiger Schließung eines Betriebes erhebliche Anzeichen für das Vorliegen von Stress auftraten – mit einer Reihe z. T. ernster körperlicher Auswirkungen. Die Tatsache, dass insbesondere Dauerarbeitslosigkeit ein sozialmedizinisch besonders relevantes Problem darstellt, kann hier nur am Rande erwähnt werden. So sollte man sich vor Augen halten, dass es bei aller Subjektivität von Stresserleben und den zweifellos individuell sehr unterschiedlichen Bewältigungsmöglichkeiten gesellschaftlich gehäuft auftretende belastende und Stress erzeugende Faktoren gibt, von denen hier nur einige genannt wurden.

Kurz soll noch darauf eingegangen werden, wie Menschen Belastungen erleben und bewältigen. Dem Psychiater Holms war aufgefallen, dass nach dem Ausbruch verschiedener Erkrankungen sehr häufig eine Summierung einschneidender Veränderungen in der Lebenssituation der Betroffenen vorausgegangen war, z. B. ein **Life-Events** Wechsel des Arbeitsplatzes, Änderungen der Familiensituation etc. Hieraus wurde die Hypothese abgeleitet, dass die krankheitsfördernde Belastung abhängig sei von vorausgegangenen einschneidenden Lebensereignissen, die man „Life-Events" nannte.

Zahlreiche Forschergruppen versuchten, z. T. mit Fragebögen und Skalen, solche einschneidenden Veränderungen und ihre Belastung zu erfassen und ihre Bedeutung für die Stressreaktion zu analysieren. Trennung der Ehepartner scheint besonders stressauslösend zu sein, doch wurden zahlreiche andere stressende Lebensereignisse beschrieben. An Stressoren im Zusammenhang mit Herzkrankheiten sind beispielsweise in erster Linie Lebensunzufriedenheit, insbesondere Unzufriedenheit im Beruf, gefolgt von Situationen von Verlassenheit, dem Verlust enger Bezugspersonen sowie berufliche Unsicherheit zu nennen. Ein Zusammenhang zwischen den „Life-Events" und dem Stress, unter Umständen sogar Erkrankungen, konnte statistisch aufgezeigt werden. Es stellte sich aber heraus, dass nicht nur die Belastung an sich, sondern vor allem die Tatsache, ob und wie Menschen diese Belastung bewältigen konnten, ausschlaggebend dafür war, ob und in welchem Maße sich Stressreaktionen bildeten.

Die Bewältigung von Stress (Coping) hängt von einigen Vor- **Stressbewältigung** aussetzungen ab: Entscheidend ist zunächst, wie die Belastung **(Coping)** von Betroffenen bewertet wird. Menschen versuchen zunächst einzuschätzen, welche Bedeutung eine Belastung für sie und ihr Wohlergehen hat. Mit anderen Worten: Wie sehr etwas belastet, hängt davon ab, wie einschneidend und wichtig die Belastung für das weitere Leben des Betroffenen ist. Zum Zweiten wird subjektiv bewertet, welche Bewältigungsmöglichkeiten dem Menschen zur Verfügung stehen. Als stressig wird ein Ereignis erst dann erlebt, wenn der Betroffene keine adäquate Möglichkeit mehr sieht, mit der Belastung fertig zu werden. Dies führt zur Frage nach der Bewältigungsfähigkeit:

- Problemorientiertes Coping: Prinzipiell kann ein Mensch in extremer Belastung entweder das Problem direkt angehen, man spricht von „problemorientiertem Coping". In diesem Fall wird der Mensch versuchen, die belastenden Faktoren auszuschalten, sie zu umgehen oder durch persönliche gezielte Problemlösung die Ursache des Stresses zu bewältigen. Dabei kann die Situation sowohl alleine durch persönliche als auch durch kollektive Bewältigungsmöglichkeiten (soziale Unterstützung, soziales Netzwerk, soziale Integration) geleistet werden.
- Emotionsregulierendes Coping: Eine andere Form der Stressbewältigung wird als „emotionsregulierendes Coping" bezeichnet, das sich vorwiegend darauf beschränkt, mit der emotionalen Erregung fertig zu werden, die eine Stresssituation ausgelöst hat. Wenn – vereinfacht gesagt – die Stresssituation nicht zu ändern ist, kann zumindest versucht werden, mit den sie begleitenden Gefühlen wie Ärger, Wut oder Trauer besser umzugehen und sie zu verarbeiten. Auch Entspannungsübungen u. a. Methoden dienen zumindest z. T. diesem Zweck.

Wenn Krankheit mitunter im Gefolge psychosozialen Stresses und sozialer Überforderung auftritt, dann wird deutlich, dass auch die Bewältigung eines solchen Stresses über somatische (medizinische) Behandlung und individualzentrierte Psychotherapie hinausgehen muss. Krankheit hat neben physikalisch-biologischen und intrapsychischen oft auch soziale Ursachen, in der Regel auch soziale Auswirkungen und Begleiterscheinungen, die auf der sozialen Meso- und Makroebene ihre Beachtung finden müssen.

## 2.3    Soziale Dimensionen von Krankheit

Der zehnjährige Kevin wird wegen heftiger, chronischer Kopfschmerzen, Spiel- und Lernunlust sowie des dringenden Verdachtes einer erheblichen kindlichen Depression in die Kinder- und Jugendpsychiatrische Klinik überwiesen.

Anamnese und familientherapeutische Gespräche und eine „Helferkonferenz" mit Eltern, Lehrer und begleitendem Sozialarbeiter ergeben folgende Hintergründe: Der 50-jährige Vater ist seit drei Jahren arbeitslos, nachdem er zuvor lange Zeit wegen eines Alkoholproblems erhebliche Schwierigkeiten am Arbeitsplatz hatte. Die Mutter hat ebenfalls mit depressiven Verstimmungen zu tun und hat seit ihrer Jugend heftige Migräneanfälle. Kevins 13-jährige Schwester leidet unter Asthma bronchiale, das vor allem in Spannungssituationen vermehrt auftritt. Die ebenfalls in der Familie lebende Großmutter ist wegen einer massiven Herzinsuffizienz auf konstante medizinische und mitunter pflegerische Hilfe angewiesen.

Der vorherrschende Bindungsmodus in dieser Familie ist der des Mitleidens und Mitleids. Gerade weil man sich wertschätzt und liebt, möchte man dem anderen Leid ersparen: Wer am meisten leidet, so die Tradition dieser Familie, bekommt die meiste Beachtung, Zuwendung und Schonung. Am Anfang dieser Familientradition besteht also ein durchaus verständliches, von Mitmenschlichkeit, Achtung und Liebe geprägtes Bild der familiären Beziehung. Verabsolutiert hingegen führten solche nun erstarrenden Beziehungsmuster dazu, dass nur noch Leid beachtet wird: Jede Regung von Lebensfreude, Spontaneität oder Aggression führte dazu, dass man aus dem Blickpunkt geriet oder mit Aufgaben überfordert wurde. So wurden in der hier vorgestellten Familie Aufgaben im Haushalt oder unangenehme Konfrontationen dem jeweils „Gesündesten" angetragen. Schlimmer noch: Der Bindungsmodus des Mitleidens wurde zur Chiffre familiärer Zugehörigkeit und Solidarität. Lebensfreude und Vitalität konnte sich der Einzelne kaum noch gestatten, wurde es doch als eine Art „Verrat" an den anderen gesehen.

Zur Symptombesserung und schließlich zur Heilung des zehnjährigen Kevin trug bei, dass ihn Eltern und Großmutter von entwicklungshemmendem „Mitleiden" freisprachen und verdeutlichten, dass sie sich über seine Vitalität freuen, auch wenn sie selbst aus den unterschiedlichsten Gründen belastet sind. Wichtig war aber ebenso, dass der Junge in Schule und Übermittagsbetreuung altersentsprechende Aufgaben fand, dass es ihm gelang, zunächst in einem Fußballverein, später in einer Jugendgruppe tragfähige Kontakte zu knüpfen, und dass ihm das „Helfersystem", maßgeblich durch die temporäre sozialpädagogische Familienhilfe repräsentiert, Hilfestellung bei seiner Individuation gab. Darüber hinaus lebt Kevin in einer Gesellschaft, die neben familiärem Zusammenhang auch Individuation und persönliche Entwicklung als einen eigenständigen Wert postuliert.

An diesem Beispiel wird deutlich, dass die zweifellos somatischen, funktionell sehr wirksamen Schmerzen des „Indexpatienten" in ihrem sozialen Kontext eine noch andere Bedeutung finden, als wenn man sie isoliert sieht. Auch eine „Therapie", die die psychosozialen Aspekte berücksichtigt, wird sich nicht mit autogenem Training und schmerzlindernder Medikation begnügen – so sinnvoll solche Maßnahmen sein mögen. **Indexpatient**

Wie mit einem Teleskop kann man den Fokus der Aufmerksamkeit auf die somatischen, psychischen oder sozialen Komponenten einer Erkrankung richten. So können auf der somatischen Ebene genetische Faktoren (z. B. eine veranlagungsbedingte Überreaktion auf Schmerzen), zelluläre Faktoren (z. B. ödematöse Bezirke) oder Fehlfunktionen (Minderdurchblutung oder Blutdruckschwankungen) eine Rolle beim Entstehen von Kopfschmerzen spielen. Auf der psychischen Ebene können verdrängte Konflikte und damit verbundener primärer Krankheitsgewinn ebenso wie ein ängstliches Beobachten körperlicher Fehlfunktionen oder das Gefühl von Niedergeschlagenheit, Depression und Hoffnungslosigkeit das subjektive Empfinden von Kopfschmerzen beeinflussen. Auf der sozialen Ebene, um die es in diesem Kapitel vorrangig geht, kann man das Mikro- vom Meso- und Makrosystem unterscheiden.

**Mikro-/Meso-/Makrosystem**

Zum Mikrosystem gehören die nächsten Angehörigen und Bezugsgruppen, insbesondere die Familie. Ihre Regeln, Beziehungs- und Kommunikationsmuster, soziale Unterstützung sowie Bindungs- bzw. Ablösemuster beeinflussen maßgeblich das Erleben des Einzelnen auch bei Krankheit und Krankheitsempfinden. Zum Mesosystem zählen wir Netzwerke sowie Institutionen im mittleren Sozialbereich: Wenn Kevin in die Kinder- und Jugendpsychiatrische Abteilung kommt und hier Distanz zum familiären Geschehen gewinnt, so ist dies ebenso zum Mesosystem zu zählen wie die Aktivitäten von Schule, Sportverein, Jugendgruppe und sozialpädagogische Familienhilfe. Dies alles spielt sich aber im soziokulturellen Kontext der Gesellschaft und der Zeit, in der Kevin lebt, ab. Die Gemeinde und die in ihr verorteten Schulen, Krankenhäuser und Jugendgruppen, der Informationsgrad der Bevölkerung über Krankheiten und Krankheitseinstellungen, die öffentliche bzw. veröffentlichte Meinung hierzu, epochale Einflüsse und „Vorurteile" sowie kulturelle und politische Rahmenbedingungen sind hier von Bedeutung. Auf all diesen Ebenen werden zum einen die Entstehung und der Verlauf von Krankheit beeinflusst, zum anderen speist sich auch das Krankheitsempfinden von solchen sozialen Faktoren.

**soziale Faktoren**

Nach Misek-Schneider (in Schwarzer 2002, 31ff) lassen sich soziale Faktoren im Prozess der Krankheitsentstehung, im Verlauf der Krankheit sowie bei der Krankheitsbewältigung aufzeigen. So kann der Ausbruch einer Krankheit durch psychosoziale Momente mitbestimmt werden, wenn beispielsweise in Zeiten überhöhter und unphysiologischer beruflicher Beanspruchung ein Erschöpfungssyndrom zu erhöhter Infektanfälligkeit führt oder drohende Arbeitslosigkeit Bluthochdruck, Ängste und eine koronare Herzkrankheit begünstigen. Aber auch ob und wann die aufgetretenen Beschwerden vom „Patienten" als Krankheitszeichen wahrgenommen und adäquat behandelt werden, wird maßgeblich von sozialen Faktoren beeinflusst: Je aufgeklärter und ausgebildeter der Betroffene, je höher sein sozialer Status und je größer seine finanziellen Ressourcen sind, desto eher wird er adäquate medizinische Hilfe suchen und finden. Bereits im Vorfeld von Erkrankung, nämlich im Ernährungs- und Gesundheitsverhalten, zeigen sich eindeutige Korrelationen zwischen sozioökonomischem Status und einem der Gesundheit zuträglichen Verhalten (wenngleich es natürlich individuelle Ausnahmen gibt). Allgemein kann gesagt werden, dass Armut, Unwissenheit und niedriger Sozialstatus ein erhebliches Gesundheitsrisiko sind, auch in hochtechnisierten Gesellschaften.

Auch ist die „Compliance" von Bedeutung. Darunter versteht man, dass der Patient die ärztliche Diagnose und die zur Heilung oder Rehabilitation notwendigen Maßnahmen akzeptiert und eigenverantwortlich mitträgt. Kommunikation und Interaktion zwischen Patient und Behandelndem sowie sozialem Umfeld, mithin soziale Faktoren, tragen also maßgeblich zur Gesundung bei und beeinflussen die Krankheitsprognose. **Compliance**

Das Erleben von Krankheit speist sich zum einen aus intrapsychischen Faktoren, die maßgeblich durch die bisherige Lebenserfahrung und Biografie, aber auch einschneidende Life-Events (also Lebensereignisse ähnlicher Bedeutung) sowie bisheriger Heilungs- bzw. Problemlösungserfahrungen bestimmt sind. Auch Abwehrmechanismen im Krankheitserleben, z. B. das Verleugnen einer Krankheit, das Rationalisieren und Abspalten von Gefühlen, das Projizieren von Wut und Ärger auf andere oder die Regression in kleinkindliche Verhaltensweisen, sind eher psychischen Komponenten zuzuordnen. Aber wie ein Patient seine Krankheit erlebt, hängt auch von der Einstellung der Umwelt ab. Beispielsweise können primäres wie sekundäres Krankheitsverhalten sozial beeinflusst werden, wenn Menschen über die Maßen behütet, segrediert oder hospitalisiert werden. Auch gesellschaftliche Vorurteile (man spricht hier von Stigmatisierung) können das Krankheitserleben beeinflussen. **Krankheitserleben**

So berichtete eine Mutter eines etwa 20-jährigen, an schizophrener Psychose erkrankten Mannes voller Verzweiflung, dass sie mit niemandem, insbesondere nicht mit Nachbarn, darüber sprechen könne. „Wenn er nur Krebs hätte, dann könnte ich darüber reden und mir der Anteilnahme meiner Nachbarn sicher sein – aber bei Schizophrenie? Ich möchte nicht, dass wir für verrückt gehalten werden!", war der verzweifelte Kommentar der betroffenen Familienangehörigen.

Schließlich hängt die Bewältigung von Krankheit maßgeblich vom sozialen Umfeld ab. Vor allem dem Begriff des „Coping", der Bewältigungsprozesse, die wir bereits in Kap. 2.1 kennen gelernt haben, kommt hier in drei unterschiedlichen Spielarten eine besondere Bedeutung zu:

▪ Zum einen ist hier die *aktive Beschäftigung* mit der Krankheit und die konstruktive Begegnung mit der individuellen Situation und der Bewältigung derselben zu nennen.

So ist beispielsweise chronische Krankheit oder Behinderung häufig mit Verlusterlebnissen gepaart. Der Verlust eines Organs, einer bisherigen Fertigkeit oder von Teilen des sozialen Status geht mit Trauer einher, die durchlebt und durcharbeitet werden muss, um die Krise zu überwinden und zu neuen Aufgaben zu reifen.

▪ Zum Zweiten kann Coping darin bestehen, sich hin zu *anderen Aktivitäten, Einstellungen und Werten* zu orientieren.

Ein 20-jähriger Chemielaborant war nach einem tragischen Verkehrsunfall querschnittsgelähmt und konnte seinen Beruf nicht mehr ausüben. Nach einjähriger Rehabilitation und anfänglicher Krisen- und Depressionsphase wandte er sich einem Studium und späteren Beruf zu, den er auch via Rollstuhl ausüben konnte, und entwickelte zunehmend die Fähigkeit zu einem erfüllten Berufs- und Familienleben.

▪ Schließlich besteht Coping auch darin, andere Menschen aufzusuchen und *soziale Kontakte* zu knüpfen.

Die große Bedeutung von Selbsthilfegruppen besteht nicht nur darin, dass man sich gegenseitig informiert, beispielsweise über adäquate Therapien und kompetente Ärzte oder rechtliche Situationen. Sie besteht auch darin, Verständnis, Halt und Empathie von anderen Betroffenen zu bekommen, die sich wie sonst niemand in die eigene Lage hineinversetzen können. Darüber hinaus ermöglichen solche sozialen Netzwerke natürlich auch eine Information der breiten Öffentlichkeit sowie politische Aktivitäten und die Wahrnehmung spezifischer Interessen.

Mitunter besteht professionelle sowie nichtprofessionelle, vom sozialen Umfeld geleistete Hilfe weniger in im eigentlichen Sinne kausaler Hilfe, sondern darin, einfach zuzuhören. Oft reicht das aus, kann sogar das Entscheidende sein. Es ist wichtig, die Ängste, Nöte und Belastungen des anderen wahr- und ernst zu nehmen.

Fragt man sich, inwieweit soziale oder pädagogische Beglei- **professionelle** tung auf den drei hier beschriebenen sozialen Ebenen im Gefolge **Begleitung** von Krankheit hilfreich sein kann, so gilt zunächst festzuhalten, dass nicht jeder kranke Mensch der Hilfe von Sozialarbeitern oder Heilpädagogen bedarf. Zur Aufgabe von Sozialarbeit und Heilpädagogik werden Krankheiten und die mit ihnen verbundenen Krisen erst dann, wenn die Selbsthilferessourcen des Betroffenen und seiner Bezugsgruppe – zumindest nach ihrer Ansicht – ausgeschöpft sind und die Toleranzschwelle überschritten ist. Aber die Unterstützung durch Sozialarbeiter und Heilpädagogen kann immer nur punktuell sein. Eine Hilfe für alle Probleme mit allen denkbaren methodischen Instrumenten der Pädagogik ist eine Überforderung sowohl für das Klienten-System wie auch für den beruflichen Helfer. Folglich sind Entscheidungen darüber notwendig, welches das zentrale Problem im Klienten-System ist, dessen Bearbeitung am ehesten Entlastung erwarten lässt – aber auch Entscheidungen darüber, welches die hierfür geeignete Methode und Vorgehensweise ist.

Die Aufgabe der Medizin besteht in der Besserung oder möglichst der Heilung von Krankheiten. In sozialer Arbeit und Heilpädagogik geht es hingegen um die Mobilisierung vorhandener Kräfte, die Wiederherstellung oder Erhaltung der Handlungsfähigkeit im sozialen Umfeld sowie die Veränderung menschlicher Beziehungen. Nicht die Heilung oder medizinisch-pflegerische Betreuung des „Patienten mit Schlaganfall" ist Aufgabe der Heilpädagogik, sondern Hilfen zu geben, sich mit den veränderten Gegebenheiten unter Ausschöpfung eigener und externer Ressourcen im sozialen Umfeld zu behaupten.

Pädagogen und Sozialarbeiter intervenieren hierbei vor dem Hintergrund instrumenteller Kompetenz (z. B. sozialmedizini- **Kompetenzen** schem Basiswissen), reflexiver Kompetenz (der bewussten Einbeziehung ihrer eigenen Persönlichkeit) und Sozialkompetenz (u. a. die Fähigkeit, Nähe und Distanz herzustellen). Dabei können Heilpädagogen und Sozialarbeiter auf der individuellen Ebene sowie der Mikro-, Meso- und Makroebene intervenieren:

- Bezogen auf den *individuellen Bereich* können sie beispielsweise rekonvaleszenten Krebspatienten ebenso wie chronisch-psychotisch Erkrankten unterstützend zur Seite stehen.
- Auf der Ebene des *Mikrosystems* wird die Familie und ihre Organisation, beispielsweise Regeln und Grenzen einer Kinder misshandelnden Familie, fokussiert.
- Auf der Ebene des *Mesosystems* finden sich Einrichtungen des sozialen Netzwerks, z. B. Nachbarschaftshilfe, Selbsthilfegruppen etc., ebenso wie Organisationen und Institutionen des Gesundheitssystems, z. B. Krankenhaus, Beratungsstellen etc.
- Zum *Makrosystem* gehören gesellschaftliche Rahmenbedingungen – beispielsweise der Zustand der deutschen Psychiatrie nach der Psychiatrieenquette.

Die hierzu notwendige instrumentelle, reflexive und soziale Kompetenz sollte im Rahmen des Studiums, adäquat begleiteter Praktika nebst Supervision und durch die beruflichen Erfahrungen vermittelt werden. Im Rahmen dieses Lehrbuchs gilt es auch, die wichtigsten psychosozialen Faktoren heilpädagogisch besonders relevanter Krankheitsbilder vorzustellen. Hierzu gehören z. B. unterschiedliche Behinderungsformen, die erfahrungsgemäß mit besonderen sozialen Problemen und Stigmata einhergehen können. Hinsichtlich des Kindes- und Jugendalters sind Entwicklungsstörungen, Gewalterfahrungen und Jugendkrisen zu nennen, wenn es um die pädagogische Begleitung in sozialen Krisen geht.

Es bleibt festzuhalten, das sowohl bei der Entstehung, als auch beim Verlauf und Erleben sowie bei der Überwindung von Krankheit bzw. bei der Bewältigung bleibender Krankheitsfolgen nicht nur körperliche und psychische, sondern zum großen Teil auch soziale Faktoren eine nicht zu verleugnende Rolle spielen. Solche sozialen Faktoren lassen sich auf der Ebene des Individuums, seiner unmittelbaren sozialen Umgebung (z. B. Familie), der sozialen Mesoebene, in der der Patient lebt, sowie im soziokulturellen Kontext (Makroebene) feststellen. Aufgabe der Heilpädagogik ist es auch, bei subjektiver oder objektiver Überforderung des Kranken und seiner sozialen Umgebung die Bewältigungsstrategien (Coping-Strategien) durch spezifische Methoden und Konzepte zu fördern. Dadurch trägt sie dazu bei, dass der kranke oder behinderte Mensch trotz bzw. mit seiner gesundheitlichen Beeinträchtigung ein menschenwürdiges, ihm angemessenes und ihn zufrieden stellendes Leben führen, sich adäquat entfalten und weiterentwickeln kann, dass er befriedigende soziale Bindungen und Interaktionen erfährt und am sozialen und kulturellen Leben teilnimmt.

## 2.4    Das kranke Kind

Krankheit ist ein Phänomen, das auch im Kindesalter untrennbar zum menschlichen Leben gehört. Sie wird zunächst als Belastung, vielleicht sogar als Not erlebt. Hilflos müssen bis dato vitale Kinder damit umgehen, dass sie an das Bett gefesselt sind, Schmerzen haben, an Vitalität verlieren oder zunehmend wieder abhängig werden. Ebenso hilflos müssen Eltern erleben, wie ihr geliebtes Kind an einer vielleicht noch nicht zu diagnostizierenden Krankheit erkrankt und mehr oder weniger gefährdet ist. Vielleicht werden auch medizinische Maßnahmen nötig, die eine Trennung von Kind und Eltern (und sei sie nur vorübergehend) erforderlich machen – für beide Teile oft seelisch schmerzhaft. Nur zu verständlich, dass Eltern ihren Kindern Krankheiten ersparen wollen und Kinder in Krankheit ein ungerechtes Phänomen sehen.

Aber andererseits ist Kindheit ohne Krankheit nicht denkbar. Denn in der Kindheit kommt der Körper mit vielen Krankheitserregern zum ersten Mal in Kontakt. Das sich erst entwickelnde und stabilisierende Immunsystem ist sozusagen auf Krankheit angewiesen, um zu seinen Funktionen ausreifen zu können. Nicht umsonst sprechen wir von „Kinderkrankheiten", an denen sich Kinder im Vorschulalter gehäuft anstecken.

Aber nicht nur körperlich, sondern auch seelisch (emotional wie geistig) wachsen Kinder in der Auseinandersetzung mit Krankheit. Eltern und Großeltern wissen ebenso wie erfahrene Kinderärzte zu berichten, dass Kinder nach durchstandener körperlicher Krankheit auch emotional wie kognitiv einen Entwicklungsschub durchmachen, dass sie „nachreifen" und an Autonomie und Selbständigkeit gewinnen. Man hat fast den Eindruck, dass die Erfahrung einer überstandenen Krankheit und die Lust an der wiedergewonnenen Vitalität auch in ganz anderen Bereichen menschlichen Erlebens einen solchen Wachstumsschub auslösen kann. Vor allem die Erfahrung, in tiefer Regression und krankheitsbedingter Erschöpfung nicht allein gelassen zu werden, sondern liebevolle Zuwendung und Hilfe zu bekommen, verbunden mit der Erfahrung, dass auch tiefe Erschöpfung und Apathie ein zu überwindender menschlicher Zustand ist, sowie das Erleben der wieder neu gewonnenen Vitalität und Kraft ermöglichen es dem Kind, auch in späteren Krankheitssituationen nicht die Hoffnung zu verlieren.

Mit anderen Worten: Ob wir krank werden dürfen, ob wir Zeit zur Gesundung haben, ob wir Schonraum einerseits, liebevolle Zuwendung und Versorgung andererseits und ein langsames Hineinführen an unsere kindspezifischen Aufgaben nach Gesundung erfahren, prägt wesentlich, wie wir im Erwachsenenalter mit Krankheit (und auch sonstigen Krisen) umgehen. Die Erinnerungen an die Krankheiten unserer Kindheit sind dabei oft sehr detailliert und vor allem sehr emotionsbesetzt: Vermutlich werden Sie sich an die Krankheiten ihrer Kindheit, insbesondere an Krankenhausaufenthalte erinnern. Dagegen sind andere, durchaus auch bedeutende Ereignisse ihrer Kindheit demgegenüber eher verblasst.

## Wie Kinder Krankheit erleben

Das kindliche Erleben von Krankheit ist ein anderes als das im Erwachsenenalter. Das hängt vor allem mit der allgemeinen kognitiven und emotionalen Entwicklung im Kindesalter zusammen.

**kognitives Krankheitsverständnis**

Hinsichtlich der kognitiven Entwicklung kann man nach Piaget ein präoperationales Entwicklungsstadium von einem konkret operationalem sowie einem formal-operationalen Stadium unterscheiden:

■ Im *präoperationalen Stadium* des Drei- bis Sechsjährigen konzentrieren sich Kinder auf das unmittelbar wahrnehm- und beobachtbare, hinsichtlich der Krankheit also auf sichtbare oder fühlbare Symptome. Kinder dieses Alters haben kaum Verständnis für Zusammenhänge zwischen Ereignissen, also ein funktionsfähiges Verständnis für Ursache und Wirkung. Dies führt zu einer wenig realistischen Vorstellung über Krankheitsursachen und Verläufe. So kann beispielsweise ein Diabetes mellitus „als Strafe für Naschen" interpretiert werden, ein Bruch als Konsequenz eines „zappeligen Verhaltens", auch wenn dies jeglicher Realität entbehrt. Auch haben Kinder Schwierigkeiten, mehrere Zustände gleichzeitig zu betrachten, so dass sie wenig Verständnis für Prozesshaftigkeit von Erkrankungen aufbringen. Ihr Egozentrismus im Denken (ihr eigener Blickwinkel steht im Mittelpunkt und sie können sich schlecht in die Perspektive anderer hineindenken) macht es ihnen schwer, in der möglicherweise schmerzhaften Intervention eines Arztes (dem „Pieks") die helfende Absicht zu sehen: Sie interpretieren das für sie schmerzhafte Erlebnis aus ihrem kindlichen Empfinden heraus.

▪ Im Alter von sieben bis elf Jahren, dem *konkret operationalen Entwicklungsstadium*, liegt demgegenüber ein vermehrtes Verständnis für einfache Zusammenhänge zwischen Sachverhalten vor, so dass hier Krankheitsursache und -wirkung auf einer sehr konkreten Ebene verstanden werden: So mag ein Neunjähriger verstanden haben, dass Bakterien mit Antibiotika bekämpft werden können – und solange dies sehr drastisch und plastisch geschieht, weiß er das auch einzuordnen.

Zunehmendes Verständnis für Prozesshaftigkeit von Erkrankungen lassen Kinder dieses Alters auch schon unangenehme therapeutische Verfahren in Kauf nehmen, um einen späteren Heilungserfolg zu erreichen. Allerdings müssen diese Maßnahmen noch konkret sichtbare Verbindungen miteinander aufweisen, sollen sie von Kindern verstanden und emotional akzeptiert werden. So verstehen sie insbesondere konkrete Sachverhalte, die ebenso konkret beschrieben werden, also konkrete Symptome, konkrete Therapien etc., während die Abstraktionsfähigkeit noch wenig ausgeprägt ist.

▪ Erst jenseits des zwölften Lebensjahres, im formal-operationalen Entwicklungsstadium des Jugendalters, haben sie Verständnis auch für komplexe Funktionszusammenhänge. Sie erlangen die Fähigkeit, abstrahierte Modelle (auch Krankheitsmodelle) zu verstehen und zu übertragen, sowie die Fähigkeit, Sachverhalte aus verschiedensten Perspektiven zu betrachten: So ist eine Jugendliche mit Anorexia nervosa möglicherweise in der Lage, ihre Krankheit nicht nur individualbezogen, sondern auch aus gesellschaftlicher oder feministischer Perspektive zu interpretieren.

Auch die Vorstellung von der Endlichkeit des eigenen Lebens unterliegt Entwicklungsschritten: Erst ab dem neunten Lebensjahr entwickeln Kinder eine ungefähre Vorstellung von der Endgültigkeit des Todes. Zuvor können sie bei Geburtstagen auf

**Todesvorstellungen**

einen Angehörigen warten, auf dessen Beerdigung sie gewesen sind, oder sie verbinden mit dem Begriff des Todes eine Assoziation, die dem des Schlafs ähnlich ist. Aber erst jenseits des zwölften Lebensjahres begreifen Kinder, dass der biologische Tod etwas Unwiderrufliches, Unumkehrbares und Endgültiges ist und dass (glaubensabhängige) Jenseitsmodelle sich zwar mythologisch aus Erlebtem speisen, letztlich aber nicht vorstellbar sind.

**Objekt und Raum**   Entwicklungsbedingt ist auch der Objektbegriff: Bis etwa zum Ende des zweiten Lebensjahres kann sich ein Kind nicht vorstellen, dass seine Eltern auch außerhalb seines Sehfeldes existieren. So ist beispielsweise für ein Kleinkind, dessen Eltern jenseits der Besuchszeit das Krankenhaus verlassen, nicht deutlich, dass die Eltern weiterhin existieren und verlässliche Bezugspersonen sind. Eng mit dem Objektbegriff ist auch das Raumdenken verbunden. Erst sehr langsam dehnt sich das Begreifen von Raum von dem unmittelbaren Nahbereich des Zimmers, der Wohnung auf das Zuhause und das nähere Umfeld aus: Je kleiner das Kind, desto schwerer die Gewöhnung an neue Räumlichkeiten, was insbesondere bei längeren Krankenhausaufenthalten zu beachten ist.

**Kausalität und Zeit**   Das kausale Denken entwickelt sich mit zweieinhalb bis drei Jahren. Jetzt fangen Kinder an, nach dem Warum zu fragen, und können in Ansätzen begreifen, dass z. B. Eltern nicht immer im Krankenhaus sein können. Deren Abwesenheit wird jetzt zunehmend nicht mehr als Bestrafung des Kindes, sondern als Sachzwang anderer Genese verstanden. Doch wird dieses noch keineswegs immer tragfähig akzeptiert.

Dasselbe gilt auch für den Zeitbegriff: Die menschliche Fähigkeit, in Vergangenheit, Gegenwart und Zukunft zu leben, entwickelt sich relativ spät. Erst am Ende des dritten Lebensjahres taucht die Frage des „Wann" auf. Das Zeitgefühl orientiert sich zunächst am Tagesrhythmus, größere Zeitabstände (z. B. das Wiedergesundwerden nach absehbarer Zeit) können frühestens ab dem vierten Lebensjahr ansatzweise begriffen werden. Regelmäßige Rhythmen und eine verlässliche Tagesstruktur sind also bei gesunden, erst recht bei kranken Kindern sehr wichtig. Größere Zeitabläufe wie Wochenperioden oder monatliche bzw. jahreszeitliche Rhythmen werden erst jenseits des vierten Lebensjahres als solche erkannt: Brauchtumsriten, Adventskalender etc. können hier wichtige Hilfen zur Etablierung des Zeitbegriffes darstellen.

Hinsichtlich des kranken Kindes im Krankenhaus heißt dies, dass Kinder schon bei geringfügigen Verspätungen oder Veränderungen des Tagesrhythmus panisch reagieren können: Hat sich ein Kind erst einmal daran gewöhnt, dass der Vater grundsätzlich um 15.00 Uhr – nämlich immer dann, wenn nachmittags der Kuchen verteilt wurde – zu Besuch kommt, kann es kaum verstehen, geschweige denn akzeptieren, dass der Vater sich wegen eines Verkehrsstaus um 20 Minuten verspätet.

Kinder können sich Krankheiten nicht logisch erklären. Daher neigen sie dazu, Krankheiten einer äußeren Urheberschaft zuzuschreiben. Sie empfinden sich bei Schmerzen schlecht behandelt, bedroht oder bestraft. Je nach der Vorstellung, mit der Schmerzen assoziiert wurden, kann das Kind auch mit Ärger, Wut, Unterwerfung und Schuldgefühlen reagieren. Manche Kinder kapseln sich ab und ziehen sich zurück, andere erwarten in besonderer Weise Aufmerksamkeit und Liebe von den Bezugspersonen. Schuldgefühle (objektiv völlig fehl am Platze, subjektiv jedoch sehr häufig) resultieren teilweise aus frühkindlichen Vorstellungen von „Bestrafung" durch Krankheit – ein Phänomen, dass wir gelegentlich selbst bei Erwachsenen vorfinden, wenn sie in kindliche Krankheitsbewältigungsschemata regredieren. Elterliche unbedachte Äußerungen können ein ihres tun, solche Fehlentwicklungen zu fördern. Stattdessen ist es wichtig, in kindgemäßer Art und Weise andere Erklärungsmuster für die Krankheitsentstehung anzubieten. **emotionales Krankheitserleben**

Letztlich bietet Krankheit eine Belastung durch die Einschränkung des natürlichen Bedürfnisses eines Kindes nach ständiger Bewegung. Folglich werden Kinder im Krankheitsfall oft ungeduldig, zappelig oder quengelig. Mitunter können sie auch aufgrund ihrer Bewegungsarmut aggressiv werden. Vor allem die Abhängigkeit von pflegenden Personen (auch den Eltern) kann von den Kindern als narzisstische Kränkung erlebt werden. **Bewegungseinschränkung**

Wichtig ist schließlich, dass sich Kinder in und über Krankheit vor allem symbolisch äußern: Im Spielen, auch im Rollenspiel, im Umgang mit Kasperle u. a. Puppen, in Zeichnungen, in den Reaktionen auf vorgelesene Geschichten und in vielen anderen kindgemäßen und kindadäquaten Interaktionen können Kinder ihre Nöte, ihre Ängste und ihr Erleben von Krankheit und Gesundung viel besser ausdrücken als in rein verbalen Gesprächen. Dies zu berücksichtigen ist eine wichtige Aufgabe begleitender Heilpädagogik. **Symbole**

## Krankheitsgruppen

Natürlich bestehen große Unterschiede, ob ein Kind vorübergehend an einer zwar heftigen, letztlich aber harmlosen Kinderkrankheit wie z. B. den Masern erkrankt oder eine lebensbedrohliche Leukämie aufweist. Es ist hier nicht der Ort, jedes einzelne Krankheitsbild, das im Kindesalter auftreten könnte, dezidiert zu besprechen: Dazu wird auf die weiter unten angeführte Fachliteratur verwiesen. Stattdessen soll ein erster Überblick über mögliche Krankheitsgruppen gegeben werden, der den Studierenden eine erste Orientierung bietet.

**Akut bedrohliche Krankheiten:** Akut bedrohliche Krankheiten können (anders als häufig bei Erwachsenen) im Kindesalter sehr plötzlich und akut auftreten und häufig genug ebenso schnell wieder verschwinden. Beispiele hierfür sind die Austrocknung (Exsikkose) und der Pseudo-Croup.

**Exsikkose**

Die Austrocknung (Exsikkose) kann schon nach ein bis zwei Tagen heftigen Erbrechens, Nahrungsverweigerung, Flüssigkeitsverlust durch Fieber und Schwitzen sowie wässrige Durchfälle auftreten. So können Säuglinge, die mehrere Tage diese Symptome aufweisen, 10 % ihres Körpergewichts verlieren, was sie in einen lebensbedrohlichen Zustand versetzt (Erwachsene würden Vergleichbares gar nicht mehr überleben können). Säuglinge mit eingefallenen Augen, trockener Haut, trockener Zunge, der Unfähigkeit, zu speicheln oder Tränen zu produzieren, sind also hochgradig gefährdet und gehören sofort in die Klinik. Dort lässt man ihnen eine Flüssigkeitssondierung oder eine Infusionsbehandlung zuteil werden, und oft sind sie schon nach wenigen Stunden oder einigen Tagen wieder völlig gesund. Anderenfalls allerdings sind schwere Hirnschädigung oder sogar der Tod durch Austrocknung möglich.

**Pseudo-Croup**

Ebenso ist der Pseudo-Croup als ein solcher kindlicher Notfall zu werten. Hierbei handelt es sich um eine akute entzündliche Erkrankung des Kehlkopfes und der Bronchialschleimhaut, die mit Schleimhautanschwellung, Sekretbildung und akuter Luftnot einhergeht. Typische Symptome des Pseudo-Croups sind Luftnot, inspiratorischer Stridor (also Schwierigkeiten beim Einatmen, oft mit „juchzenden" Geräuschen), ein Anstieg der Pulsfrequenz, ein charakteristisch-bellender Husten sowie die Angst der Kinder, zu ersticken. Die Behandlung muss sofort erfolgen, da eine

Zunahme der Symptome (man unterscheidet vier Stadien des Pseudo-Croups) im vierten Stadium zu Erstickung führen kann. Die Grundprinzipien der Sofortmaßnahme sind Beruhigung, feuchte und kalte Luft und ggf. – falls vorhanden – Kortison in öliger Suspension, das in den Enddarm eingeführt wird und innerhalb von Minuten wirkt.

Der Pseudo-Croup ist im Kindergartenalter besonders häufig anzutreffen, weil die zuführenden Luftwege hinsichtlich ihres Querschnitts in diesem Alter relativ klein sind und (für Erwachsene harmlose) Infekte der oberen Luftwege mit den damit verbundenen Schleimhautschwellungen aufgrund der anatomischen Verhältnisse sehr schnell zu einer Verengung der Luftwege führen: Jenseits des sechsten bis siebten Lebensjahres tritt der Pseudo-Croup relativ selten auf. Manche Kinder sind durch ihre anatomischen Verhältnisse und ihre konstitutionell bedingte Infektanfälligkeit sowie aufgrund ihres Lebensalters besonders croupanfällig. Deshalb soll nicht verschwiegen werden, dass auch Umweltfaktoren eine Rolle spielen: Insbesondere Smog- und Inversionslagen führen zu einer stärkeren Belastung der Atemwege und vermutlich auch deswegen zu einer stärkeren Gefährdung durch Pseudo-Croup.

**Infektiöse Kinderkrankheiten:** Eine nächste Gruppe von Kinderkrankheiten besteht in Infekten der oberen Luftwege, so genannten Common-Cold-Krankheiten, sowie den infektiösen „Kinderkrankheiten". Letztere können in erster Annäherung in virale und bakterielle Krankheiten eingeteilt werden.

Bakterielle Krankheiten werden von Bakterien, einzelligen Lebewesen, hervorgerufen. Da Bakterien sich fortpflanzen und einen Stoffwechsel aufweisen, sind sie – anders als Viren – prinzipiell durch chemische Substanzen „zu vergiften" (Anti-Biotikum: gegen das bakterielle Leben gerichtet). Bakterielle Erkrankungen – und nur sie – können also prinzipiell durch Antibiotika behandelt werden. **bakterielle Krankheiten**

Demgegenüber sind Viren im Grunde nichts anderes als Erbsubstanzen, eingehüllt in Eiweißhüllen, die auf Wirtszellen angewiesen sind und sich nicht von alleine verstoffwechseln und fortpflanzen können. Ihre medikamentöse Behandlung ist deswegen so schwierig, weil es nur selten gelingt, einen Virus zu schädigen, die Wirtszelle aber nicht. **virale Krankheiten**

Folgende Krankheiten werden von Viren hervorgerufen (und sind deswegen prinzipiell nicht mit Antibiotika zu behandeln): Masern, Röteln, Windpocken, Gürtelrose und Mumps. Von Bakterien werden u. a. Tuberkulose, Scharlach, Keuchhusten, Tetanus und Salmonellen hervorgerufen.

Eine infektiöse Kinderkrankheit (Infektionskrankheit) entsteht, wenn Infektionserreger – Viren oder Bakterien – durch eine Eintrittspforte in den Körper gelangen. Solche Eintrittspforten können der Nasen-Rachen-Raum sein, wenn via Tröpfcheninfektion, insbesondere durch Husten, die Erreger weiterverbreitet werden. Aber auch von der „Hand in den Mund" können Bakterien in den Magen-Darm-Trakt geraten. Durch den Darm ausgeschieden und durch unzureichende Handhygiene weiterverbreitet, können sie über Spielzeug oder Nahrungsmittel in den Mund geraten und somit weitere Kinder infizieren. Auch die verletzte Haut ist eine potenzielle Eintrittspforte.

**Inkubation**    Unter der Inkubationszeit versteht man die Zeit, in der sich die Keime im Körper vermehren, ohne bereits Krankheitssymptome auszulösen. Oft sind die Kinder in dieser Zeit schon ansteckend, obwohl sie noch keine Krankheitszeichen zeigen – dies führt dann dazu, dass sich ganze Kindergartenkohorten infizieren.

▪ Erste unspezifische Krankheitszeichen zeigen sich in der *Prodromalphase*, in der die Kinder oft uncharakteristisch Fieber, Husten, Schnupfen oder Durchfall aufweisen und allgemein matt und apathisch wirken. All dies sind unspezifische Krankheitsabwehrzeichen: Durch das Fieber wird z. B. die Körpertemperatur so erhöht, dass Bakterien an weiterer Ausbreitung und Vermehrung gehindert werden. Durch die Schleimhautschwellung und das Ausstoßen von Sekret soll die Keimzahl ebenso vermindert werden wie durch Erbrechen oder Durchfall. Mattigkeit und Erschöpfung sind Reaktionen des Körpers, der der Schonung um seiner Regeneration Willen bedarf.
▪ Spezifische Krankheitszeichen treten in der *Manifestationsphase* auf: Hier haben wir dann die beispielsweise für Masern oder Windpocken typischen Krankheitszeichen, die eine Diagnose und damit Prognose ermöglichen.

**Immunreaktionen**    Schließlich wird sich das Immunsystem des Körpers so weit mit den als Antigenen wirkenden Krankheitskeimen befassen, dass zunächst unspezifische, später spezifische Antikörper gebildet werden. Diese immunologische Abwehr führt zum einen dazu, dass Krankheitskeime umflossen und phagozytiert, also verdaut, zum anderen durch das Bombardement von körpereigenen Abwehrstoffen koaguliert, also verklumpt, werden. Jedenfalls lernt das Immunsystem, mit fremden Krankheitserregern umzugehen – ein Vorgang, den wir als „Immunisierung" oder „Feiung" bezeichnen. Bei einer späteren Auseinandersetzung mit denselben Keimen hat das Immunsystem gelernt, gegen Keime spezifisch vorzugehen, so dass eine Krankheit ausbleibt. Krankheiten mit lebenslanger Immunisierung sind beispielsweise die Masern, Krankheiten mit nur sehr geringfügiger Immunisierung die Grippe-Epidemien. In letzterem Falle verändern sich die Erreger so häufig, dass eine Krankheitserkennung oft nur über Monate oder höchstens Jahre möglich ist.

Dem Prinzip der Immunisierung liegen auch die Impfschemata zugrunde. Unter aktiver Impfung verstehen wir die Kontamination des Körpers mit abgeschwächten, abgestorbenen oder nur partikulären Krankheitskeimen. Das Immunsystem lernt, mit diesen Bruchstücken von Krankheitskeimen umzugehen, und ist immun gegen die in der freien Wildbahn auftauchenden Krankheitskeime. Manchmal muss parallel eine Passivimpfung durchgeführt werden, bei der den gefährdeten Personen Antikörper in Form von Seren appliziert werden. So dient z. B. bei der Tetanusimpfung nach akuter Gefährdung die Passivimpfung dazu, eine akute Infektion zu verhindern. Die parallel durchgeführte Aktivimpfung triggert das Immunsystem, um einer späteren nochmaligen Tetanusinfektion vorzubeugen. **Impfung**

**Chronische Erkrankungen:** Das chronisch kranke Kind muss sich über lange Zeit mit den Folgen seiner Schwierigkeiten und Krankheiten auseinander setzen und daran adaptieren – sinngemäß Ähnliches gilt auch für sein familiäres Umfeld. Dabei sind in diesem psychosozialen Adaptationsprozess Krankheitsbedingungen, Entwicklungsdimensionen, die Reaktionen der sozialen Umwelt sowie das familiäre Reaktionsgefüge von ausschlaggebender Bedeutung.

**Psychosomatische Störungen:** Eine weitere Kategorie kindlicher Erkrankungen besteht in psychosomatischen Störungen des Kindesalters. Als Beispiel wird in Kap. 9 die Enuresis aufgeführt. Einem psychosomatischen Symptom liegt oft eine enge Wechselwirkung zwischen psychischer Störung oder Not und körperlicher Manifestation zugrunde. Dabei sind einseitige Schuld- und Kausalitätszuweisungen fehl am Platze.

So kann beispielsweise im Einzelfalle die Adipositas als Folge einer Deprivation oder Depression und als Versuch, orale Lustbefriedigung anstelle anderer tragfähiger Frustrationsbewältigungsstrategien zu finden, gesehen werden. Andererseits führt die Adipositas mit den damit verbundenen möglichen Stigmatisierungen, Hänseleien oder Isolierungstendenzen und Insuffizienzgefühlen reziprok wiederum oft zu vermehrtem depressivem Rückzug. Dies kann in einer Endlosschleife erneute orale Lustbefriedigung zur Folge haben. Körperliche und seelische Dimensionen verstärken sich also in einem zirkulären Prozess. Es gibt psychosomatische Störungen, bei denen eher die körperliche Dimension, andere, bei denen eher die seelische Dimension im Vordergrund steht.

**Psychische Krankheiten:** Psychische Krankheiten im Kindes- und Jugendalter sind von zunehmender Bedeutung und betreffen Medizin wie Heilpädagogik gleichermaßen: Depressionen und Angstsyndrome beispielsweise sind zweifellos Krankheiten des Kindes- bzw. Jugendalters, jedoch manifestieren sie sich vorwiegend auf der seelischen Ebene. Näheres hierzu in Kap. 9.

**Behinderungen:** Auf Behinderungen im Kindes- und Jugendalter wird in den folgenden Kapiteln detailliert eingegangen. Als exemplarische Beispiele werden u. a. Autismus und geistige Behinderung beschrieben.

**Parasitäre Erkrankungen:** Für die Pädagogik sind parasitäre Krankheiten insofern von einer gewissen Bedeutung, als sie einerseits epidemiologisch, andererseits hinsichtlich ihrer psychosozialen Stigmatisierung belastend sein können.

So können beispielsweise Juckreiz, zerkratzte Stellen und weiß anhaftende Strukturen an den Haaren Hinweise auf einen Befall mit Kopfläusen sein. In einem solchen Fall müssen nicht nur die Haare hinsichtlich des Befalls mit Läusen, sondern auch der Nissen, der oft fest anhaftenden Eier behandelt werden.

Auch die Krätzmilbe geht mit außerordentlich starkem Juckreiz, vor allem nachts und in Wärme, einher. Kratzspuren an den Händen, insbesondere in den Fingerzwischenräumen, sind charakteristisch, ebenso Milbengänge in diesem Bereich. Krätzmilben verbreiten sich vor allem bei Körperkontakt sowie engem Zusammenleben und einem Nichttrennen der Wäsche. Dies erfordert u. a. eine ausreichend lange Behandlung der Betroffenen, aber auch das Abkochen der Wäsche bzw. Spezialbehandlung nichtkochbarer Wäsche. Falls erforderlich, muss das gesamte familiäre Umfeld behandelt werden.

An diesen beiden Beispielen (zu nennen wären noch weitere, wie z. B. der Befall mit Flöhen) zeigt sich, dass parasitäre Erkrankungen häufig dann auftauchen, wenn Menschen auf engstem Raum zusammenleben. Zwar können mangelhafte hygienische Verhältnisse solchen Erkrankungen Vorschub leisten, doch muss dies keineswegs zwangsläufig der Fall sein. Kinder können sich auch auf einem Kindergeburtstag mit einem der eben genannten Erreger infizieren und der Befall von Kopfläusen oder Krätzmilben ist keineswegs zwangsläufig mit sozial schwierigen Verhältnissen gekoppelt.

Dennoch kann der Befall mit diesen Krankheitserregern sozial in besonderer Weise stigmatisierend sein – insbesondere deswegen, weil die Kinder erst dann wieder in den Schulunterricht kommen dürfen, wenn eine Heilung durch den Kinderarzt bzw. das Gesundheitsamt bestätigt wurde. Aufgabe einer möglicherweise stattfindenden begleitenden Pädagogik ist hier nicht nur die hygienischen Maßnahmen, sondern auch die potenziellen sozialen Stigmatisierungsphänomene sowie die individuellen seelischen Kränkungen zu kennen und empathisch aufzuarbeiten.

**Stigmatisierung**

## Das Kind im Krankenhaus

Schließlich soll noch kurz auf das Kind im Krankenhaus eingegangen werden. Kinder können zum einen wegen kurzfristiger und temporärer Störungen (z. B. Operationen) in ein Krankenhaus eingewiesen werden. So dramatisch dieses Geschehen im Erleben von Kindern und Eltern ist, so schnell ist es unter günstigen Bedingungen aber auch erledigt und verarbeitet. Anders sieht es aus, wenn Kinder beispielsweise aufgrund einer Krebserkrankung über lange Zeit, mitunter Monate oder sogar Jahre, immer wieder einmal ins Krankenhaus müssen und dieses fast schon zum „zweiten Zuhause" wird. Meist ist das Kind im Krankenhaus einer großen Anzahl ihm unbekannter Funktionsträger und Menschen ausgesetzt und kann dies nur schwer in sein Erleben integrieren. Das Krankenhaus ist eine Welt mit Instrumenten, Geräten und Operationssälen, endlos langen Gängen, vielfach sich gleichenden Türen, eigenartigen Gerüchen, vielen fremden Menschen unbekannter Herkunft und noch unbekannterer Kleidung. Diese ist dem Kind oft sehr fremd und lässt es sich nach einer vertrauten Umgebung sehnen. Die Krankenhausatmosphäre kann das Kind verwirren und schwer überschaubar sein.

Mit Hilfe der Eltern ist es leichter, diesen Zustand zu ertragen und sich auf die Begegnung mit neuen Menschen einzulassen. Die Verunsicherung schreitet fort, wenn Kinder in fremden Umgebungen und von fremden Menschen mit Untersuchungen und Maßnahmen konfrontiert werden, die sie als bedrohlich empfinden. Untersuchungen, Spritzen, Fieber messen, Verband wechseln und präoperative Vorgänge können zu Ängsten, mitunter auch zu Schmerzen führen. Unzählige, insbesondere ungewohnte Dinge verunsichern das Kind und müssen von geduldigen und verständnisvollen Eltern und Pädagogen aufgefangen oder bearbeitet werden. Trennung von den Eltern kann den Stress zusätzlich erhöhen, weswegen die Anwesenheit der Eltern so weit wie möglich von Nutzen ist. Die fremde Umgebung bedarf vertrauter Bezugspersonen, ausreichender Vorbereitungszeit, bekannter Gesichter etc.

Fremde Pflegepersonen sollten von den Eltern vorgestellt und positiv konnotiert werden. Wechselnde Pflegepersonen könnten durch Gruppenpflege oder ein Bezugspflegesystem ergänzt werden. Unverständliche Signale oder medizinische Fachsprache bedürfen der Übersetzung in eine kindgemäße Sprache, die von dem Kind auch verstanden werden kann, wobei auf die oben schon genannte Symbolik einzugehen ist. Auch die Nahrung und der Tagesablauf können als ungewohnt und unbekannt klassifiziert werden. Ähnliches gilt für Erziehungsstil u. a. Anforderungen, die im positiven Falle von Krankenschwestern, pädagogischem Personal und Eltern gemeinsam abgesprochen werden. Auch sollten alle beteiligten Erwachsenen auf noch nicht verstandene Krankheitsphantasien, Ängste und inadäquate kindliche Auseinandersetzungen mit dem unbekannten Geschehen eingehen können. Schmerzen und Bewegungseinschränkungen sind ebenfalls Faktoren, auf die Erwachsene Rücksicht nehmen sollten.

**Hospitalisierung**    Eine längerfristige Trennung von Kindern und ihren Eltern kann im Rahmen eines stationären Aufenthaltes zu schweren seelischen Hospitalisierungsschäden führen. Diese sind zunächst

durch eine Phase des Protestes gekennzeichnet – Kinder protes-
tieren energisch, lautstark und mitunter wütend gegen diese
Trennung –, werden dann aber von einer Phase der Verzweiflung
und schließlich der Verleugnung abgelöst. Deshalb ist es besonders wichtig, Eltern und Kindern viel gemeinsame Zeit zu ermöglichen. Geschieht dies nicht, kann in einer zweiten Phase der
Verzweiflung das Kind zwar äußerlich ruhiger werden, zeigt
allerdings zunehmende Apathie und Monotonie, hat wenig Interesse an der Umwelt und verfällt schließlich in eine tiefe Trauer
um Vater und Mutter.

Schließlich kann bei längerem Aufenthalt ohne täglichen Besuch der Eltern das Kind seinen seelischen Schmerz nicht länger
ertragen, es verdrängt und verleugnet ihn und damit auch die Gefühle für die Eltern. Nach außen wirkt das Kind zwar wieder auf-
geschlossener, und es versucht sein Bestes aus der Situation zu
machen. Häufig ist jedoch zu beobachten, dass die Kinder in dieser Situation von ihren Eltern keine Notiz mehr zu nehmen scheinen und sich nicht mehr für sie interessieren – sie haben die
Trauer verdrängt. Es handelt sich hier nicht um einen Adapta-
tionsvorgang, sondern um eine ernste seelische Krise der Kinder.
Um Verhaltensstörungen, Angstneurosen und seelischen Hospitalismus zu vermeiden, ist also ein intensiver und tragfähiger
Kontakt zwischen Eltern und Kindern vonnöten.

Pädagogen sollten Eltern die dafür notwendige Hilfe geben.
Das fängt bei Beratung auch in finanzieller und arbeitsrecht-
licher Hinsicht an, geht weiter über systemische Familienberatung und Familientherapie (auch gesunde Geschwisterkinder
sind hierbei mit einzubeziehen) und führt schließlich zu psycho-
edukativen Gesprächen. Bei diesen werden Eltern über die kindlichen Adaptations- und Verarbeitungsmöglichkeiten körperlicher Krankheit informiert. Der Krankenhauspädagogik kommt **Krankenhaus-**
darüber hinaus auch eine pädagogisch-therapeutische Aufgabe in **pädagogik**
Bezug auf die kranken Kinder zu. Diese können häufig erst im
Spiel, in der Zeichnung, in der Musik und bei anderen kreativen
Gestaltungsmöglichkeiten über ihre Ängste, Nöte und Sorgen
berichten.

Neben den quasi therapeutischen Aktivitäten ist die Hauptaufgabe eines krankenhauspädagogischen Dienstes aber die,
Kindern auch bei längerem Krankenhausaufenthalt ein adäquates Umfeld zu geben, das ihre kindliche Entwicklung ermöglicht
und perpetuiert. Auch kranke Kinder sind nicht in erster Linie

Patienten, sondern Kinder. Einerseits ist unbestreitbar, dass die primäre Aufgabe eines Krankenhauses in Diagnostik, Therapie und Pflege besteht. Das Primat ärztlicher und pflegerischer Tätigkeit soll nicht bestritten werden. Andererseits ist als „dritte Säule" der Begleitung kranker Kinder auch die Pädagogik vonnöten. Ihr muss ein neben dem medizinisch-pflegerischen Aspekt ausreichendes räumliches, zeitliches und personelles Gewicht zugestanden werden.

## 2.5   Übungsfragen und Literaturhinweise

Überprüfen Sie Ihr Wissen!

5.   Welche psychosozialen Krankheitsmodelle kennen Sie und worin unterscheiden sie sich von primär naturwissenschaftlich orientierten Paradigmen?

6.   Erläutern Sie die Begriffe des primären und sekundären Krankheitsgewinns.

7.   Beschreiben Sie die Stressreaktion und erläutern Sie die Begriffe des problemlösenden sowie des emotionsregulierenden Copings.

8.   Inwiefern unterscheidet sich das kindliche Krankheitserleben von dem in der Adoleszenz?

Literaturhinweise

Beck, D. (1981): Krankheit als Selbstheilung. Frankfurt/M.
*Nach Beck stellen körperliche Krankheiten oft einen Versuch dar, eine seelische Verletzung auszugleichen, einen inneren Verlust zu kompensieren oder einen unbewussten Konflikt zu lösen. Körperliches Leiden ist oft ein seelischer Selbstheilungsversuch.*

Lown, B. (2004): Die verlorene Kunst des Heilens. Anleitung zum Umdenken. Frankfurt/M.
*Der renommierte Kardiologe und Nobelpreisträger geht in seiner beruflichen Autobiografie auf Grundlagen ärztlichen Handelns ein. Seine außerordentlich empathischen, kenntnisreichen und pra-*

*xisbezogenen Erfahrungsberichte zeugen von einer tief gehenden Auseinandersetzung mit menschlichen Grunderfahrungen und der Ambivalenz medizinischen Fortschritts.*

Miketta, G. (1992): Netzwerk Mensch. Psycho-, Neuro-, Immunologie: Den Verbindungen von Körper und Seele auf der Spur. Stuttgart
*Sachlich fundiertes, sehr informatives und gut zu lesendes Buch, in dem neue Denkansätze über das Funktionieren unseres Körpers in Gesundheit und Krankheit dargestellt werden. Dabei wird der Körper als vernetztes System verstanden.*

Nesse, R., Williams, G. C. (2000): Warum wir krank werden. Die Antworten der Evolutionsmedizin. München
*Unser Körper ist immer noch auf die Lebensbedingungen der Steinzeit eingestellt. Aus der Perspektive der Evolutionsbiologie ergeben sich überraschende neue Antworten auf die Frage, warum wir überhaupt krank werden. Originell und gut lesbar stellen die Autoren neuere Erkenntnisse dieses Forschungsbereichs dar.*

Schwarzer, W. (Hrsg.) (2002[4]): Lehrbuch der Sozialmedizin für Sozialarbeit, Sozial- und Heilpädagogik. Dortmund
*Breit gefächerte Einführung in die Sozialmedizin, in der insbesondere auch psychogene und neurogene Störungen sowie Behinderungen und chronische Erkrankungen erläutert werden.*

# 3    Basale Wahrnehmungsfunktionen

## 3.1    Grundlagen basaler Wahrnehmungsfunktionen

Unter **Wahrnehmung** verstehen wir die Aufnahme, Verarbeitung und Interpretation von Sinnesreizen, die uns ein stimmiges, wenn auch nicht immer vollständiges Bild der Außenwelt, in der wir leben, wiedergibt.

Das ist für uns wichtig, weil wir uns in unserer Umwelt orientieren, uns zielgerichtet fortbewegen u. a. Lebewesen bzw. Objekte entdecken und ihre Bedeutung erkennen können müssen. Nun müssen wir nicht jede prinzipiell verfügbare Information aufnehmen, sondern nur diejenigen, die für unser Überleben in unserem unmittelbaren Ökosystem notwendig sind. Ausgangspunkt jeglicher Wahrnehmung sind unsere Sinne, die wir auch als Fenster zur Außenwelt verstehen können. Schon Aristoteles unterschied die fünf „klassischen Sinne" des Sehens, Hörens, Riechens, Schmeckens und Tastens. Wenn wir aber bedenken, dass auch die Körperlage im Raum, die Anspannung unserer Muskeln, Druck und Schmerz, Wärme u. v. a. Qualitäten wahrnehmbar sind, so wird schnell klar, dass unser Sinnessystem viel differenzierter ist.

**Rezeptoren**    Je nach Art der chemischen und physikalischen Reize, die registriert werden, können solche Sensoren als Mechano-, Chemo- oder Photorezeptoren sowie Rezeptoren der Wärmewahrnehmung aufgegliedert werden. In diesem Kapitel, das sich mit basalen Wahrnehmungsfunktionen befasst, wird weiter unten vor allem auf die Chemorezeptoren des Geschmacks- und Geruchssinns sowie die Mechanorezeptoren der verschiedenen taktilen Sinnesorgane und unseres Gleichgewichtsorgans eingegangen.

**Signalumwandlung**    Unabhängig davon, ob es sich um visuelle, akustische o. a. Wahrnehmungsmodi und die ihnen zugrunde liegenden photosensiblen oder taktilcn bzw. chemisch aktivierten Rezeptoren handelt, wird jegliche Sinneswahrnehmung an der Kopplungsstelle von Sinnesorgan und Nervensystem in ein bioelektrisches

Potenzial umgewandelt. Aufgrund unterschiedlicher Mechanismen – in den entsprechenden Kapiteln näher erläutert – werden nach einer Reizung des Sinnesrezeptors Membranen vorübergehend destabilisiert: Dies kann durch Lichteinfall eines Photons, Bewegung eines Sineshärchens oder Andocken eines chemischen Moleküls geschehen. Die Destabilisierung der Membran hat einen Ionenstrom zur Folge. Dieser führt wiederum zu einer elektrischen Ladung, einem bioelektrischen Potenzial, das weitergeleitet wird. Von jetzt ab entsprechen die Vorgänge denen, die bereits in Kap. 1 hinsichtlich der Erregungsweiterleitung von Nervenzelle zu Nervenzelle erläutert wurden.

Jeder Sinnesreiz, so können wir festhalten, wird also in die „Einheitssprache des zentralen Nervensystems", nämlich bioelektrische Signale, übersetzt. Über komplexe, verzweigte und weiterverarbeitende Kanäle des Nervensystems gelangen die Informationen schließlich zu sehr unterschiedlichen Regionen der Großhirnrinde, wo sie eine simultane Erregung parallel geschalteter Hirnareale zur Folge haben. Unterschiedlichste Hirnareale „erkennen" also (d. h. sie reagieren durch bioelektrische Ladung), dass die von ihnen verarbeitete Information vom Auge, vom Ohr oder einem anderen Sinnesorgan kommt und einer bestimmten Intensität bzw. Modalität entspricht. Das „Erkennen" darf man sich aber nicht so vorstellen, als ob im Großhirn eine Art „Homunkulus" säße, ein Analogon des von uns als bewusst erlebten Ichs. Vielmehr ist es so, dass die Integration der unterschiedlichsten sensorischen Informationen durch eine simultane Erregung sehr verschiedener und hochdifferenzierter Hirnareale ein Zustandsbild ergeben, das vom Menschen, dem Träger seines Gehirns, als bewusste und ich-syntone Wahrnehmung empfunden wird.

Basale Sinne wie das Vestibulärsystem, viele unserer taktilen **basale Sinne** Sinne sowie das Geschmacks- und Geruchssystem sind nicht nur bei der Geburt vorhanden, sondern sie funktionieren bereits bei der Geburt oder im ersten Lebensjahr ausgesprochen gut. Die verarbeitenden zentralen Instanzen zur Auswertung dieser Sinne sind nämlich schon recht gut ausgereift: Ein Neugeborenes ist nicht nur in der Lage, Muttermilch zu erschmecken, die zentralen Instanzen bewerten den Geschmack von Muttermilch auch instinktiv als positiv – anders wäre ein Überleben des Säuglings kaum möglich.

Wie in diesem Kapitel gezeigt werden soll, reifen basale Sinne zwar im Laufe des Menschenlebens weiter aus, doch stehen ihnen bereits bei der Geburt sehr differenzierte Wahrnehmungs- und

Verarbeitungsmöglichkeiten des Gehirns zur Verfügung. Außerdem prägen diese basalen Sinnesfunktionen des Schmeckens, Tastens und des Gleichgewichtssinns in erheblichem Maße die frühkindliche Emotionalität und damit basale Teile unserer Persönlichkeit. Und schließlich spielen auch und gerade bei sinnesbehinderten Menschen (z. B. schwer hörgeschädigten oder blinden Menschen) die basalen Sinne des Riechens, Schmeckens oder Tastens wie bei allen anderen Menschen auch eine eminent wichtige Rolle. Auch bei schwer mehrfachbehinderten, autistischen oder schwer geistig behinderten Menschen gelingt oft eine Kommunikation unter Nutzung basaler Sinnesqualitäten. Aus diesem Grund soll in diesem Kapitel auf die „basalen Sinnesfunktionen" etwas näher eingegangen werden.

## Der Geruchssinn

**Funktionen**

Der Geruchssinn, ein Nah- und Fernsinn, hat zum einen Bedeutung für unsere Orientierung, zum anderen für die Nahrungsauswahl (und damit das Schmecken), für wichtige vegetative Funktionen, unser emotionales Erleben sowie eine Reihe von sozialen Verhaltensweisen. Zwar ist unser Geruchssinn, vergleicht man ihn mit dem anderer Lebewesen wie etwa den Hunden, relativ unterrepräsentiert: Den 120 Millionen Sinneszellen der Hundenase stehen lediglich 30 Millionen menschliche Riechzellen gegenüber – dennoch ist der Geruchssinn für uns von elementarer Bedeutung, was sich auch in Redewendungen wie „Den kann ich nicht riechen" oder „Zwischen uns stimmt die Chemie" wiederfindet.

**Geruchsrezeptoren**

Düfte und Gerüche entstehen, wenn Partikel von der Luft mitgeweht und in wässriger Lösung der Nasenschleimhaut an die Rezeptoren der Riechzellen gelangen, um dort „anzudocken". Diese Rezeptoren befinden sich an haarähnlichen „Zilien", die durch das Siebbein hindurch in die obere Nasenmuschel und ihre Riechschleimhaut ragen. Das Andocken geruchsspezifischer Moleküle ändert vorübergehend Membraneigenschaften, so dass sich Ionenkanäle öffnen können und ein ioneninduziertes, bioelektrisches Potenzial entsteht. Von den Sinneszellen, die bipolar sind, also einen aufnehmenden dendritischen Teil haben und einen weiterleitenden abführenden Spross aufweisen, werden die Informationen im sog. Riechkolben (bulbus olfactorius) an nachgeschaltete Nervenzellen weitergeleitet.. An solchen Schaltstellen laufen Informationen von jeweils etwa 1000 peripheren Sinneszellen zusammen. Während die Sinneszellen alle 14 Tage „erneuert werden", sind die nachgeschalteten Nervenzellen, so genannte Mitralzellen des Riechkolbens, bleibend. Sie führen, als Nervus olfaktorius gebündelt, zum basalen Riechhirn, einer entwicklungsgeschichtlich archaischen Hirnsubstanz, die stammesgeschichtlich alt ist und dem Limbischen System zugerechnet wird.

Vom Riechhirn werden wichtige Leitungsbahnen über das Limbische System und den Hypothalamus zur Steuerung von vegetativen und hormonellen Funktionen weitergeleitet: Zum einen werden Gerüche hedonistisch bewertet und grundsätzlich in wohlriechend und nicht wohlriechend (Duft oder Gestank) eingeteilt. Gerüche werden in aller Regel nicht wertneutral, sondern wertend konnotiert. Ekelreaktionen mit damit verbundener Mimik oder Lust auf angenehm riechende Nahrung sind die mehr oder weniger unmittelbare Folge. Aber auch das Vegetativum sowie das Hormonsystem können reagieren: Mitunter läuft uns bei Wohlgerüchen das Wasser im Munde zusammen oder wir „schütteln uns mit Grausen". Andererseits wird die Information auch via Thalamus (Vorzimmer des Bewusstseins) in Teile der präfrontalen Großhirnrinde weitergeleitet und dort mehr oder weniger bewusst wahrgenommen.

**Geruchsbewertung**

Bitte beschreiben Sie zunächst das Aussehen einer Geranie. Beschreiben Sie anschließend den Duft einer Geranie: Im zweiten Fall stehen Ihnen wesentlich weniger bewusste und sprachfähige Ausdrucksmodi zur Verfügung.

Wir sind zwar in der Lage, sowohl die Sinnesmodalität des Sehens wie auch die des Riechens bewusst wahrzunehmen und Gesehenes wie Gerochenes zu beschreiben. Im Gegensatz zum Sehen stehen uns hierfür aber nur verhältnismäßig wenige und rudimentäre Großhirnareale zur Verfügung. Die Beschreibung geruchlicher Informationen bleibt somit im Vergleich zu entsprechenden visuellen Verarbeitungen spärlich.

Bis zu 10.000 Geruchsqualitäten können Menschen differenzieren. Dabei sind diese vermutlich nicht speziellen Rezeptortypen oder Sinneszellen zugeordnet, sondern werden durch komplexe Erregungsmuster vieler Sinneszellen repräsentiert. (Neuere Forschungsergebnisse legen allerdings nahe, dass es rund 350 unterschiedliche Rezeptortypen in der Nasenschleimhaut gibt,

**Geruchsqualitäten**

die die Grundlage differenzierter Geruchsempfindung bilden.) In die prinzipielle Unterscheidbarkeit von 10.000 unterschiedlichen Duftkomponenten und der damit verbundenen Flut olfaktorischer Informationen versuchen wir Ordnung zu bringen, indem wir mehr oder weniger sieben Primärgerüche unterscheiden, die von den meisten Menschen als solche wahrgenommen werden.

So könnten Sie sich die folgenden Substanzen in fester oder flüssiger Form (auf Watte geträufelt) besorgen und z. B. mittels kleiner Plastik-Filmdosen eine „Geruchsorgel" der sieben Primärgerüche herstellen: Rosenextrakt oder Geraniol riecht blumig, ätherisch riecht Fleckenwasser, als kampferartig wird Arnika-Wurzelöl empfunden, stechend ist Essiggeruch, schweißig empfinden wir ein verschwitztes Textil und die darin enthaltene Buttersäure, faulig riecht Schwefelwasserstoff (Stinkbombe), und moschusartige Gerüche finden wir in manchen Parfums.

**Geruch und Geschmack**

Wie eingangs schon erwähnt, hat der Geruchssinn auch für den Menschen noch immer elementare Bedeutung. Zum einen ist er eng mit dem Geschmackssinn verbunden: Wie weiter unten noch beschrieben wird, können wir durch den eigentlichen Geschmackssinn unserer Zunge nur vier Geschmacksqualitäten (süß, sauer, bitter und salzig) unterscheiden. Dass wir natürlich viel mehr Geschmacksnuancen (genauer: Aromen) wahrnehmen, verdanken wir der Kopplung mit dem Geruchssinn. Durch die hintere Gaumen- und Nasen-Rachen-Region, einer Art Kamin, ziehen Geschmacks- und Duftmoleküle in die obere Nasenmuschel und werden, wie bereits beschrieben, olfaktorisch bearbeitet. So sind wir in der Lage, das Aroma eines guten Weines oder eines raffiniert gewürzten Gerichtes zu genießen. Die Kopplung von Geschmacks- und Geruchssinn erfüllt eine wichtige biologische Funktion: Verdorbenes Fleisch wird z. B. als übel riechend empfunden und daher nicht mehr gegessen, was evolutionsbiologisch dem Überleben förderlich war. Gerüche duftenden Gebäcks oder gebratenen Fleisches machen Appetit und verleiten uns zum Essen.

**Geruch und Emotion**

Die bereits beschriebene enge Verbindung zwischen Riechhirn, Limbischem System und Hypothalamus führt aber auch zu einer Kopplung von Geruchserleben, emotionalem Erleben, vegetativen Funktionen und basalem Sozialverhalten (z. B. im Bereich der Sexualität). Gleichzeitig hat auch das Geruchssystem mitunter Kommunikationsfunktionen. Vor allem unser Gedächtnis speichert nachdrücklich geruchliche Informationen, die über das Limbische System als wichtig erkannt worden sind. Erinnern Sie sich an den ersten Zahnarztbesuch? Das Parfüm Ihrer ersten Liebe?

Hier kommt die Kopplung von Riechen und Limbischem System, das ja nicht nur für die Emotionalität, sondern auch für Lern- und Gedächtnisvorgänge zuständig ist, zum Ausdruck. Schon in der frühen Kindheit werden für uns emotional wichtige Erlebnisse im Gedächtnis festgehalten und können durch partielle Sinnesfunktionen basalen Charakters, beispielsweise Schlüsselgerüche, wieder aktiviert werden. Dies kann auch bei verwirrten oder schwer geistig behinderten Menschen genutzt werden: Ähnlich wie die Musik können auch Geruchs- und Geschmackswahrnehmungen längst vergessen geglaubte Episoden ins Gedächtnis zurückrufen. Weihnachtserlebnisse in der Kindheit werden manchmal durch Gerüche von Zimtgebäck ins Gedächtnis gerufen.

Auch für das Sozial- sowie Sexualverhalten hat das Geruchserleben eine gewisse Bedeutung. Im Tierreich ist dies unmittelbar einsichtig: Katzen und Hunde erkennen Mitglieder ihrer Art, z. T. sogar Rangpositionen eines Tieres am Geruch. Auch die Alarm- und Markierungsfunktion von Duftstoffen (z. B. bei Skunks) ist bekannt, und schließlich können Pherhormone u. a. Sexual-Duftstoffe das Paarungsverhalten der meisten Tierarten gravierend beeinflussen.

**Geruch und Sexualität**

Nun sind wir Menschen nicht außerhalb der Ordnung natürlicher Lebewesen – auch wir reagieren in sozialer und sexueller Hinsicht auf Gerüche. Dies zu untersuchen ist allerdings schwierig, weil persönliche Erfahrung, Tradition und kulturelle Tabus die noch zu erörternden Phänomene überlagern können. Auch bei Menschen entwickelten sich besondere Duftdrüsen, die vor allem in den Achselhöhlen, im Genital- und Analbereich, aber auch an den Vorhöfen der Brustwarzen und an den Haaren zu finden sind. Solche (apokrinen) Duftdrüsen finden sich oft in der Nähe von mitunter gekräuseltem Haar, z. B. an Axilla und Genitalregion. Dies führt zu einer Oberflächenvergrößerung, so dass sich das Duftsekret, vor allem bei Erregung, entfalten kann. Man weiß aus Versuchen, dass Männer im Schlaf durch weibliche Sexualstoffe (Kopuline) beeinflusst werden können; und Frauen nehmen zur Zeit der Ovulation das männliche Androsteron zumindest nicht als unangenehm, eventuell als angenehm wahr. Bei der Partnersuche spielen unbewusste Geruchsvorlieben eine mitunter entscheidende Rolle.

Menschen, die in der frühen Kindheit permanent miteinander zusammen waren (Geschwister oder zusammenlebende Spielkameraden), haben ihren charakteristischen Duft verinnerlicht. Deshalb werden sie, wie Untersuchungen zeigen, als Erwachsene in der Regel kein erotisches Interesse aneinander haben. Auch hier ist die Kopplung von Geruchssinn prägenden Gedächtnisspuren im Sinne einer Inzestprävention aufschlussreich. Um die große Bedeutung von Duftstoffen im erotischen Bereich weiß auch die Parfumindustrie.

Auf die besondere Bedeutung des Geruchssinns bei dem vertrauten Erkennen von Mutter und neugeborenem Kind wird in Kap. 3.2 noch detailliert eingegangen.

## Der Geschmackssinn

Der Geschmackssinn ist, wie wir gesehen haben, eng mit dem Geruchssinn gekoppelt. Er gehört ebenfalls zu den basalen Sinnen und bedient sich so genannter Chemorezeptoren.

**Geschmacks-**
**qualitäten**

Grundsätzlich können wir vier Geschmacksqualitäten differenzieren: süß, was vorwiegend (wenn auch nicht nur) an der Zungenspitze wahrgenommen wird, während die Geschmacksqualitäten sauer und salzig vor allen Dingen im mittleren und seitlichem Zungenbereich lokalisiert sind. Am Zungengrund und Rachen haben wir Rezeptoren, die vor allem auf bittere Speisen (die oft giftig sind) reagieren und nicht selten den Würgereflex auszulösen imstande sind. Eine mögliche fünfte Geschmacksqualität wird in asiatischen Kulturen als „oami" bezeichnet und entspricht in etwa dem Geschmack von Glutamat. Es wird bei uns auch als Geschmacksverstärker verwandt und ist ein Neurotransmitter, dessen übermäßiger Genuss zu Kopfschmerzen führen kann. Die vier Hauptgeschmacksqualitäten korrelieren evolutionsbiologisch mit archaischen und basalen Lebensfunktionen:

■ Kochsalz (NaCl), das wir als intensiv *salzig* wahrnehmen, spielt – wie wir in Kap. 1 bereits festgestellt haben – vor allem für die Erregungsleitung im Nervensystem eine lebenswichtige Rolle. Ein „Zuviel" an Kochsalz ist mit dem Leben nicht zu vereinbaren, und so gibt es einen Grad von versalzener Suppe, den wir bei allen kulturellen und individuellen Unterschieden nicht mehr zu essen in der Lage sind. Umgekehrt kann Salzmangel zu intensivem Salzhunger führen, so dass im Mittelalter das kostbare, weil seltene Salz mitunter zur Handelswährung werden konnte.

■ Die Geschmacksqualität *süß* entspricht, soweit es sich um Naturprodukte handelt, meist energiereichen Nahrungsmitteln wie Honig, Trauben, reifen Äpfeln etc. und unterliegt einer hedonistischen und lustbetonten Bewertung. Diese hängt allerdings auch vom Blutzuckergehalt und damit dem Sättigungsgrad an süßen Stoffen ab: Bei hohem Blutzucker, z. B. am zweiten Weihnachtstag, gelüstet uns weniger nach weiterem Süßgebäck als vielmehr nach Gurken und Gesalzenem.

Für das neugeborene Kind ist die Kombination aus fettigen und süßen Geschmackskomponenten ein höchst lustbetontes und überlebensnotwendiges Phänomen. Muttermilch, die diese Geschmackskomponenten in besonderer Weise aufweist, ist die lebensnotwendige Voraussetzung für das Gedeihen eines Säuglings (jedenfalls bis zur Erfindung adaptierter artifizieller Milchen). Sie verheißt im Erleben des Neugeborenen vermutlich das „Land, darin Milch und Honig fließt" – ein basales, wenngleich natürlich vorbewusstes Erlebnis, das prägenden Einfluss auf das gesamte weitere emotionale Erleben haben kann.

■ Die Geschmacksqualität *bitter*, vor allem in der Kopplung bitter-sauer vom Nervus vagus weitergeleitet, warnt vor in der Natur vorkommenden gefährlichen oder unbekömmlichen Substanzen, z. B. Pilzen, Nikotin. Diese schmecken, jedenfalls in gefährlichen Konzentrationen, intensiv bitter und lösen Ekel, mitunter Würgereflex oder Erbrechen, also reflektorische Schutzmechanismen aus.

Kulturell können allerdings all diese Geschmacksqualitäten überformt, teilweise auch pervertiert werden. Bis vor 120 Jahren war es beispielsweise für den größten Teil der Weltbevölkerung außerordentlich sinnvoll, möglichst fettig und süß zu essen – es kam häufig zu Hungersnöten und kaum zur Gelegenheit, sich zu „überessen". Das hat sich seit der Einführung raffinierten Zuckers im Überfluss einer Industriegesellschaft grundlegend geändert: Zivilisationsschäden wie Karies, Übergewicht u. a. Ernährungsschäden sind letztlich darauf zurückzuführen, dass unsere archaischen Geschmackswegweiser in einer Überflussgesellschaft problematisch werden. Ähnliches gilt übrigens auch für den Salzkonsum.

**zentrale
Verarbeitung**

Ähnlich wie beim Geruchssystem sind auch die Geschmacks-sinneszellen einer ständigen Mauserung unterworfen. Die afferenten, zum Gehirn ziehenden Fasern empfangen Informationen aus mehreren Sinneszellen, manchmal auch aus mehreren Papillen. So kann eine einzige Sinneszelle nicht entscheiden, ob der von ihr empfangene Impuls daher kommt, dass ein Nahrungsbestandteil besonders intensiv salzig ist oder eine Nahrung zwar milde gesalzen, aber überwiegend aus der Geschmacksqualität salzig besteht: Die einzelne Nervenzelle differenziert also nicht zwischen Geschmacksprofil (Qualität) und Geschmacksintensität (Quantität). Erst wenn die Informationen in zentralnervösen Regionen aus vielen Sinnesarealen der Zunge miteinander verglichen werden, kann „geschmeckt" werden, welche Geschmacksqualitäten in welchen Intensitäten vorhanden sind.

Es gibt erste Hinweise, welche biochemischen Prozesse den vier unterschiedlichen Geschmacksqualitäten zugrunde liegen. An den Membranen gibt es mindestens vier unterschiedliche Rezeptoren mit differenzierten Eiweißstrukturen, die in besonderer Weise auf die molekulare Beschaffenheit von Geschmacksträgern reagieren. Die Geschmacksqualität „sauer" entsteht vor allem bei dem Andocken von Wasserstoffionen, die allen bekannten Säuren zu Eigen sind. Bei der Geschmacksqualität „salzig" können Salze in wässriger Lösung in ihre beiden Ladungsteile (negative und positive) gespalten werden und an unterschiedlicher Stelle der Membran wirken, was zur Öffnung von Ionenkanälen führt. Auch bei süßen und bitteren Geschmacksstoffen sind es vermutlich spezifische Molekularbestandteile, die passende Rezeptoren aktivieren. Die biochemischen Vorgänge sind allerdings komplizierter, so dass hier auf die Fachliteratur verwiesen wird. Wichtig ist aber, dass es in den letzten Jahrzehnten gelungen ist, intensive „süße Stoffe" zu synthetisieren, die, obwohl sie reine Energieträger (oder Kalorienträger) sind, bis zu 100fach stärker die Geschmacksqualität „süß" empfinden lassen.

**mimisches
Programm**

Angeboren ist dem Menschen nicht nur die Fähigkeit, die o. g. Geschmacksqualitäten voneinander zu unterscheiden und sie emotional zu bewerten, sondern auch mimisch und gesichtsmotorisch darauf zu reagieren. Das so genannte „Ekelgesicht" veranlasst als angeborenes mimisches Programm nicht nur uns, sondern bereits Neugeborene beim Kosten extrem bitterer Speisen, die Nasen-Lippen-Falte zu verstärken, den Mund zu verziehen, die Zunge nach vorne zu strecken und, bei stärkeren Reizen, den

Würgereflex auszulösen. Dieses physiologisch angelegte „mimische Programm" wird von allen Kulturen kulturell modifiziert und überformt und dient später auch zum nonverbalen Ausdruck von Abscheu: Wer seinem Gegenüber die Zunge herausstreckt, mimisch Ekel symbolisiert oder gar spuckt, darf sich dank der universellen Erfahrung von Ekelgefühlen darauf verlassen, verstanden zu werden, muss aber mit heftigen Aggressionen rechnen.

Die Schutzfunktion von Geschmacks- und Geruchssinn zeigt sich auch in den ersten Schwangerschaftsmonaten: In dieser Phase ist es für Mutter und werdendes Kind weniger wichtig, dass die Mutter möglichst viele Kalorien zu sich nimmt (das ändert sich im letzten Drittel der Schwangerschaftsphase). Hingegen ist es in der vulnerablen Phase der ersten drei Embryonalmonate von ausschlaggebender Bedeutung, dass der junge Embryo möglichst mit keinerlei Gift- und Gefahrenstoffen in Berührung kommt, sollen nicht seine gerade angelegten Organe irreversibel geschädigt werden. Das mütterliche Hormonsystem verändert sich in dieser Zeit dergestalt, dass kleinste Geruchs- und Geschmacksnuancen, die auf verdorbenes Fleisch o. a. Schadstoffe hinweisen könnten, intensive Ekelreaktionen zur Folge haben. Die Veränderung des Geschmacks- und Geruchssensoriums (seine Überempfindlichkeit) ist ebenso wie das Schwangerschaftserbrechen lästig und unangenehm. Sie sind aber offensichtlich ein evolutionärer Schutz, so dass man Mutter und Kind möglicherweise nichts Gutes tut, wenn man ihr Antiemetika o. a. Medikamente gegen dieses „unerwünschte Erleben" verschreibt.

**Schutzfunktion**

Auch der Geschmackssinn ist, wie der Geruchssinn, ein basaler Sinn, der uns in den prägenden Phasen der ersten Lebensjahre in besonderer Weise beeinflusst (worauf im nächsten Kapitel eingegangen wird) und auch später kulturell überformt wird: Geschmacksvorlieben, Speisenzubereitung und Essrituale, gemeinsames Essen und Feiern bauen hierauf auf.

Wie wir gesehen haben, ist der Geschmackssinn also eng mit dem Geruchssinn verbunden. In der Regel werden aber bei einer Mahlzeit die schon genannten Geschmacks- und Geruchseigenschaften einer Speise mit anderen Sinnesempfindungen verbunden: Tastkörperchen auf der Zunge analysieren die Konsistenz der Speise und lassen uns eine Nahrung fest, zäh oder weich erscheinen. Thermorezeptoren analysieren, ob eine Suppe zu heiß oder zu kalt ist. Schmerzrezeptoren schließlich sprechen auf bestimmte Nahrungsqualitäten an, z. B. Peperoni. Erst die Integra-

**intermodale Koppelung**

tion dieser sehr unterschiedlichen Sinnesempfindungen im zentralen Nervensystem führt uns zu dem Eindruck, dass eine Speise „schmeckt" – oder auch nicht.

## Der Tastsinn

Auch wenn wir intuitiv den Tastsinn für eine Einheit halten (wofür es wahrnehmungspsychologische Gründe gibt, s. u.), so handelt es sich doch in Wirklichkeit um einen Komplex sehr unterschiedlicher Empfindungsmodalitäten, denen mindestens 20 unterschiedliche Rezeptoren zugeordnet werden können.

Berühren Sie Ihre Haut zunächst mit einem Wattebausch, dann mit einer spitzen Nadel oder mit einem stumpfen Gegenstand. Was löst eine vibrierende Stimmgabel aus? Bewegen Sie mit einer Bleistiftspitze vorsichtig ein Haar an Ihrem Oberarm. Unterscheiden Sie Schmerz- von Kitzelreiz.

Fassen Sie einen warmen und einen kalten Gegenstand an, vergegenwärtigen Sie sich die momentane Stellung Ihrer Hand und bewegen Sie sie anschließend: Welche Gelenke haben Sie bewegt und woran haben Sie das bemerkt?

An diesen wenigen Beispielen lässt sich aufzeigen, dass unser Tastsinn aus sehr unterschiedlichen Facetten zusammengesetzt ist. Grundsätzlich kann man Sensibilitätsreize von Schmerzempfinden unterscheiden. Beiden liegen nicht nur unterschiedliche Rezeptoren, sondern auch eigene Leitungsbahnen zum Gehirn zugrunde. Die Sensibilität wiederum kann in Oberflächen-, Tiefen- und Eingeweidesensibilität unterschieden werden.

**Oberflächen-sensibilität**

Die Oberflächensensibilität besteht zum einen in der Fähigkeit, Wärme- und Kältereize voneinander zu unterscheiden. Hierauf sprechen „Thermorezeptoren" an, die eine relative (keine absolute) Empfindung ermöglichen: Taucht ein Proband zunächst die linke Hand in eiskaltes, die rechte in sehr warmes Wasser und anschließend beide Hände in ein Gefäß mit lauwarmer Flüssigkeit, so wird ihm dies linksseitig als warm, rechtsseitig aber als kalt erscheinen, obwohl er weiß, dass es sich um ein und dieselbe Flüssigkeit handelt. Kälte- und Wärmerezeptoren kommt eine wichtige Warnfunktion zu. Ohne sie bestünde zum einen die Gefahr, sich zu verbrühen oder sich anderweitig durch Wärme Schaden zuzufügen. Andererseits bestünde bei extremer Kälte die Gefahr der Erfrierung, und bei Außerkraftsetzen dieses Warnsystems (z. B. durch Betäubung nach übermäßigem Alkoholkonsum) kann es beispielsweise beim Zusammentreffen von Alkoholkrankheit und Wohnungslosigkeit im Winter zu Erfrierungen kommen.

Der größte Teil unserer Oberflächenrezeptoren gehört aber zur Gruppe der Mechanorezeptoren, wandelt also mechanische Reize in einen bioelektrischen Strom um. Dieser Tastsinn unserer Haut findet sich zunächst in so genannten Proportionalrezeptoren, die auf Druck und Berührung, auf Spannung und Dehnung reagieren, und zwar proportional zu ihrem jeweiligen Reiz. Nicht nur die Qualität des Reizes, sondern auch deren Intensität und Dauer können beurteilt werden. Je nach Dichte der Rezeptoren gelingt es uns mehr oder weniger, zwischen zwei Druckpunkten zu unterscheiden.

An den Fingerkuppen können wir die Berührung mit einer spitzen Nadel in einem Abstand von 2 bis 3 mm voneinander differenzieren. Dagegen muss dieser Abstand zwischen zwei Druckpunkten am Oberarm 5 bis 10 mm betragen, sollen die Reize als getrennt wahrgenommen werden. Nicht nur die unterschiedliche Dichte der Mechanorezeptoren, sondern auch die damit verbundenen Hirnareale, die die Information auswerten, bezeugen eine unterschiedliche Wichtigkeit unseres Tastsinns, je nach Region des Auftretens: Die Mundregion ist ebenso wie die Handinnenflächen, vor allem die Finger, in besonderer Weise taktil versorgt – dem Überleben des Neugeborenen, „Säuglings und Greiflings", ist dies offensichtlich förderlich. Aber auch Gesichtspartien sowie erogene Zonen sind in besonderer Weise taktil repräsentiert.

Beschleunigungsrezeptoren reagieren auf Vibration, wie Sie bei dem o. g. Stimmgabelversuch feststellen konnten. Dicht unter der Haut einmündende Schwellenrezeptoren wiederum ermöglichen es uns, leichteste Berührungen als Juckreiz oder als Wahrnehmung „des Gekitzeltwerden" zu registrieren. Sie haben vermutlich Warnfunktionen vor Parasiten und Insekten, sind bei längerer Dauer sehr unangenehm und verlangen „imperativ" nach einer Reaktion, z. B. dem Kratzen.

Auch die Tiefensensibilität beruht weitestgehend auf Mechanorezeptoren, insbesondere auf Propriorezeptoren, die etwas über den Zustand unseres Körpers aussagen.

**Tiefensensibilität**

Führen Sie mit geschlossenen Augen Ihren linken Zeigefinger auf die Nasenspitze oder Ihre rechte Ferse zum linken Knie.

Verändern Sie die Haltung der rechten Hand eines Übungspartners, der die Augen dabei geschlossen hat. Fordern Sie ihn auf, die linke Hand bei ebenfalls geschlossenen Augen spiegelsymmetrisch auszurichten. Warum gelingt ihm dies?

Die oben aufgeführten Versuche gelingen dank der Propriorezeptoren unseres Stellungssinns, die mit erstaunlicher Genauigkeit arbeiten. Der jeweilige Spannungszustand von Gelenken, Sehnen und Muskeln wird so genau (in kleinsten Winkelgraden) zur somatosensorischen Großhirnrinde gemeldet, dass dort von Augenblick zu Augenblick eine recht präzise „mentale Landkarte" unserer jeweiligen Körperposition angefertigt werden kann. Aber nicht nur die Körperhaltung, sondern auch die Körperbewegung verlangt zur genaueren Feinabstimmung eine sehr präzise Tiefenwahrnehmung.

Verändern wir durch Beugung oder Streckung die Stellung unserer Hand oder unserer Schultern, so können wir auch die Geschwindigkeit dieser Veränderung recht präzise abschätzen – vermutlich im zweiten Fall etwas besser, weil hier eine größere Winkelveränderung stattfindet.

Legen wir einem Übungspartner, der die Augen geschlossen hat, zwei gleich große, aber unterschiedlich schwere Objekte in die rechte und linke Hand, so wird er möglicherweise nur mit Mühe feststellen können, welches das schwerere Objekt ist. Fordern wir ihn aber auf, beide Hände nach oben zu bewegen, so gelingt ihm möglicherweise die Differenzierung. Das hängt damit zusammen, dass unser Kraftsinn, eine dritte Funktion der Tiefensensibilität, mit in die Beurteilung einbezogen wird.

Sowohl die Oberflächen- wie die Tiefensensibilität ermöglichen es uns, ein Körperschema aufzubauen, mit Hilfe unserer Sensorik die Welt zu ertasten und insbesondere unsere Feinmotorik darauf abzustimmen. Funktioniert dieser wichtige Sinn nur unzureichend, kann dies negative sensorische, motorische und emotionale Folgen haben.

Ein Kind, dessen Kraftsinn noch nicht ausreichend entwickelt ist, kann möglicherweise Gegenstände zerbrechen, weil es inadäquat zudrückt. Schwierigkeiten beim Eingießen einer Tasse Kakao müssen nicht immer motorischer Natur sein: Wenn Stellungs- und Bewegungssinn noch nicht voll entwickelt sind, kann dies ebenfalls zu Koordinationsschwierigkeiten führen.

**Schmerz**  Unter „viszeraler Sensibilität" verstehen wir sensorische Empfindungen der Eingeweide (Magen, Darm etc.). Von anderen Rezeptoren und Leitungsbahnen werden ebenfalls viszerale Informationen, nun als Schmerzreiz, zum Großhirn weitergeleitet: Gallen- oder Nierenkoliken sind typische Vertreter solcher mitunter heftigster viszeraler Schmerzzustände. Tiefenschmerz empfinden wir, wenn Bindegewebe, Knochen, Gelenke oder Muskeln (z. B. bei einem Muskelkrampf) involviert sind. Der

Oberflächenschmerz schließlich entsteht bei Irritationen oder Verletzung der Haut, z. B. bei einem Nadelstich oder einer Schnittwunde. Der Schmerzsinn ist ein archaischer, für das Überleben notwendiger Sinn: Menschen, die aufgrund eines genetischen Defekts schmerzunempfindlich sind, erreichen selten das 30. Lebensjahr, weil sie nur unzureichend oder gar nicht vor Gefahren gewarnt werden. Der Schmerzreiz wird durch verschiedene Schmerzrezeptoren, die hier aufzuführen den Rahmen des Buches sprengen würden, aufgenommen und über zwei unterschiedliche Leitungsbahnen zum Gehirn weitergeleitet:

- Eine unmittelbare, archaische Leitungsbahn, die als *extralemniskale Bahn* bezeichnet wird, gelangt über Teile des Stammhirns zu Zwischenhirnstrukturen und vermittelt dort einen dumpfen, sehr unangenehmen und ungenau zu lokalisierenden Schmerz: Mitunter können wir nicht genau angeben, welche Zahnwurzel uns so pochend weh tut. Ähnliches gilt auch für Tiefenkopfschmerz und vergleichbare Phänomene. Die Endstrecke dieser Bahn ist dem Zentrum benachbart, das maßgeblich an der Entstehung von Depressionen beteiligt ist. Deswegen gibt es hier enge Verbindungen zwischen Schmerz und Niedergeschlagenheit. Es sind z. T. ähnliche Hirnareale und Transmitter, die hier eine synergistische Rolle spielen.
- Das zweite Schmerz-Weiterleitungssystem bedient sich des *Lemniskus*, der so genannten *Schleifenbahn*, ist entwicklungsgeschichtlich neueren Ursprungs und mündet in der Großhirnrinde. Es ist vor allem für den Oberflächenschmerz zuständig und ermöglicht eine fast punktgenaue Lokalisation.

Bei manchen mechanischen Schmerzreizen kommt es vermutlich zur Aussonderung so genannter Neurokenine, Botenstoffe, die an den Synapsen auch noch nach der akuten Schädigung wirksam bleiben. So ist zu erklären, dass ein Schmerz auch noch lange nach der Schädigung empfunden wird.

Alle bisher genannten „Tastsinne" werden als „somatosensorisches System" zusammengefasst. Zwar sind auch Augen und Ohren Sinnesorgane und gehören somit zur Sensorik, aber der „Tastsinn" erfasst die Informationen aus dem und durch den Körper, insbesondere seine Oberfläche. Punkt für Punkt werden in der Großhirnrinde alle somatosensorischen Areale der Peripherie repräsentiert. So gibt es Großhirnrindenzellen, die nur

**Somatosensorik**

„ansprechen", wenn der linke große Zeh berührt wird, andere reagieren auf sensible Reize am Unterarm etc. Darüber hinaus werden die peripheren Areale in der Großhirnrinde mehrfach repräsentiert und Reize nach verschiedenen taktilen Reizqualitäten unterschieden. Intensität und Qualität von Vibration, Druck oder Bewegung werden zunächst getrennt und parallel verarbeitet, um später integriert zu werden, so dass wir ein einheitliches Geschehen erleben.

Lege ich mich auf ein Wasserbett, so wird die Wärme, der Druck, die Wellenbewegungen an unterschiedlichen Orten verarbeitet, dennoch aber als ein einheitliches Geschehen interpretiert.

Wie wir gesehen haben, sind die verarbeitenden Areale in der somatosensorischen Hirnrinde unterschiedlich gewichtet: Dicht mit Rezeptoren bestückte und häufig Informationen weitergebende Hautbezirke werden in der Hirnrinde überdurchschnittlich repräsentiert.

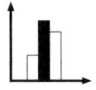

**Plastizität:** Aus Primatenversuchen weiß man, dass bei Ruhigstellung einer Extremität, beispielsweise eines Schimpansenfingers, die hierfür zuständigen Hirnareale „funktionell schrumpfen": Die Zahl der Hirnzellen bleibt zwar konstant, aber die Synapsen der nun nicht gebrauchten Funktion verkümmern. Stattdessen werden neue Synapsen, beispielsweise für die Verarbeitung von Informationen eines beweglichen benachbarten Fingers, angebahnt. Ein über mehrere Monate „stillgelegter" (eingegipster) Finger führt also nicht nur zur Veränderung des Muskelsystems (was unmittelbar einsichtig ist), sondern auch zu plastischen Veränderungen im Gehirn. Dieser Vorgang ist übrigens reversibel: Einige Monate nach Reaktivierung des peripheren Organs strukturiert sich auch die Hirnrinde wieder um.

## Der Gleichgewichtssinn

Gehen wir zum Abschluss des Kapitels über basale Sinnesfunktionen noch kurz auf die Gleichgewichtssinne unseres Vestibularsystems ein. Dieses liegt, gut geschützt vom Felsenbein, dem festesten Knochen unseres Schädels, in den Tiefen unseres Innenohres. Es basiert ebenso wie unser Hörorgan auf der mechanischen Reizung von Sinneshärchen, deren Bewegung eine vorübergehende

Veränderung einer Zellmembran auslöst: Wo aber Zellmembranen verändert und Ionenkanäle geöffnet werden, entsteht ein bioelektrischer Strom, der an benachbarte Nervenzellen weitergeleitet, dort verstärkt und dem Gehirn zugeführt werden kann. Im Wesentlichen besteht unser Gleichgewichtssinn aus zwei Systemen: Zum einen aus zwei Makulaorganen, zum anderen aus drei Bogenorganen.

An der Basis eines Makulaorgans befinden sich Sinneshärchen, die in eine gallertartige Masse eingelagert sind. Ebenfalls in diese Masse eingelagert sind kalkhaltige Steinchen, so genannte Otolithen. Sie werden bei einer Vor- oder Rückwärtsbewegung des Kopfes entsprechend ausgerichtet, was eine Scherbewegung der Sinneshärchen zur Folge hat. Makulaorgane registrieren also Beschleunigungs- oder Translationsbewegungen, wie sie beispielsweise beim plötzlichen Stoppen eines Autos auftreten, wenn der Kopf nach vorne und zurückbewegt wird. Beide Makulaorgane (genauer gesagt vier, denn sie sind beidseitig angelegt) sind senkrecht zueinander angeordnet. Somit gibt die Verrechnung der im Gehirn ankommenden Informationen ein recht genaues Bild von der Haltung des Kopfes, wenn dieser geneigt wird.

Nicht nur die Makulaorgane, sondern auch die Bogengänge berücksichtigen die Dreidimensionalität des Raumes durch ihre spezifische Anordnung. Mit Hilfe der Bogenorgane wird eine Drehbeschleunigung (Rotationsbeschleunigung) wahrgenommen. Wird der Kopf gedreht, so kommt es zu einer vorübergehenden Ausrichtung einer Membran, die einen flüssigkeitsgefüllten Raum umschließt. Die unterschiedliche Dichte der sich dies- und jenseits bewegenden Flüssigkeiten führen dazu, dass das hieraus resultierende Trägheitsmoment zur Ausrichtung von Sinneshärchen führt. Diese Ausrichtung wird mit Hilfe von Ihnen bereits bekannter Prinzipien in einen bioelektrischen Strom umgewandelt und weitergeleitet. So kann das Gehirn Rotationen und Drehungen des Kopfes in allen drei möglichen Dimensionen wahrnehmen und registrieren. Es weiß also immer, in welcher aktuellen Lage sich der Kopf befindet und „wo oben und unten ist".

Darüber hinaus werden die Informationen aus Makula- und Bogenorganen mit vielfältigen anderen sensorischen Informationen, vor allem den Ihnen bereits bekannten Propriorezeptoren aus Gelenken, Muskeln und Sehnen, verbunden. Darüber hinaus stehen sie in einem ständigen zirkulären Feed-back zu motori-

**Makulaorgane**

**Bogengänge**

**intermodale Verknüpfung**

schen Zentren, insbesondere dem Kleinhirn. Die zentrale Verarbeitung der Information unserer Propriorezeptoren, insbesondere aus Gelenken, Muskeln und Sehnen, mit den Impulsen unserer motorischen Systeme sowie den Informationen der Gleichgewichtsorgane, ist die Grundlage unserer Steuerung sowie unseres Körpergefühls. Gekoppelt werden diese Informationen auch mit dem visuellen System.

Fixieren wir einen Punkt im Raum und bewegen den Kopf langsam selbständig, so haben wir den Eindruck, dass sich unser Kopf bewegt, das Bild jedoch feststeht. Wenn wir hingegen mit dem Finger den Augapfel seitlich leicht tangieren, so haben wir den Eindruck, dass das visuelle Bild sich bewegt – schließlich vermeldet unser Vestibularorgan ja keinerlei Reizung.

Da es für jedes Lebewesen überlebensnotwendig ist, „im Gleichgewicht" zu sein und seine Position zu bestimmen, ist die Übereinstimmung aller diesbezüglichen Informationen lustbetont, eine Diskrepanz unlustbetont.

Kinder lieben das Gefühl des Aufgefangenwerdens nach dem „schaurig schönen" In-die-Luft-geworfen-Werden. Die Balance von Irritation und Beruhigung des Gleichgewichtssystems beim Schaukeln (und beim Achterbahnfahren) werden als lustvoll erlebt. Eine dauernde Diskrepanz von sich veränderndem visuellen Horizont und den wellenbedingten Schwankungen der Schiffsplanken, auf denen ich stehe, führt mitunter zu heftiger Übelkeit und Seekrankheit.

Letztlich dient unser Vestibularsinn nicht nur der Orientierung im Raum, sondern vor allem der zielgerichteten Steuerung unserer Motorik. Wie in Kap. 6 noch näher gezeigt wird, sorgen motorische Zentren in Stamm- und Mittelhirn auf reflexhafter Ebene dafür, dass wir auch in Bewegung nicht aus dem Gleichgewicht geraten und adäquate Stellungen einnehmen. Das Stammhirn bewirkt beispielsweise, dass wir uns entgegen der Schwerkraft aufrichten können. Stellreflexe des Mittelhirns sorgen dafür, dass der Kopf in Normalstellung gebracht werden kann. Stellreflexe haben also die Aufgabe, den Körper in Normalstellung zu bringen, wenn er aus irgendeinem Grund „ins Schleudern geraten" ist. Während statische Reflexe die Körperstellung im Liegen, Stehen und Sitzen regulieren, sind stato-kinetische Reflexe für die Ordnung des Gleichgewichts bei Bewegung zuständig und sorgen u. a. für eine korrekte Körperstellung bei Sprung oder Lauf.

Fassen wir zusammen: Neben den uns oft deutlich bewussten, im Laufe der Menschheitsentwicklung besonders wichtig gewordenen Fernsinnen des Sehens und Hörens besitzen wir eine Reihe basaler Sinne, die uns auf der einen Seite oft nicht so wichtig erscheinen. Andererseits sind sie bereits bei der Geburt voll angelegt und sehr schnell funktionsfähig und besitzen ganz offensichtlich für unsere primären Erfahrungen eine große Wichtigkeit. Auf die Entwicklung dieser basalen Sinne des Riechens, Schmeckens, Tastens sowie des Gleichgewichtssinns soll im folgenden Kapitel näher eingegangen werden.

## 3.2 Die Entwicklung basaler Wahrnehmungsfunktionen

Alle basalen Sinne, das Riechen und Schmecken ebenso wie der Tast- und Vestibularsinn, werden frühzeitig angelegt und sind, was die Sinnesorgane angeht, bei der Geburt voll ausgebildet. Auch die zentralen Verarbeitungsinstanzen sind weitgehend in der Lage, Informationen dieser basalen Sensorien zu erarbeiten.

### Die Entwicklung des Geruchssinns

Die Riechbahn wird bereits in der frühen Embryonalphase angelegt, so dass bereits in der elften Woche eine Fülle von Riechzellen vorhanden ist. Ihre Funktion nehmen diese jedoch erst einige Monate später auf. Die meisten Riechzellen hat der Mensch kurz nach der Geburt, bereits in der Kindheit nehmen die Riechzellen an Quantität (vermutlich aber auch an Qualität) ab. Eliot (2001) führt dies auf unterschiedliche Faktoren wie z. B. Infektionen, Tabakrauch und Kontakt mit Schad- und Giftstoffen zurück, womit sie den abnehmenden Geruchssinn mit zunehmendem Alter erklärt.

**Riechbahn**
**Riechzellen**

Schon vor der Geburt sind die primären Sinneszellen der Riechbahn vollständig mit Myelinscheiben umgeben – diese Sinnesmodalität ist also wesentlich ausgereifter als andere Sinne. Der Bulbus olfaktorius, bereits zur Mitte der Schwangerschaft ausgereift, ist im letzten Drittel der Schwangerschaft in der Lage, seine Funktion aufzunehmen. Das Neugeborene kommt also mit einem relativ gut ausgeprägten olfaktorischen Sensorium auf die Welt, doch sind der weitere Ausbau und die Stabilisierung der

Riechbahn von den Geruchserfahrungen in den ersten Monaten abhängig. Man weiß aus Tierversuchen, dass das Verschließen eines oder beider Nasenlöcher über längere Zeit in der prägenden Phase der ersten Lebensmonate zu einer drastischen Reduzierung der Neuronen in der Riechbahn führen kann.

**vorgeburtliche Geruchserfahrung** Bereits vorgeburtlich können unsere Riech- und Geschmackszellen Funktionen wahrnehmen. Das zeigt die Tatsache, dass bei vielen Gerüchen und Aromen, die die schwangere Frau inhaliert, aber auch bei z. B. scharf gewürzten Speisen der Fetus ab etwa der 28. Schwangerschaftswoche reagiert – u. a. mit Bewegung. Vor allem während des letzten Schwangerschaftsdrittels macht der Geruchssinn rasch Fortschritte und die geruchliche Umgebung eines Fetus beeinflusst diesen, wenn Geruchsmoleküle mittels der flüssigen Umgebung bis zur Nasenschleimhaut und in den Mund geraten.

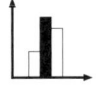

Tierversuche weisen darauf hin, dass intrauterine „Geruchs- bzw. Geschmackserlebnisse" vorbewusst im Gedächtnis gespeichert werden: Wenn ein Rattenfetus mit dem Geruch von Apfelsaft und unmittelbar darauf mit Übelkeit verursachenden chemischen Substanzen konfrontiert wurde, zeigte das betreffende Rattenjunge nach der Geburt einen Widerwillen gegen Apfelsaft.

**Geruchserfahrung des Neugeborenen** Ebenfalls aus Tierversuchen wissen wir, dass bei vielen Säugetieren die ersten Gerüche, die das Neugeborene bekommt, Gerüche seiner selbst (und des Fruchtwassers) sowie Gerüche der mütterlichen Brust sind. Auch neugeborene Menschenkinder reagieren auf den Geruch ihres Fruchtwassers, bevorzugen eine mit Fruchtwasser benetzte Brust und lassen sich dadurch beruhigen (vielleicht sollten wir uns nicht immer so beeilen, Neugeborene unmittelbar nach der Entbindung zu waschen).

Geruchskonstanz scheint für das Neugeborene besonders wichtig zu sein. Das gilt auch und insbesondere für den Geruch der wichtigsten Bezugsperson der ersten Lebenswochen und Monate, der Mutter. Neugeborene erkennen sehr bald den typischen Geruch von Frauen, die zum Stillen in der Lage sind (also Mutter und Ammen), und bevorzugen diesen Geruch vor allen anderen Gerüchen. Stellt man sie vor die Wahl, bevorzugen sie den Geruch der sie stillenden leiblichen Mutter vor dem von Ammen. Innerhalb weniger Tage sind sie nicht nur in der Lage, die ihnen angebotene Muttermilch von allen anderen Flüssigkeiten zu unterscheiden und zu bevorzugen. Sie sind auch in der Lage, den typischen Körpergeruch ihrer Mutter – z. B. durch ein lange getragenes Textil – zu erkennen und sich von ihm beruhigen zu lassen. Dieser Aspekt kann beispielsweise auch bei Kindern in Inkubatorpflege genutzt werden.

Das Stillen ist für den Säugling eine außerordentlich prägende **Stillen** Erfahrung: Nicht nur die geschmacklichen Bestandteile der Muttermilch (Fett und Zucker), sondern auch die vertrauten und beruhigenden Gerüche, der intensive Hautkontakt, Wärme und die beruhigende und vertraute Stimme (besser: der Stimmklang) sowie das sanfte Wiegen und die damit verbundene vestibuläre Stimulation beeinflussen die basalen Sinnesfunktionen. Sie führen zu einem sehr basal-archaischen, vertrauten Umfeld, innerhalb dessen emotionale Wärme erfahren und Urvertrauen aufgebaut werden kann. Der Säugling, der zu strampeln beginnt, wenn ihm unterschiedliche Gerüche angeboten werden, ist in der Lage, mit Saugbewegungen, Weinen, veränderter Atemfrequenz oder entsprechender Mimik auf angenehme bzw. abstoßende Gerüche unterschiedlich zu reagieren – und dies sowohl auf vegetativer, mimischer als auch auf reflektorischer Ebene. Dabei können Säuglinge fast genauso viele unterschiedliche Gerüche erkennen und differenzieren wie Erwachsene. Umso wichtiger ist es, in dieser „olfaktorisch verwirrenden, vielfältigen Umwelt" feste und wiederkehrende Bezugsmuster zu haben, die Vertrauenspersonen, insbesondere die stillende Mutter, anbieten können.

Auch im weiteren Kindesalter spielen frühe Geruchserfahrun- **Kindesalter** gen eine wichtige Rolle bei der Bindung und sozialen Entwicklung. Solange Gesichts- und Gehörsinn noch rudimentär entwickelt sind, ist die unmittelbare Wahrnehmung des Säuglings auf seine direkte Umgebung beschränkt – ein Universum, das sich vor allem durch Tasten und Riechen erkennen lässt. Bindung zwischen Bezugspersonen (Eltern und Geschwister) und dem Kind werden also zunächst basal vermittelt.

Aber auch beim dreijährigen und älteren Kind, das längst über seinen Sehsinn Menschen erkennen und über die gehörte Sprache Kommunikation aufnehmen kann, sind die basalen Sinne von Bedeutung. Ein Kind, das sich von seinen Eltern verlassen fühlt, wird den „Schmuseteddy" als Übergangsobjekt auch deswegen wertschätzen, weil er geruchlich vertraut ist. Dies rührt zum einen aus Fremdgerüchen, zum anderen aber auch aus Eigengerüchen her: Die eigenen Tränen, Speichel und Schweiß geben dem geliebten Teddy eine unverwechselbare und vertraute, somit beruhigende Geruchskomponente. Ein solches Übergangsobjekt sollte also möglichst nicht in die Waschmaschine gesteckt werden. Aus T-Shirt-Experimenten weiß man, dass dreijährige Kinder den Geruch ihrer Geschwister korrekt identifizieren können. Es gibt also möglicherweise eine Art „Familiengeruch". Kinder in Aufregung oder seelischer Not lassen sich oft weniger durch logische Argumente beruhigen, als vielmehr durch Streicheln, körperliche Berührung oder die Möglichkeit, im Elternbett mit zu schlafen. Hier spielt neben dem Tastsinn vor allem der Geruchssinn eine große Rolle.

Je älter die Kinder werden, desto differenzierter entwickelt sich die Fähigkeit, Geruchsqualitäten zu erkennen und zu benennen. Etwa mit dem dritten Lebensjahr können sie angenehme Gerüche wie Minze, Erdbeere oder bestimmte Blumen von unangenehmen Gerüchen (z. B. Erbrochenem oder saurer Milch) unterscheiden und als positiv oder negativ beschreiben. Aber erst im Alter von sechs oder sieben Jahren, also etwa zur Zeit der Einschulung, sind die Geruchsvorlieben und Abneigungen von Kindern so ausgereift, dass sie mit denen von Erwachsenen verglichen werden können.

**Geruchsvorlieben**

## Die Entwicklung des Geschmackssinns

**pränatale Geschmacks-erfahrungen**

Ähnlich wie der Geruchssinn ist auch der Geschmackssinn ein früh angelegter Sinn, der auf Chemorezeptoren rekurriert. Erste Geschmacksknospen entwickeln sich bereits beim acht Wochen alten Embryo. Vieles deutet auch darauf hin, dass Feten schon vor der Geburt schmecken können und für unterschiedliche chemische Substanzen im Fruchtwasser sensibel sind. Ihr Schluckverhalten ändert sich, wenn Aromastoffe ins Fruchtwasser injiziert werden: Bei Saccharin (Süßstoff) schlucken sie häufiger als bei Bitterstoffen.

Frühgeborene können im Alter von etwa 35 Wochen Geschmack wahrnehmen, was man durch das Aufträufeln von Geschmackssubstanzen auf die Zungenpapillen testen und an den mimischen Reaktionen verifizieren kann. Die Fähigkeit des Fetus, in den letzten zwei Schwangerschaftsmonaten zumindest die Geschmacksqualität „süß" von der Geschmacksqualität „bitter" zu unterscheiden, ist evolutionär sinnvoll. Der Säugling muss nämlich unmittelbar nach der Geburt die Süße der Muttermilch schmecken und positiv bewerten, bei potenziell gefährlichen Bitterstoffen hingegen speit er. Das „Kosten" von Glukose und Fructose, das Reagieren auf die Geschmackskomponenten der eigenen fetalen Harnausscheidungen u. a. pränatale Geschmackserfahrungen können also als „pränatale Übung" dieses basalen und für den Neugeborenen wichtigen Sinnes verstanden werden.

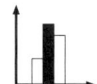

Möglicherweise können pränatale Geschmackserfahrungen bereits in gewissem Maße zur Gewöhnung führen: Ratten, die pränatal mit Alkohol in Berührung kamen, hatten als erwachsene Tiere eine deutlich größere Neigung zum Alkohol als Kontrollgruppen. Inwieweit eine solche Problematik auch bei Kindern von Müttern vorliegt, die während der Schwangerschaft Alkohol missbrauchten, ist ungeklärt.

Wie bereits geschildert, hat das neugeborene Kind die Fähigkeit, die Geschmacksqualität „süß" von sauer-bitteren Geschmacksqualitäten zu unterscheiden und adäquat darauf zu reagieren. Anders ist es mit der vierten Geschmacksqualität, der Fähigkeit, Salz zu identifizieren. Diese Fähigkeit, Salz als solches zu identifizieren, reift erst ab dem vierten Lebensmonat heran.

**Geschmackserfahrung des Neugeborenen**

1962 starben mehrere Neugeborene an einer Säuglingsersatzmilch, die versehentlich mit Salz statt mit Zucker zubereitet worden war. Ihr Geschmackssinn war noch nicht in der Lage, sie vor dieser „Übersalzung" zu schützen.

Es wurde schon darauf hingewiesen, dass die Geschmacksqualität „süß" hedonistisch-lustbetont bewertet wird und in der Regel bei den meisten Menschen (wenngleich kulturell überformt) eine Vorliebe für Süßes entstehen lässt. Diese hedonistische Komponente, die Stimmungsaufhellung durch Süßes auch in Stresssituationen eines Neugeborenen, zeigt sich darin, dass Säuglinge mit unterschiedlichem Stress sich durch süße Flüssigkeit beruhigen lassen (nicht von ungefähr hängen die Worte „stillen" und „still" miteinander zusammen). Problematisch wird das natürlich, wenn überlastete und gestresste Eltern ihre – aus anderen Gründen – unruhigen Kinder mit süßen Tees oder nachgesüßten und hochkalorischen Brei zu beruhigen versuchen. Dies kann möglicherweise mit Zahnschäden, verzerrten Ernährungsgewohnheiten und späterem Übergewicht korrelieren.

**Geschmack und Endorphine**

In diesem Zusammenhang ist noch darauf hinzuweisen, dass die Kopplung von Lustgefühlen und dem Geschmacksempfinden für Süßes vermutlich durch die Ausschüttung von Endorphinen bewerkstelligt wird: Säuglinge, deren Mutter wegen Heroinabhängigkeit in der Schwangerschaft Methadon bekamen, haben kurz nach der Geburt ein Entzugssyndrom, da ihr Gehirn unter pränataler Methadongabe noch nicht gelernt hat, körpereigene Opiate zu produzieren. Bezeichnenderweise lassen sich diese Säuglinge in dieser kurzen Phase der Nachreifung auch nicht durch Süßigkeiten beruhigen. Die Applikation von Zucker kann bei ihnen noch nicht dazu führen, dass Endorphine ausgeschüttet werden. Erst bei vollständig funktionierendem Endorphin-Belohnungssystem reagieren die Säuglinge später wie alle Menschen: Süßes wird als lustvoll erlebt und kann zur Beruhigung beitragen. Gerade in den ersten Lebensphasen ist anscheinend eine kalorische und süße Ernährung von so zentraler Bedeutung, dass sie durch das körpereigene Endorphinsystem belohnt wird.

**Geschmacksvorlieben**

Bleibt noch zu fragen, ob frühe Geschmackserlebnisse spätere Geschmacksvorlieben beeinflussen. Geschmacksvorlieben sind bemerkenswert formbar. Wir sind zwar von Geburt an festgelegt, Süßes und Salziges – zumindest in bestimmten Grenzen – zu mögen, doch praktisch jeder weitere Aspekt von Geschmack, insbesondere in der Kopplung von Aromen (also Duftwahrnehmungen), ist Ergebnis von Erfahrungen und erworbenem Geschmack. Die Umwelt hat hier ganz deutlich Vorrang vor den genetischen Prädispositionen. Wichtig sind hier vor allen Dingen Geschmackserfahrungen der ersten Lebensjahre. Die Kopplung von Geruchs- und Geschmackserfahrungen mit dem emotionalen Erleben, vor allem in prägenden Phasen des Kindes- und Jugendalters, führt dazu, dass wir uns sehr gut an Geschmacksprofile erinnern und sie intuitiv bewerten (es schmeckt uns „wie bei Muttern"). Eine besondere Rolle spielt dabei, ob uns Speisen „bekommen sind" oder nicht.

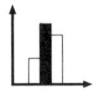

Bereits im Tierversuch kann man Folgendes zeigen: Ratten, die nach dem Fressen einer bestimmten geschmacklichen Speise einige Stunden danach Übelkeit u. a. aversive Reize erfuhren, mieden künftig diese Nahrungsmittel und den damit verbundenen Geschmack – ein Phänomen, das als „Köderargwohn" bezeichnet wird und Kammerjägern viel Kopfzerbrechen macht.

Menschen assoziieren ebenfalls körperliches Wohlbefinden

oder Krankheit mit Nahrung, die unmittelbar zuvor aufgenommen wurde. Kinder, die nach dem Genuss einer Speise, beispielsweise Fisch, an einer Grippe erkranken, werden möglicherweise eine tief verwurzelte Aversion gegen Fisch entwickeln, obwohl sie sich dessen keineswegs bewusst sind. Evolutionsbiologisch macht das Sinn: Wir können kein Warnsystem für alle nur denkbaren unbekömmlichen Speisen in unserem genetischen Programm haben. Folglich haben wir die allgemeine Maxime mit auf die Welt bekommen: Probiere in kleinen Portionen, empfinde, ob es dir bekommt und vermeide in Zukunft, was sich einmal als unbekömmlich erwiesen hat.

Auch kann es sehr sinnvoll sein, sich am Verhalten Ranghöherer (z. B. Eltern) zu orientieren: Was ihnen mundet, kann auch mir nicht schaden! Und so ist es zu verstehen, dass Mimik und Gestik der Eltern, sofern sie echt und nicht gespielt sind, das Essverhalten ihrer sie beobachtenden Kinder maßgeblich beeinflussen (nicht hingegen das gespielte verzückte Voressen von Spinat, dessen Begleitmimik intuitiv von den Kindern als unecht wahrgenommen wird). Eine gesunde altersentsprechende und ausgewogene Mischkost, das Verzichten auf unangebrachtes Beruhigen durch Süßigkeiten und das Beachten einiger Regeln bei der Ernährung kann also durchaus zur Entwicklung eines angemessenen Geschmacksprofils beitragen.

Kükelhaus (1975) weist zu Recht darauf hin, dass es keine Kunst ist, Süßes von Salzigem zu unterscheiden. Die eigentliche Kunst besteht darin, Süßes von Süßem zu unterscheiden. Wer zunächst einen Schokoriegel und danach einen Apfel isst, darf sich nicht wundern, dass Letzterer verhältnismäßig sauer schmeckt. Mit dem Ausprobieren von Geschmacksnuancen, der Beachtung bestimmter Reihenfolgen (zuerst das Obst, dann die Süßigkeiten), dem Kosten, Probieren, Benennen und Auswählen unterschiedlicher Speisen u. v. m. kann in Elternhaus und Kindergarten dazu beigetragen werden, Kindern zu einer eigenständigen Wahrnehmung ihrer Geschmacksvorlieben zu verhelfen – ein u. a. auch Identität stiftender Prozess. Wer im wahrsten Sinne des Wortes nicht mehr „bevormundet" wird, sondern einen eigenen, differenzierten und nuancenreichen Geschmack entwickelt, geht auch in dieser Hinsicht selbstbestimmter und selbstbewusster durchs Leben.

## Die Entwicklung des Tastsinns

Der Tastsinn ist beim Neugeborenen der am weitesten entwickelte Sinn. Praktisch alle dem Tasten zugeordneten Rezeptoren sind voll entwickelt – und die zur Auswertung zur Verfügung stehenden Hirnareale wesentlich differenzierter als die für das Hören oder Sehen zuständigen Areale, ja sogar die der übrigen basalen Sinnesmodalitäten. Neugeborene spüren also ihre Lage in der Armbeuge der Mutter, das Streicheln und Liebkosen ihres Körpers oder die empfangene Körperwärme. Taktile Reize gehören zu den prägenden Erfahrungen unserer ersten Lebensphase und sind entscheidend für körperliche wie seelische Reifung, Gesundheit und Wohlbefinden.

Aus Tierversuchen weiß man, dass die in der somatosensorischen Hirnrinde befindlichen Nervenzellen, die die Informationen unserer Tastorgane verarbeiten, säulenförmig angelegt sind. Bei der Maus werden solche Zellsäulen normalerweise in den ersten Tagen nach der Geburt miteinander verbunden. Werden aber wichtige Tastorgane entfernt (bei der Maus sind es z. B. Tasthaare), so verkümmern die korrelierenden Neuronensäulen in der Hirnrinde. Dagegen dehnen sich umliegende Säulen (deren periphere Bezirke erhalten blieben) aus. Die Landkarte im Großhirn der Maus ist also plastisch und wird vermutlich durch die elektrische Aktivität ankommender (Tast-)Reize in einem Zeitraum kurz vor der Geburt bis etwa fünf Tage nach der Geburt entscheidend geprägt.

**Prägung des Tastsinns**

Beim Menschen, dessen Gehirn bei der Geburt ausgereifter ist, beginnt diese entscheidende Prägungsphase etwa in der Mitte der Schwangerschaft, ab der sämtliche Berührungsempfindungen des Fetus im Uterus für diesen Prägeprozess wichtig zu sein scheinen. Wie in Kap. 3.1 aber schon angedeutet, findet eine Feinabstimmung des somatosensorischen Verarbeitungssystems vermutlich das ganze Menschenleben hindurch statt, sofern grundlegende Körperrepräsentationen in der frühen Kindheit gefestigt wurden. Frühe Berührungserfahrungen, so können wir sagen, legen das Ausmaß möglicher Tastempfindungen wesentlich fest.

Aus Tierversuchen weiß man, dass Tiere, denen in wichtigen Prägephasen reichlich Gelegenheit gegeben wurde, sich taktil zu stimulieren, sich nicht nur taktil und motorisch, sondern auch hinsichtlich ihres Lernverhaltens wesentlich besser entwickelten als Vergleichspopulationen, denen jeglicher taktiler Reiz vorenthalten wurde. Im Tierreich sind Berührungserfahrungen wie Körperpflege, Kontakt zur Mutter sowie sensomotorische Reize von großer Wichtigkeit.

Beim Menschen ist dies nicht anders. Schon im zweiten Schwangerschaftsmonat reagiert der Embryo auf Reize und kann offensichtlich mit Kinn, Augenlidern und Arm Berührungen spüren. Ab dem dritten Monat reagiert fast die ganze Körperoberfläche mit Ausnahme der Ober- und Rückseite des Kopfes, der die ganze Schwangerschaft hindurch unempfindlich bleibt – es ist auch der Teil, der bei der Passage des Geburtskanals den größten Widerstand zu überwinden hat. Die Reifung des Tastsinns und der damit verbundenen Hirnstrukturen verläuft wie auch bei anderen Sinnesmodalitäten vom Stammhirn aufwärts, bis schließlich die kortikalen Strukturen zur Tastempfindung bereit sind. **pränatale Entwicklung**

Im letzten Schwangerschaftsdrittel ermöglichen komplexere Verschaltungen dem nun bald auf die Welt kommenden Kind, auf einen Reiz der Wange gezielt zu reagieren: Das Neugeborene sucht daraufhin die Brustwarze der Mutter und beginnt zu saugen. Bereits nach etwa 20 Wochen sind die sensorischen Verarbeitungsbezirke in Stamm- und Zwischenhirn, insbesondere dem Thalamus, dem „Vorzimmer des Bewusstseins", verschaltet. Es dauert aber doch bis in das letzte Schwangerschaftsdrittel, bis erste kortikale Verbindungen entstanden sind, die eine subjektive (und mit Sicherheit unbewusste) Wahrnehmung von Berührung überhaupt ermöglichen. Erinnern können wir uns jedoch an prä- und perinatale Berührungsschmerzen nicht mehr, so dramatisch wir sie empfunden haben mögen, was uns vielleicht unbewusst beeinflusst. Die Gedächtnisstrukturen zum dauerhaften Speichern taktiler Wahrnehmung reifen erst im vierten Lebensjahr heran. Sensorische Erfahrungen sind ganz offensichtlich zur Anlage neuronaler Netzwerke erforderlich. Deshalb verwundert es nicht, dass sich der Fetus in der zweiten Schwangerschaftshälfte durch Strampeln und aktive Eigenbeteiligung selbst stimuliert und so nötige sensorische Erfahrungen schafft.

Man weiß heute durch bildgebende Untersuchungsverfahren, dass die primären taktilen und motorischen Regionen des Gehirns die einzigen Großhirnareale sind, die bei Neugeborenen eine deutliche Aktivität zeigen. Überspitzt kann man formulieren, dass die taktile Wahrnehmung die erste (vielleicht die einzige) ab Geburt vom Großhirn registrierte und verarbeitete Wahrnehmung ist. Dennoch reifen diese Großhirnstrukturen **Kindheit** auch im gesamten ersten Lebensjahr weiter und sind für diese Reifung auf verlässlichen und immer wiederkehrenden Körperkontakt – insbesondere zu nahen Bezugspersonen – angewiesen. Am Ende des ersten Lebensjahres können Kinder Berührungsreize viermal schneller als bei der Geburt verarbeiten. Diese Geschwindigkeit verdoppelt sich bis zum Schulalter, wo sie fast das Erwachsenenniveau erreicht. Gleichzeitig wird der Tastsinn der heranwachsenden kleinen Kinder immer präziser. Reize können nun nicht mehr nur diffus erlebt, sondern differenziert geortet und motorisch beantwortet werden, was sensorisch wie motorisch zu einer zunehmenden Genauigkeit führt.

Wie wir in Kap. 3.1 gesehen haben, sind die oralen Tastrezeptoren, auch die der Zunge und Wangenschleimhaut, in besonderer Weise kortikal repräsentiert. Babys bevorzugen folglich zur Erforschung ihrer Umgebung in erster Linie den Mund, so dass sie, wenn es eben möglich ist, einen Gegenstand mit dem Mund befühlen. Selbst im fünften Lebensjahr ist die Berührungsempfindlichkeit eines Kindes im Gesicht immer noch größer als an den Händen. Weil dies so ist, können Neugeborene Objekte mit dem Tastsinn unterscheiden – beispielsweise einen genoppten von einem glatten Schnuller. Erst mit sechs Monaten werden vergleichbare Gegenstände zunehmend mit den Händen ertastet und taktil wieder erkannt. Im zweiten Lebensjahr können Kinder mit der linken Hand etwas geschickter als rechtshändig differenzieren (übrigens auch spätere Rechtshänder), vermutlich, weil die andere Hirnhälfte nun mit dem Spracherwerb beschäftigt ist.

**Schmerzempfinden**  Nicht nur der Tastsinn, sondern auch das Schmerzempfinden ist beim Neugeborenen stark ausgeprägt. Blutabnahmen werden durch heftiges Schreien, Grimassieren und reflexives Wegziehen des gestochenen Körperteils beantwortet. Neugeborene (und auch Feten) spüren Schmerz, was mittlerweile auch bei medizinischen Eingriffen auf Frühgeborenenstationen, z. B. Narkose, berücksichtigt wird.

Neuere Untersuchungen, wie sie bei Eliot (2001, 194ff) beschrieben werden, weisen darauf hin, dass Neugeborene durchaus in der Lage sind, Schmerzreize von anderen Unlustgefühlen zu unterscheiden. Analog zur Reifung des Tastsystems gelingt es dem heranwachsenden Kind zunehmend, auch Schmerzen zu lokalisieren. Beispielsweise sind Dreijährige fest davon überzeugt, „Bauchweh" zu haben, selbst wenn ihnen in Wirklichkeit der Kopf weh tut. Dagegen können Schulkinder bereits sehr gut und genau ihre Schmerzen lokalisieren.

Nicht erst im Erwachsenenalter, sondern bereits im Säuglings- und Kleinkindesalter ist das Schmerzempfinden auch von subjektiven Faktoren abhängig. Es verändert sich je nach der aktuellen Befindlichkeitslage: Hungrige oder erschöpfte Kinder reagieren intensiver auf Schmerz und lassen sich durch Körperkontakt, Streicheln, Wiegen etc. beruhigen. Auch das Stillen hat, ähnlich wie taktile Stimulation, möglicherweise eine Eigenmorphin-Ausschüttung zur Folge, was sich schmerzlindernd auswirken kann. Früh zugefügte Schmerzen (z. B. bei der Intensivbehandlung einer Frühgeborenenstation) werden ganz offensichtlich wahrgenommen, sicherlich aus o. g. Gründen später nicht mehr erinnert. Diese so genannte infantile Amnesie gilt beispielsweise auch für Impferfahrungen im ersten oder zweiten Lebensjahr.

Das neugeborene Kind ist aufgrund eines ungünstigen Verhältnisses von Oberfläche zu Körpervolumen sowie noch nicht ausgereifter Zentren zu Wärmeregulation in besonderer Weise wärmeabhängig (und kältegefährdet). Deswegen ist seine Fähigkeit, kalte und warme Umgebungstemperaturen zu unterscheiden, wichtig. Babys, denen kalt ist, bewegen sich – so gut sie können –, um innere Wärme zu erzeugen. Dagegen schlafen sie mit ausgebreiteten Armen und Beinen, wenn ihnen zu warm wird – es gilt Wärme abzuleiten. Schon von Geburt an können Babys warme und kalte Reize an der Wange unterscheiden: Ein warmes Reagenzglas löst den o. g. Suchreflex aus, ein kaltes Reagenzglas wirkt sich gegenteilig aus. **Wärmeempfinden**

Sowohl Schmerz- als auch Wärmeimpulse werden in benachbarten Hirnregionen verarbeitet und vermutlich bereits vorbewusst und emotional miteinander verknüpft. Das frühkindliche Erfahren von vertrauten taktilen Kontakten (Streicheln, Berühren, Liebkosen) und der damit verbundenen menschlichen Wärme trägt wesentlich zum Aufbau des „Urvertrauens" in eine Schutz gebende und verlässliche Umwelt bei. **taktile Deprivation**

Aus Tierversuchen wissen wir, dass diese primären Erfahrungen für das Gedeihen beispielsweise von Rhesus-Äffchen unverzichtbar sind. Lässt man ihnen in entscheidenden Entwicklungsphasen (nach Trennung von ihrer Mutter) die Wahl zwischen einer nahrungsspendenden Metallattrappe und einer keine Milch gebenden, aber mit einem Fell versehenen Attrappe, so bevorzugen sie für den größten Teil des Tages das Fell. An diese Fellattrappe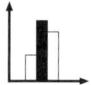

lehnen sie sich an und verlassen sie nur bei großem Hunger kurzfristig. Dauerhafte taktile Deprivation führt bei Primaten zu schweren Gedeihstörungen, oft genug zum Tod.

Dauernde taktile und emotionale Deprivation bei Säuglingen kann neben Gedeihstörungen auch tief sitzende und im späteren Lebensalter nur schwer korrigierbare emotionale Defizite hinterlassen. Wie man aus Tierversuchen herleitet, werden beispielsweise Gehirnrezeptoren für Gamma-Aminobuttersäure in Abhängigkeit von taktilen Reizen angelegt: Aus Kap. 1 wissen Sie, dass diese Rezeptoren wesentlich mit der Verarbeitung von Ängsten zusammenhängen. Frühkindliche taktile Deprivation kann möglicherweise mit depressiven und ängstlichen Grundstimmungen korrelieren. Auch die Immunfunktion kann im Gefolge von erhöhter Produktion von Stresshormonen durcheinander geraten, wenn beispielsweise neugeborene Affenbabys von ihren Müttern getrennt werden.

Im Gegensatz hierzu reagiert das Immunsystem gestreichelter Tiere oft mit einer höheren Konzentration von Antikörpern. Auch unsere Wachstumshormone werden indirekt von den ersten taktilen Erfahrungen beeinflusst. Wir sehen also: Kinder wachsen und gedeihen durch Berührung und Körperkontakt, vor allem in den ersten Monaten ihres Lebens. So ist es nicht verwunderlich, dass in vielen Kulturen Mütter ständig mit ihren Kindern beschäftigt sind, vor allem in den ersten Lebensmonaten. Herumtragen, Massieren, Wiegen oder Streicheln sind offensichtlich wesentliche Wurzeln eines sich anbahnenden emotionalen Kontaktes, auch in Verbindung mit den anderen basalen Sinnen, dem Riechen, Schmecken und unserem Gleichgewichtssinn. Der Entwicklung des Letzteren wollen wir uns nun zuwenden.

## Die Entwicklung des Gleichgewichtssinns

Ursprünglich entwickeln sich Vestibularapparat und Hörorgan (Cochlea) gemeinsam, differenzieren sich jedoch bereits im zweiten Schwangerschaftsmonat. Nach fünf Monaten hat das Gleichgewichtsorgan seine volle Größe und endgültige Form erreicht und auch seine Verbindungen zu Augen und Reflexzentren im Rückenmark sind in Ansätzen ausgeprägt und funktionsfähig.

Andere Vestibularbahnen brauchen bis zur Pubertät, um vollständig auszureifen.

Da der Vestibularapparat bereits vorgeburtlich in besonderer Weise differenziert wird, ist er auch für pränatale Schädigungen besonders anfällig: Eine Reihe von Medikamenten, u. a. bestimmte Antibiotika, können – in der Schwangerschaft eingenommen – ggf. zu erheblichen Entwicklungsstörungen dieses Organs führen. Deswegen dürfen nur ausgewählte und auf ihre Unschädlichkeit hin untersuchte Präparate verordnet werden. Dies gilt bis in die frühe Kindheit hinein. Aber auch virale Erkrankungen, insbesondere Röteln und Cytomegalie, können vor allem in den ersten drei Monaten der Schwangerschaft, der Embryonalzeit, sowohl das Hör- wie auch das Vestibularsystem erheblich stören und neben einer Gehörlosigkeit (s. Kap. 4) auch zu massiven Gleichgewichtsstörungen führen. **pränatale Schädigungen**

Eliot (2001) hält den Vestibularsinn für den nach dem Tastsinn am schnellsten reifenden. Bereits im dritten Schwangerschaftsmonat reagiert der Embryo mit reflexartigen Augenbewegungen, wenn sich seine Kopfhaltung ändert. Kurz vor der Geburt kann eine plötzliche Erschütterung, z. B. wenn sich die Mutter im Bett umdreht, vom noch Ungeborenen mit einem Ausstrecken der Beine und Arme beantwortet werden. Das vorgeburtliche Drehen des Säuglings in eine Kopf abwärts gelegene geburtsfreundliche Position scheint ebenfalls vom Funktionieren des Vestibularorgans beeinflusst zu sein.

Nach der Geburt weist das Neugeborene eine Reihe von Haltungsreflexen auf, die letztlich vom Vestibularsystem gesteuert werden (s. a. Kap. 3.1). Dreht man den Kopf eines Neugeborenen nach rechts, so streckt es rechten Arm und rechtes Bein, während die Gliedmaßen linksseitig angezogen werden. Offensichtlich erfasst der Vestibularapparat plötzliche Veränderungen der Kopfhaltung und veranlasst eine Änderung der Gliedmaßen – ein Reflex, der es dem später aufrecht stehenden Menschen ermöglicht, das Gleichgewicht zu halten. Auch ein symmetrisch-tonischer Halsreflex, der (wenn auch noch rudimentär) angelegt ist, um den Kopf aufrechtzuhalten, sowie die Stabilisierung des Blicks durch vestibuläre Beeinflussung der Augenbewegungen sind bereits beim Säugling zu beobachten: Trotz Kopfbewegung ist der Säugling bereits in der Lage, seinen Blick zu fixieren, was als „Puppenaugenreflex" bezeichnet wird. **Haltungsreflexe**

Die frühe Reifung des Vestibularapparates ist für die Entwick-

**vestibuläre Stimulation**

lung der kindlichen Körperhaltung wichtig. Die ersten Versuche des freien Stehens, erst recht Gehens, sind für das etwa einjährige Kind ein schwieriges Unterfangen. Es ist durch Ungleichgewichtssituationen und zeitweiliges Hinfallen gekennzeichnet. Bereits zuvor, aber auch im zweiten Lebensjahr ist die Stimulation und Schulung des Gleichgewichtssinns offensichtlich eine wesentliche Voraussetzung für das Erlernen des freien Gehens und Stehens. Vermutlich ist dies einer der Gründe, warum Säuglinge und Kleinkinder außerordentlich gerne schwingen, schaukeln und – so sie es schon können – hüpfen. Die bereits beschriebenen Lustgefühle bei der vestibulären Reizung können im Einzelnen dazu führen, dass sich Kinder vor allem in Zeiten emotionaler Not in ihre Schaukel, Hängematte oder die wiegenden Arme von Mutter oder Vater zurückziehen.

Aber nicht nur bei der Ausreifung der Grobmotorik, sondern auch hinsichtlich der geistigen und neurologischen Entwicklung scheint der Vestibularsinn in frühen Entwicklungsphasen eine gewisse Rolle zu spielen. Ein Zusammenhang zwischen gestörtem Gleichgewichtssinn und verzögerter motorischer Entwicklung ist unmittelbar einsichtig. Doch auch emotionale Probleme, Wahrnehmungs- und Konzentrationsdefizite, Lernschwierigkeiten und Sprachstörungen werden laut Eliot (2001) mitunter mit Schwächen des Vestibularapparates in Verbindung gebracht, wenngleich eine vestibuläre Dysfunktion keinesfalls der einzige oder auch nur entscheidende Faktor solcher komplexen Störungen ist. Alle hier genannten Entwicklungsparameter resultieren aus vielfältigen sensorischen und motorischen Erfahrungen. Da der Vestibularsinn aber einer der primären und basalen Sinne ist, mögen solche (defizitären) Erfahrungen in besonderer Weise zu Buche schlagen.

Auf der anderen Seite kann eine Stimulation unseres Gleichgewichtssinns vor allem in der prägenden Phase der Säuglingszeit durchaus zur Beruhigung des Kindes und einer ganzheitlichen Förderung beitragen. In Frühgeborenen- und Säuglingsstationen versucht man, insbesondere Kindern mit längerem Klinikaufenthalt, nicht nur taktile und olfaktorische Reize anzubieten. Man ermöglicht es ihren Eltern auch, wo eben möglich, sie zu schaukeln, in Körpertüchern zu tragen oder sie – in den Arm genommen – zu wiegen. Erwiesenermaßen nehmen solcher Art geförderte Kinder rascher zu, sind weniger reizbar, schlafen ruhiger und zeigen eine Reihe anderer Parameter besseren Gedeihens.

Dieser uns oft wenig bewusste, aber lebenslang für unsere Körperhaltung und damit körperliches wie seelisches Wohlbefinden notwendige Sinn spielt also vor allem in unserer ersten Lebensphase eine entscheidende Rolle für unsere Entwicklung.

Zusammenfassend können wir sagen, dass die basalen Sinne des Riechens, Schmeckens, Tastens und des Gleichgewichts nicht nur intrauterin besonders früh angelegt und während der Schwangerschaft weiterentwickelt werden. Sie sind bei der Geburt zumindest hinsichtlich der Sinnesorgane, zu einem großen Teil auch schon der zerebral verarbeitenden Strukturen weitgehend ausgeprägt. Mögen Hören und Sehen später die „Führung" übernehmen und in unserer subjektiven Wahrnehmung von besonderer Bedeutung sein, so sind es doch die basalen Sinne, die dem neugeborenen Menschen als erste zur Verfügung stehen und zur Erweiterung seines Erfahrungsspektrums beitragen. Die weiteren Sinne bauen zwar nicht direkt auf den basalen Sinnen auf, sondern entwickeln sich parallel – können sich also auch entwickeln, wenn es Störungen in basalen Sinnesqualitäten gibt –, doch ist andererseits die sensorische Erfahrung in prägenden Phasen des ersten Lebensjahres in besonderer Weise auf unsere basalen Sinnesmodalitäten angewiesen.

## 3.3    Basale Wahrnehmungsstörungen

Unser Gehirn hat die Aufgabe, die vielfältigen unterschiedlichen Sinnesreize (deren es, wie wir gesehen haben, mindestens 20 verschiedene gibt) in jedem Augenblick aufzunehmen und nach Wichtigkeit zu ordnen bzw. zu selektieren. Es muss ihre Informationen zu einem sinnvollen Ganzen zusammenfügen, das dem Individuum ein zielgerichtetes Handeln ermöglicht. Dabei wird die Wirklichkeit nicht immer ganz objektiv wahrgenommen, sondern nach den Möglichkeiten, die Sinnesorgane und verarbeitende zerebrale Instanzen uns bieten. Dies mag uns menschlich kränken, zudem öffnet es menschlichen Vorurteilen und Wunschdenken Tür und Tor. Unbestreitbar ist allerdings, und darauf kommt es evolutionsbiologisch an, dass dies dem Überleben förderlich ist: Die ungeheure Komplexität unserer räumlichen und sozialen Umwelt, die im Bedarfsfall durchaus detailgetreu analysiert werden kann, wird im Normalfall auf we-

**Informations-
selektion**

nige Sinneseindrücke reduziert. Würden wir ständig bis ins Detail jeder Sinneswahrnehmung nachgehen, würden wir schnell handlungsunfähig.

Die Reduktion komplexer Sinnesreize ist eine aktive Leistung unseres Gehirns, die uns erst handlungsfähig macht. Ist sie gestört, wie das bei manchen Kindern mit Aufmerksamkeitsdefizit-Syndrom (ADS, s. Kap. 8) der Fall zu sein scheint, können daraus ernsthafte Schwierigkeiten in der Interaktion mit der sozialen Umwelt resultieren. Auch bei Autismus sowie bei geistiger oder mehrfacher Behinderung kann die Verarbeitung und Reduktion komplexer sensorischer Informationen gestört sein, auch wenn die peripheren Sinnesorgane regelrecht arbeiten. In diesem Fall kann eine Reduktion der Sinnesreize hilfreich sein – sei es durch reizarmes Wohnumfeld, durch Reizreduktion beim Snoezelen, der Reduktion sensorischer Erfahrungen auf Wesentliches im Sinnesgarten oder dergleichen mehr. Diese Sinnesreduktion ist aber nur die eine Seite der Medaille. So hilfreich und sinnvoll sie für behinderte Menschen vor allem bei sensorischer und sozialer Überforderung ist, so notwendig ist es gleichzeitig, diesen Menschen eine Erweiterung des sensorischen Erlebens und der hierfür erforderlichen Erkennungs- und Ordnungsmuster zu ermöglichen. Hierauf wird in Kap. 3.4 noch detaillierter eingegangen.

**zentrale Reizverarbeitung**

Die Verarbeitung sensorischer Informationen ist ebenso wie die sensorische Reizaufnahme ein aktiver Prozess. Wie schon gezeigt, wird die Information parallel und konvergent verarbeitet. In der Regel wird der sensorische Reiz nicht direkt 1:1 in der Großhirnrinde repräsentiert, sondern er wurde zuvor gefiltert, verrechnet, verarbeitet und auf wesentliche Merkmale hin reduziert. Das Gehirn kann in gewissen Grenzen filtern und „mitbestimmen", wie viele taktile Reize es „zulässt". Möglicherweise beruhen suggestive und autosuggestive Entspannungsverfahren, autogenes Training etc. auf diesem Effekt.

Neuronale Mechanismen der Hemmung (Inhibition) ermöglichen es unserem zentralen Nervensystem also, einerseits die Flut von Informationen auf ein sinnvolles Maß zu reduzieren, indem sie filtern und Wesentliches von Unwesentlichem trennen, also selektieren. Andererseits erleichtert die Reduktion auf das Wesentliche, den weiterverarbeitenden neuronalen Instanzen die (bereits vorsortierten) Informationen unterschiedlicher Sinne miteinander zu verknüpfen.

Meistens werden sehr unterschiedliche Merkmale der Welt zusammengefasst und zu einer einheitlichen Gestalt integriert. Dies ist mit sensorischer Integration gemeint. Die so entstehende bewusste Wahrnehmung ist immer das Zusammenspiel von Millionen, möglicherweise Milliarden Nervenzellen. Unterhalb der grauen Substanz unserer Großhirnrinde finden sich parallel zur Hirnoberfläche verlaufende Fasern, Leitungsbahnen, die Millionen von Hirnzellen miteinander verbinden und temporär und kurzfristig zu Funktionseinheiten zusammengeschaltet werden können.

**sensorische Integration**

Woher aber „wissen" die beteiligten Neuronen, wann sie zusammen agieren müssen? Die unterschiedlichen Merkmale der von unseren Sinnesorganen erfassten Welt werden zu einem gemeinsamen „räumlich-zeitlichen" Schicksal verknüpft. Zum Teil haben wir in der neuronalen Struktur bereits angelegte „Vorerwartungen", welche Wahrnehmungsintensitäten gemeinsam bearbeitet werden müssen. Dies gilt u. a. auch für den Sehsinn und wird in Kap. 5 detaillierter beschrieben. Zum Teil haben wir im Laufe unseres Lebens – vor allem in der frühen Kindheit – erlebt, dass bestimmte Merkmale der uns umgebenden Welt zusammengehören, also ein räumlich-zeitlich gemeinsames Schicksal haben. Die integrative Verknüpfung durch unser Gehirn resultiert also aus angeborenen neuronalen Strukturmustern und Erfahrungswissen.

Diese hochkomplexen Vorgänge sind durchaus störanfällig – zum einen durch mangelhafte oder fehlende Stimulation in prägenden Entwicklungsphasen, zum anderen durch funktionale Schwierigkeiten in der temporären Zusammenarbeit unzähliger neuronaler Assemblies. Letzteres führt zu Schwierigkeiten der Informationsselektion, der Reizverarbeitung und der sensorischen Integration und ist mitunter beim Aufmerksamkeitsdefizit-Syndrom, manchmal bei schwerer geistiger Behinderung, bei schwerer mehrfacher Sinnesbehinderung sowie bei Autismus zu beobachten (s. Kap. 8). Während die Schwierigkeiten basaler Wahrnehmungsmodi bei den erstgenannten Behinderungsformen in den entsprechenden Kapiteln dargestellt werden, soll hier noch etwas näher auf die Zusammenhänge von Autismus und gestörter Wahrnehmung eingegangen werden.

Unter **Autismus** versteht man eine tief greifende Entwicklungsstörung, der – insbesondere im Bereich der Wahrnehmungsverarbeitung – komplexe Störungen des zentralen Nervensystems zugrunde liegen, die bereits im Kindesalter beginnen. Außerdem kommt es zu schweren Beziehungs- und Kommunikationsstörungen sowie zu Störungen des Erlebens und Verhaltens, die mit einer Beeinträchtigung des sozialen Verhaltens, Rückzug und Isolationstendenzen, einer Behinderung des Verständnisses und Gebrauchs verbaler und nonverbaler Kommunikation sowie flexibler, kreativer Tätigkeiten (vs. Stereotypien) einhergehen. Von den Erstbeschreibern (Kanner bzw. Asperger) wurden zwei unterschiedliche Erscheinungsformen dargestellt. Dabei wird heute der so genannte Asperger-Autismus als eine Unterform des autistischen Störungsbildes angesehen (Näheres zur Symptomatik, Verlauf und Therapie autistischer Störungen bei Hülshoff 2000, 325ff).

Die Mehrzahl der Fachleute vertritt heute die Auffassung, dass es sich bei Autismus um eine hirnorganisch bedingte Wahrnehmungsverarbeitungsstörung handelt. Manche Menschen mit Autismus können die sensiblen und sensorischen Reize aus der Umwelt, wahrscheinlich auch aus dem eigenen Körper, nicht richtig koordinieren. Sinnesreize aus verschiedenen Modalitäten können nicht schnell genug oder nicht gut genug zu einem sinnvollen Ganzen verarbeitet werden. Dabei weiß man bis heute nicht, welche hirnorganischen Veränderungen der Wahrnehmungsverarbeitungsstörung zugrunde liegen.

Die Schwierigkeit beginnt schon bei der Auswahl von Reizen aus der Umwelt. So fällt es Autisten mitunter schwer, sich auf eine Sache zu konzentrieren, ohne sich ablenken zu lassen. Möglicherweise ist im Zusammenhang mit diesen Störungen auch die Koordination der Reize auf verschiedenen Sinnesgebieten beeinträchtigt: Es scheint so, als ob es Autisten schwer fällt, die Reize unterschiedlicher Kanäle (Gehör, Geschmack, Geruch, Berührung) zu verknüpfen und zu einem sinnvollen Ganzen zu integrieren. Die Schwierigkeit, Reize nach Wichtigkeit zu selektieren, kann zu **mangelnde Reizselektion** einer Reizüberflutung und zu einem Zusammenbruch der verarbeitenden Instanzen führen. Manchmal scheinen bestimmte Reizmodalitäten über- oder unterbewertet zu werden. Möglich ist auch, dass optische o. a. Reize plötzlich ihre Gestalt oder Intensität wechseln, dass also keine ausreichende Konstanz erlebt wird. Auch die Kopplung zwischen Wahrnehmung und emotionaler (stimmungsmäßiger) Bewertung kann gestört sein.

Viele Menschen mit Autismus scheinen kinästhetische Informationen anderen sensorischen Reizen vorzuziehen. Die oft beruhigende Wirkung vestibulärer Stimulation auf autistische Kinder (z. B. beim stundenlangen Schaukeln) wird mitunter als Beleg für eine Hyposensibilität des Gleichgewichtsorgans – zumindest für eine Subgruppe autistischer Menschen – angesehen. Nach dieser Hypothese führt exzessives Herumlaufen und besonders das typische Schaukeln des Oberkörpers (beides bei Autisten häufiger zu beobachtende Phänomene) zu vom Gehirn benötigten Sinneseindrücken.

Sowohl die erschwerte Wahrnehmung als auch die Kopplung des Wahrgenommenen mit dem emotionalen Erleben führt bei Autisten zu erheblichen Schwierigkeiten im kommunikativen und sozialen Bereich. Mitunter sind sie nicht oder nur schwer imstande, Gefühle anderer Menschen anhand der Mimik oder des Stimmklangs wahrzunehmen. Während ihre primäre Vorstellung („Kuchen schmeckt süß") intakt ist, fehlt ihnen die Vorstellung davon, was sich ein Aktionspartner wohl vorstellen mag. Dies führt zu erheblichen Problemen bei der Interpretation von sozialen Interaktionen, zumal ihnen der emotionale Gehalt von Mimik, Gestik und Stimmklang ihrer Aktionspartner oft verschlossen bleibt.

**gestörtes Sozialverhalten**

Oliver Sacks schreibt in seinem lesenswerten Buch „Eine Anthropologin auf dem Mars" (2000), die fundamentale Entwicklungsstörung vieler Autisten sei, dass ihnen das Gespür für das geistige Leben anderer Menschen, ja sogar für das eigene fehle. So beschreibt er eine autistische Frau, die von sich berichtet, dass ihr in ihrer Kindheit und Jugend nicht bewusst gewesen sei, wie unterschiedlich bestimmte Aspekte ihrer Kommunikation und Wahrnehmung zu ihren Mitmenschen seien. Erst als Erwachsene sei ihr deutlich geworden, dass sie Stimmungen an dem Gesichtsausdruck ihrer Gesprächspartner kaum erkennen könne. Bei jeder Art von Kommunikation senden wir normalerweise soziale Signale aus, die es oft unnötig machen, sich weiterzuunterhalten. Die autistische Frau berichtete, dass sie genau diese sozialen Signale nicht erkenne und so Schwierigkeiten bekomme, der Kommunikation zu folgen. So ist es für viele Autisten oft schwierig, Freundschaften zu schließen, da ein besonderes Problem für sie darin besteht, das Anderssein anderer Menschen einzuschätzen. Dies gilt u. a. auch für das Erkennen aggressiver oder ängstlicher Verhaltensweisen.

Störungen der Informationsfilterung und -selektion, der sensorischen Integration, Wahrnehmungsinkonstanz, Wahrnehmungsverarbeitungsstörungen im Sinne eines gestörten Informationstransfers sowie eine Bevorzugung kinästhetischer Informationen und eine Hyposensibilität des Gleichgewichts sind die in der rezenten Literatur am häufigsten angegebenen Aspekte von Wahrnehmungsverarbeitungsstörungen bei Autismus. Eine Reihe gezielter Maßnahmen zur Förderung von Wahrnehmungsprozessen werden für die Begleitung, Förderung und Behandlung autistischer Menschen vorgeschlagen: z. B. basale Stimulation, sensorische Integrationstherapie, Musiktherapie, Tanz, heilpädagogisches Reiten, Festhaltetherapie, Snoezelen u. a. m. (Eine erste Übersicht gibt Thegelkamp 2001, 131ff).

Zusammenfassend kann festgehalten werden, dass bei einer Reihe von komplexen Syndromen und Behinderungen – von denen das autistische Syndrom etwas näher erläutert wurde – auch bzw. gerade die basalen Wahrnehmungsfunktionen gestört bzw. erschwert sein können. In aller Regel handelt es sich (von Sinnesbehinderungen einmal abgesehen) nicht um Störungen der Sinnesorgane, sondern um Dysfunktionen der reizverarbeitenden, selektierenden und integrierenden zentralnervösen Instanzen. Die Details solcher dysfunktionalen Vorgänge sind noch weitgehend unerforscht. Dennoch gibt es durchaus sinnvolle, erste Ansätze zur pädagogischen und therapeutischen Förderung und Begleitung solcher Art behinderter Menschen, die im folgenden Kapitel ansatzweise vorgestellt werden.

## 3.4    Heilpädagogische Herausforderungen

Wir haben gesehen, dass unsere Gleichgewichtssinne, unsere Tastsinne sowie das Riechen und das Schmecken mit einer gewissen Berechtigung als „basale Sinne" klassifiziert werden können. Sie sind nämlich entwicklungsgeschichtlich frühzeitig angelegt, ermöglichen bereits dem Neugeborenen eine erste Orientierung und sind auch im späteren Leben von elementar-archaischer Bedeutung, wenngleich dann die beim Menschen weitaus differenzierteren Fernsinne des Hörens und Sehens die Führung bei dem Erkennen der Welt übernehmen.

Basale Sinne spielen im Sozialverhalten, dem emotionalen Erleben und dem ganzheitlichen Erfassen von Situationen, Beziehungen und Sachverhalten eine nicht zu unterschätzende Rolle. Mitunter können sie bei sinnesbehinderten oder geistig behinderten Menschen auch verstärkt und kompensatorisch in den Dienst der Kommunikation treten, beispielsweise, wenn die Welt in be-

sonderem Maße olfaktorisch oder tastend erfasst wird. Vor allem
bei mehrfach und schwer geistig behinderten Menschen kann es
aber leicht zu einer Reizüberflutung kommen, wenn die auf die
basalen Sinne einstürmenden Reize zu intensiv sind oder in ihrer
Komplexität zu überfordernd werden. In diesem Fall ist mitunter
eine Reizreduktion hilfreich, die es dem behinderten Menschen
ermöglicht, sich ganz auf einige wenige basale Schlüsselreize zu
konzentrieren. Auf der anderen Seite wird man immer wieder
versuchen, die Möglichkeit des erfahrbaren Spektrums basaler
Reize zu erweitern, d. h. eine zunehmende Komplexität sinnlicher
Erfahrung zu ermöglichen. Schließlich geht es darum, die basalen
Sinne (möglicherweise auch die Sinne des Hörens und des Sehens)
zu integrieren und als ganzheitlich-sinnliche, situationsangemessene und stimmige Erfahrung deutlich werden zu lassen – ein
Prozess, der wie bereits erwähnt sensorische Integration genannt
wird.

Heilpädagogen stehen behinderten Menschen bei diesen Pro- **heilpädagogische**
zessen begleitend zur Seite. Heilpädagogische Arbeit unter Be- **Begleitung**
rücksichtigung basaler Sinne kann zum einen in der Begleitung
behinderter Menschen geschehen, ohne dass hier direkt ein för-
dernder oder therapeutischer Anspruch gestellt wird: So können
im alltäglichen Geschehen, im Spiel oder in der Freizeitgestaltung basale Sinne berücksichtigt und „en passant" stimuliert werden, sei es beim Waldspaziergang, beim gemeinsamen Kochen
oder dem Besuch eines Sinnesgartens. Auch Kunst und Ästhetik,
z. B. gemeinsames Malen oder die Verschönerung des Wohn-
raums, berücksichtigen basale Sinnesmodalitäten in der alltäglichen heilpädagogischen Begleitung.

Darüber hinaus kann es der Heilpädagogik um Förderungen **heilpädagogische**
spezifischer sensorischer Fähigkeiten gehen, beispielsweise dann, **Förderung**
wenn taktile oder vestibuläre Übungen die entsprechenden
Sinne stärken oder ihre Differenzierungsfähigkeit ausbauen sollen. Das Balancieren über einen Holzstamm kann nicht nur Spaß
machen, sondern auch gezielt eingeübt werden.

Geht man schließlich von Funktionsdefiziten oder Defekten **heilpädagogische**
auch im basalen Sensorium aus, so kann die heilpädagogische Be- **Therapie**
gleitung therapeutischen Charakter annehmen. Zusammen mit
Ergo- und Physiotherapeuten können auch Heilpädagogen Aufgaben in der Therapie übernehmen, z. B. bei der Nutzung von
Montessori-Materialien, dem Snoezelen, in der Tanztherapie,
Kunsttherapie, Musiktherapie u. v. m.

Wichtig scheint mir, dass Begleitung, Förderung und Therapie jeweils unterschiedliche, aber gleichermaßen wichtige Aspekte beinhalten. Mitunter mag eine gezielte Förderung oder Therapie insbesondere bei noch zu verändernden Funktionen von Wichtigkeit sein, andererseits haben auch behinderte Menschen manchmal das Bedürfnis, einfach „nur zu tanzen oder zu musizieren" und wollen ihre Aktivitäten bewusst nicht therapeutisch definiert wissen.

**Stimulierung**

Basale Sinnesmodalitäten (der Tastsinn, der Gleichgewichtssinn, der Geschmacks- sowie der Geruchssinn) können gezielt angesprochen werden. So werden z. B. Bürstenmassagen, Schaukeln, Hängematten, Aromen oder Duftzerstäuber gezielt eingesetzt, um die jeweiligen Sinne zu stimulieren. Aber auch im Alltag kann es, ohne dass dies bewusst initiiert ist, zu einer sensorischen Aktivität kommen: des Tastsinns beispielsweise beim Kämmen und Streicheln, des Gleichgewichtssinns beim Wandern oder im Alltagssport, des Geschmacks- und Geruchssinns beim Essen, Kochen und der alltäglichen Pflege. Schließlich können basale Sinnesmodalitäten in den Dienst komplexerer Situationen, beispielsweise spezifischer Freizeit- und Bildungsangebote gestellt werden: wenn z. B. der Tastsinn in einem „Wellness-Wochenende" besonders berücksichtigt, der Gleichgewichtssinn im Tanzkurs gefordert und der Geschmackssinn in einem Kochkurs gebraucht wird. Analoges gilt auch für den Geruchssinn.

Der Schwerpunkt heilpädagogischer Arbeit ist sicher in der schulischen Förderung und der Alltagsbegleitung behinderter Kinder zu suchen. Jedoch sind auch gezielte therapeutische bzw. fördernde Methoden und Konzepte von Bedeutung, von denen im Folgenden einige kurz vorgestellt werden sollen.

**Waldorf-Pädagogik:** In der von Rudolf Steiner begründeten Waldorf-Pädagogik wird die Sinnestätigkeit als Grundlage aller Bildung angesehen: Unter Bildung versteht man hier einen ganzheitlichen, den Körper, die Seele und den Geist erfassenden, Vorgang.

**Sinnesbildung**

Dabei nimmt die Sinnesbildung in der Waldorf-Pädagogik einen hohen Stellenwert ein, wobei allerdings kein fest umrissenes Förderprogramm anzutreffen ist. Vielmehr werden allgemeine und ganzheitliche Angebote gemacht, wie z. B. Tierpflege, Zubereitung eines gemeinsamen Mahls, an denen sich jedes Kind in individueller Weise beteiligen kann. Die Waldorf-Pädagogik vertraut darauf, dass sich das Kind von den angebotenen Sinnesreizen das heraussucht, was für seine Entwicklung gerade vonnöten ist. Methodisch spielen der Jahreskreislauf, die „vier Elemente" (Erde, Wasscr, Feuer, Luft) sowie Naturmaterialien als Spielzeug und so genannte naturbelassene „echte Dinge" eine Rolle: „Zersägte Astklötze sind nach Ansicht der Waldorf-Pädagogen vielfältiger zu gebrauchen als Bauklötze" (Zimmer 1995, 176). Insofern gibt es einige Ähnlichkeiten und Überschneidungen mit dem Ansatz von Hugo Kükelhaus, auf den weiter unten noch eingegangen wird.

**Sensomotorische Übungsbehandlung:** Bei der sensomotorischen Übungsbehandlung geht es um ein elementares Sinnes- und Bewegungstraining, mit dessen Hilfe Schwächen oder Störungen in der Funktionseinheit von Sinneswahrnehmung und Bewegungsantwort, also der Sensomotorik, abgebaut werden sollen. Sensomotorische Übungsbehandlung richtet sich in erster Linie auf die Wahrnehmungs- und Bewegungsstörungen bei Säuglingen und Kleinkindern.

**Sinnes- und Bewegungstraining**

**Sensorisch-integrative Therapie:** Die sensorisch-integrative Therapie ist vor allem mit der amerikanischen Psychologin und Ergotherapeutin Jean Ayres (1998) verbunden. Schlüsselbegriff ihres Ansatzes ist die sensorische Integration, unter der sie einen Prozess des Ordnens und Verarbeitens von Sinnesreizen versteht. Die von ihr hervorgehobenen neurophysiologischen Begründungen sind heute in der Regel nicht mehr stichhaltig – insbesondere kann nicht mehr davon ausgegangen werden, dass eine Störung archaischer Sinnesfunktionen zwangsläufig zu einer Störung der Differenzierung auf höheren Funktionsniveaus führt. Doch haben sich eine Reihe ihrer diagnostischen Verfahren bewährt.

**Ordnung von Sinnesreizen**

Neben dem visuellen System geht Ayres vor allem auf basale Sinne, nämlich das vestibuläre, taktile sowie das propriozeptive System, ein. So können beispielsweise Raumvorstellungen, kinästhetische Prozesse, manuelle Formwahrnehmung, Fingeridentifikation, Graphästhesie (Erkennen von Mustern auf dem Handrücken), Lokalisation taktiler Reize, Immitation von Stellungen u. a. m. überprüft werden. Das Prinzip der Therapie besteht in der gezielten und kontrollierten sensorischen Stimulation, wobei taktile, vestibuläre und propriozeptive Stimulationen eine herausragende Rolle bei der sensorisch-integrativen Therapie haben.

Auch wenn heute nicht mehr davon ausgegangen werden kann, dass eine adäquate Entwicklung dieser basalen Sinnesmodalitäten eine unabdingbare Voraussetzung für „höhere Sinne" (Sehen, Hören) sind, so haben sich die therapeutischen Ansätze von Jean Ayres jedenfalls teilweise bei der Förderung leicht lerngestörter Kinder als hilfreich erwiesen.

**Sinnesaktivierung**    **Montessori-Pädagogik:** Bei der Sinnesschulung nach Maria Montessori geht es um die Aktivierung der Sinne mit Hilfe bestimmter, von Montessori zusammengestellter Sinnesmaterialien. Dies soll der Persönlichkeitsentwicklung von Kindern mit und ohne Behinderungen dienen. Dabei ist es das Ziel, die Umwelteindrücke zu ordnen, denen die Kinder ausgesetzt sind, um so durch äußere Ordnung zu „innerer Ordnung" zu gelangen. Die Übungen ermöglichen innere Sammlung und Konzentration.

Montessoris Ansätze zur Wahrnehmungsförderung und die von ihr entwickelten Materialien haben vor allem die Entstehung der Sonderschulen maßgeblich beeinflusst. Liegt, so Montessori (1991/10, 115f), bei behinderten Menschen eine „schwächere Ansprechbarkeit der Sinne durch die Umwelt" vor, so gilt es, die Sinne von außen zu stimulieren. Dafür werden von ihr drei pädagogische Interventionsmöglichkeiten vorgeschlagen:

- Zum einen gilt es, die Sinne zu „erziehen und zu verfeinern", was durch Übungen geschieht.
- Zum anderen können Reize mit Hilfe spezifischer Materialien geordnet werden, so dass die Kinder die sie umgebene Wirklichkeit besser erfassen und begreifen können.
- Schließlich ist auch das Aufdecken von Defiziten spezifischer Sinnesfunktionen notwendig.

**Sinnesmaterialien**    Die Sinnesmaterialien sprechen alle fünf „klassischen Sinne" und darüber hinaus Wärmerezeptoren sowie die kinästhetischen Sinnesmodalitäten an. Zu jedem Bereich gibt es verschiedene Übungsserien, die in einem Merkmal übereinstimmen, sich aber in mehreren anderen Merkmalen unterscheiden. Durch den starken Aufforderungscharakter der Spielmaterialien werden die Kinder zu deren Gebrauch motiviert. Mitunter wird zwar kritisiert, dass dieses Konzept der Sinnesschulung auf Prämissen beruht (vor allem hinsichtlich der sensiblen Leitungsbahnen), die nach heutigen Erkenntnissen zumindest ergänzungsbedürftig sind. Auch werden die angebotenen Materialien als zu „künstlich" angesehen, da sie in der „normalen" Lebenswelt so nicht vorkämen. Andererseits haben sich die Ansätze Maria Montessoris in der Praxis sowohl bei behinderten als auch bei nicht behinderten Kindern häufig bewährt und waren in vielerlei Hinsicht richtungsweisend in der Sozial- und Sonderpädagogik.

**Hugo Kükelhaus' Ansatz der Sinnesentfaltung:** Der Künstler, Pädagoge und Architekt Hugo Kükelhaus (1900–1984) sah eine der Hauptgefahren der Moderne darin, dass infolge einer zunehmenden Technisierung die menschliche Fähigkeit zur Sinneserfahrung inadäquat beansprucht und entwickelt werden würde (Kükelhaus 1995). Eine vornehmlich auditive (Radio) und später visuelle (Fernsehen) sensorische Stimulation, noch dazu im Sinne passiver Konsumhaltung, sei anthropologisch unangemessen und führe zu einer fehlerhaften sensorischen Beanspruchung und negativem Stress. Er war in den 1970er Jahren vielen seiner Zeitgenossen voraus, als er erkannte, dass es zur Conditio humana gehört, die Welt erkundend, fühlend und fassend wahrzunehmen – und dies mit allen möglichen Sinnen. Nicht das Ohr, nicht das Zwischenhirn, sondern der ganze Mensch sei ein „Sinnesorgan", und dies umso mehr, als wir mit all unseren Sinnen die Welt zu erfahren suchen, weil wir im praktischen, alltäglichen Handeln adäquat reagieren müssen.

Ausgehend von diesen Überlegungen schuf Kükelhaus Erfahrungsfelder zur Sinnesentfaltung, die vor allem auch in Form von **Sinnesparks** und Sinnesgärten, teilweise im Kindergartenbereich, teilweise in Einrichtungen für behinderte Menschen angelegt und nicht zuletzt einem großen Allgemeinpublikum zugänglich gemacht wurden. Mit Schaukeln, Balanciermöglichkeiten, der Wahrnehmung von Licht und Gerüchen u. v. m. forderte Kükelhaus die Besucher auf, neue und vielleicht bis dato ungeahnte Wahrnehmungen zu evozieren. So wird der Geruchssinn durch eine Duftorgel, der Geschmackssinn durch ein Kräuterbeet, das Gehör durch Klangstäbe oder das Gleichgewichtsorgan durch Pirouettenscheiben herausgefordert. Gerade der Verzicht auf technische oder sogar elektronische Stimulation und die Rückführung sensorischer Reize auf Naturmaterialien sowie die belebte Natur führten zu einer naturanalogen sensorischen Erfahrung: z. B. im Erproben der eigenen Geschicklichkeit, im Staunen über olfaktorische Eindrücke, im Erleben von Wind und Wetter u. v. m.

Kükelhaus postulierte, dass eine sensorische Unterforderung zu negativen Effekten führe. Gelte dies schon für den normalen Alltag des postmodernen Menschen, so sei auch der behinderte, insbesondere der geistig oder sinnesbehinderte Mensch, einer solchen Gefährdung ausgesetzt. Gerade die Einbettung basaler Sinnesstimulation in das Ambiente von Naturerfahrung, das aktive oder entspannt-passive Erleben von Natur in einem Garten, Sinnespark o. ä. Ambiente ermöglicht auch dem behinderten Menschen, seine natürliche Umwelt in ihm adäquater Weise wahrzunehmen und zu genießen. (Für Interessierte sei auf die pädagogische und gartenarchitektonische Gestaltung einiger kleinerer Sinnesgärten in Einrichtungen für behinderte Menschen verwiesen: Willenberg/Hülshoff in Hülshoff 2001b, 213ff; Milchert 2002, 48ff).

**Basale Stimulation:** Die basale Stimulation ist ein Konzept, das in den 1970er Jahren von dem Sonderpädagogen Andreas Fröhlich (1999) für schwerst- und mehrfachbehinderte Kinder entwickelt und in den 1980er Jahren um Ansätze in der Pflege erwachsener behinderter Menschen erweitert wurde. Sie bezieht sich vor allem auf die drei Bereiche der somatosensorischen, vestibulären und vibratorischen Anregung und versucht, diese Sinnesmodalitäten mit gezielten Angeboten zu stimulieren.

Dabei umfasst die somatosensorische Wahrnehmung die Sensorik der Haut, der Muskulatur und der Gelenke. Unser Körper nimmt sich selbst wahr, während wir in Bewegung sind (Kinästhetik) oder wenn wir berührt werden (taktile Wahrnehmung). Die Haut ist unser größtes Wahrnehmungsorgan und ermöglicht es uns, Wärme, Kälte, Berührung, Bewegung und Spannung zu erfassen. Wir können durch unsere Bewegungsfähigkeit die Haut unterschiedlich einsetzen, um aktive Wahrnehmungskontakte herzustellen, beispielsweise wenn wir Objekte betasten oder uns an jemanden anschmiegen. Wer sich nur unzureichend bewegen kann, hat möglicherweise auch verminderte Kontrolle über taktile Wahrnehmung. So kann es eine wichtige Aufgabe sein, schwerstbehinderten Menschen durch Bewegungsangebote zu helfen, ihren Körper und ihre Umwelt besser zu „begreifen".

Desgleichen gehört das der Schwerkraft ausgesetzte Gleichgewichtssensorium zu den basalen Sinnesdimensionen. Auch bei schwerbehinderten Menschen vermittelt vestibuläre Anregung Information über die Lage und Bewegung des gesamten Körpers im Raum, was eine Grundlage für haltungsstabilisierende und tonusnormalisierende Steuerungsprozesse ist.

Das Konzept der basalen Stimulation geht in besonderer Weise auch auf das Vibrationsempfinden ein, das beispielsweise für das Gehen, plötzliches Stoppen o. a. motorische Prozesse vonnöten ist.

Bei der basalen Stimulation werden schwerstbehinderten Menschen gezielte Angebote zur sensorischen Wahrnehmung in diesen drei basalen Bereichen gemacht. Aus solch stimulierenden Angeboten sollen sich Beziehungen zwischen behinderten Menschen und ihren Begleitpersonen entwickeln. Dabei wollen Pädagogen oder Pfleger schwerstbehinderte Menschen dazu befähigen, sich kommunikativ zu verhalten und einen eigenen stimmigen individuellen Ausdruck für ihre Gefühle zu finden: Bereits auf elementarer Ebene können Mimik und Stimme, Lächeln o. a. Äußerungen des Wohlbehagens als Kommunikation aufgefasst werden. Bei der basalen Stimulation handelt es sich weniger um eine Sammlung von Techniken, als vielmehr um ein sensorisch orientiertes Beziehungsangebot. Bei diesem geht es letztlich darum, basale Sinne im normalen Alltagserleben anzuregen und die damit verbundene Erfahrung den behinderten Menschen nutzbar zu machen.

**Stimulation als Beziehungsangebot**

Der Sinn einer Ganzkörperwaschung besteht beispielsweise nicht allein darin, den Menschen zu säubern, sondern auch darin, ihn sich selbst spüren zu lassen: Die beruhigende Waschung mit warmem Wasser, mit einem ausgewrungenen Waschlappen und eventuell aromatischem Wasserzusatz ist hier ebenso zu nennen wie das sanfte Abtrocknen oder Abfönen, Massagen mit Körperlotion, ätherischen Ölen o. a. Materialien. Vor allem die Berührung bedeutet für einen wahrnehmungsgestörten Menschen eine Kontaktaufnahme. Wird eine erste Berührung als „Begrüßung" verstanden, so kommt das Ende des Körperkontaktes einer „Verabschiedung" gleich. Altersbezogene Stimulation (z. B. beim Waschen) beinhaltet also gleichzeitig Kommunikation und soziale Interaktion, und die Verarbeitung sensorischer Reize kann anregend wie entspannend sein – zwei sich abwechselnde Pole, die beide ihren Stellenwert haben.

Während der Vestibulärsinn durch rhythmisches Schwingen, Auf- und Abbewegungen, sanfte Schaukelbewegungen um die Körperachse (in einer Hängematte) u. a. besteht, wird der Vibrationssinn im Alltag durch Massagen, Rasieren, bestimmte Musik-instrumente, Nutzen akustischer Schallwellen durch ein in Bewe-gung gebrachtes Wasserbett (s. Dierkes/Topp 2002, 102ff) oder durch die menschliche Stimme angeregt. Kontinuität und Rituali-sierung solcher basaler Stimulationen können vor allem bei schwerstbehinderten Menschen zu Struktur gebenden Momen-ten werden, die Halt und Sicherheit vermitteln.

Trotz gelegentlicher Kritik (z. B. an relativ hohem „Pflegeauf-wand", möglichen Missverständnissen der miteinander Agieren-den und der Sorge, sowohl bei Pflegenden als auch bei Klienten könnten in inadäquater Weise Grenzen überschritten werden) hat sich die basale Stimulation inzwischen aber als ein oft genutz-tes Konzept der Wahrnehmungsförderung schwerbehinderter Menschen etabliert. Sie kann durchaus sensorische Erfahrungen integrieren und eine sinnliche Bereicherung schwerbehinderter Menschen in Alltagssituationen darstellen.

**Snoezelen:** Schließlich soll noch auf das „Snoezelen" eingegan-gen werden, das sich aus den beiden niederländischen Begriffen des „snuffelen" und „doezelen" (schnuppern/riechen und dösen/schlummern) entwickelt hat. Ursprünglich handelte es sich hier nicht um ein therapeutisches Angebot, sondern um eine er-weiterte Freizeitmöglichkeit für behinderte Menschen. Gerade schwerstbehinderte Menschen sollten durch das Snoezelen Ab-wechslung erfahren können, indem man einzelne Primärreize auswählte und in einer entspannten Umgebung anbot. Vor allem, wenn Menschen durch Reizüberflutung oder Unvermögen der reizverarbeitenden Strukturen von der Reizkomplexität überfor-dert werden oder wenn ihnen bestimmte Sinnesmodalitäten (oder deren Verarbeitung) nur ansatzweise oder fehlerhaft zur Verfügung stehen, gerät das Fließgleichgewicht zwischen Akti-vität und Ruhephase ins Wanken. Erregungszustände, Erschöp-fungsphänomene oder allgemeine sensorische Überforderung können die Folge sein.

Mehrfach- oder schwerstbehinderten Menschen kann durch das Snoezelen die Möglichkeit gegeben werden, Reize in ihnen adäquater Weise so zu reduzieren, dass sie von ihnen selektiert, verarbeitet und integriert werden können. Allerdings geht es dabei nicht nur um Reizreduktion, sondern auch um ein „schrittwei-ses Herantasten" an höhere Wahrnehmungskomplexität. Letztlich aber ist es das Ziel des Snoezelens, Menschen die sie umgebenden

Reize so erfahren zu lassen, dass sie Wohlbehagen und ein ausgewogenes Verhältnis von Entspannung und Aktivität empfinden. **Entspannung und** Es geht also um die Vermittlung von angenehmen Empfindungen **Aktivität** in einer entspannten, vertrauten Atmosphäre.

Die beim Snoezelen angebotenen Sinnesstimulierungen sprechen die primären Sinne an und legen zunächst wenig Wert auf komplexe kognitive Prozesse. Es gibt keinen Leistungsdruck oder äußere Erwartungen an den Besucher eines Snoezelraums, und jeder kann nach seinen eigenen Bedürfnissen und in seinem individuellen Tempo Sinnesreize erfahren. Zwar werden beim Snoezelen auch der Hörsinn (z. B. durch entspannende Musik, sphärische Klänge u. a.) sowie der Sehsinn (Stroboskop, Blubbersäule, Spiegelkugeln, Farbprojektoren u. a. m.) angesprochen, doch soll im Rahmen dieses Kapitels vor allem auf die basalen Sinne eingegangen werden.

So werden ähnlich wie bei der basalen Stimulation auch beim **Snoezel-Materialien** Snoezelen die taktilen Sinne in besonderer Weise angesprochen: Matratzen, Kissen, Decken, Sitzsäcke und Matten auf dem Boden und an der Wand lassen gemütliche und entspannende Zonen entstehen und machen die Umgebung vertrauter. Verschiedene Materialien und Stoffe wie z. B. Knöpfe, Schwämme, Bürsten, Korken etc. erzeugen hierbei unterschiedliche taktile Reize. Auf einem beheizbaren Wasserbett kann man zum einen Wärme spüren, zum anderen erfahren, dass auch kleinste Bewegungen große und schwungvolle Wellenbewegungen auslösen können – vor allem für schwer körperbehinderte Menschen eine wichtige und z. T. neue Erfahrung. Lautsprecherboxen unter dem Wasserbett transformieren zudem Töne und Geräusche (insbesondere tiefe Frequenzen) zu taktil erfahrbaren Schwingungen, die zur Tiefenentspannung führen können. Gemütliche Sitz- und Liegegelegenheiten können auch durch Hängematten oder Schaukeln entstehen. Darüber hinaus dienen diese vor allem der vestibulären Wahrnehmung und können den Gleichgewichtssinn des Benutzers schulen. Gerade für Behinderte mit spastischen o. a. Lähmungen bietet sich hier die Möglichkeit, durch eine Lagerung Körperteile zu spüren, die sonst kaum wahrgenommen werden. Leichte Schaukelbewegungen werden oft als angenehm und beruhigend empfunden und dienen so der Entspannung.

Schließlich kann auch der Geruchs- und Geschmackssinn im Rahmen des Snoezelens stimuliert werden, wenn beispielsweise Massageöle eingesetzt werden, ein Duftkissen sowohl taktile als auch olfaktorische Erfahrungen ermöglicht oder Duft- bzw. Aromalampen den Geruchssinn ansprechen. Auch ganz alltägliche Objekte wie Seife, Duschgel, Shampoo, Parfum, Blüten stellen – bewusst angeboten – eine Sinneserfahrung dar.

Das Snoezelen wurde zunächst als unverpflichtendes und entspannendes Freizeitangebot für schwerst- und mehrfachbehinderte Menschen entwickelt, kann aber auch im Rahmen pädagogischer und sozialer Gruppenarbeit, als Angebot zur Förderung spezifischer sensorischer Fähigkeiten und als therapeutisches Angebot genutzt werden – Letzteres beispielsweise im Rahmen der physikalischen Therapie, der Ergotherapie oder der Musiktherapie.

### 3.5    Übungsfragen und Literaturhinweise

Überprüfen Sie Ihr Wissen!

9. Welche Warnfunktionen hat der Geschmackssinn und warum erinnern wir uns in besonderer Weise an Gerüche in unserer Kindheit?

10. Welche Bedeutung hat die taktile und die vestibuläre Stimulation im Säuglingsalter?

11. Welche Zusammenhänge von Autismus und der Verarbeitung basaler Sinnesreize kennen Sie?

12. Nennen und erläutern Sie kurz fünf auf basale Sinnesmodalitäten bezogene heilpädagogische Maßnahmen.

Literaturhinweise

Ayres, J. (1998): Bausteine der kindlichen Entwicklung. Berlin/ Heidelberg u. a.
*Leicht verständliche Basisinformation zur kindlichen Entwicklung und möglichen Störungen.*

Bienstein, Ch., Fröhlich, A. (1997[10]): Basale Stimulation in der Pflege. Pflegerische Möglichkeiten zur Förderung von wahrnehmungsbeeinträchtigten Menschen. Düsseldorf

*Nach einer grundlegenden Einführung in das Thema der basalen Stimulation gehen die Autoren konkret und ausführlich auf die Einbindung der basalen Stimulation in der Pflege ein.*

Dederich, M. (1994): Erleben – Erfahren – Begreifen. Hugo Kükelhaus als Wegbereiter der modernen Erlebnispädagogik. Lüneburg
*Dederich fasst in dieser kleinen Schrift das Lebenswerk Kükelhaus' mit Blick auf die Bedeutung seines Konzeptes für die Erlebnispädagogik zusammen, erläutert dabei die allgemeinen Grundzüge dieses Konzeptes sowie die ihm zugrunde liegenden philosophisch-anthropologischen Grundlagen.*

Fischer, E. (20002): Wahrnehmungsförderung. Handeln und sinnliche Erkenntnis bei Kindern und Jugendlichen. Dortmund
*Umfassender Überblick über viele Formen der Wahrnehmungsförderung. Auch kritische Gesichtspunkte kommen zur Sprache.*

Hülshoff, Th. (Hrsg.) (2001): Sinneswelten. Die Förderung sensorischer Wahrnehmung im Wohn- und Freizeitbereich von Menschen mit Sinnes- und geistiger Behinderung. Freiburg i. Br.
*Berichtet wird über praktische Erfahrungen mit Projekten zur Förderung sensorischer Wahrnehmung behinderter Menschen. Neben theoretischen Grundlagen werden praxisbezogene Beispiele vorgestellt.*

Jourdain, R. (1998): Das wohltemperierte Gehirn – Wie Musik im Kopf entsteht und wirkt. Heidelberg/Berlin
*Gut zu lesendes und interessantes Buch, das die Schnittstellen von neurobiologischer Entwicklung und musikalischen Fähigkeiten betrachtet und neue Einblicke gewährt.*

Sacks, O. (2000): Eine Anthropologin auf dem Mars. Reinbek
*In sieben Fallgeschichten geht der Autor in einer für den Leser unterhaltsamen Weise, dabei ebenso sachkundig wie empathisch, auf Erfahrungen und Lebenswelten verschieden behinderter Menschen ein.*

Zimmer, R. (1997): Handbuch der Sinneswahrnehmung – Grundlagen einer ganzheitlichen Erziehung. Freiburg
*Ein sehr praxisbezogenes Handbuch, in dem nicht nur allgemein verständlich Grundlagen sensorischer Wahrnehmung, sondern vor allem auch Spiele und Übungen dargestellt werden.*

# 4    Auditive Wahrnehmung

## 4.1    Grundlagen auditiver Wahrnehmung

Unsere Sinnesorgane haben die Funktion, ausgewählte Eigenschaften der uns umgebenden Welt wahrzunehmen, in die „bioelektrische Sprache des Gehirns" zu übersetzen und an das Gehirn weiterzuleiten. Im Fall unseres Hörsinns sind diese „ausgewählten Eigenschaften der Umwelt" Schallereignisse (Geräusche), also Luftdruckschwankungen, die unser Ohr erreichen. Luftdruckschwankungen, die wir als akustische Ereignisse wahrnehmen, entstehen beispielsweise bei dem Schlagen einer Pauke: Dies führt zu Zonen verminderten bzw. verstärkten Luftdrucks, die sich als Luftdruckwelle fortbewegen.

**Schall**

Ein solches Schallereignis hat eine bestimmte Intensität, die als Lautstärke wahrgenommen, als Amplitude grafisch dargestellt und in der Einheit Dezibel gemessen wird (da das menschliche Gehör sehr geringe Lautstärken – z. B. Blätterrauschen – sowie extrem laute Schallereignisse – Start eines Düsenjägers – registrieren kann, nehmen die zentralnervösen, schallverarbeitenden Strukturen unseres Gehirns Lautstärkeanstiege nicht proportional, sondern in logarithmischem Maßstab wahr: Ein normales Gespräch mit 60 dB ist nicht etwa 6-mal lauter als das Blätterrauschen von 10 dB, sondern besitzt die 600fache Intensität).

**Lautstärke**

Von der Lautstärke muss die Frequenz eines Tones unterschieden werden: Hierunter versteht man die Anzahl der Schwingungen pro Sekunde, was subjektiv als Ton wahrgenommen wird. Die Frequenz wird in Hertz (Hz = 1/sec) angegeben. Das menschliche Gehör ist in der Lage, sehr tiefe Frequenzen von 20 Hz bis zu hohen Frequenzen von 20.000 Hz wahrzunehmen. Besonders empfindlich ist es allerdings in einem Frequenzbereich von 100 bis 7.000 Hz, dem Bereich, in dem die menschliche Sprache angesiedelt ist. Offensichtlich wurden in einem evolutionären Prozess die Frequenzen unseres Hörvermögens und die der sprachlichen Kommunikation einander angepasst.

**Frequenz**

Wie bei allen anderen Sinneswahrnehmungen finden wir auch

beim Gehör fünf Kategorien, nach denen unser Gehirn einen Sin-  **Kategorien des**
nesreiz – hier den auditiven Sinnesreiz – klassifiziert:  **Hörens**

- Zunächst wird die *Modalität* des Reizes bestimmt. Bezogen
  auf das Hören „entscheidet" das Gehirn, dass alle vom Gehör
  weitergeleiteten Reize offensichtlich auditiver Natur (und
  nicht etwa visuell zustande gekommen) sind: Dies deswegen,
  weil unterschiedliche Sinnesmodalitäten unterschiedliche
  Hirnareale aktivieren.
- Eine zweite Kategorie ist die *Qualität* eines Reizes. Wie schon
  gesagt, ist dies im auditiven Bereich die Frequenz, die von uns
  als Tonhöhe wahrgenommen wird (analog hierzu wird die Frequenz im visuellen Bereich als Farbe erlebt).
- Zum Dritten geht es um die *Intensität* eines Reizes: Etwas Gehörtes kann laut oder leise sein, so wie visuelle Empfindungen
  hell oder dunkel sein können.
- Eine vierte Kategorie ist die *Struktur* eines Reizes: Wann wir
  etwas hören, ob ein Ton lang oder kurz andauert, ob er rhyth-
  misch-periodisch wechselnd oder spontan auftritt.
- Schließlich können in einer fünften Kategorie die Reize *örtlich*
  zugeordnet werden: So wie sich ein visueller Gegenstand in
  einer bestimmten Position im Raum befindet, können wir auch
  ein Schallereignis orten und beispielsweise stereophon hören.

Diese durch fünf Kategorien zu beschreibende „auditive Wirklichkeit" wird unserem Gehirn weitervermittelt, nachdem im
Innenohr Schallereignisse in elektrische Erregung umgewandelt
wurden. Dafür muss das Schallereignis aber zunächst bis zum
Innenohr gelangen. Wenden wir uns also zunächst der Schallaufnahme und Weiterleitung zu.

## Schallaufnahme und Weiterleitung

Das Außenohr wird von einer trichterförmigen Ohrmuschel und  **Außenohr**
dem äußeren Gehörgang gebildet und schließt mit dem Trommelfell ab. Bereits die Ohrmuscheln dienen durch ihre spezifischen Reflexionseigenschaften dem Orten eines Schallereignisses. Der Gehörgang ist so gebaut, dass Schallwellen in einer ganz
bestimmten Weise reflektiert werden und somit ein Verstärkungseffekt eintritt. Schallverstärkung durch die Nutzung von

Reflexionsphänomenen wurden also in der Natur längst angewandt, bevor sich Erbauer von Konzertsälen und Kirchen dieses Prinzip zu Nutze machten.

**Mittelohr**

Am Ende des äußeren Gehörgangs trifft die Schallwelle auf das Trommelfell, das das Außen- vom Mittelohr trennt und durch die Schallwelle in Schwingungen versetzt wird. Durch drei miteinander gelenkig verbundene Gehörknöchelchen – Amboss, Hammer und Steigbügel (die ihren Namen der beschreibenden Anatomie früher Jahrhunderte verdanken) – werden die Schallwellen im Mittelohr von der relativ großen Membran des Trommelfells zur kleinen Membran des ovalen Fensters übertragen.

Diese knöcherne Schallweiterleitung hat zum einen den Vorteil, dass sie schallverstärkend ist und Energieverlusten bei der Übertragung von dem Medium „Luft" auf das Medium „Flüssigkeit" vorbeugt: Jenseits des ovalen Fensters werden die Schwingungen auf die Flüssigkeit der im Innenohr befindlichen „Endolymphe" übertragen. Zum anderen führt die Übertragung von der relativ großen Membran des Trommelfells zur kleinen des ovalen Fensters zu einem zusätzlichen Verstärkungseffekt: Dieses Phänomen ähnelt dem mechanischen Vorgehen, wenn wir einen Nagel in die Wand schlagen: Hier wird der Druck von der relativ großen Fläche des Hammers auf die relativ kleine Fläche der Nagelspitze übertragen. Dadurch wird der Druck pro Flächeneinheit verstärkt, so dass der Nagel in die Wand getrieben wird. Ein weiterer Verstärkungsmechanismus wird durch das Hebelprinzip erzielt, der bei der Weiterleitung über Hammer, Amboss und Steigbügel ebenfalls zu beobachten ist. Im Mittelohr also, das durch die beiden oben beschriebenen Membranen begrenzt wird, findet im Wesentlichen Schallverstärkung und Schallweiterleitung statt. Wenden wir uns nun den Vorgängen im Innenohr zu.

**Innenohr**

Das Innenohr besteht aus zwei Funktionssystemen, dem Gleichgewichtsorgan, auf das bereits eingegangen wurde, und der Schnecke (Cochlea), die das eigentliche Gehörorgan enthält. Es wird nach seinem Erstbeschreiber auch als „Corti'sches Organ" bezeichnet. Die Schnecke weist zweieinhalb Windungen auf. Stellt man sie sich aus didaktischen Gründen als ein nicht gewundenes, gradliniges Schlauchsystem vor, so gibt es neben einer vom Mittelohr wegführenden Skala vestibuli (ital.: scala – die Treppe) eine zum Mittelohr hinführende Röhre, die als „Skala tympani" bezeichnet wird. Zwischen diesen beiden Strukturen liegt ein weiterer Hohlraum, die Skala media, innerhalb derer sich das eigentliche Hörorgan befindet.

Alle drei Skalen sind mit Endolymphe, einer Körperflüssigkeit, gefüllt. Die Schallwellen werden als Wanderwellen von der beweglichen Membran des ovalen Fensters über die Skala vestibuli weitergeleitet, um über die Skala tympani und die Membran des runden Fensters wieder abgeleitet zu werden. Dabei wird nicht nur die Endolymphe der eben genannten Gänge in Schwingungen versetzt, sondern auch die Endolymphe der dazwischen liegenden Skala media. In ihr befindet sich das eigentliche Hörorgan, das aus etwa 20.000 Sinneszellen besteht. Diese Sinneszellen ruhen auf einer Basilarmembran. Kommt es aufgrund eines Schallereignisses zu Schwingungen der Endolymphe der umgebenden Skalen, so schwingt die Basilarmembran im Rhythmus der erzeugten Frequenz. Dabei treten Scherkräfte an den Sinneshärchen auf, wodurch diese in der entsprechenden Frequenz hin und her bewegt werden.

Da die Sinneshärchen in die Membran der Sinneszelle eingebettet sind, entstehen hier vorübergehende Änderungen der Membraneigenschaften – alles im Frequenz-Rhythmus des Schallereignisses. Dies wiederum hat geringe Ionenströme zur Folge. Letztlich findet also in den Sinneszellen die Umwandlung eines mechanischen Ereignisses (der Schallwelle) in bioelektrischen Strom statt. Dieser Strom schwingt in der gleichen Frequenz wie das ursprüngliche, mechanische Schallereignis. Wir sprechen von einer analogen Übertragung. Dieser sehr geringe bioelektrische Strom wird nicht direkt in das Gehirn weitergeleitet, dazu wäre er zu schwach. Vielmehr lagern Nervenzellen aus dem Ganglion spirale, einer nachgeschalteten Nervenansammlung, an die Sinneszellen an. An ihren Verbindungsstellen (Synapsen) empfangen sie die Erregung der Sinneszellen und leiten diese bioelektrische Erregung, die sie massiv verstärken, über den Hörnerv zum Gehirn.

Bisher wurde die Schallaufnahme, Weiterleitung und Umwandlung in ein bioelektrisches Signal in groben Zügen beschrieben. Die bisher geschilderten Vorgänge klären aber noch nicht, in welcher Weise das Gehör an der Schallortung, der Analyse von Lautstärke, Frequenz und Zeitstruktur beteiligt ist und wie sich diese Prozesse im Gehirn weiterdifferenzieren. Hierauf soll im Folgenden eingegangen werden.

**Reizleitung**

**Abb. 4.1:**
Geräuschpegel
(nach Hülshoff/
Pöhler in Hülshoff
2001, 64)

**stereophones Hören**

Bereits auf einer sehr frühen evolutionären Stufe – lange vor der Menschwerdung – war das Orten einer sich nähernden, drohenden Gefahrenquelle, die sich akustisch bemerkbar macht, z. B. eines Raubtieres, von offensichtlich entscheidender Bedeutung für das Überleben. Die Gefahrenquelle auf Winkelgrade genau zu orten konnte bei der Flucht über Leben und Tod entscheiden. Folglich hat sich das biaurale (zweiohrige) Hören frühzeitig ausgebildet.

Wenn Sie die Augen schließen und die Sie umgebenden Geräusche Ihrer Umwelt wahrnehmen, gelingt es Ihnen recht gut, einen dreidimensionalen Klangraum zu rekonstruieren. Auch unsere Fähigkeit des stereophonen Hörens, die uns beispielsweise den Kontrabass innerhalb eines Orchesters räumlich orten lässt, verdanken wir dieser Fähigkeit.

**Schallselektion**

Neben der Ortung einer Schallquelle stellt sich dem Gehör die Aufgabe, spezifische Schallereignisse selektiv und bevorzugt wahrzunehmen und sie aus einem Hintergrundrauschen herauszufiltern.

Stellen Sie sich vor, Sie befinden sich auf einer Party. Mehr oder weniger dezente Hintergrundmusik erfüllt den Raum. Zahlreiche Grüppchen unterhalten sich halblaut. Klirren und entsetzter Aufschrei signalisieren, dass ein Sektglas zu Bruch gegangen ist. Gleichzeitig hören Sie ihrem Gesprächspartner zu, der Sie mit dem neuesten Klatsch versorgt. Aus dieser Vielzahl akustischer Druckwellen resultiert ein „Gemisch" von unterschiedlichen Schwingungen (s. Abb. 4.1), die alle gleichzeitig Ihr Gehör und letztlich auch die Hörrinde „beeindrucken".

Wie soll unser Hörsystem aus der völlig unübersichtlichen Summe dieser unterschiedlichsten Frequenzen bedeutungstragende Phoneme, die sich nur aus wenigen Frequenzen zusammensetzen, oder einzelne Töne herausfiltern? Tatsächlich führt bereits die Eingangsstufe des auditiven Systems, nämlich die Anordnung der Haar-Sinneszellen auf der Basilarmembran des Innenohrs, eine so genannte Fourier-Analyse durch.

Um 1800 entwickelte der französische Mathematiker Baptiste Fourier ein mathematisches Verfahren, um komplexe periodische Schwingungen in Sinuswellen zu zerlegen. Der reziproke Vorgang, in dem Sinuswellen zu komplexen Schwingungen rekonstruiert werden, wird als **„Fourier-Synthese"** bezeichnet.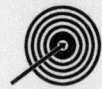

Die etwa 20.000 schallverarbeitenden Haar-Sinneszellen, sind perlschnurartig auf der Basilarmembran angeordnet. Diese ist aber nicht überall gleich: Am mittelohrnahen Ende, also am Anfang der Membran, ist sie relativ schmal, am äußersten Ende relativ breit. Am schmalen Ende verhält sich die Membran wie eine dünne, straff gespannte Musiksaite: Sie gerät bei Tönen hoher Frequenz in Resonanz. Am entgegengesetzten, breiten Ende verhält sie sich wie eine relativ dicke, entsprechend weniger stramm gespannte Saite. Sie gerät insbesondere bei tiefen Schwingungen in Resonanz, schwingt hier also besonders heftig.

Die Basilarmembran reagiert also an unterschiedlichen Stellen auf unterschiedliche Frequenzen besonders stark. An ihrem Anfang reagiert sie besonders stark auf hohe Frequenzen, an ihrem Ende besonders stark auf tiefe Frequenzen. Bereits auf der Basilarmembran wird also ein Sammelsurium von Tönen (ein Geräusch) in seine Frequenzbereiche zerlegt und analysiert. Diese Fourier-Analyse wird auf der Ebene zentralnervöser Verarbeitung weiter fortgeführt. So wird im Endeffekt beispielsweise auch ein Ton eines Musikinstruments in seine Grundfrequenz und mögliche Obertone zerlegt. Das Gehirn kann somit nicht nur rekonstruieren, aus welcher Richtung und mit welcher Lautstärke ein Geräusch wahrgenommen wird, sondern auch, wie sich eine Schallwelle mit einer bestimmten Frequenz von anderem akustischen Hintergrundrauschen unterscheiden und in charakteristischer Weise erkennen lässt.

**Fourier-Analyse**

## Verarbeitung auditiver Informationen im Gehirn

Wenden wir uns nun der Weiterverarbeitung auditiver Informationen im Gehirn zu. Im Innenohr wurden Schallwellen in die „bioelektrische Sprache des Gehirns" übersetzt. Von den Haarzellen der Schnecke wurden diese elektrischen Impulse über Synapsen mit primären Hörzellen verbunden, deren Axone (Ausläufer) zum Hörnerven (Nervus stato-akustikus) gebündelt werden und zum Nukleus cochlearis im unteren Stammhirn ziehen. Die akustische Information wird über mehrere Schallstellen im Stammhirn, Zwischenhirn und Thalamus zur Großhirnrinde weitergeleitet. Bilaterale Querverbindungen ermöglichen dabei immer wieder einen Vergleich unterschiedlicher Informationen aus dem rechten und linken Ohr (Schallortung). Ähnlich wie bei dem visuellen System, das besser als das auditive erforscht wurde und detaillierter vorgestellt wird (s. Kap. 5), werden auch akustische Signale von Stufe zu Stufe ihrer zerebralen Weiterleitung nach Tonhöhe, Lautstärke und Herkunft verarbeitet. Anschließend werden sie in höheren Regionen der akustischen Rindenfelder als Musikstück, gesprochener Satz oder vorbeifahrendes Automobil interpretiert.

Wird also zunächst die akustische Information in ihre relevanten Einzelteile gesplittet, was wie beschrieben als „Fourier-Analyse" bezeichnet wird, so findet in der Großhirnrinde der entgegengesetzte Prozess statt: Viele Millionen unterschiedlich spezialisierter Nervenzellen feuern gleichzeitig und synthetisieren dadurch ein auditives Ereignis. So können wir, im Konzertsaal sitzend, die aus unzähligen Einzelteilen bestehende Klangwelt gleichzeitig wahrnehmen. Dieser Vorgang wird als „Fourier-Synthese" bezeichnet. Bereits im Corpus geniculatum mediale (mittlerer Kniehöcker), einer Zwischenhirnstruktur, erfolgt eine komplexe Verarbeitung des Schalls. Ähnlich wie beim Sehsystem findet in den thalamischen Strukturen unseres Zwischenhirns (dem Vorzimmer des Bewusstseins) eine vorbewusste Auswertung des Sinnesreizes, hier des Schallereignisses, statt. Bevor uns dies bewusst wird, wenden wir uns einer Schallquelle zu, um sie besser zu orten. Oder wir reagieren panisch im Sinne einer Fluchtreaktion auf ein unbekanntes oder bedrohliches Geräusch.

**primäre Hörrinde** Schließlich projizieren Bahnen zur primären Hörrinde, die sich im Temporallappen befindet. In dieser eigentlichen, primären Hörrinde findet der bewusstseinsfähige Verarbeitungspro-

**Fourier-Synthese**

zess von Schallereignissen statt: Sprachgebundene Frequenzen können beispielsweise von musikalischen Klängen unterschieden werden. In der Nachbarschaft zu dieser primären Hörrinde befinden sich sekundäre auditorische Zielgebiete. Auch das sensorische Sprachzentrum (Wernicke-Zentrum), das in der Regel linksseitig angelegt ist und dem semantischen Spracherkennen dient, ist unmittelbar angelagert. Hier wird die Bedeutung des gesprochenen Wortes analysiert. Schließlich sind tertiäre und paralimbische Gebiete involviert, in denen größere und z. T. intermodale Verknüpfungen stattfinden. Es spricht vieles dafür, dass Schallereignisse oder Klänge gefühlsmäßig bewertet und über das Limbische System (Mischpult der Gefühle, Pforte des Gedächtnisses) verarbeitet werden, bevor sie dann im auditorischen Gedächtnis „abgespeichert" werden.

Je übergeordneter die Strukturen der Großhirnrinde sind, desto komplexer sind die Eigenschaften, auf die die beteiligten Hirnzellen reagieren. So sprechen manche Zellen nur auf ganz bestimmte Frequenzen an.

Evolutionär angelegt ist vermutlich das Ansprechen auf die typischen Frequenzen eines schreienden Säuglings, das kaum einen Menschen unberührt lässt. Es bewirkt aus einsichtigen Gründen, dass Eltern zwar nicht durch viel lautere Lastwagengeräusche, wohl aber durch das charakteristische Frequenzspektrum ihres schreienden Nachwuchses wach werden – was bereits von Freud als „Ammenschlafphänomen" beschrieben wurde.

Andere Nervenzellen sprechen nur auf ganz bestimmte Sequenzmuster, also periodische oder andere rhythmische Charakteristika an. So können auch Geschwindigkeit von Frequenzänderung und Amplitudenmodulation spezifisch registriert werden. In noch höheren kortikalen Strukturen werden neuronale Zellen zu komplexen Zellverbänden und schließlich zu hyperkomplexen Zellverbänden zusammengefasst. Solche komplexen Zellen reagieren beispielsweise erst, wenn bestimmte Frequenzen mit charakteristischen Obertönen gekoppelt sind. Hyperkomplexe Zellen zu guter Letzt reagieren erst auf Änderungen dieser Frequenzen nebst Obertönen. So entstehen schließlich neuronale Muster, die auf ganz spezifische und hochkomplexe Charakteristika eines Schallereignisses – und nur darauf – ansprechen.

In Zusammenarbeit mit den Gedächtnisspeichern sind wir so z. B. in der Lage, eine uns vertraute – und durch das Telefon nur geringfügig verzerrte – Stimme wiederzuerkennen. Darüber hinaus können wir auch Begleitgeräusche als Hintergrundgeräusche selektieren und die wesentliche semantische Botschaft eines gesprochenen Wortes erkennen, selbst wenn wir nicht jede Silbe eindeutig verstanden haben. Möglicherweise gibt es sekundäre oder tertiäre auditorische Felder, deren Neuronen auf spezifische Phoneme, bedeutungtragende Laute (also Silben wie „ma" oder „ma-ma") besonders ansprechen. Die komplexe Weiterverarbeitung und Interpretation von Schallereignissen lässt uns letztendlich Musik erleben und Sprache verstehen. Ähnlich wie bei der visuellen Wahrnehmung lassen sich hier Gestaltgesetze finden, nach denen wir auditive Muster erkennen.

**Musik-**
**wahrnehmung**

So werden beispielsweise Töne, deren Schwingungen sich als ganzes Vielfaches von Grundtönen ausdrücken lassen (C, C' und C"), da sie von benachbarten Zellverbänden verarbeitet werden, als ähnlich bzw. mitunter sogar als „gleich" interpretiert: In gemischten Chören können Sopranistinnen und Tenöre etwa der Meinung sein, den gleichen Ton zu singen, obwohl dies nicht der physikalischen Realität entspricht. Auch andere oktavverwandte Ähnlichkeiten, z. B. große und kleine Terzen in Dur-Akkorden, werden nach bestimmten Gestaltgesetzen als zusammengehörig bzw. „harmonisch" erkannt und interpretiert. Der große Genuss beim Musikhören resultiert aus einer Vielzahl solcher „Aha-Erlebnisse", die die Auflösung eines differenzierten musikalischen Spannungsbogens oder die Rückkehr zu einem Grundton bzw. harmonischen Akkord als „stimmig" erleben lassen.

Da jedes „Erkennen" von Außeninformationen durch Neurotransmitter unseres im Limbischen System lokalisierten Belohnungssystems beantwortet wird, genießen wir musikalisch „stimmige" Eindrücke außerordentlich, mitunter sogar ekstatisch. Die große Bedeutung von Musik kommt nicht nur in der Mutter-Kind-Interaktion (Wiegenlieder zur Beruhigung), in Prägephasen der Pubertät (Peer-Gruppenbindung bei musikalischen Großereignissen), sozialen Ritualen (Trauermärsche, Fanfaren etc.), sondern auch bei einer Vielzahl anderer sozialer und mitmenschlicher Verhaltensweisen zum Ausdruck.

**Sprach-**
**wahrnehmung**

Auch bei der Sprachwahrnehmung gibt es zentralnervöse Verarbeitungsinstanzen, die uns die Bedeutung eines Wortes (Semantik) und die Struktur eines Satzes (Syntax) zu entschlüsseln helfen: Sie stellen Mechanismen zur Sprachwahrnehmung zur Verfügung. So haben wir spezifische Kategorien zur Wahrnehmung akustischer Sprachsignale, z. B. dem Einsatz von Vokalen nach einem Konsonanten, der Trennung von Lauten im Sprachsignalfluss und dem Einteilen bedeutungtragender Phoneme.

Lesen Sie den folgenden englischen Satz laut: Anna Mary Candy Lights since imp pulp lay things. Erst bei einer Veränderung der Sequenzierung ergibt sich ein sinnvoller Satz: An American delights in simple play things. Ähnlich kann eine in „Kölsch'm Latein" verfasste Inschrift auf einem Nachtgeschirr interpretiert werden: Datis nepis potus colonia.

Wie andere Interpretationsleistungen auch, versucht unser Gehirn, die Bedeutung von Sprache zu erfassen, indem Grundannahmen für das Wahrzunehmende vorgenommen werden. Diese werden dann mit der Realität verglichen und überprüft. Den Sinn von Gesprochenem können wir unter Zugrundelegung von kategorialen Wahrnehmungsmechanismen selbst dann verstehen, wenn die Hörbedingungen stark gestört sind. Unser Gedächtnis vergleicht die verstandenen „Wortfetzen" mit gespeicherten Bedeutungsmustern und bringt sie in einen sinnvollen Kontext.

Der nach dem Erstbeschreiber benannte McGurk-Effekt verdeutlicht, dass auditives und visuelles System miteinander verkoppelt und Wahrnehmungsprozesse durch das Gehirn nach Ähnlichkeitsprinzipien erarbeitet werden. Dabei werden Videoaufnahmen von Schauspielern gemacht, die die Lippenbewegung für die Silben „ga-ga" produzierten. Probanden, die diese Aufnahmen sahen, wurden gleichzeitig aber Tonbandaufnahmen mit der Silbenfolge „ba-ba" simultan appliziert.

Das Gehirn steht nun vor einer schwierigen Aufgabe. Soll es den auditiven Reizen (ba) oder den visuellen Reizen (ga) trauen? Entscheidend für das situative Zurechtkommen eines Individuums unter Normalbedingungen (in denen solche gemeinen Versuchsanordnungen nicht vorkommen) ist es, die Welt als stimmig zu erleben. Folglich bringt das Gehirn die sensorischen Inputs in Übereinstimmung: Die Probanden waren fest davon überzeugt, die Silbenfolge „da-da" zu hören, offensichtlich der kleinste gemeinsame Nenner dieser Versuchsanordnung. Unser Gedächtnis weist uns darauf hin, wie ein Wort vermutlich artikuliert werden müsste, auch wenn wir es nicht ganz verstanden haben.

## 4.2    Entwicklung des Hörsinns

### Pränatale Entwicklung des Hörsinns

Bereits im zweiten Schwangerschaftsmonat haben sich auf beiden Seiten des Kopfes zwei embryonale Otozysten gebildet, aus denen später Innenohr und Gleichgewichtsorgan entstehen. Zwischen der 10. und 20. Schwangerschaftswoche reifen alle etwa 20.000 Haarzellen aus und bilden erste Synapsen mit den Nervenzellen der neu entstandenen Hörbahn. Diese ist im sechsten Schwangerschaftsmonat so weit ausgebildet, dass die unteren Relais-Bahnen im Stamm- und Zwischenhirnbereich bereits myelinisiert, d. h. voll leitungsfähig sind. Die weitere Reifung der oberen Bezirke verläuft allerdings wesentlich langsamer: Die vollständige Ausreifung der mit dem Hören befassten Thalamus-Strukturen (vorbewusstes Hören) erfolgt im zweiten Lebensjahr. Primäre sowie sekundäre Hörzentren in der Großhirnrinde sind erst Ende des zehnten Lebensjahres vollständig ausgereift.

Schon in der 23. Schwangerschaftswoche kann man Reaktionen des Fetus auf akustische Reize registrieren: z. B. eine erhöhte fetale Pulsfrequenz, im Ultraschall feststellbare Bewegungen oder eine Tendenz zu zwinkern bei lauten oder unerwarteten Geräuschen. Allerdings müssen diese Geräusche sehr laut sein und der Frequenzbereich, auf den ein Fetus anspricht, ist sehr beschränkt, wenngleich er sich mit jeder weiteren Schwangerschaftswoche erweitert. Ab der 35. Woche ist ein Fetus sogar in der Lage, Veränderungen von Tönen zu registrieren, weil seine zerebralen Strukturen ganz offensichtlich sehr viel differenzierter arbeiten als zuvor.

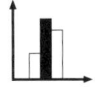 Unterschiedliche Experimente zeigen (Eliot 2001), dass Feten in der Gebärmutter während des gesamten letzten Schwangerschaftsdrittels hören können, insbesondere Töne niederer Frequenz, die die mütterliche Bauchdecke leichter durchdringen. Neben den mütterlichen Körpergeräuschen wie Herzschlag, Rauschen des Blutes u. a. Hintergrundrhythmen ist es vor allem auch die mütterliche Stimme (allerdings mit fruchtwasserbedingten Frequenzveränderungen), die das ungeborene Kind erreichen. Diese im letzten Schwangerschaftsdrittel wahrgenommenen auditiven Reize formen offensichtlich bereits das akustische System des ungeborenen Menschen und stabilisieren seine mit der auditiven Wahrnehmung betrauten Synapsen, was zu einer ersten Feinabstimmung führt.

**Stimme der Mutter** Direkt nach der Geburt erkennt und bevorzugt das Kind die mütterliche Stimme, vor allem, wenn sie auf die entsprechenden niederfrequenten Töne reduziert ist. Offensichtlich gibt es eine gewisse Affinität zur Prosodik (Sprachrhythmus und Sprachklang) der vertrauten mütterlichen Stimme: Nimmt man das zufriedene Saugen an einem Sauger als objektivierbaren Maßstab, so bevorzugen Säuglinge nicht nur die Stimme der Mutter vor allen anderen Stimmen, sondern haben sich bereits an den Sprachklang der Muttersprache gewöhnt, die sie in den letzten pränatalen Monaten wahrgenommen haben: Spricht die Mutter nun in den ersten Wochen nach der Geburt „wie gewohnt" in der Muttersprache, bevorzugen das die Säuglinge und zeigen sich irritiert, wenn sie in einer Fremdsprache – mit anderer Sprachmelodie – spricht. Neben dem Geruchs- und Geschmackssinn ist das Hörsystem also relativ weit entwickelt und ermöglicht eine gewisse Kontinuität in der Perinatalphase. Urvertrauen basiert auf Sicherheit gebenden Gewöhnungsprozessen, und nicht zuletzt deshalb ist die Kontinuität der „Hörwelt" möglicherweise ein wichtiger Faktor. (Demgegenüber sind frühgeborene Kinder oft extrem geräuschempfindlich und störanfällig. Fehlende akustische Kontinuität und Belastungen durch eine lärmende High-Tech-Medizin auf Frühgeborenenstationen können weiter irritieren.)

Vor allem der in den letzten drei Schwangerschaftsmonaten wahrgenommene mütterliche Herzschlag hat einen beruhigenden Effekt. Dies zeigt sich darin, dass sich frühgeborene Kinder im Inkubator durch das akustische Einspielen des mütterlichen Herzschlages beruhigen lassen, was ihrem Gedeihen förderlich ist. Auch normal entwickelte Säuglinge werden in Zeiten der Unruhe von ihren Müttern meist unbewusst auf den linken Arm genommen: Das Hören des vertrauten Herzschlages führt schnell zur Beruhigung. Von Hoimar von Dithfurt stammt der Hinweis, dass auf nahezu allen abendländischen Marienbildern das Jesuskind linksseitig gehalten wird.

## Entwicklung des Hörsinns im Säuglingsalter

Auch wenn das Gehör, verglichen mit dem Sehsinn, relativ weit entwickelt ist: Das Hörvermögen des Neugeborenen unterscheidet sich ganz erheblich von dem eines einjährigen oder älteren Kindes. Zwar sind die Hörstrukturen des Innenohres voll entwickelt, doch die Hörbahnen und akustischen Rindenfelder myelinisieren erst nach und nach. Dadurch gewinnt das kindliche Gehör zunehmend an Schärfe. Vor allem im ersten Lebensjahr erfolgt ein stürmischer Entwicklungsschritt zu immer feinerer akustischer Abstimmung. Dies lässt sich an fünf Kategorien verfolgen:

- Zunächst reift die *Frequenzempfindlichkeit*. Während Neugeborene kaum fähig sind, hohe Töne wahrzunehmcn, ändert sich dies nach drei Monaten deutlich. Bereits mit einem halben Jahr können die Kinder fast den gesamten Frequenzbereich des menschlichen Ohres wahrnehmen.
- Auch die *Schallortung* verbessert sich in den ersten sechs Monaten. Zwar können Neugeborene in horizontaler Richtung Schallquellen orten – dies tun sie aber nicht durch Verrechnung des örtlich bedingten Zeitunterschiedes wie in späteren Lebensphasen, sondern durch Registrierung einer höheren Lautstärke. Diese Fähigkeit des Neugeborenen reicht immerhin aus, die wichtigste Schallquelle, die nahrungsgebende Mutter, zu orten. Nach einem halben Jahr können Babies mit zunehmender Geschwindigkeit und Präzision Geräusche unterschiedlicher Herkunft voneinander differenzieren. Jetzt gelingt ein präzises Orten des Schalls. Da inzwischen Kopfkontrolle und Handmotorik ebenfalls weiterentwickelt worden sind, gelingt es dem siebenmonatigen Säugling nicht nur, sich einer schallerzeugenden Rassel zuzuwenden, sondern sie auch zu greifen und in den Mund zu führen.
- Auch die *Hörschwelle* verändert sich, wenngleich etwas langsamer. Während Neugeborene erst Geräusche ab 40 dB wahrnehmen und Babies mit einer Hörschwelle von 25 dB immer noch einigermaßen schwerhörig sind, sinkt die Hörschwelle von da ab deutlich. Teenager sind, was dies angeht, am Ende der Entwicklung angelangt und hören besser als Kinder und Erwachsene (jedenfalls so lange, bis Disko-Musik ihren Tribut fordert).
- Nach und nach verbessert sich auch die Fähigkeit, *zeitliche Abläufe* von Geräuschen zu *differenzieren*.
- Ebenso ist die Fähigkeit, *Geräusche vor lautem Hintergrund zu erkennen*, eine wichtige Voraussetzung für die Sprachanbahnung. Säuglinge können zunächst nur höchst unvollkommen Störgeräusche ausblenden. Unter normalen Umständen stellt dies kein Problem dar, denn in der Regel gleichen Eltern das schwächere Hör- und Diskriminierungsvermögen bei Säuglingen durch instinktiv lauteres Sprechen aus. Erst eine moderne Welt mit einer Fülle von Hintergrundgeräuschen, die die akustische Umgebung eines Kindes übertönt, kann hier möglicherweise die akustische Diskriminierungsfähigkeit beeinträchtigen und zu Problemen beim Spracherwerb führen.

Instinktiv wenden Erwachsene eine „Kleinkindsprache" an, wenn **Kommunikation**
sie sich Säuglingen zuwenden. Diese ist sehr viel langsamer (etwa
halb so schnell wie der normale Sprachfluss) und bevorzugt
höhere Frequenzen sowie stark modulierte Redeweisen. Eine
laute, direkte Ansprache ist für den Säugling offensichtlich hilfreich, um sprachliche Laute von Hintergrundgeräuschen abzugrenzen. Einfache Worte und singende Sprachmelodien mit auf-
und absteigenden Tonhöhen und Lautstärken verstärken den
Kontrast aufeinander folgender Silben und helfen dem Kind, Re-
deteile auseinander zu halten. Eine hohe Tonlage schließlich
nimmt auf die Besonderheiten des postnatalen Frequenzbereichs
Rücksicht. So kommt es in vielerlei Hinsicht zu einer optimalen
akustischen Stimulation, wenn Erwachsene sich dieser „Baby-
Sprache" bedienen. Dies tun sie kulturunabhängig und offensichtlich instinktiv.

Wie in Kap. 7.2 noch dezidiert zu zeigen sein wird, führt die **Sprachentwicklung**
Auseinandersetzung des Gehörs mit der Sprache bereits im zwei-
ten Lebenshalbjahr zum Produzieren zunächst ungerichteter Silben, die dann im Sinne einer „Lalldrift" gegen Ende des ersten
Lebensjahres immer zielgerichteter werden. Die Verbesserungen
des kindlichen Hörvermögens hinsichtlich Empfindlichkeit, Fre-
quenzunterscheidung, Geräuschortung und Sprachverständnis
sowie die in der familiären Interaktion gewonnene Erfahrung,
dass bestimmte Silben offensichtlich bedeutungstragend sind,
führt bei dem etwa einjährigen Kind zu der Erkenntnis, dass
die Silbenfolge „pa-pa" immer ein ganz bestimmtes Individuum
meint.

Was die auditive Entwicklung sowie die Sprachanbahnung **sensitive Phase**
angeht, ist das erste Lebensjahr eine außerordentlich sensitive
Phase. Die Plastizität des sich entwickelnden Hörsinns ist kurz
vor der Geburt und im Säuglingsalter am größten. Allerdings
bleibt während der gesamten Vorschul- und der frühen Schulzeit das Gehör nach wie vor formbar, also so lange, wie die synaptische Feinabstimmung noch nicht endgültig abgeschlossen
ist. Vor allem die Fähigkeit, Geräusche vor einem lauten Hintergrund wahrzunehmen, entwickelt sich relativ langsam und ist
während der gesamten Kindheit wenigstens ansatzweise noch
formbar.

## 4.3 Hörstörungen

**Hörstörungen** lassen sich in vier Kategorien einteilen:

- nach der *Schwere* der Hörstörung (leichte Hörstörung bis hin zur Gehörlosigkeit),
- nach dem *Zeitpunkt des Auftretens* (bei Geburt, vor Spracherwerb oder im späteren Leben),
- hinsichtlich der *Ursache* (z. B. genetisch, infektiös oder traumatisch bedingt) und schließlich
- nach dem *Ort* der Hörstörung (ob es sich etwa um eine Weiterleitungs- oder Verarbeitungsstörung handelt).

**Schweregrad von Hörstörungen:** Hinsichtlich der Schwere des Hörschadens kann das Ausmaß eines Hörverlustes mit Hilfe eines Audiogramms ermittelt werden. Dabei wird als Hörschwelle der Schalldruck bezeichnet, der gerade noch groß genug ist, um eine Hörempfindung auszulösen. Bei einem Hörverlust von 20 bis 40 dB (was in etwa dem Rauschen von Bäumen entspricht), spricht man von einem leichten Hörverlust. Im Bereich von 40 bis 60 dB (Unterhaltung bis Rundfunkmusik) kann man von einer mittleren, bei einem Hörverlust von 70 dB von einer erheblichen Hörschädigung ausgehen. Bis 90 dB spricht man von einer extremen Schwerhörigkeit, Störungen darüber bezeichnet man als Hörschäden, die der Gehörlosigkeit nahe kommen.

Allerdings ist eine solche Einteilung nach Schweregraden des Hörverlustes nur bedingt aussagekräftig: Zum einen können manche Frequenzen besonders stark gestört, andere hingegen nicht oder nur wenig von der Störung betroffen sein. Zum anderen ist der Grad der Einschränkung und Behinderung im Kommunikations- und Alltagsleben nicht nur von der Schwere der Hörstörung abhängig, sondern auch vom Zeitpunkt des Auftretens, den damit verbundenen Sprachstörungen oder -verlusten sowie dem psychosozialen Umfeld.

**prä- vs. postlingual**

**Zeitpunkt und Ursache des Entstehens einer Hörstörung:** Dies verdeutlicht, dass auch der Zeitpunkt des Auftretens einer Hörstörung ein wichtiges Kriterium darstellt. Die psychosozialen Folgen einer späten Hörschädigung (z. B. eine Altersschwerhörigkeit, Presbyakusis) sind anders als die bei früher Hörschädigung. Diese kann wiederum aufgeteilt werden in prälinguale und postlinguale

Hörstörungen. Es ist unmittelbar deutlich, dass eine Hörstörung, die vor Spracherwerb eintritt, erhebliche Folgen für die Kommunikation und die psychosoziale Entwicklung hat. Dagegen schlägt eine Hörschädigung jenseits des achten Lebensjahres, zu einem Zeitpunkt also, in dem der Spracherwerb weitgehend abgeschlossen ist, weniger dramatisch zu Buche.

Prälinguale Hörstörungen können vorgeburtlich entstehen – genetisch bedingt, durch eine Infektion (z. B. Rötelnembryopathie), Sauerstoffmangel o. a. intrauterine Schädigungen. Perinatal (während der Geburt) stehen Sauerstoffmangel bei Geburtshindernis und Komplikationen bei Frühgeburtlichkeit im Vordergrund. Postnatal sind vor allem infektiöse Krankheiten wie Meningitis oder Masern sowie unbehandelte, schwere Mittelohrentzündungen zu nennen. Da Spracherwerb und Hörvermögen eng zusammenhängen, ist die Frühdiagnostik und eine entsprechend frühe Behandlung bzw. Förderung entscheidend.

**Ort der Hörstörung:** Differenziert man Hörstörungen nach dem Ort der Schädigung, so kann man vereinfacht eine Schallleitungsschwerhörigkeit von sensorineuronaler Schwerhörigkeit unterscheiden.

Im Fall einer Leitungsschwerhörigkeit findet sich die Störung im Außenohr, Mittelohr oder am Anfang des Innenohres. Wie der Name bereits sagt, ist bei weitgehend intaktem Sinneszellapparat die Leitung des Schalls von der Ohrmuschel bis zur Schnecke gestört. Im äußeren Gehörgang können Fehlbildungen vorhanden sein, aber auch eine Veränderung der Ohrenschmalzzusammensetzung oder chronische Entzündungen können das Gehör beeinträchtigen. Mittelohr und Paukenhöhle können ebenfalls beeinträchtigt sein: So kann das Trommelfell geschädigt, z. B. massiv vernarbt sein. Auch können die Gehörknöchelchen, die normalerweise gelenkig miteinander verbunden sind, verkalkt bzw. verknöchert und damit bewegungsunfähig sein (Otosklerose). Infolge von chronischen und schweren Mittelohrentzündungen kann es ebenfalls zu Störungen der Schallweiterleitung kommen. Aber auch Innenohrerkrankungen, die die Endolymphe oder die Flexibilität der Basilarmembran betreffen, gehören noch zu Schallleitungsstörungen. Im Prinzip versucht man Schallweiterleitungsstörungen kausal zu behandeln, indem beispielsweise verknöcherte Gehörknöchelchen durch eine Plastik ersetzt werden (übrigens in der Regel mit gutem Erfolg).

**Leitungs-schwerhörigkeit**

Andere Störungen sind weniger gut zu behandeln, in den Fällen werden schallverstärkende Hilfen, also Hörgeräte, zur Anwendung kommen.

**sensoneurinale Hörstörungen**

Bei den sensoneurinalen Hörstörungen finden sich die Störungen an den Sinneszellen oder den nachfolgenden neuronalen Strukturen. Die Haar-Sinneszellen sind sehr empfindlich und regenerieren sich genau wie die Nervenzellen nicht mehr, sind sie einmal zerstört worden. Es kommt zu einer so genannten sensorischen (oder cochleären) Schwerhörigkeit. Eine solche Zerstörung von Sinneszellen kann bei chronischer Lärmbelästigung eintreten. Aber auch ein Infarkt in der Nähe des Corti'schen Organs kann zum Absterben von Sinneszellen führen. Desgleichen kann es beim „Verschleiß" im Alter im Rahmen einer Presbyakusis (Altersschwerhörigkeit) zu einer Schwerhörigkeit im Innenohrorgan, dann meist für hohe Frequenzen, kommen. Schließlich gibt es eine Reihe angeborener bzw. vorgeburtlich erworbener Störungen dieses Systems. Kongenitale polysymptomatische Schwerhörigkeiten finden sich bei Syndromen, oft gekoppelt mit Missbildungen oder Funktionsstörungen anderer Organe.

**Usher-Syndrom**

So liegt beim Usher-Syndrom eine Kombination von Seh-, Hör- und Gleichgewichtsstörung vor. Die Kinder sind in der Regel von Geburt an hochgradig hörgeschädigt und haben zu einem Großteil auch Gleichgewichtsstörungen. Im Laufe der Kindheit und Pubertät kommt es zunehmend zu einer entzündlichen Veränderung der Netzhaut, einer Retinitis pigmentosa. Diese führt dazu, dass die Betroffenen mit der Papille, dem Ort des schärfsten Sehens, tunnelförmig scharf und farbig sehen können, während sie in der Peripherie zunehmend schlechter sehen. Sie müssen quasi Punkt für Punkt ihre Umwelt abrastern. Man kann dies simulieren, indem man eine Brille mit Papier beklebt und lediglich zwei kleine, kreisrunde „Sehlöcher" ausstanzt. Versucht man durch diese Brille fernzusehn, wird das Abrastern des visuellen Bildes zu einem Problem. Man bekommt einen ersten Einblick in die Geduld, die Betroffene beim Aufnehmen visueller Informationen aufbringen müssen. Zusätzliche Gleichgewichtsstörungen (beim Gehen) führen zu einer weiteren Schwierigkeit bei der visuellen Blickerfassung.

Die Kombination aus allen drei Sinnesbehinderungen potenziert mögliche Kommunikationsschwierigkeiten: Gebärdensprache kann beispielsweise nicht oder nicht ausreichend verstanden werden. Die pädagogische Begleitung der Betroffenen sowie das Sichhineinversetzen in ihre „Sinneswelt" führt zu wichtigen und hilfreichen pädagogischen Maßnahmen, wenn es um Kommunikationsförderung, Orientierungshilfe und Alltagsstrukturierung im Wohn-, Arbeits- und Freizeitbereich geht (Näheres hierzu bei Focke/Feismann 2002).

**Diagnostik:** Wichtig für die Diagnostik bei Verdacht auf Schwerhörigkeit ist das Audiogramm. Dem Betroffenen werden Sinustöne einer bestimmten Frequenz per Kopfhörer auf das linke bzw. rechte Ohr eingespielt, wobei sich der Geräuschpegel langsam erhöht. Getrennt für das Hörvermögen beider Ohren werden so die Hörschwellen unterschiedlicher Frequenzen ermittelt und in eine Hörkurve (Audiogramm) eingetragen. So bekommt man nicht nur Informationen über den Schweregrad der Schwerhörigkeit, sondern auch über die qualitativen Aspekte der Störung.

**Audiogramm**

**Behandlung:** Die Behandlung der Schwerhörigkeit versucht zunächst kausal anzusetzen. Wo dies möglich ist, können Entzündungsherde antibiotisch behandelt werden, vernarbte Strukturen modifiziert oder verknöcherte Gehörknöchelchen durch eine Plastik ersetzt werden. Auch eine Infusionsbehandlung kann bei akutem Infarkt cochlearisnaher Bezirke erfolgreich sein.

**kausal**

Bei einer bleibenden, irreversiblen Schwerhörigkeit besteht sodann prinzipiell die Möglichkeit, den Schall durch ein Hörgerät zu verstärken. Dies gelingt vor allem bei Schallleitungsschwerhörigkeit. Früher wurde der gesamte Schall der Umgebung gleichmäßig verstärkt, so dass Nutz- wie Störgeräusche gleichermaßen verstärkt wurden. Neuere Geräte ermöglichen es, je nach Anforderungsprofil bestimmte Frequenzen stärker zu verstärken als andere Frequenzen. Manche Hörgeräte lassen sich wahlweise programmieren und gezielt umstellen, je nachdem ob man beispielsweise Musik hören (mit Betonung der tieferen Frequenzen) oder Sprachinformationen aufnehmen will (höhere Frequenzen). Durch diese neueren elektronischen Hörhilfen ist also eine flexiblere Anpassung möglich.

**Hörgeräte**

Auch gibt es inzwischen hochselektive Hörgeräte, die nicht nur ganz spezielle Frequenzen (z. B. Sprachfrequenzen) herausfiltern und selektiv verstärken, sondern zudem nur Frequenzen aus einer bestimmten Richtung „zulassen": Hier ist es möglich, sich ganz auf einen Gesprächspartner zu konzentrieren und alle anderen „Störgeräusche" auszublenden. So hilfreich dies im Einzelnen sein kann, manche Betroffenen geben an, in einer „akustischen Dunstglocke" zu leben, so dass die Hörwelt nicht mehr als „realitätsgerecht" wahrgenommen wird.

Bei schwerhörigen Personen, bei denen ganze Frequenzbereiche, möglicherweise im Hauptsprachbereich, ausgefallen sind,

**Transposer**

bestcht zudem die Möglichkeit, nichthörbare Frequenzen auf andere, für den Betroffenen noch zu hörende Frequenzen zu transponieren. Mit solchen speziellen Geräten, so genannten Transposern, kann der Hörgeschädigte dann möglicherweise Geräusche oder Sprache wahrnehmen, wenn auch sehr verzerrt, weil in einen anderen Frequenzbereich transponiert. Die zerebrale Verarbeitung und Interpretation solcher verzerrter Schallereignisse ist allerdings nicht immer ganz einfach.

**Cochlea-Implantat**  Ein relativ neues Verfahren stellt das Cochlea-Implantat (CI) dar. Sind die Haar-Sinneszellen zerstört oder bereits vorgeburtlich nicht angelegt, so kann akustische Information direkt an die angelagerten Nervenzellen weitergegeben werden. Hierzu wird eine Platin-Elektrode so in die Schnecke implantiert, dass sie an die den Reiz weiterleitenden Nervenzellen angelagert wird. Geräusche der Außenwelt, über ein kleines Außenmikrofon aufgenommen, werden zunächst in elektrische Impulse umgewandelt und per Induktion zum Cochlea-Implantat gesendet. Dort führen sie an spezifischer Stelle der Platin-Elektrode zu kleinen potenzialen Veränderungen. Diese werden von den Nervenzellen erkannt und weitergeleitet. So kann die betroffene Person wieder zerebral Schallereignisse registrieren und bearbeiten, selbst wenn ihr Haar-Sinneszellen nicht zur Verfügung stehen.

Dies gelingt umso besser, je früher eine solche Cochlea-Implantation stattfindet. Im frühen Lebensalter ist das Gehirn plastisch genug, diese Informationen zu verarbeiten bzw. verarbeitende Strukturen zu bilden. Wird nach jahrelanger Gehörlosigkeit beispielsweise erst im Jugendalter ein Cochlea-Implantat eingesetzt, fehlen dem Gehirn teilweise die Strukturen, die neu einflutenden Reize adäquat zu verarbeiten. Dies kann mitunter zu erheblicher Irritation führen.

Inzwischen ist die medizinische Technik weiter vorangeschritten: Vereinzelt kann man auch im Falle postcochleärer sensoneurinaler Störungen auditive Wahrnehmung ermöglichen. Liegen die Schäden im Bereich der beginnenden Hörbahn, so kann inzwischen ein Stammhirnimplantat umgewandelte auditive Impulse an die entsprechenden Stammhirnbezirke anlagern. Von dort aus werden sie weitergeleitet. Eine solche Reizaufnahme ist bei weitem nicht so differenziert wie „das normale Gehör", ermöglicht aber dennoch eine rudimentäre auditive Orientierung.

Unter Berücksichtigung der durchaus vorhandenen medizinischen wie pädagogischen Schwierigkeiten scheint es nach dem

Stand der jetzigen Erkenntnis sinnvoll zu sein, ein Cochlea-Implantat einerseits (wenn medizinisch indiziert) möglichst früh – d. h. in den ersten zwei Lebensjahren – einzusetzen und die damit ermöglichte Aufnahme akustischer Informationen zur Sprachanbahnung und -förderung zu nutzen.

Dies schließt andererseits eine besondere Berücksichtigung mimischer und gestischer Kommunikation keineswegs aus: Eine bilinguale Erziehung könnte gewährleisten, dass Kinder dort, wo es adäquat ist, auch die ihnen mitunter gemäßere Gebärdensprache benutzen. Auf die unterschiedlichen Kommunikationsmöglichkeiten hörgeschädigter Menschen soll im Folgenden etwas näher eingegangen werden.

**Gebärdensprache**

## 4.4    Heilpädagogische Herausforderungen

Im Folgenden soll auf die Arbeit von Heilpädagogen mit hörgeschädigten Menschen, insbesondere Kindern, eingegangen werden. Dabei sollen zunächst Aufgaben und Methoden der Hörgeschädigten-Pädagogik und dann spezifische Arbeitsfelder vorgestellt werden. Hierbei beziehe ich mich größtenteils auf die ausgezeichneten Darlegungen von Leonhardt (2002), die hier aber nur zusammengefasst dargestellt werden können. Ein weiteres Anliegen dieses Kapitels besteht darin, eine Verknüpfung zwischen medizinischem Grundlagenwissen und pädagogischen Handlungsansätzen zu versuchen.

### Aufgaben und Methoden der Hörgeschädigten-Pädagogik

Die Hörgeschädigten-Pädagogik nähert sich dem Begriff der „Hörschädigung" nicht alleine vom audiologisch-fassbaren, defizit-orientierten Befund. Sie fragt gleichzeitig nach den sozialen und kommunikativen Ressourcen, der individuellen Persönlichkeitsentwicklung und den besonderen Herausforderungen einer schulischen und außerschulischen Erziehung und Weiterbildung unter den vorliegenden, erschwerten Bedingungen. Als Teildisziplin der Pädagogik und damit der Erziehungswissenschaft sowie der Sonderpädagogik (die auch als Behinderten-, Förder-, Heil- oder Rehabilitationspädagogik verstanden werden kann) befasst sie sich nach Leonhardt mit der Gewährleistung „… einer mög-

**Ressourcen-orientierung**

lichst allumfassenden und uneingeschränkten Entwicklung Hörgeschädigter durch hörgeschädigten-spezifischen Bildung, Erziehung und Förderung." (2002, 32)

Ihr Ziel ist es, „Gehörlose, Schwerhörige, im Sprachbesitz Ertaubte, CI-Träger, aber auch mehrfach Behinderte mit Hörschäden zu bewegen, sich durch eigenes aktives soziales Tätigsein zu verwirklichen, ihre Identität zu finden und sich sozial zu integrieren." (Leonhardt 2002, 32) Ein wesentliches Ziel ist dabei die Förderung der kommunikativen Kompetenz.

Es wurde bereits gezeigt, dass im Gegensatz zu anderen (Sinnes-)Behinderungen bei der prälingualen Hörschädigung eine prinzipiell nicht notwendige, de facto aber fast immer auftretende **Einschränkung der Kommunikationsfähigkeit** vorhanden ist. Die auch bei Hörgeschädigten prinzipiell voll entwicklungsfähige Sprachfähigkeit kann sich nämlich im typischen Entwicklungsfenster des ersten Lebensjahres wegen mangelnder Hörfähigkeit oft nicht adäquat ausbilden. Während bei anderen Behinderungsformen also im Wesentlichen nur auf die „disability" des jeweiligen Sinneskanals (oder der motorischen Funktionseinbußen) eingegangen werden muss, muss bei der Hörgeschädigten-Pädagogik immer und primär die Kommunikationsfähigkeit fokussiert werden.

Insofern Heilpädagogen als Sonderschullehrer tätig sind, geht es darüber hinaus auch um das „Lernen und die soziale Eingliederung angesichts erschwerten Lernens und erschwerter sozialer Eingliederung" (Bleidick et al. 1998, 29).

Wenden wir uns nun nach den allgemeinen pädagogischen Zielen der Hörbehinderten-Pädagogik ihren Aufgaben und Arbeitsweisen zu.

**Früherziehung von Hörgeschädigten:** Eines ihrer Aufgabenfelder ist die allgemeine Früherziehung. Sie umfasst zwar Teile der Hörerziehung und des Kommunikationstrainings, weist aber vom zeitlichen Rahmen einige Besonderheiten auf.

Wie bereits in Kap. 4.2 ausführlicher erläutert, ist zwar das Gehör des neugeborenen Kindes ausgereift, doch reifen die Leitungsbahnen und die die Höreindrücke verarbeitenden zentralnervösen Instanzen, insbesondere die Hörrinde, erst im Laufe der ersten 18 Monate innerhalb eines rekursiven Prozesses von Lautproduktion und -wahrnehmung. Analoges gilt nicht nur für die Fähigkeit des Hörens, sondern auch und insbesondere für die Fähigkeit des Sprechens. Das Gehirn ist während dieser Zeit außerordentlich plastisch, die Markscheidenreifung und Synapsenbildung sind wesentlich auf auditorische Informationen und Anregungen angewiesen. Die Analyse des Schallreizes hinsichtlich der Frequenz, der Frequenzänderung, der Lautstärke, der Lokalisation u. a. Qualitäten gelingt erst mit zunehmender und durch fortwährende Stimulation forcierte Hirnreifung. Erst in der Interaktion angelegte Strukturen und in der auditiven Verarbeitung umweltbedingter Reize gelingt eine solche Reifung.

Sowohl für die Fähigkeit des Hörens als auch die zu entwickelnden Sprech- und Sprachfertigkeiten des hörgeschädigten oder gehörlosen Kindes ist es also von ausschlaggebender Bedeutung, Hörschädigungen so früh wie möglich zu diagnostizieren, per Hörgerät oder Cochlea-Implantat so weit wie möglich zu kompensieren und die dadurch ermöglichten auditiven Wahrnehmungen zu nutzen.

Die Früherziehung in der Hörgeschädigten-Pädagogik widmet sich der Früherkennung von Hörschädigungen, der Diagnostik, der Kommunikationsanbahnung und der frühzeitigen Hör- und Sprecherziehung.

Dabei geht es zunächst darum, eine Hörschädigung so früh wie möglich zu diagnostizieren: Technisch ist das bereits in den ersten Lebensmonaten möglich, wenngleich bei über der Hälfte aller hörgeschädigten Kinder erst im zweiten Lebensjahr eine Hörschädigung definitiv diagnostiziert wird. Letztlich ist dies nur durch ein Neugeborenen-Screening zu verändern. Nach Diagnose und medizinisch-technischer Therapie (z. B. Cochlea-Implantat) kommt der pädagogischen Früherziehung eine besondere Rolle zu – u. a., weil die Modulation der Sprechstimme einschließlich ihres Klangbildes und der rhythmischen Motorik und Koordination im Entwicklungsfenster des ersten Lebensjahres eine besondere Prägung erfahren. Zudem verläuft etwa ein Drittel aller frühkindlichen Hörstörungen fortschreitend. Das heißt, diese Kinder hören im frühen Säuglingsalter besser als zu späteren Zeitpunkten, ihr Gehör sollte also in dieser Zeit für die Sprachanbahnung in besonderer Weise genutzt werden. In jedem Falle ist also eine Sprachanbahnung so früh wie möglich indiziert.

Bei der Anbahnung von Kommunikation im Säuglingsalter sind aber nicht nur akustische Reize und ihre Bearbeitung, sondern auch Mimik, Gestik, Berührung, Schaukeln, Zärtlichkeit, Geruch u. v. m. von besonderer Bedeutung. Das Verhalten der Eltern, das nicht selten durch vorsichtige Distanz, Unsicherheit und mitunter sogar blockierte Emotionalität gekennzeichnet ist, gilt es im Sinne einer unverkrampften, ganzheitlichen Zuwendung und Kommunikation zu fördern.

**Hörtraining:** Von Hörtraining spricht man, wenn es darum geht, bei spät Hörgeschädigten oder Ertaubten (also nach Spracherwerb) die verbliebenen oder durch medizinisch-technische Maßnahmen neu erworbenen auditiven Eindrücke zu verarbeiten. Dabei wird auf vorhandenem Sprachbesitz aufgebaut.

Wie bereits dargelegt, können z. B. transponierende Hörgeräte Frequenzen, deren Sinneszellen ausgefallen sind, auf eine andere Frequenz transponieren. So kann zwar Schall wahrgenommen werden, doch wird dieser als außerordentlich verzerrt und ungewöhnlich empfunden. Auch das Klangbild, das durch eine Cochlea-Implantation weitergeleitet wird, ist außerordentlich gewöhnungsbedürftig. Mit diesen u. a. verzerrten, rudimentären und in jeder Weise ungewohnten kognitiven Eindrücken umzugehen, sie sinnvoll zu verarbeiten und aus diesen behaltenen oder neu gewonnenen „Hörresten" eine sinnvolle akustische Information aufzubauen, ist die Aufgabe des Hörtrainings.

**Hörerziehung:** Demgegenüber versteht man unter „Hörerziehung" all jene pädagogischen Maßnahmen

„die das Ziel verfolgen, prälingual hörgeschädigten Kinder zum Ausnutzen ihrer vorhandenen Kapazitäten zu bewegen, damit sie in einer umfassenden Lautsprachenentwicklung zu einer optimalen Orientierung in der akustischen Umwelt in der Lage sind. Dies geschieht unter Verwendung von technischen Hörhilfen und unter pädagogischer Anleitung." (Leonhardt 2002, 161)

Dabei werden „en passant" die Leitungs- und Verarbeitungsbahnen des zentralen Nervensystems, die in der Anlage möglicherweise vorhanden sind (es sei denn, es handelt sich um eine schwere Mehrfachbehinderung, die auch das ZNS in Mitleidenschaft gezogen hat), geformt und die Myelinisierung sowie die Schaffung von Synapsen gezielt gefördert. So gesehen ist die Hörerziehung ein Analogon zu physiotherapeutischen Maßnahmen (Bobath, Vojta) bei motorisch geschädigten Kindern (s. Kap. 6).

Bei der Hörerziehung geht es zunächst darum, wörtliche und insbesondere lautsprachliche Phänomene wahrzunehmen und zu entdecken und sie in einem zweiten Schritt voneinander zu unterscheiden. Erst in einer dritten Stufe soll das Gehörte identifiziert und möglichst wiederholt werden. In einer vierten Stufe wird die Information dekodiert, was wir als „Verstehen" bezeichnen. Bei diesem mehrstufigen Vorgang muss das Kind zunächst für akustische Phänomene interessiert und seine Aufmerksamkeit geweckt werden. Hat es sie zu erkennen und zu differenzieren gelernt, so gelingt es ihm zunehmend, akustische Erscheinungen miteinander zu vergleichen, Wortbedeutungen begrifflich zu identifizieren und schließlich zu verallgemeinern. Dies alles sollte in den Rahmen eines kommunikativen Prozesses gestellt werden und die natürliche Entdeckerfreude auch des hörgeschädigten Kindes nutzen. Die Fähigkeit, mit Hilfe verbliebener oder medizinisch-technisch erworbener (wenn auch reduzierter) Hörfähigkeit akustische Reize wahrzunehmen und einzuordnen kann zum einen für die Kommunikation und insbesondere die Sprachanbahnung genutzt werden (s. weiter unten). Zum anderen bietet die Fähigkeit des Hörens auch die Möglichkeit, Musik wahrzunehmen und mit Rhythmik und Bewegung zu koppeln.

**Rhythmisch-musikalische Erziehung:** Hierauf baut insbesondere die rhythmisch-musikalische Erziehung auf. Ziel der rhythmisch-musikalischen Erziehung ist nicht die Erziehung *zur* Musik, sondern *durch* Musik (s. Leonhardt 2002, 165). Bereits in den 30er Jahren des letzten Jahrhunderts entstand die Idee, die mitunter unrhythmisch und unmelodisch anmutende Sprechweise von Menschen mit schweren Hörstörungen zu verbessern, indem ihnen rhythmische Impulse vermittelt wurden. Bei der rhythmisch-musikalischen Erziehung geht es darum, Bewegung und Wahrnehmung sowie räumliche und zeitliche Strukturierung miteinander in Verbindung zu bringen, auch wenn das Gehör beeinträchtigt ist.

Rhythmik ist eine Grundvoraussetzung zur Strukturierung von Wahrnehmung und Motorik: Wenn Sie einem absolut gleichmäßig tickendem Metronom (oder einer Uhr) lauschen, werden Sie unbewusst die eigentlich gleichmäßige akustische Information in Gruppen zerlegen (tick-tack). Auch wenn wir in einer Gruppe jeder einen beliebigen Rhythmus klopfen, wird nach einiger Zeit ein gemeinsamer „Gruppenrhythmus" entstehen. Wir neigen dazu, Informationen zeitlich zu strukturieren und dies in Übereinstimmung mit unserer Umwelt zu tun.

Sind die neurophysiologischen Mechanismen zur zeitlichen – und räumlichen – Strukturierung von Wahrnehmung und Handlung auch als genetisches Erbe anzusehen (bereits Kant sprach von A-priori-Phänomenen räumlicher und zeitlicher Natur), so trägt doch die rhythmisch strukturierte Sprache so wie das Musikerleben viel zur Einübung rhythmischen Empfindens in Wahrnehmung und Motorik bei. Vor allem der „Sprachmelodie", die Kinder unbewusst über das Ohr aufnehmen, kommt eine große Bedeutung auch bei der Modulation des eigenen Sprechens zu. Sprachmodulation, Sprachrhythmik sowie melodisch-rhythmische Elemente der Musik haben hier eine enge Verwandtschaft. Gerade die Perzeption von Sprache und Musik ist aber bei hörgeschädigten Kindern zumindest sehr erschwert. Eine rhythmisch-musikalische Erziehung wird also unter Ausnutzung des Rest-Hörvermögens auf all die anderen Möglichkeiten, rhythmische Prozesse zu erfahren und zu initiieren, rekurrieren.

Vor allem die Sprechmotorik lässt sich mit gesundem Gehör in einem Feed-back-Prozess kontrollieren, steuern und modulierend verändern, da wir mit Hilfe unseres Gehörs Anfang, Ende, Dauer und rhythmisch-periodische Phänome des gehörten – auch von uns selbst produzierten – Schalls analysieren können. Allerdings ist diese Fähigkeit bei hörgeschädigten Menschen mehr oder weniger stark eingeschränkt.

**Rhythmik und Sensorik:** Über somatosomatische Hirnareale können Eindrücke der Oberflächen- und Tiefensensibilität wahrgenommen und auch hinsichtlich ihrer Rhythmik analysiert werden: Bei der Oberflächensensibilität können wir Druck, Bewegung, Spannung, Dehnung und Vibration erkennen – die Tiefensensibilität ermöglicht uns die Analyse von Gelenkstellung, Bewegung und aufgewändeter Kraft. Hier können vor allem sensorische und durch Bewegung auftretende rhythmische Eindrücke erfahren und verarbeitet werden. Eine weitere Möglichkeit rhythmischer Verarbeitung bietet sich über das Vestibularorgan, das Rezeptoren zur Wahrnehmung von Beschleunigung und Geschwindigkeit besitzt und ebenfalls (beim rhythmischen Schaukeln etwa) in den Dienst von Rhythmuserfahrung gestellt werden kann. Schließlich können Bewegungsdetektoren unseres visuellen Systems zeitlich und örtlich strukturierte rhythmische Phänomene, beispielsweise ein pulsierendes Diskolicht, erkennen. All diese Phänomene werden von unserem Gehirn zu einem stimmigen Gesamteindruck

integriert. Grundsätzlich gilt das immer, bei jedem Wahrneh-
mungs- und Handlungsprozess. Aber in besonderer Weise eignen
sich Musik und Tanz zur Integration rhythmischer Erfahrungen,
da hier alle oben aufgeführten Subsysteme gefordert sind.

Gerade bei Menschen mit schweren Hörschädigungen, bei
denen der wichtige Hörsinn zur Analyse akustisch-rhythmischer
Informationen von Sprache und Musik eingeschränkt oder ver-
unmöglicht ist, kommt der kompensatorischen Wirkung rhyth-
misch-musikalischer Erziehung, die die anderen Sinnesmodalitäten stärker berücksichtigt, eine besondere Bedeutung zu. Im
Tanz, der visuell und kinästhetisch beeinflussten rhythmischen
Bewegung, dem Schaukeln, dem gemeinsamen Klatschen, mit
den Füßen auf den Boden stampfen u. v. a. Möglichkeiten der
rhythmisch-musikalischen Erziehung werden so auch unter erschwerten Bedingungen Rhythmisierungsprozesse angebahnt,
die einem flüssigeren Sprechen und einer adäquateren Sprachmodulation zugute kommen können. Darüber hinaus soll rhythmisch-musikalische Betätigung Spaß machen und kann überdies
im Gruppenerleben von besonderer Bedeutung sein.

**Kommunikationsförderung:** Die Förderung hörgeschädigter
Kinder umfasst zum einen das Anbahnen der Sprech- bzw. Sprach-
fertigkeit, zum anderen die Perzeption der visuellen Lautsprache
und schließlich die Früherziehung zu Lautsprache begleitenden
Gebärden bzw. Deutschen Gebärdensprache. Darüber hinaus geht
es auch darum, paralinguistische Kommunikation zu ermöglichen
bzw. zu verbessern: Mit Mimik, Gestik, Körperkontakt, sozialer
Zuwendung, gemeinsamem Spiel u. v. a. Modi sozialer Interaktion
kommunizieren Eltern mit ihren Kindern und umgekehrt – dies
ist bei hörgeschädigten Kindern nicht anders als bei ihren hörenden Altersgenossen. Allerdings können Missverständnisse sowie
Unsicherheiten von Eltern hörgeschädigter Kinder zu einer Einschränkung der spontanen Interaktion und damit zu einer verzerrten Kommunikation führen. Ziel einer heilpädagogischen Beobachtung und Elternberatung wird es sein, mögliche Missverständnisse und Kommunikationsfallen zu erkennen und aufzulösen.

Der Entwicklung von Sprech- und Sprachfertigkeiten kommt **Sprech- und**
in der Früherziehung hörgeschädigter Kinder eine besondere **Sprachfertigkeiten**
Bedeutung zu. Hierbei versteht man unter Sprache die Fähig-
keit, sich unter Zuhilfenahme von bedeutungstragenden Worten
(Semantik) unter Berücksichtigung grammatikalischer Regeln

(Syntax) adäquat verständlich zu machen. Die Fähigkeit, Sprache zu entwickeln, ist – wenn keine weitere Behinderung vorliegt – nicht genuin bei hörgeschädigten Menschen gestört. Postlingual hörgeschädigte Menschen vermögen adäquat zu sprechen, und prälingual hörgeschädigte Menschen entwickeln unter geeigneten Umständen eine Gebärdensprache, die semantisch wie syntaktisch einer oralen Verbalsprache ebenbürtig ist.

Das von Noam Chomsky postulierte „Sprachorgan der Universalgrammatik", also die Fähigkeit des Gehirns, grundsätzlich Sprache zu erlernen, ist nicht gestört. Allerdings steht bei schwerer Hörschädigung oder Gehörlosigkeit der auditive Feed-back-Prozess von Sprechen und Hören nicht zur Verfügung, so dass normalerweise eine verbale Sprache nur unter sehr erschwerten Bedingungen erlernt werden kann.

Hinzu kommen Schwierigkeiten des Sprechens: Hierunter verstehen wir die Fähigkeit, die Sprechorgane und Muskeln in adäquater Weise zu aktivieren und zu modulieren. Das Sprechen ist also letztlich eine phonetisch-artikulatorische Fähigkeit und zielt auf die Steuerung der Kehlkopfmuskulatur, der Gaumen- und Zungenkoordination sowie der Innervation unserer Stimmbänder ab. Von Bedeutung sind Atmung, Stimm- und Lautbildung (Phonation), Artikulation, die Abstufung des Sprechens nach Klangfarbe und Lautstärke (Modulation) sowie Tempo und Lautstärke beim Sprechen.

Heilpädagogisches Ziel ist es, das Kind unter Nutzung seiner teilweise vorhandenen Hörfähigkeit – die sich oft nur auf bestimmte Frequenzen bezieht – sowie anderer Sinne in die Lage zu versetzen, selbständig und verständlich mit anderen Menschen zu sprechen, um mit Hörenden kommunizieren zu können:

- Dabei wird u. a. die Mimik genutzt, indem das Lippenbild des Gesprächspartners interpretiert wird (s. u.). Aber auch das eigene Lippenbild kann vor dem Spiegel betrachtet werden.
- Kehlkopfvibrationen können ertastet oder als Schwingungsbild auf einem Monitor sichtbar gemacht werden.
- Luftströme bei der Artikulation können hinsichtlich Dauer und Stärke erfasst werden.
- Die Stellung der Zähne, der Zunge oder der Lippen kann imitiert, gefühlt, per Spiegel sichtbar gemacht oder – als Luftstrom – beispielsweise beim „p" oder „f" sensorisch erfahren werden.

Diese und zahlreiche andere methodische Ansätze, auf die hier nicht näher eingegangen werden kann, führen in einem sich über Jahre erstreckenden Prozess dazu, dass sich schwer hörgeschädigte Kinder zumindest ansatzweise, oft aber mit recht gutem Erfolg lautsprachlich verständigen können.

Bei der visuellen Lautsprachperzeption geht es darum, die sichtbaren Bewegungen von Mimik und insbesondere den Lippen des Gesprächspartners zu interpretieren und in den Dienst der Kommunikation zu stellen. Die rein visuelle Perzeption von Lautsprache ist für hörgeschädigte Menschen sehr wichtig, hängt jedoch von einigen Faktoren ab: **Visuelle Lautsprachperzeption**

- Eine gute Beleuchtung ist ebenso wichtig wie ein ungestörter Sichtkontakt und die richtige Entfernung. Ein Bart, eine Zigarette oder das Kauen von Kaugummi können bereits erhebliche Hindernisse bei der visuellen Lautsprachperzeption darstellen.
- Im Gruppengespräch muss der hörgeschädigte Mensch darauf hingewiesen werden, welcher Teilnehmer das Wort ergreift, damit er sich ihm zuwenden kann. Seh- und Wahrnehmungsfähigkeit des hörgeschädigten Menschen müssen ihn in die Lage versetzen, Lippenbewegungen adäquat zu sehen. Kombinierte Seh- und Hörschädigungen, beispielsweise im Rahmen des Usher-Syndroms, bei dem es zu Sehfeldstörungen kommt, können diesen Prozess erschweren oder unmöglich machen.
- Und schließlich müssen die Fähigkeiten, die Stellung und Bewegung der Lippen, des Unterkiefers und der Zungenspitze zu erfassen und richtig zu interpretieren, in einem jahrelangen Lernprozess angebahnt und geschult werden. Ein solches „Erfassungsbild" ist aber zwangsläufig lückenhaft.

Wenn Ihr Gegenüber lautlos die Lippenstellungen für die Worte „Mama" oder „Papa" artikuliert, werden Sie vermutlich nur ansatzweise in der Lage sein, die richtige Bedeutung zu erkennen.

Mundbilder können also nur Anhaltspunkte für die ihnen zugrunde liegenden bedeutungtragenden Phoneme sein. Der Rest ergibt sich aus dem Kontext und muss unter Zuhilfenahme des Resthörvermögens u. a. Hilfsmittel (Gesten, Schrift) erschlossen werden – ein mitunter mühseliges, anstrengendes und hohe Konzentration erforderndes Unterfangen.

Vergegenwärtigen Sie sich die Erfahrung, in einer Fremdsprache nur einige Schlüsselbegriffe zu verstehen und sich den Rest des Gesprächs aus dem situativen Zusammenhang erschließen zu müssen. Sie sind vermutlich dankbar für langsames und deutliches Sprechen, kurze Sätze, prägnante Botschaften sowie Gesten u. a. Hilfsmittel.

Visuelle Lautsprachperzeption und die Anbahnung von Sprechfertigkeiten zielen also darauf ab, dem hörgeschädigten Kind eine Kommunikation mit Hörenden zu ermöglichen. Dabei wird erwartet, dass die Verbalsprache des Hörenden das gemeinsame Verständigungsmittel ist.

**begleitende Gebärden**

Einen anderen Weg geht die Früherziehung mit Lautsprache begleitenden Gebärden. Dabei dienen Lautsprache begleitende Gebärden der Unterstützung der Verbalsprache. Hierbei bedient man sich nicht einer anderen Grammatik, sondern beschränkt sich lediglich darauf, die verbale Botschaft gestisch zu erläutern, also quasi „auf zwei Kanälen" zu kommunizieren.

**Gebärdensprache**

Bei der Deutschen Gebärdensprache (und ihrer Analoga, z. B. der American Sign Language) verhält es sich ganz anders: Hier werden sowohl die bedeutungtragenden Wörter als auch die syntaktischen Verbindungen von Objekten und Handlungen in Gebärden kodiert. Wird dies frühzeitig angebahnt, haben die Kinder also die Möglichkeit, die DGS als ihre Muttersprache zu erlernen, so entwickeln sie eine vollwertige und hochelaborierte Sprache. Mit dieser können sie sich untereinander problemlos und sehr differenziert unterhalten – wissenschaftliche Vorträge, Lyrik und Witze können gleichermaßen in dieser Sprache verfasst und wiedergegeben werden. Allerdings setzt dies voraus, dass die hörende Umwelt entweder die Gebärdensprache erlernt – was viele Eltern hörgeschädigter Kinder mittlerweile tun – oder auf Gebärdendolmetscher zurückgreift. Letztere stehen in unserer Gesellschaft leider noch lange nicht in ausreichendem Maße zur Verfügung, geschweige denn werden hinreichend bezahlt.

Hörgeschädigte berichten in ihren Biografien immer wieder davon, wie groß die Gefahr in ihrer Kindheit war, ausschließlich und sehr direktiv mit der verbalen Sprache Hörender konfrontiert zu werden. Die zwar verständliche, aber doch auch problematische Maxime, primär oder sogar nur verbal zu kommunizieren, führte oft zum Verlust von Spontaneität, ja sogar der Freude an der gemeinsamen Verständigung. Für viele Hörgeschädigte war es „eine Erlösung", schließlich die Gebärdensprache kennen

**„Zweisprachigkeit"**

zu lernen und sie anzuwenden – allerdings nach Verstreichen des o. g. „Sprach-Entwicklungsfensters" erst als Zweitsprache, mit all den Nachteilen, die sich daraus ergeben.

Insofern ist die Forderung von Hörgeschädigter-Verbänden verständlich, Gebärdensprache als genuine Muttersprache (und damit Erstsprache) hörgeschädigter Kinder anzuerkennen oder doch zumindest hörgeschädigte Kinder zweisprachig aufwachsen zu lassen. Dieser Ansicht nach sollten Gehörlose auf ein Leben in zwei Welten mit zwei Sprachen vorbereitet werden: In der Welt der Hörenden, vor allem der Arbeitswelt, müssen sie sich mit Hilfe der Verbalsprache verständigen (wozu auch die Schriftsprache zählt). In der Welt der hörgeschädigten oder gehörlosen Menschen, vor allem im Freizeit- und Beziehungsbereich, finden sie Geborgenheit, Sicherheit, spontane Interaktionen und Verständigung mit Hilfe der Gebärdensprache.

Neben der bisher beschriebenen Förderung der Kommunikationsfähigkeit gehört auch die Unterrichtung und Förderung hörgeschädigter Menschen unter erschwerten Bedingungen zum Aufgabenbereich von Heilpädagogen und insbesondere Sonderschullehrern für hörgeschädigte Menschen. Unter Berücksichtigung spezifischer Hörstörungen und Kommunikationsschwierigkeiten wird es also darum gehen, den Fächerunterricht adäquat anzubieten, auf einen Beruf vorzubereiten sowie soziale Kompetenzen zu vermitteln. Im Rehabilitations- und Therapiebereich, vor allem mit Jugendlichen und Erwachsenen mit Hörstörungen, geht es darum, Menschen mit schon länger bestehender oder neu erworbener Hörstörung zu helfen, mit damit verbundenen Krisen fertig zu werden, medizinische und technische Hilfen sinnvoll zu nutzen und beruflich wie gesellschaftlich Fuß zu fassen.

**Unterricht**

Psychosoziale Krisen: Die meisten hörgeschädigten Menschen sind aufgrund familiärer und pädagogischer Hilfen und nicht zuletzt durch eigene Ressourcen und Anstrengungen in der Lage, ein adäquates und erfülltes Leben zu führen. Aber es gibt unter zusätzlichen widrigen Umständen auch Krisen, die zur Überforderung führen können. In der Kombination von schwerer Hörschädigung, mangelnder emotionaler Zuwendung wichtiger Bezugspersonen und inadäquater pädagogischer Förderung können hörgeschädigte Menschen in ungünstigen Konstellationen isoliert werden und in die Depression oder ein Suchtverhalten geraten. Auch können sich denkbare Missverständnisse („Die reden bestimmt schlecht über mich.") bis zum Wahn verdichten.

Charakteristisch für solche Entwicklungen ist, dass sich die Schwierigkeiten nicht addieren, sondern potenzieren. Depressionen, süchtiges Verhalten oder schwerere psychische Krisen werden oft erst spät erkannt, unzureichend diagnostiziert und spät behandelt. Oft ist die psychosoziale Isolierung weit fortgeschritten, das soziale Netz steht nur bedingt zur Verfügung und Hilfsangebote werden erst spät in Anspruch genommen. Auch ist die Zahl der Ärzte bzw. Psychotherapeuten, die die Deutsche Gebärdensprache beherrschen, gering, und es stehen nur wenige stationäre und ambulante Einrichtungen für Suchtmittelabhängige oder psychisch kranke Menschen mit Hörschädigung zur Verfügung.

## Heilpädagogische Arbeitsfelder

Standen bisher die Methoden und Aufgaben heilpädagogischer Förderung hörgeschädigter Menschen im Vordergrund, so sollen nun einige heilpädagogische Arbeitsfelder vorgestellt werden. Zur Früherziehung gehört die Arbeit der Pädaudiologischen Beratungsstelle, die Hausfrüherziehung sowie so genannte „Wechselgruppen".

**Pädaudiologische Beratung:** Pädaudiologische Beratung kann sowohl in Abteilungen von Hals-Nasen-Ohren-Kliniken als auch in Einrichtungen der Sonderpädagogik (oft an Schulen für Hörgeschädigte angeschlossen) stattfinden.

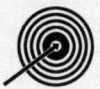

Im ersten Fall spricht man von **Pädaudiologie**, einer Domäne der Fachärzte für Phoniatrie und Pädaudiologie, im zweiten Fall von **Pädoaudiologie**, die sich vorrangig gehörlosen Pädagogen widmet. In beiden Fällen aber geht es um die frühzeitige Erkennung von Hörschädigung, einer gezielten und rechtzeitigen Diagnostik sowie ausreichenden medizinisch-technischen Versorgung, der adäquaten Nutzung technischer Hilfsmittel und die Gewöhnung des Kindes an den Umgang mit ihnen, eine frühzeitige Anbahnung von Kommunikation und (möglicherweise mehrsprachiger) Sprachentwicklung, intensive fachärztliche und pädagogische Beratung der Eltern und eine längerfristige Begleitung des hörgeschädigten Kindes in seiner Familie.

Pädaudiologische Beratung ist also ein interdisziplinärer Prozess, an dem mehrere Berufsgruppen beteiligt sind und in dem Heilpädagogik aufgrund des spezifischen Förderbedarfs der betroffenen Kinder eine herausragende Rolle spielt.

Vor allem im familiären Kontext können Kinder schon früh in ihrem kommunikativen und sozialen Verhalten begleitet und gefördert werden. Neben Elternberatung, Beobachtung des Kindes geht es um Sprachanbahnung und rhythmisch-musikalische Erziehung, wie sie bereits vorgestellt wurden.

**Wechselgruppen:** Auch die „Wechselgruppen", deren Begriff dem niederländischen „wisselklaas" entlehnt wurde, dienen der bereits beschriebenen Früherziehung hörgeschädigter Kinder und einer adäquaten Elternberatung. Anders als bei der Hausfrüherziehung wird hier nicht die Familie von einem Pädagogen aufgesucht, sondern es werden in regelmäßigen Abständen mehrere Familien zu gemeinsamen Treffen eingeladen. Diese können als ambulante Nachmittagsangebote, aber auch als mehrtägige Seminare mit entsprechendem Ambiente (Tagungshaus etc.) stattfinden. Neben der Möglichkeit intensiverer Beobachtung, Sprachdiagnostik und Kommunikationsanbahnung sowie Elternberatung lernen die Kinder hier zum ersten Mal andere Kinder mit Hörschädigungen und spezifischen, z. T. gebärdengestützten Kommunikationsmustern kennen. Auch für die Eltern ist der gemeinsame Austausch und das Gefühl, von Menschen mit gleicher Problematik besonders gut verstanden zu werden, wichtig.

**Vorschulerziehung von Hörgeschädigten:** Die in der Früherziehung begonnenen sozialen und kommunikativen Prozesse werden in der Vorschulerziehung weitergeführt. Hier sind die Kinder über einen längeren Zeitraum in sozialen Gruppensituationen.

Auch hörgeschädigte Kinder sollen lernen, sich in Gruppen (Hörender wie Nichthörender) zurechtzufinden und sich sozial **soziales Training** zu beteiligen. Zudem kann – wie bei hörenden Kindern auch – die Vorschulerziehung auf die Schule vorbereiten.

**Schule für Hörgeschädigte:** Hörgeschädigte Kinder können unter bestimmten Umständen in Regelschulen beschult werden – nämlich dann, wenn sie aufgrund nur geringer Hörschädigung, einer adäquaten medizinisch-technischen Versorgung sowie guter heilpädagogischer Förderung in der Lage sind, dem normalen Unterricht ohne größere Probleme zu folgen.

Von integrativer Förderung spricht man, wenn hörende und **integrative** hörgeschädigte Schüler gemeinsam unterrichtet werden und ne- **Förderung** ben einem Regelschullehrer auch ein Sonderschullehrer zur Verfügung steht.

Die meisten hörgeschädigten Schüler besuchen allerdings die

**Klassen für Gehörlose**

Schule für Hörgeschädigte, die in der Regel Klassen für Gehörlose sowie Klassen für schwerhörige Kinder anbietet. Haben Kinder erhebliche Hörschädigungen (sehr geringe oder kaum verwertbare Hörkapazitäten), so werden sie Klassen für Gehörlose besuchen. Sie bedürfen nämlich der ständigen sonderpädagogischen Unterstützung und Förderung in der Kommunikation und sind darauf angewiesen, dass ihnen Unterrichtsinhalte mit Hilfe von visueller Perzeption, Gestik, technischen Hilfsmitteln etc. angeboten wird. Zunehmend setzt sich in solchen Klassen auch ein „bilingualer" Unterricht durch – zumindest wird in Arbeitsgemeinschaften auch auf die Deutsche Gebärdensprache rekurriert.

**Klassen für Hörgeschädigte**

Demgegenüber eignen sich Klassen für Hörgeschädigte für Kinder, die, wenn auch mit Hilfsmitteln und besonderen pädagogischen Maßnahmen, wenigstens teilweise in der Lage sind, Lautsprache auf normalem Weg zu erlernen. Allerdings können sie in der Regel dem Unterricht in der allgemeinen Schule (ohne spezifische Hilfen) nicht adäquat folgen, sondern sind auf heilpädagogische Hilfe, die durchaus auch visuell unterstützt wird, angewiesen. Zunehmend finden sich in solchen Klassen auch Kinder mit Cochlea-Implantat sowie solche mit zwar intaktem Gehör, aber auditiven Wahrnehmungsstörungen (also Störungen bei der Informationsverarbeitung im Bereich der Hörbahn, s. Leonhardt 2002, 107).

**Mehrfachbehinderung**

Darüber hinaus gibt es auch Schulen für mehrfachbehinderte Schüler, beispielsweise Schüler mit kombinierten Seh- und Hörschädigungen sowie für lern- bzw. geistig behinderte Kinder, die hörgeschädigt sind. All die hier aufgeführten Schulformen sind Arbeitsfelder von Sonderschullehrern, also Heilpädagogen, die sich spezifisch für das Lehramt für hörgeschädigte bzw. gehörlose Kinder, ggf. auch mit anderen Behinderungen, vorbereitet haben.

**Berufsausbildung von Hörgeschädigten:** Ähnlich wie die schulische Ausbildung kann auch die berufsbezogene Ausbildung in verschiedener Weise auf hörgeschädigte Menschen Rücksicht nehmen: Zum einen können – ausreichendes Hör- und Kommunikationsvermögen vorausgesetzt – hörgeschädigte Jugendliche und junge Erwachsene an einer öffentlichen Berufsschule, ggf. mit ergänzendem Unterricht, ausgebildet werden. Auch an einigen Hochschulen und Universitäten ist das Studium hörgeschädigter Menschen, ggf. unter Zuhilfenahme technischer Hilfsmittel, Schreibdienste oder punktueller Übersetzungen, möglich.

Ein Großteil hörgeschädigter jugendlicher und junger Erwachsener wird allerdings in zentralen Berufsschulen und Berufsbildungswerken für Hörgeschädigte ausgebildet. Diese sind sowohl für den theoretischen wie auch für den praktischen Teil der Ausbildung verantwortlich sind und werden in besonderem Maße den kommunikativen und heilpädagogischen Herausforderungen ihrer Klientel gerecht. Wird die theoretische und praktische Ausbildung innerhalb dieser Einrichtung vermittelt, so spricht man von einem monalen System. Dagegen wird im dualen System neben dem Berufsschulunterricht ein entsprechender Handwerksbetrieb aufgesucht. Es soll noch darauf hingewiesen werden, dass das Spektrum möglicher Berufe für hörgeschädigte Menschen weitaus größer ist, als dies allgemein vermutet wird. So werden mittlerweile im Rheinisch-Westfälischen Kolleg für Hörgeschädigte in Essen mehr als 140 anerkannte Ausbildungsberufe angeboten (Schulte, zit. in Leonhardt 2002, 116).

**Berufsbildungswerke**

**Außerschulische Arbeitsfelder:** Schließlich können auch therapeutische und rehabilitative Einrichtungen Arbeitsfelder der Hörgeschädigten-Pädagogik sein. Es gibt nur sehr wenige stationäre und ambulante psychiatrische und therapeutische Einrichtungen für hörgeschädigte Menschen. Etwas größer ist die Zahl der Informations- und Beratungsstellen, teils in öffentlicher (Landschaftsverbände, Kommunen), teils in privater Trägerschaft (Caritas, Diakonie, AWO, Selbsthilfegruppen). Unter anderem sind hier auch Heilpädagogen und Sozialpädagogen mit entsprechender Zusatzausbildung tätig. Schließlich können auch Wohneinrichtungen für mehrfachbehinderte, suchtmittelabhängige oder psychisch kranke hörgeschädigte Menschen ein heilpädagogisches Arbeitsfeld sein.

Solche Wohneinrichtungen, vornehmlich für erwachsene hörgeschädigte Menschen, bieten ihren Bewohnern unter der erschwerten Bedingung der Gehörlosigkeit sowie weiterer körperlicher oder psychosozialer Einschränkungen die Möglichkeit, ein ihnen angemessenes und erfülltes Leben zu führen. Die heilpädagogische Begleitung dieser Menschen, die fataler Weise oft unter ihren Möglichkeiten in einer Werkstatt für Behinderte arbeiten, kann darin bestehen, ihnen wenigstens im Wohn- und Freizeitbereich vielfältige Möglichkeiten an gesellschaftlicher Partizipation und angemessener Kommunikation zu bieten.

So diente die Einrichtung eines Internet-Cafes für hörgeschädigte, alkoholabhängige Menschen, die eine Projektgruppe der Katholischen Fachhochschule NW durchführte, ebenso der Erweiterung des Erfahrungshorizontes und der gesellschaftlichen Partizipation wie ein in einem Heim für hör- und geistig behinderte Menschen angebotener Ernährungs- und Fitnesskurs oder ein Zeitungsprojekt für hörgeschädigte Menschen mit psychischen Erkrankungen (s. Hülshoff 2004b).

**Berufsbild Hörgeschädigten- pädagogik**

Das Berufsbild der Hörgeschädigten-Pädagogik lässt sich folgendermaßen zusammenfassen: Als Teil der Heilpädagogik setzt sich die Hörgeschädigten-Pädagogik mit den spezifischen Bedürfnissen, Fähigkeiten und Schwierigkeiten hörgeschädigter Menschen auseinander. Sie unterstützt sie darin, unter erschwerten Bedingungen kommunikative und soziale Kompetenz zu erwerben sowie am schulischen, beruflichen und allgemeinen soziokulturellen Leben teilzuhaben. Heil-, Sonder- und Gehörlosenpädagogen werden auf unterschiedlichen Ebenen ausgebildet: Als Rehabilitationspädagogen in der Weiterbildung nach einem sozialpädagogischen Fachhochschulstudium, als Fachhochschulabsolventen des Studiengangs Heilpädagogik, als Sonderschullehrer oder als Diplompädagoge mit dem Schwerpunkt der Sonderpädagogik an Universitäten. Es gehört zu ihrem Aufgabenbereich, interdisziplinär mit einer Vielzahl anderer Berufsgruppen (Audiologen, Kinderärzten, Logopäden, Ergotherapeuten u. a. m.) zusammenzuarbeiten und dabei ihren spezifischen, nämlich pädagogischen Ansatz zur Förderung und Begleitung hörgeschädigter Kinder einzubringen.

Dabei besteht ihr wesentlicher Auftrag darin, hörgeschädigten Kindern mit ihren spezifischen Schwierigkeiten, Vorerfahrungen und Ressourcen dazu zu verhelfen, sich altersentsprechend weiterzuentwickeln. Dies umfasst in erster Linie ihre kommunikativen Fähigkeiten, aber berücksichtigt ebenso auch ihre kognitive, soziale und emotionale Entwicklung. Um hörgeschädigte Kinder in ihrem Entwicklungsprozess adäquat begleiten zu können, ist es hilfreich, die biologischen Voraussetzungen des Hörens sowie die funktionalen Zusammenhänge von Hören und Sprache zu kennen. Damit können bei eingetretenem Hörverlust nicht nur medizinisch-technische Hilfsmittel, sondern auch andere Sinnesmodalitäten genutzt und in den Dienst einer kommunikationsfördernden Heilpädagogik gestellt werden.

## 4.5 Übungsfragen und Literaturhinweise

Überprüfen Sie Ihr Wissen!

13. Erläutern Sie, wie das menschliche Gehör mit Hilfe von Fourier-Analyse relevante akustische Signale aus Geräuschen selektiert.

14. Gehen Sie kurz auf Zusammenhänge von prälingualen Hörschädigungen und Spracherwerb ein.

15. Äußern Sie sich zu Funktion und Indikation eines Cochlea-Implantats.

16. Wägen Sie Gründe für und gegen eine frühzeitige Kommunikation durch Gebärdensprache mit hörgeschädigten Kindern ab.

Literaturhinweise

Ahrbeck, B. (1997): Gehörlosigkeit und Identität. Probleme der Identitätsbildung Gehörloser aus der Sicht soziologischer und psychoanalytischer Theorien. 2. Aufl. Hamburg
*Übersichtliches, breit gefasstes und informatives Buch.*

Leonhardt, A. (2002): Einführung in die Hörgeschädigtenpädagogik. 2. Aufl. München/Basel
*Ein Lehrbuch, das einen guten Überblick über das Fachgebiet gibt. Am Ende eines jeden Kapitels stehen Fragen und Übungsaufgaben.*

Leven, R. (1997): Psychische Störungen gehörloser und schwerhöriger Psychotherapie-Patienten unter besonderer Berücksichtigung kommunikativer Aspekte. Hamburg
*Sehr ausführliche Arbeit zum Thema „Hörschädigung und psychische Erkrankung".*

Sacks, O. (1992): Stumme Stimmen. Reise in die Welt der Gehörlosen. Reinbek
*Empathisches Buch des bekannten und mitunter nonkonformen Neurologen, das sich u. a. mit der politischen und soziokulturellen Emanzipation hörgeschädigter Menschen befasst.*

# 5 Visuelle Wahrnehmung

## 5.1 Grundlagen des Sehens und der visuellen Wahrnehmung

„Wär' nicht das Auge sonnenhaft – nichts könnten wir erkennen.", formulierte es Geheimrat Goethe bereits: Auge und Sehsystem haben sich so entwickelt, dass sie auf spezifische elektromagnetische Wellen, nämlich die des für uns sichtbaren Lichtes, ansprechen und die hierin enthaltenen Informationen in bioelektrische Potenziale umwandeln, die ihrerseits vom Gehirn ausgewertet werden können.

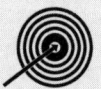

Diese Umwandlung des Lichtes und die Weiterleitung der Information bis in die Sehrinde wird als **„Sehen"** bezeichnet. Die sich daran anschließende Verarbeitung führt zum „visuellen Erkennen" – den größten Teil der uns umgebenden elektromagnetischen Wellen können wir, angefangen vom infraroten bzw. ultravioletten Licht bis hin zu den Radiowellen, nicht mehr wahrnehmen.

### Der Sehprozess

**Auge**

Abb. 5.1 zeigt in einer Vereinfachung die wesentlichen Strukturen des menschlichen Auges. Begrenzt wird es durch die Hornhaut (Cornea), eine durchsichtige, extrem berührungsempfindliche – und bei Berührung den Lidschlag auslösende – Struktur. Diese dient einerseits dem Schutz des Auges, andererseits – in geringem Maße – der Lichtbrechung (Hornhautveränderungen können zu Astigmatismus führen). Die nächste uns interessierende Struktur ist die Regenbogenhaut: Mit eingelagerten Pigmenten verleiht sie jedem Menschen, genetisch bedingt, die für ihn charakteristische Augenfarbe. Zudem begrenzt sie das „Lichteinfallsloch", die Pupille.

**Pupillenreaktion**

Durch neuronale Impulse gesteuert, kann die Pupille verengt oder erweitert werden: Ersteres bei zu starkem Lichteinfall,

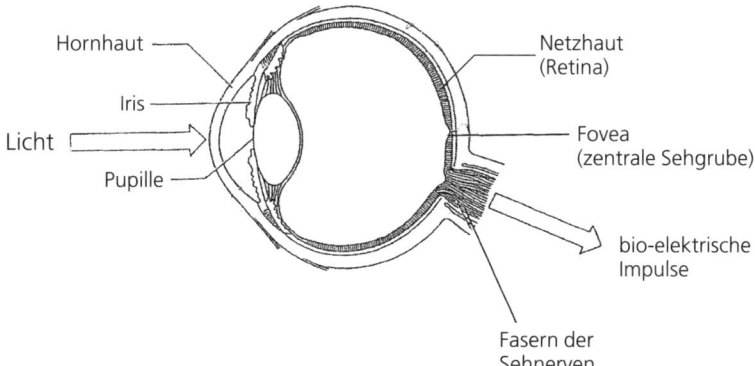

Abb. 5.1:
Das Auge (nach
Goldstein 1997, 41)

Zweites in der Dämmerung, wenn noch der letzte Lichtquant für das Erkennen von Strukturen erforderlich ist. Die Pupille hat also eine der Blende eines Fotoapparates analoge Funktion. Außerdem kann die Pupille durch chemische Steuerung (Atropin) sowie durch vegetative Erregung (Angst, Schrecken, Sex) stark erweitert werden.

**Linse** Danach passiert das aufgenommene Licht die Linse, eine gallertartige, elastische und durchsichtige Struktur. Aufhängungsmuskeln erlauben eine relative Stauchung oder Dehnung dieses Organs, so dass die Konvexität (Beugung) der Linse zu- oder abnehmen kann. Dies ermöglicht eine Adaptation (Anpassung) auf weit entfernte oder sehr nahe liegende sichtbare Objekte. Je nach Refraktion (Beugungskraft) der gestauchten oder gestreckten Linse können ihre Eigenschaften so angepasst werden, dass der Brennpunkt, der Punkt der schärfsten Abbildung, genau auf die Netzhaut kommt. Gelingt dies nicht, weil der Augapfel zu groß oder zu klein ist, oder die Linse beispielsweise im Gefolge von Alterungsprozessen an Elastizität nachlässt, so sehen wir unscharf. Darüber hinaus kann die Linse im Alter degenerieren und Trübungen aufweisen: Diese als Katarakt bzw. „graue Star" bezeichnete Störung wird in Kap. 5.3 beschrieben).

Der sich an die Linse anschließende Glaskörper dient im Wesentlichen dazu, die für den optischen Strahlengang notwendige Distanz zwischen Linse und Netzhaut auszufüllen. Er ist, von gelegentlichen Trübungen abgesehen, durchsichtig. Die rückwärtige „Wand" des Augapfels wird aus der Schutz bietenden Lederhaut, der die Blut- und Energieversorgung gewährleistenden

Aderhaut sowie der Netzhaut gebildet. Auch hier sind zahlreiche Erkrankungen möglich, die in der Regel mit sehr differenzierten und unterschiedlichen Sehbehinderungen einhergehen können: z. B. die Netzhautentzündung, die Netzhautablösung, zentrale oder periphere Degenerationserscheinungen u. a. m. (s. Kap. 5.3).

**Netzhaut**    Die Netzhaut ist Ort des eigentlichen Sehvorgangs und damit unser Sehorgan. Sie ist, obwohl anatomisch im Auge gelegen, eigentlich ein „Außenposten" des sich hier vorwölbenden Gehirns. Im Wesentlichen besteht sie aus Photorezeptoren (Stäbchen und Zapfen), nachfolgenden verarbeitenden Zwischenzellen (Horizontal-, Bipolar- und Amakrinzellen) sowie den eigentlichen Nerven- bzw. Ganglienzellen, die die nun bioelektrische Information empfangen und über den Sehnerv zum Gehirn weiterleiten. Die retinale Informationsverarbeitung ermöglicht bei niederen Wirbeltieren, beispielsweise beim Frosch, bereits eine vollständige Bearbeitung ihrer visuellen Reaktion: Auf dieser Ebene kann der Frosch horizontale Linien sowie größere Objekte (vor denen er flieht) und kleinere Objekte (die er mit seiner herausschnellenden Zunge fängt) ausreichend differenziert und reflexartig „erkennen". Bei den weiterentwickelten Säugetieren, insbesondere beim Menschen, finden die komplexen und erkennenden Verarbeitungsschritte in den nachgelagerten neuronalen Strukturen, vor allem der Sehrinde, statt.

**Photorezeptoren**    Die eigentlichen Lichtrezeptoren, Stäbchen und Zapfen, bestehen, was ihre funktionale Einheit betrifft, im Wesentlichen aus dem Eiweiß Rhodopsin. In dieses ist ein großes Strukturmolekül, das Retinal (Sehpigment), eingelagert. Trifft eine für den Rezeptor spezifische elektromagnetische Welle (Licht eines bestimmten Farbspektrums) auf das Retinal, so kommt es zu einem Bleichungsvorgang, in dessen Gefolge sich nicht nur das Retinal, sondern auch das übergeordnete Rhodopsinmolekül streckt. Hierbei werden Membraneigenschaften verändert und Ionenkanäle geöffnet, was Ionenströme zur Folge hat. In einem sehr komplexen, biochemischen und kaskadeförmigen Prozess werden die zunächst sehr kleinen Initialströme verstärkt und führen am unteren Ende des Rezeptors zu einer Transmitteraktivität, die nachgelagerte Zellen (Bipolarzellen) erregen können. In einem komplexen Bearbeitungsschritt der drei nachgelagerten Zwischenzellen wird schließlich ein nun sehr verstärkter bioelektrischer Strom in den Nervenzellen (Ganglienzellen) erzeugt, der zum Gehirn weitergeleitet werden kann.

Grundsätzlich können zwei unterschiedliche Typen von Licht **Stäbchen**
detektoren unterschieden werden: Die Stäbchen finden sich vor
allem in der Peripherie der Netzhaut. Sie reagieren aufgrund
ihrer chemischen Zusammensetzung sowie der nachgeordneten
Verschaltung verarbeitender Zellen bereits auf kleinste Lichtquanten und ermöglichen uns somit das Dämmerungssehen.
Allerdings sind sie farbunempfindlich, weswegen in der Dämmerung „alle Katzen grau sind". Außerdem sind sie bei weitem nicht
so dicht konzentriert wie die Zapfen, auf die gleich eingegangen
wird. Das periphere Sehen ist also relativ unscharf. Es reagiert
vor allem auf Bewegung. Wird in unserem peripheren Gesichtsfeld eine Bewegung „ahnbar", so wenden wir uns dieser Störungsquelle intuitiv zu: und zwar mit dem Netzhautbezirk unseres schärfsten Sehens, der so genannten Sehgrube oder Fovea
zentralis.

In diesem kleinen und „kostbarsten" Stück unserer Netzhaut **Zapfen**
finden sich dicht aneinander gepackt Zapfen, andere Lichtdetektoren, mit deren Hilfe wir Farben erkennen und vor allen Dingen
scharf sehen können. Erstklässler verfolgen Buchstaben, Worte
und Zeilen, die sie lesen, mit ihrem Zeigefinger, um diesen Augenbezirk auf die zu erkennenden Buchstaben zu lenken.

Das menschliche Auge besteht aus drei unterschiedlichen **Farbensehen**
Zapfentypen. Diese reagieren zwar im Prinzip auf Licht jeder
Wellenlänge, haben sich aber besonders auf ein ganz bestimmtes
Spektrum spezialisiert: So gibt es Rot-, Grün- und Blaudetektoren, die jeweils auf Licht „ihrer" Wellenlänge besonders stark
reagieren. Eigentlich sehen wir nur diese drei Farben. Unser Gehirn registriert allerdings, dass ein beispielsweise gelbes Objekt
Gründetektoren besonders stark, Rotdetektoren mittelmäßig
und Blaudetektoren überhaupt nicht stimuliert, und errechnet
aus dieser Information die „Farbe Gelb", die wir intensiv wahrnehmen.

Sie können diesen Sachverhalt überprüfen, indem Sie mit einer Lupe den
Bildschirm Ihres Farbfernsehers untersuchen: Die einzelnen Pixel bestehen
jeweils nur aus drei Leuchtdioden für die Farben Rot, Grün und Blau. Aus
der Entfernung ist Ihnen aber die Sicht aller denkbaren Regenbogenfarben möglich.

Im Übrigen führt die Konzentration der farbempfindlichen Zapfen zu einem weiteren, erstaunlichen Phänomen: Eigentlich sehen wir die Welt nur mit unserer zentralen Sehgrube farbig. In der

Abb. 5.2:
Blinder Fleck (nach
Bruns in Hülshoff
2000, 141)

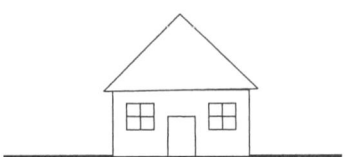

Peripherie werden immer weniger Farben differenziert, und in den Außenbezirken sehen wir lediglich schwarz-weiß und Grautöne. Erst unser Gehirn färbt bzw. rechnet nach: Alles, was zentral grün gesehen wird, wird auch in der Peripherie als grün interpretiert, so dass wir mit einem letztlich stimmigen, gleichmäßig gefärbten visuellen Bild die Welt wahrnehmen.

Analoges gilt auch für die Schärfe: Lediglich mit den zentralen Bezirken unserer Netzhaut können wir gestochen scharf sehen. Der Rest, wird, je weiter wir in die Peripherie unseres Gesichtsfeldes kommen, immer verschwommener. Dennoch haben wir subjektiv den Eindruck, ein einheitlich scharfes Bild wahrzunehmen – Folge einer zentralen Verrechnung.

**blinder Fleck**

Ein vorläufig letztes Beispiel der zentralen Rechenleistungen im Erkenntnisprozess bietet der so genannte „blinde Fleck": An der Stelle unserer Netzhaut, an der der Sehnerv einmündet, finden sich keinerlei Zapfen oder Stäbchen. An dieser Stelle ist die Netzhaut praktisch blind. Eigentlich müssten wir also mit einem kleinen, schwarzen Loch durch die Welt laufen – aber unser Gehirn rechnet die uns vorenthaltene Information an dieser Stelle kurzerhand nach.

Betrachten Sie die Abb. 5.2, indem Sie ein Auge schließen, das X fixieren und die Abbildung in etwa 30 cm Entfernung vor Ihrem Auge von sich weg und auf sich zu bewegen. Es wird einen Punkt geben, an dem das Haus in der Abbildung nicht zu sehen ist, weil es direkt auf Ihrem blinden Fleck abgebildet wird. Subjektiv haben Sie aber den Eindruck, dass die darunter liegende Linie, auf der sich das Haus befindet, weiterhin ununterbrochen ist: Formkonstanzgesetze, die sich in neuronalen Verschaltungen niederschlagen, ermöglichen dieses Phänomen.

**neuronale Verschaltungen**

Über die neuronalen Verschaltungen und die daran beteiligten Zellen weiß man heute mehr als über viele andere Sinnesmodalitäten, was vor allem dem Nobelpreisträger Wiesel zu verdanken ist (Hubel 1989). Eine ihrer Erkenntnisse besteht darin, dass nachgeordnete, zur Sehbahn gehörende Zellen auf optische Erkennungsfelder, so genannte rezeptive Felder, reagieren und in Form von On-Zentren und Off-Umgebung bzw. umgekehrt strukturiert sind.

Wird beim Betrachten eines weißen Blatt Papiers ein rezeptives Feld von einem neuronalen On-Zentrum bearbeitet, so werden für die Umgebung zuständige Off-Zentren gehemmt. Das heißt, hier wird etwas Spezifisches erfasst: Nämlich der Grenzbereich von Papier und Umgebung, mit anderen Worten eine Grenzlinie. So gibt es in der Hirnrinde spezielle, nachgeschaltete Zellen, die dann und nur dann aktiviert werden, wenn Grenzlinien „gesichtet" werden. Diese primären Informationen über die Grenzen von Hell und Dunkel sind die Bausteine, aus denen sich dann später komplexere Merkmale wie Kanten und Formen rekonstruieren lassen. Zunächst jedoch soll kurz auf die wichtigsten Bahnen eingegangen werden.

Die bioelektrischen Impulse und damit die Informationen des **Sehbahnen** linken sowie des rechten Auges werden sehr differenziert weitergeleitet, wobei die linke Hälfte des linken Auges letztendlich auch in der linken Sehrinde verarbeitet wird – seitliche, laterale Bahnen bleiben auf der gleichen Seite. Dagegen leitet die rechte Netzhauthälfte des linken Auges ihre Informationen an die kontralaterale Sehrinde weiter: Nasale Bahnen kreuzen. Diese Kreuzung im „Chiasma optikum", der Sehnervkreuzung, führt zu einer Vermischung linker und rechter Sehfeldinformationen und ermöglicht den nachgeordneten Zentren einen Vergleich derselben.

Bereits in der ersten Schaltstation des Zwischenhirns, dem seitlichen Kniehöcker, finden wir eine schichtförmige Parallelanordnung von Zentren, die die linke und rechte Information miteinander vergleichen können. Im Übrigen werden auf dieser Zwischenhirnebene vor allem On- bzw. Off-Informationen als solche „erkannt" und größtenteils zur primären Sehrinde im Hinterhaupt weitergeleitet. Ein Teil der Informationen gelangt aber zum Limbischen System und löst dort vorbewusste Empfindungen aus – so kann ein strahlender Sonnentag Freude auslösen, ohne dass uns der Grund hierfür bewusst sein mag. Auch erschreckende oder Panik auslösende Informationen können hier zu Stressreaktionen führen, ohne dass uns die Ursache bereits bewusst wäre: Wir springen panisch zur Seite und erkennen später erst, dass eine „vermeintliche Schlange" in Wirklichkeit ein Gartenschlauch war. Schließlich sorgen Schaltkreise auf Zwischenhirnebene dafür, dass unsere Augenbewegungen gesteuert werden: Sechs Augenmuskeln mit den dazugehörigen drei für sie spezialisierten Hirnnerven sind darauf angelegt, unsere Umwelt nach vorbewussten Verschaltungen gezielt „abzurastern" sowie eine gezielte Auge-Hand-Koordination zu ermöglichen. Zu guter Letzt werden die Sehinformationen zur primären Sehrinde geleitet, wo eine erste Auswertung stattfindet.

**Sehrinde**

Die primäre Sehrinde ist säulenförmig angeordnet, wobei (in Abb. 5.3 durch schwarz-weiße Schattierungen angedeutet) jeweils Informationen des linken und rechten Auges miteinander verglichen werden können. Außerdem ist die Sehrinde, nach unten hin, durch sechs Schichten vertreten, was je nach Schicht unterschiedliche Verarbeitungsmodule repräsentiert (in Schicht 4 kommen die Informationen aus dem Kniehöcker an). Von vorne nach hinten ergibt sich eine weitere Verarbeitungsdimension: So sind in der ersten Säule in diesem Beispiel vor allem Zellen zu finden, die auf senkrechte Begrenzungslinien ansprechen. Die Zellen der dritten, nach hinten verlaufenden Schicht hingegen befasst sich vor allem mit waagerechten Strichen. Diese komplexe, säulenförmige Anordnung von Zellen in der Sehrinde ermöglicht ein paralleles Verarbeiten im Sinne eines funktionellen Moduls, in dem bereits unterschiedlichste Aspekte der gesehenen Wirklichkeit durch Zusammenschalten von Zellen erfasst werden können.

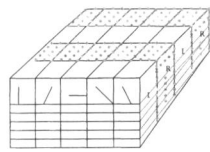

Abb. 5.3:
Säulenförmige
Anordnung der
primären Sehrinde
(nach Livingston/
Hubel, in Goldstein
1997, 140)

Sehr vereinfacht dargestellt bestehen die wesentlichen Ergebnisse von Hubel und Wiese in folgender Erkenntnis: Einfache visuelle Merkmale ermöglichen durch immer komplexere Verschaltungen der sie verarbeitenden, nachgeordneten Nervenzellen eine immer komplexere visuelle Analyse. So reagieren beispielsweise einfache Zellen lediglich auf Off- bzw. On-Schaltungen der sie stimulierenden rezeptiven Felder: Auf Kniehöcker- sowie Schicht-4-Ebene der primären Sehrinde reagieren einfache Zellen zunächst nur auf das Vorliegen bzw. Fehlen von Begrenzungslinien. Sind aber nachfolgende, komplexe Zellen so verschaltet, dass sie erst dann reagieren, wenn viele „Liniendetektoren" gefeuert haben, so liegt hier eine Zelle vor, die das „Vorliegen einer großen Linie" meldet.

**komplexe
Verarbeitung**

**hyperkomplexe
Verarbeitung**

Solche komplexen Zellen können nun wiederum zu hyperkomplexen Schaltkreisen zusammengeschaltet werden, an deren Ende hyperkomplexe Zellen erst reagieren, wenn senkrecht aufeinander stehende Kanten „erkannt" werden. Weitere Verschaltungen führen zu hyperkomplexen Zellen, die erst bei bewegten Kanten reagieren. In der Folge können die Verschaltungen so hyperkomplex bzw. nachgeordnet hyperkomplex werden, dass nur Kanten eines bestimmten Winkelgrades, einer bestimmten Bewegungsrichtung oder einer bestimmten Bewegungsgeschwindigkeit gemeldet werden. Solche hyperkomplexen Zellen können beispielsweise auf bestimmte Formelemente (Kurven, Kanten o. a. Strukturen) spezialisiert sein oder auf bestimmte Farben oder Bewegungen reagieren.

Um einem Missverständnis vorzubeugen: Reagiert eine bestimmte Zelle erst oder nur dann, wenn vorgeschaltete Zellen bereits auf Kanten, Bewegungen o. a. Merkmale reagiert haben, dann zeigt dies, dass diese Zelle sich spezialisiert hat: z. B. auf das Reagieren bei Sichtung einer sich bewegenden Hand. Es heißt nicht, dass diese Zelle in der Lage wäre, diese Hand zu „erkennen". Es gibt also keine „Großmutter-Zelle", die bei Lichteinfall auf die großmütterliche Fotografie feuert und im Sinne eines erkennenden Homunkulus diese Großmutter „erkennt". Vermutlich ist es eher so, dass Millionen von Zellen parallel aktiviert werden (wobei die hyperkomplexe Zelle, von der hier die Rede ist, sicher eine besondere und vorrangige Bedeutung hat) und dass die integrative, kurzfristig-temporäre parallele Zusammenschaltung der hiermit befassten neuronalen Verbände den Erkenntnisprozess hervorrufen, den wir subjektiv als „das Erkennen der Großmutter" erleben. Weitere Untersuchungen zeigten, dass die primäre Sehrinde zwar der vorläufige Endpunkt der Sehbahn ist, keineswegs jedoch mit dem Ende der visuellen Wahrnehmung gleichzusetzen ist.

**„Großmutter-Zelle"?**

Primaten haben, wie man aus Affenversuchen weiß, mindestens 15 nachgeordnete und mit V1, V2, V3 etc. bezeichnete visuelle Felder aufzuweisen, in denen immer komplexere und spezialisiertere Informationsverarbeitungen stattfinden. Darüber hinaus haben Menschen – und möglicherweise nicht nur sie – sekundäre und tertiäre Hirnrindenareale, die bei der komplexen Verarbeitung von gesehener, getasteter oder gehörter Information beteiligt sind. Zählt man die sekundären und tertiären Assoziationsfelder hinzu, so sind mindestens ein Drittel aller kortikalen Zellen in irgendeiner Weise beim visuellen Erkennen beteiligt – was man übrigens auch aus bildgebenden Kontrastmittelverfahren (PET) weiß.

**nachgeordnete visuelle Felder**

Mit immer höheren Integrationsebenen und dabei immer

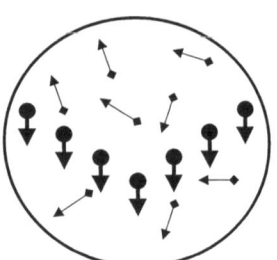

Abb. 5.4: Prinzip
der Bewegungs-
erkennung (nach
Newson/Pare
1988), zit. in Gold-
stein 1997, 278)

**Wahrnehmung**

komplexeren Verschaltungs- und Bearbeitungsmustern werden relativ einfache optische Eigenschaften der Umwelt miteinander verknüpft, bis das gesehene Objekt in seinen wesentlichen Eigenschaften wahrgenommen wird. Wahrnehmung (Perzeption) ist also mehr als der Sinneseindruck (Sensation). Wahrnehmung beinhaltet bereits eine Verknüpfung und Interpretation der aufgenommenen Sinneseindrücke, hier der optischen Sinneseindrücke. Damit wesentliche visuelle Merkmale in einem parallelen Verarbeitungsprozess als „stimmige und komplexe Ganzheit" erlebt werden können, müssen untergeordnete Zentren Teilaspekte visueller Informationen bearbeiten bzw. darauf reagieren.

**Bewegungs-
erkennen**

Im visuellen Feld 5 (V5) beispielsweise wird Bewegung an sich wahrgenommen: Fällt es bei einem Schlaganfall aus, können Objekte erkannt werden, ihre Bewegungsrichtung (oder sogar die Tatsache, dass sie sich bewegen) aber nicht. Die Abb. 5.4 soll verdeutlichen, dass eine Korrelation von sich in gleicher Richtung und gleicher Geschwindigkeit bewegenden Einzelelementen (vor einem Hintergrund von Elementen, die dies nicht tun) durch eine geschickte Verschaltung als bewegtes Objekt identifiziert wird. Das Erkennen bewegter Objekte vor einem unbewegten Hintergrund ermöglicht es uns z. B., in der Regel eindeutig zu erkennen, ob wir uns in Bewegung befinden oder ein nahender Feind/ein fliehendes Beutetier sich bewegt – was evolutionär von Bedeutung war.

In hochtechnisierten Gesellschaften kann es zu Täuschungen kommen: So wissen wir manchmal in einem Eisenbahnabteil nicht, ob sich ein von uns beobachteter Zug bewegt oder ob wir uns in Bewegung befinden: Erst unser Vibrationssinn ermöglicht eine eindeutige Zuordnung – was uns mitunter leichte Übelkeit verursacht.

Die Farbempfindung, die ihren Anfang in den Zapfen der **Farbempfindung**
Netzhaut hat, wird in nachgeordneten neuronalen Zentren
Schritt für Schritt weiterverarbeitet. Zwar gibt es einige Nervenzellen in der primären Hirnrinde, die auf Farben reagieren, aber
das eigentliche Feld zur Farbbearbeitung ist V4 – das vierte
visuelle Feld, das hochselektiv auf Farbinformationen reagiert.

Übrigens gibt es, ähnlich wie den bei uns schon bereits bekannten On- bzw. Off-Zentren der Formwahrnehmung, auch
Zentrum-Umweltverschaltungen für jeweilige Komplementär-
farben. Hierdurch ist eine intensive Kontrastverstärkung bei **Farbkontrast**
Komplementärfarben möglich: Farbe existiert in der realen Welt
nicht. Diese besteht im Wesentlichen aus einem kontinuierlich
sich verändernden Spektrum aller denkbaren Wellenlängen. Die
Verschaltung unseres Gehirns lässt uns eindeutig rot oder grün
sehen und damit eine maximale Kontrastwirkung erfahren. Dies
ermöglicht uns z. B., rote Himbeeren aus grünen Blättern herauszufinden – wenn wir nicht farbenblind sind. Das Prinzip der Kom-
plementärfarberkennung durch neuronale Verschaltungen finden
wir auch bei dem Gegensatzpaar blau–gelb. Wir haben also, was
das Farbensehen angeht, zwei unterschiedliche Mechanismen:
Auf der Ebene der Netzhautrezeptoren sind wir (nur) in der Lage,
eindeutig die Farben Rot, Grün und Blau voneinander zu trennen.
Wie oben bereits beschrieben, werden alle anderen Farben sekundär im Gehirn „nachgerechnet und interpretiert". Auf der
Ebene der neuronalen Verschaltung hingegen haben wir vier
grundlegende Farben, von denen eine bereits künstlich errechnet
worden ist – das Gelb.

Menschen mit schlaganfallsbedingten Störungen in der farb-
verarbeitenden vierten visuellen Hirnrinde sind nicht mehr in
der Lage, Farben wahrzunehmen, obwohl ihre Netzhaut intakt
ist. Unsere Fähigkeit, bestimmte Farben besonders gut zu differenzieren und als erste zu identifizieren, ist nicht angelernter,
sondern genetisch vorstrukturierter Natur. Dies zeigt sich in der
anthropologisch nachgewiesenen Tatsache, dass unabhängig von
Kulturkreisen Menschen nicht nur zunächst hell und dunkel
(bzw. schwarz und weiß), danach rot und grün, schließlich blau
und gelb und erst danach alle anderen Farben erkennen. Auch die
Worte, die diese Farbeigenschaften bezeichnen, tauchen in der
eben genannten Reihenfolge auf. Dies gilt sowohl für das einzelne Kind, als auch für die Sprachentwicklung eines gesamten
Kulturkreises (die Bezeichnung für „purpur" oder „lila" entstand

im deutschsprachigen Kulturkreis wesentlich später als die für „grün" oder „rot").

**räumliche Wahrnehmung**

Wie kommt es eigentlich, dass wir eine Streichholzschachtel räumlich wahrnehmen können? Durch die etwa 6 cm, die unsere Augen voneinander getrennt sind, sehen wir Gegenstände aus einem geringfügig unterschiedlichen Blickwinkel: Da die Sehbahnen kreuzen und Informationen aus linkem und rechtem Auge miteinander gemischt und verglichen werden, errechnet unser Gehirn aus den minimalen Unterschieden die räumliche Tiefe. Allerdings dürfen die Unterschiede nicht zu groß sein. Beim Strabismus (Schielen) kann es dazu kommen, dass die Bilder des rechten und linken Auges nicht mehr deckungsgleich verarbeitet werden können und Doppelbilder entstehen.

Auch wenn wir nur ein funktionierendes Auge zur Verfügung haben, können wir möglicherweise dennoch Auto fahren und uns auf jeden Fall unauffällig und ohne anzustoßen bewegen. Eine echte räumliche Wahrnehmung (die wir z. B. als Piloten brauchen) ist uns zwar dann versagt, aber „für den Alltagsgebrauch" reicht es aus: Auch in einer eigentlich flachen visuellen Welt errechnet unser Gehirn räumliche Charakteristika anhand sekundärer Daten, beispielsweise des Schattenwurfs, das ein Objekt räumlich erscheinen lässt.

Damit sind wir am Ende unserer Betrachtungen über den Sehprozess angelangt. Am Anfang stand das „Einlassen des Lichtes" durch den optischen Apparat des Auges und seiner Strukturen (z. B. der Linse), der Aufbau der Netzhaut und der in ihr enthaltenen Lichtdetektoren, die die elektromagnetischen Wellen des Lichtes auffangen und die Informationen in bioelektrische Potenziale umwandeln, sodann nachgeschaltete Nervenzellen und Sehbahnen, die diese Informationen über das Zwischenhirn zur primären Sehrinde weiterleiten, sowie komplexe und hyperkomplexe neuronale Verschaltungen, die eine nacheinander folgende (seriale) sowie gleichzeitige (parallele) Verarbeitung unterschiedlicher visueller Merkmale ermöglichen. Aus all diesen Verarbeitungsmechanismen setzt sich das visuelle Erkennen zusammen, dem wir uns nun zuwenden wollen.

## Das visuelle Erkennen

Wie bereits dargelegt, ist Wahrnehmung (Perzeption) mehr als
der primäre Sinneseindruck (die Sensation). Wahrnehmung beinhaltet eine Verknüpfung und Interpretation der aufgenommenen
Sinneseindrücke – hier der optischen Sinneseindrücke – bei der
das Gesehene nach bestimmten Mustern und Strukturerwartungen geordnet und interpretiert wird.

Zunächst haben wir die komplexen und hyperkomplexen Verschaltungen, die auf einfache bzw. immer komplexer werdende
Strukturelemente ansprechen. So wurden eher zufällig bei Affenversuchen Zellen im visuellen Bild VTE entdeckt, die auf ganz
spezifische komplexe Umrisse, z. B. die einer bewegten Primaten-
hand, reagierten. An der Unterseite des Schläfenlappens befinden sich bei Schimpansen wie Menschen Felder, die vor allem auf
Primatengesichter (beim Menschen Menschengesichter), ihre
Konturen und ihre Strukturen reagieren. Für sozial lebende Primaten ist es außerordentlich wichtig, bekannte und unbekannte
Gesichter voneinander zu unterscheiden – was Menschenkinder
sicher ab dem achten Lebensmonat („Fremdeln") können – und
darüber hinaus anhand der Mimik auf die Stimmung (Wut,
Freude) ihres Kooperationspartners zu reagieren.

**Gesichter erkennen**

Hyperkomplexe Verschaltungen führen dazu, dass bei entwicklungsgeschichtlich höher stehenden Lebewesen eine Reihe
primärer Reizmuster, mitunter erfahrungsbedingt, spezifische
Reizerkennungsmechanismen ermöglichen: So ist beispielsweise
seit den Versuchen von Tinnenbergen bekannt, dass in einem Prägeprozess Küken die Silhouetten von Feinden von denen ungefährlicher fliegender Objekte anhand weniger Merkmale charak-
terisieren können.

Prinzipiell sind es komplexe neuronale Verschaltungen, die
zunächst einmal in unseren Genen verankert sind und das über
Hunderttausende von Jahren artspezifisch erworbene „Erfahrungswissen" repräsentieren. Diese lassen uns die Welt nach
bestimmten „Strukturerwartungen" visuell erkennen und interpretieren. Es liegt außerhalb unseres freien Willens, solche Strukturerfahrungen zu umgehen. Auf bestimmte „optische Täuschungen" fallen wir grundsätzlich und immer wieder herein, auch
wenn wir uns dieser Täuschungen rational bewusst sind – ein
Vorgang, auf den weiter unten noch eingegangen wird. Erst jenseits solcher Strukturerwartungen, die uns die Welt nach ganz

**Struktur-
erwartungen**

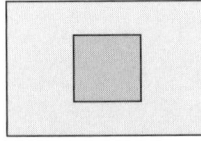

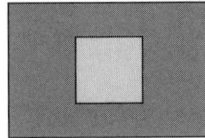

Abb. 5.5: Kontrast-
verstärkung (nach
Pöhler in Hülshoff
2001, 187)

**Kontrast-
verstärkung**

**Objektkonstanz**

**Figur und
Hintergrund**

bestimmtcn Schemata abrastern und erkennen lassen, kommen individuelle, prägende Erfahrungen zur Geltung, die in unserem visuellen Gedächtnis gespeichert sind: Grundsätzlich rastern wir die Welt immer nach Gesichtern ab und tun dies nach ganz bestimmten, genetisch fixierten Merkmalen. Die individuelle Komponente besteht nun darin, dass wir solche Merkmale im Gedächtnis gespeichert haben, so dass wir beispielsweise unseren Vater im Alter von 20, 40 oder 70 Jahren eindeutig auf Fotos identifizieren können.

Für die Heilpädagogik, die sich mit Entwicklungsprozessen und Störungen der visuellen Wahrnehmung befasst, sind Strukturerwartungen, nach denen wir die Welt visuell erkennen, von besonderer Bedeutung. Solche Strukturerwartungen, die auf artspezifischen Verschaltungen entsprechender neuronaler Module beruhen, lassen uns beispielsweise Kontraste verstärken, um Formen besser zu erkennen und zu differenzieren: In Abb. 5.5 erscheinen die zentralen grauen Felder kontrastbedingt unterschiedlich hell, obwohl sie de facto alle gleich hell sind.

Andererseits scheint uns ein Zaun, der, wenn wir ihn aus verschiedenen Blickwinkeln anschauen, de facto unterschiedlich hell ist, eine gleichmäßige Helligkeit zu besitzen – schließlich handelt es sich, wie unser Gehirn erkennt, nach wie vor um ein und dasselbe Objekt. Farben, Formen und Helligkeiten werden also als konstant erlebt und interpretiert: Wird mir ein roter Ball zugeworfen, so ändert sich objektiv dessen Farbintensität und vor allem seine Größe. Ich „weiß" aber, dass bewegende Objekte in charakteristischer Weise Blickwinkel, Farbe und Größe verändern, so dass diese Information vom Gehirn herausgefiltert (herausgerechnet) wird und mir das Objekt konstant groß erscheint. Gelingt dies nicht mehr, wie z. B. bei bestimmten Formen der Schizophrenie, so führt die Unfähigkeit, Gegenstände als konstant groß oder konstant hell zu erleben, zu Panik und Entsetzen.

Strukturerwartungen und neuronale Verschaltungen führen uns auch zur Fähigkeit, Figur-Hintergrund-Differenzierungen vorzunehmen. In Abb. 5.6 a wird deutlich, dass wir ein Dreieck von den beiden anderen geometrischen Figuren differenzieren können, wenn wir uns auf das Dreieck konzentrieren und es zur „Figur" erheben – automatisch werden die anderen Teile zum Hintergrund. Diese Differenzierung legt uns in Abb. 5.6 b nahe, zwei Blätter Papier zu sehen, obwohl es sich – streng genom-

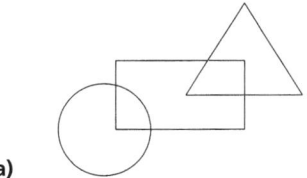

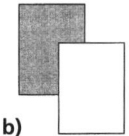

Abb. 5.6 a und b:
Figur-Hintergrund-
Differenzierung
(nach Goldstein
1997, 178)

men – auch um ein Rechteck und ein L-förmiges Gebilde handeln könnte.

In seinem überaus lesenswerten Buch zur „Visuellen Intelligenz" (2003) beschreibt Donald D. Hoffmann eine Reihe von
„Gesetzen", die uns dazu veranlassen, Bilder in ganz charakteristischer Weise zu interpretieren. Hoffmann zeigt auf, dass
einige wenige Strukturelemente und die sich in den neuronalen
Verschaltungen manifestierenden „Erkennungsregeln" dazu
führen, dass wir scheinbare Konturen als Figuren erkennen –
was auch notwendig ist, wenn wir uns zielsicher orientieren wollen (s. Abb. 5.7 a, b).

Die strukturellen Erwartungen unseres visuellen Erkennungs-   **Gestalterfassung**
systems sowie die ihnen zugrunde liegenden neuronalen Verschaltungen führen zu bestimmten Regelmäßigkeiten in der Gestalterfassung. Diese wurden bereits vor sieben Jahrzehnten in
Gestaltgesetzen zusammengefasst (ohne dass man damals bereits
von den neuronalen Grundlagen gewusst hätte):

▨ So besagt das *Gesetz der Ähnlichkeit* (Abb. 5.8a), dass Strukturelemente nach Ähnlichkeiten zusammengefasst werden:
Wir sehen scheinbare Säulen von Dreiecken und Quadraten,
obwohl alle Strukturelemente gleichmäßig voneinander entfernt sind.

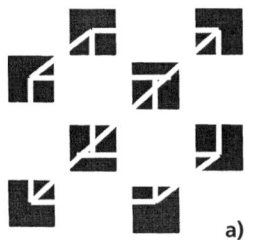

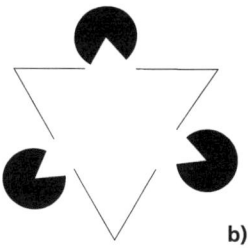

Abb. 5.7 a und b:
Scheinbare Konturen
(Abb. 5.7 a modifi-
ziert nach Goldstein
1997, 169 und
Bradly/Petry 1977;
Abb. 5.7 b nach
Kanizsa 1955, 7–30)

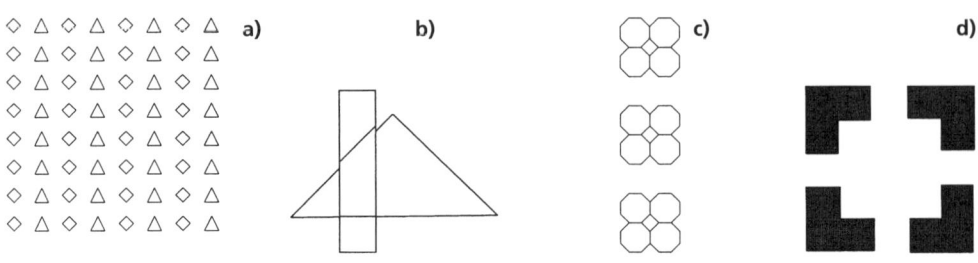

Abb. 5.8 a–d:
Gestalterfassung
und Gestaltgesetze
(1) (Abb. 5.8 a, c
nach Goldstein 1997,
172, Abb. 5.8 d
nach Hoffmann
2003, 86)

- Das *Gesetz der guten Gestalt* (Abb. 5.8 b) lässt uns ein Dreieck und einen Balken erkennen, obwohl es sich bei näherem Hinsehen um viel komplexere Strukturen handelt.
- Ein *Gesetz der Nähe* (Abb. 5.8 c) lässt uns subjektiv Gruppierungen vornehmen.
- Das in Abb. 5.8 d dargestellte *Gesetz der Geschlossenheit* suggeriert ein weißes Quadrat, das objektiv nicht existiert.

Die o. g. und weitere Gestaltgesetze liegen auch den Abb. 5.9 zugrunde: Das Gestaltgesetz der Nähe lässt uns beispielsweise zwei sich schneidende Kurven sehen (Abb. 5.9 a), und das virtuelle Dreieck in Abb. 5.9 b ist nur durch geschickte Umfeldanordnung der begrenzenden Kanten zu erkennen. Gestaltgesetze führen letztlich dazu, dass wir die Umwelt nicht „objektiv", sondern nach unseren strukturellen Vorerwartungen interpretieren. In Abb. 5.9 c sehen wir statt der tatsächlich vorhandenen, sehr komplexen Figur ein sich überlagerndes Dreieck sowie ein Viereck.

**optische Täuschungen**

Wir nehmen die Welt durch unser visuelles System also nicht objektiv so wahr, wie sie wirklich ist, sondern so, wie unsere Strukturerwartungen sie zu sehen erlauben. Normalerweise fällt uns dies nicht auf, weil dieses System optimal an unsere Umwelt adaptiert ist, in der wir über Tausende von Generationen über-

Abb. 5.9 a–c:
Gestaltgesetze (2)
(nach Goldstein
1997, 172 f)

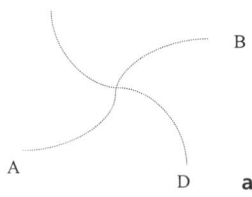

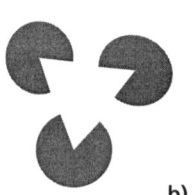

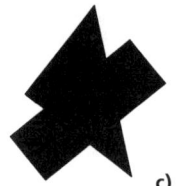

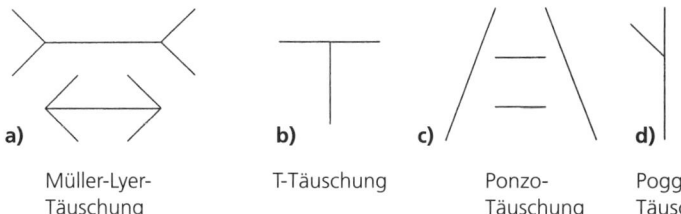

Abb. 5.10 a–d:
Die bekanntesten
optischen
Täuschungen
(zusammengefasst
nach Wolf in
Maelicke 1990, 48)

a) Müller-Lyer-Täuschung    b) T-Täuschung    c) Ponzo-Täuschung    d) Poggendorf-Täuschung

leben mussten und offensichtlich konnten. Erst artifiziell herge-
stellte „optische Täuschungen" entlarven solche Strukturerwartungen:

■ So lässt uns die *Müller-Lyer'sche Täuschung* zwei Linien, die
objektiv gleich lang sind, im Kontext ihrer Umgrenzungen
unterschiedlich lang erscheinen (Abb. 5.10 a). Auch wenn wir
mit einem Maßband die Täuschung entlarvt haben, sitzen wir
ihr immer wieder intuitiv auf.

■ Die *T-Täuschung* lässt uns den senkrechten Balken größer erscheinen als den waagerechten (Abb. 5.10 b): Höhen sind für
uns bedrohlicher und werden anders wahrgenommen als horizontale Linien, die wir im Übrigen besser einschätzen können.

■ Die *Ponzo-Täuschung* lässt uns zwei objektiv gleiche Linien
als unterschiedlich interpretieren, wenn sie durch sich in der
Ferne schneidende Geraden eingerahmt werden (Abb. 5.10 c).
Diese als Täuschung hervortretende Strukturerwartung trägt
wesentlich zum perspektivischen Sehen bei.

■ In Abb. 5.10 d sehen wir die *Poggendorf-Täuschung*, die uns
die unterbrochene Linie (unten links, oben rechts) als verscho-
ben suggeriert, obwohl es sich um eine fortgesetzte Linie handelt.

Wie imperativ solche Strukturerwartungen unsere Wahrnehmung
festlegen, zeigen so genannte Kippbilder. In Abb. 5.11 a sehen Sie **Kippbilder**
möglicherweise ein gefaltetes Blatt Papier, das auf den Begren-
zungen seiner beiden Flächen steht, so dass die Mittellinie „oben
ist". Nach einiger Zeit kippt dieses Bild aber, und Sie sehen ein
Blatt Papier, das aufrecht steht, dessen beide Begrenzungskanten
in Ihre Richtung weisen und dessen Mittellinie in den Hintergrund rückt. Doppeldeutige Strukturerfahrungen führen auch

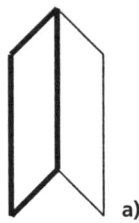 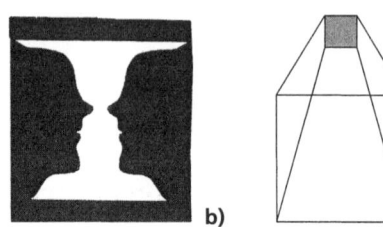 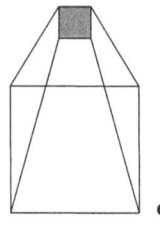 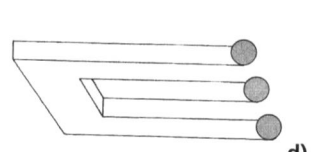

a)    b)    c)    d)

Abb. 5.11 a–d:
Kippbilder
(Abb. 5.11 a und d
nach Goldstein
1997, 148, 184;
Abb. 5.11 b nach
Gleitmann in Rock
1992, 104;
Abb. 5.11 c nach
Rock, 131)

dazu, dass Sie in Abb. 5.11 b eine Vase oder zwei Gesichter, in Abb. 5.11 c einen Kasten oder eine Pyramide erkennen.

Schließlich können wir Figuren konstruieren, die unserem Gehirn als „unmöglich" erscheinen. Hierzu müssen wir Strukturelemente schaffen, die für sich genommen Strukturerwartungen entsprechen, die in unserem Gehirn festgelegt sind, einander aber ausschließen: Decken Sie in Abb. 5.11 d jeweils entweder die linke oder rechte Seite ab: In einem Fall sehen Sie drei Röhren, im anderen Fall ein hufeisenförmiges Konstrukt. In der Zusammensetzung hingegen erkennen Sie eine „unmögliche Figur".

Vorgegebene Strukturerwartungen beeinflussen nachdrücklich auch unsere Fähigkeit, Gesichter als solche zu identifizieren und zu erkennen – einer Fähigkeit, auf die bereits mehrfach eingegangen wurde. Wie Sie in Abb. 5.12 a sehen, reichen vier einfachste Strukturelemente, um ein vermeintlich lächelndes oder trauriges Gesicht zu erkennen. Offensichtlich sind die hiermit befassten Hirnareale (s. o.) so sehr auf der Suche nach möglichen Gesichtern, dass wenige relevante Merkmale ausreichen – nicht umsonst interpretieren wir (fälschlicherweise) mitunter auch im gestirnten Himmel oder im halbdunklen Wald Gesichter, die de facto nicht vorhanden sind.

Abb. 5.12 a und b:
Strukturerwartungen
(Abb. 5.12 b nach
Roth in Dudel et al.
1996, 544)

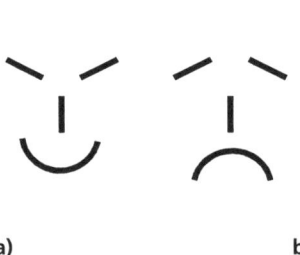 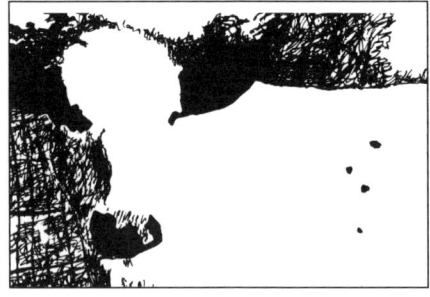

a)    b)

Am spezifischen Erkennen von Strukturen, Formen und Ge- **visuelles Gedächtnis**
sichtern ist auch unser visuelles Gedächtnis beteiligt. Letztlich erkennen wir nur, was wir kennen (also bereits gesehen und im
visuellen Gedächtnis gespeichert haben). Die Abb. 5.12 b, ist,
wenn Sie sie zuvor noch nie gesehen haben, vermutlich nichts
weiter als ein unstrukturiertes Sammelsurium unterschiedlicher
schwarzer und weißer Flecken. Anders ist es, wenn Ihnen eine
Strukturhilfe gegeben wird: Es handelt sich um eine Kuh, deren
Gesicht Sie frontal anblicken: In der linken Bildhälfte, etwa in der
Mitte schauen Sie zwei Augen an, darunter sehen Sie ein schwar-
zes Maul. Links ist der seitliche Körper abgebildet.

Entscheidend ist nun, dass, haben Sie einmal die Kuh erkannt,
es Ihnen nie mehr möglich sein wird, in diesem Bild **keine** Kuh
mehr zu erkennen: Ihr visuelles Gedächtnis sorgt dafür, dass
Ihnen die charakteristischen Eigenschaften dieser gesehenen
Struktur sofort zur Verfügung stehen und Ihnen eine andere Interpretation verunmöglichen – was außerordentlich sinnvoll ist
für Menschen, die anderen (und potenziell gefährlichen) Lebewesen begegnen und blitzschnell reagieren müssen.

Unsere Fähigkeit, visuelle Informationen sinnvoll zu interpretieren und hierdurch Objekte schnell zu erkennen, speist sich also
aus zwei Quellen: zum einen (und wesentlich) aus biologisch festgelegten Strukturerwartungen, die aus ihnen zugrunde liegenden
neuronalen Verschaltungen resultieren. Zum anderen sind diese
Erkennungsstrukturen in der „Feinabstimmung" plastisch und
ermöglichen hierdurch das Erkennen von Objekten, die wir im
Laufe unseres Lebens gesehen und in unserem visuellen Gedächtnis gespeichert haben. Beides, das strukturell festgelegte
Erkennen wie die individuell ausgeformte visuelle Gedächtnisleistung, sind Folge eines individuellen Entwicklungsprozesses,
den wir im Laufe unserer Kindheit, letztlich aber während unseres gesamten Lebens durchmachen.

## 5.2   Entwicklung des Sehvermögens

Wie wir gesehen haben, ist unser Sehsinn ähnlich dem Hörver-
mögen ein hoch entwickelter Fernsinn. Er ermöglicht es uns, Per- **gut entwickelter**
sonen, Ereignisse oder Handlungen wahrzunehmen, lange bevor **Fernsinn**
sie uns „körperlich berühren". In gewisser Hinsicht ist der
Sehsinn der am weitesten entwickelte und möglicherweise füh-

rende Sinn des Menschen: Fast ein Drittel aller Großhirnneuronen sind mehr oder weniger bei dem Vorgang des aktiven visuellen Erkennens (was freilich eine höhere Komplexität als das primäre Sehen beinhaltet) beteiligt. Zwar sind andere wichtige kognitive Prozesse wie innere Vorstellung, Raum-Lage-Gefühl u. a. m. auch ohne Sehvermögen zu entwickeln, und der größte Teil unserer geistigen Welt, das Denken, die Sprache, die Mathematik u. v. m., können sich wenigstens prinzipiell unabhängig vom Sehen entwickeln. Dennoch spielt beim gesunden Menschen, der sehen kann, dieser Sinn eine führende Rolle bei der Erkundung der Welt und lässt uns blitzschnell komplexe Situationen nicht nur wahrnehmen, sondern „erkennen und verstehen", prägt unser Erinnerungsvermögen an Gesichter, Personen und Ereignisse (visuelles Gedächtnis) und ermöglicht uns somit zielgerichtetes und adäquates Handeln.

Dies alles geschieht auf fast spielerische, jedenfalls uns selbstverständlich erscheinende Art und Weise. Dabei ist uns in der Regel nicht bewusst, dass das Gehirn Wahrnehmungsprozesse bei der Verarbeitung visueller Informationen vornimmt, die zurzeit alle Fähigkeiten heutiger Computer bei weitem übersteigt. Umso erstaunlicher ist es, dass dieser „führende Sinn" ganz im Gegensatz zu basalen Sinnen wie z. B. dem Tasten oder dem Gleichgewichtssinn, die vergleichsweise weniger Komplexität zu erfordern scheinen, beim Neugeborenen verhältnismäßig undifferenziert und „unfertig" angelegt ist.

## Pränatale Entwicklung und Sehsinn des Neugeborenen

**Unreife bei Geburt**

Zwar hat das Neugeborene voll entwickelte Augen, seine Netzhaut ist intakt (wenngleich noch unreif) und die wesentlichen Sehbahnen und Sehrindenfelder sind bereits angelegt. Dennoch ist das, was der Säugling sieht, im Vergleich zu einem zweijährigen Menschen recht dürftig: Nur zum Rande seines Sehfeldes hin sieht er einigermaßen scharf. Sehen kann er etwa in einem Nahbereich bis zu 20 cm, was darüber hinaus geht wird nicht oder nur verschwommen wahrgenommen. Farbensehen ist ebenso wenig möglich wie räumliches Sehen, von Erkennen kann zunächst nicht gesprochen werden. Aber vielleicht ist das gar kein Nachteil? Vielleicht ist die relative „Undifferenziertheit und Unreife" des Sehsinnes bei der Geburt des Menschenkindes gerade ein

Zeichen dafür, dass die Natur mit diesem Sinn noch „Besonderes vorhat"? Die Funktion und die Entwicklung des Sehsinns ist in den letzten 30 Jahren außerordentlich intensiv erforscht worden, und wir wissen hierüber mehr als über manche andere Sinnesfunktionen.

Als die Forscher zu verstehen begannen, wie sich der Sehsinn genetisch gesteuert und später durch die Umwelt beeinflusst im Laufe prägender Entwicklungsphasen entwickelt, wurden grundlegende Prinzipien in der Interaktion von Genetik und Umwelt deutlich. Diese lassen sich vermutlich auf andere Sinne, ja sogar auf viele, wenn nicht sogar die meisten menschlichen Entwicklungsbereiche übertragen. Wie gleich noch etwas detaillierter erläutert wird, besteht das Prinzip darin, dass in der Embryonal- und Fetalphase genetisch angelegte und durch Wachstums- und Botenstoffe, später auch Hormone stimulierte Sinneszellen und sinnesverarbeitende Nervenzellen im Überschuss gebildet werden, an den Ort ihrer Bestimmung wandern und ein erstes, wenngleich grobes Gerüst zur „Verarbeitung der Außeninformation" bilden. Die wesentlichen Strukturen des Sehsinns (aber auch anderer Sinne) sind also genetisch festgelegt und werden in der Schwangerschaft, zu einem sehr geringen Teil auch noch in den ersten Lebensjahren, genetisch und biochemisch gesteuert angelegt und zur Reifung gebracht. **Genetik und Umwelt**

Damit stellt uns die Natur ein (in diesem Fall visuelles) sensorisches Netz zur Verfügung, das uns bestimmte Wellenlängen u. a. optische Phänomene erfassen lässt. Was wir prinzipiell sehen können, z. B. keine ultravioletten Farben, und wie dies prinzipiell geschehen kann, ist also in einem evolutionären Prozess vorbestimmt worden und steht jedem gesunden Menschen anlagebedingt bei seiner Geburt zur Verfügung. **visuelles Netz**

Allerdings bieten dieses (visuelle) Sensorium und die damit verbundenen verarbeitenden Strukturen im Gehirn noch ein relativ grobes Raster zur Wahrnehmung der Welt. Die grobe Richtung liegt fest, die Feinabstimmung erfolgt in prägenden Phasen, im visuellen System überwiegend im ersten, z. T. allerdings auch bis zum achten Lebensjahr. In der Interaktion des sehenden Säuglings mit einer Umwelt, die Sehreize anbietet, entwickelt sich die Feinabstimmung. Zunächst sieht der Säugling „nur" Objekte in seiner unmittelbaren Nähe, z. B. die Mutterbrust und wenige Tage später auch das (lächelnde) Antlitz der Mutter, das sich, wird er aufgenommen, etwa 20 cm von ihm entfernt befindet. Mit ande- **prägende Phasen** ren Worten: Der Säugling sieht nur, was ihn unmittelbar momentan angeht. Alle übrigen visuellen Eigenschaften der Welt brauchen ihn in den ersten Lebenstagen noch nicht sonderlich zu interessieren. Aber mit zunehmender Reife seiner neuronalen Strukturen wird sich, wie gleich noch näher erläutert, sein visueller Horizont erweitern. Vielfältige, potenziell sehbare Eigenschaften der Welt bekommen nun Bedeutung. Immer noch selektiert der Säugling, genauer gesagt sein reifendes Nervensystem, und sucht sich die visuellen Reize aus, die für ihn gerade adäquat sind.

**Synapsenselektion**

Aber viel benutzte Seh-Sinneszellen, häufig feuernde Neurone und stark frequentierte Sehbahnen führen dazu, dass an vielen Stellen der visuellen Verarbeitung – zunächst an der Netzhaut, später an der primären Sehrinde und noch später an allen übrigen in Kap. 5.1 beschriebenen Instanzen – die Synapsen verstärkt, neu gebildet und verfestigt werden, die auch wirklich gebraucht wurden und gebraucht werden. Es kommt zu einem „Wettkampf der Synapsen", einer synaptischen Selektion und einer Festigung und Weiterentwicklung der Instanzen, die letztendlich differenziertes Sehen und visuelles Erkennen ermöglichen: z. B. das räumliche Sehen, das Farbensehen u. v. m.

Diese Prinzipien, nämlich die genetische, durch Wachstumsfaktoren, Botenstoffe und Hormone vorbestimmte Anlage der grundlegenden neurologischen Strukturen „im Groben" und die Feinabstimmung in den ersten Lebensmonaten und Jahren, die der Auseinandersetzung mit einer aktivierenden Umwelt bedarf, finden wir praktisch in allen untersuchten Entwicklungsbereichen des Menschen wieder. Vor allem bei der Sprache ist diese Bipolarität angeborener „Sprachorgane" und Feinabstimmung durch eine „sprechende Umwelt" in den letzten Jahren ähnlich intensiv wie beim Sehsystem erforscht worden. Hierauf wird in Kap. 7 näher eingegangen.

**Embryonal-entwicklung**

Wenden wir uns den Vorgängen bei der visuellen Entwicklung noch etwas detaillierter zu: In der fünften (Embryonal-)Woche haben sich zwei embryonale Bläschen zu so genannten „Augenbechern" verformt, aus deren Zellen sich später lichtempfindliche Retina, Linse u. a. Strukturen entwickeln. Erste Neuronenschichten an der Netzhaut finden sich ab der 20. Schwangerschaftswoche, und langsam reift die Netzhaut: Die letzten Photorezeptoren werden erst einige Wochen nach der Geburt gebildet. Als

Nächstes bildet sich, noch im ersten Schwangerschaftsdrittel, mit dem Corpus geniculatum laterale die wesentliche visuelle Umschaltstation auf Zwischenhirnebene, deren Reifung ebenfalls bis in die Geburtsphase andauert.

Im zweiten Schwangerschaftsdrittel setzt ein massives Wachstum in der Sehrinde ein: Alle 100 Millionen Neuronen der primären Sehrinde entstehen zwischen dem vierten und siebten Schwangerschaftsmonat. Im fünften Monat bilden sich die ersten Synapsen, und mit einer Geschwindigkeit von ungefähr zehn Milliarden neuen Synapsen pro Tag geht dieser Prozess bis weit in das erste Lebensjahr (etwa in den neunten Lebensmonat hinein) weiter. Neuere Ergebnisse weisen darauf hin, dass sich die Leitungsbahnen und neuronalen Instanzen, die der Lokalisation von Gesehenem dienen (die so genannte „Wo"-Bahn ), eher ausreifen als die objekterkennende „Was"-Bahn. Das heißt, der Säugling hat bereits mit vier Monaten alle Synapsen zur Bewegungsverarbeitung zur Verfügung, während die Formwahrnehmung erst im achten Monat ausgereift ist. Folglich können Babys zunächst eher Bewegung wahrnehmen, als dass sie Konturen scharf erkennen könnten. Etwa acht Monate nach der Geburt ist die höchste Synapsendichte erreicht. Es folgt eine lange, bis in die späte Kindheit hinein andauernde Phase der Synapsenauslese. Bei dieser werden etwa 40% der Synapsen der Sehrinde wieder beseitigt und die verbleibenden Schaltkreise immer mehr gefestigt und hinsichtlich ihrer Leistungsfähigkeit verbessert.

**Fetalentwicklung**

Die Myelinbildung ist der letzte Schritt in der dauerhaften Etablierung eines leistungsfähigen Sehsystems. Sie verläuft, ähnlich wie bei der Entstehung von Zellen und der Differenzierung von Synapsen, was die Netzhaut angeht, von außen nach innen und, was das gesamte Sehsystem angeht, von der Netzhaut über den seitlichen Kniehöcker zur primären Sehrinde und schließlich zu den weiterverarbeitenden kortikalen Zentren. Dieser letzte, stabilisierende Prozess der Myelinisierung dauert z.T. bis in die Mitte der Kindheit an.

**Myelinisierung**

Die hier in groben Zügen beschriebenen Entwicklungsprozesse müssen fein aufeinander abgestimmt und zeitlich wie örtlich sehr differenziert koordiniert werden, soll es nicht zu einer dysfunktionalen Ansammlung von Nervenzellen und Synapsen kommen. Um Farbe, Form, Details, räumliche Tiefe und Lage, differenzierte Bewegung u.a. visuelle Eigenschaften unserer Welt genau erfassen zu können, bedarf es einer Feinabstimmung. In

**Feinabstimmung**

dieser nehmen bereits gebildete neuronale Strukturen visuelle Reize auf, verarbeiten sie, werden dadurch gefestigt und durch Synapsenselektion verfeinert. Ein visuelles System (auch ein menschliches), das in prägenden Phasen nicht visuell stimuliert wird, verkümmert und ist zu höheren visuellen Erkenntnisprozessen nur noch sehr bedingt in der Lage – wenn überhaupt.

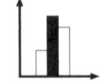

**Prägephasen**

In den 1960er und 70er Jahren waren es vor allem die späteren Nobelpreisträger Hubel und Wiesel, die an Katzen- und Affenversuchen die Bedeutung einer visuellen Stimulation in Prägephasen überzeugend darlegen konnten. Wurden jungen Katzen direkt nach der Geburt die Augenlider verschlossen, so hatte dieser Reizentzug tief greifende Auswirkungen sowohl auf die Struktur als auch auf die Funktion der Sehrinde, die nur sehr rudimentär reifen konnte. Je nach Dauer des Versuchs waren die Kätzchen praktisch blind. Das Bemerkenswerte war jedoch, was geschah, wenn den Jungtieren nur ein Auge verschlossen wurde: Nun gelangten Sehinformationen des „funktionsfähigen" Auges in beide Sehrinden – die linke wie die rechte – und verdrängten Nervenzellen und Synapsen, die potenziell Informationen vom verschlossenen Auge hätten liefern können. Dauerte der Versuch einige Monate, so waren die Kätzchen, öffnete man ihr Augenlid wieder, auf diesem Auge praktisch blind: Das Auge selbst war zwar funktionstüchtig, aber die nachgeordneten zerebralen Instanzen zur Verarbeitung der Sehinformationen waren zurückgedrängt worden.

Nun wissen wir, dass erwachsene Menschen keineswegs ihr Sehvermögen verlieren, wenn sie beispielsweise unter einer Linsentrübung leiden oder aus anderen Gründen vorübergehend auf einem Auge (oder beiden) nicht sehen können. Tierversuche zeigen, dass dies auch für Tiere gilt und dass es prinzipielle Prägephasen gibt, die darüber entscheiden, ob und wie funktionstüchtig die Sehrinde angelegt wird. Ließ man nämlich Katzen drei bis vier Monate normal aufwachsen, ehe man ihnen die Augenlider verschloss, so hatte diese visuelle Deprivation keine verheerenden und irreversiblen Folgen. Das Gehirn braucht also die Erfahrung erster, prägender Phasen, um sich ordnungsgemäß zu verschalten. Sie liegt bei Katzen im Bereich von einigen Monaten. Zum Glück ist die Entwicklungsspanne für die meisten visuellen Funktionen des Menschen deutlich länger.

Dennoch gilt auch für den Menschen, dass es während der normalen visuellen Entwicklung mehrere sensible Phasen gibt. Dabei
entwickelt sich eine visuelle Fähigkeit dann, wenn die Synapsen
des damit beauftragten Schaltkreises erstmals gebildet werden.
Noch sind sie plastisch und werden durch Erfahrung geformt. Ist
die sensible Phase verstrichen, können solche Feinabstimmungs-
prozesse nicht mehr greifen. Ein durch eine Fehlentwicklung in
einer sensiblen Phase entstandener Sehfehler ist also kaum oder
gar nicht mehr zu korrigieren.

Darüber hinaus zeigten Versuche an Katzen und Affen, dass es
offensichtlich auch sensible Phasen zur Erkennung bestimmter
Strukturen gibt.

**Entwicklungs-
fenster zur
Strukturerkennung**

Tiere, die in sensiblen Entwicklungsphasen bei fixierter Kopfhaltung ausschließlich vertikale Strukturen zu sehen bekamen, waren in der Regel in ihrer späteren (normalen) Lebensführung in
der Lage, beispielsweise Treppen zu überwinden. Sie hatten aber
große Schwierigkeiten beim Erkennen horizontaler Strukturen
(und dem Erklettern eines Baumes). Analoges galt für reziproke
Versuche.

Es gibt erste Hinweise dafür, dass – wenngleich nicht in dieser
Drastizität – prägende visuelle Erfahrungen im ersten Lebensjahr eines Menschen ebenfalls Einfluss darauf haben, wie leicht
oder wie schwer uns im späteren Leben Raumwahrnehmung,
Auge-Hand-Koordination u. a. gelingt.

## Entwicklung in den ersten Lebensjahren

Wie wir von Frühgeborenen wissen, sind etwa ab der 32. Schwangerschaftswoche die Fähigkeiten der Augenbewegung, des Blin-
zelns, der Pupillenerweiterung sowie die Möglichkeit, einem sich
bewegenden Objekt nachzuschauen oder den Blick zu fixieren,
funktionsfähig. Andererseits können weder die Netzhaut noch
das Gehirn eines Neugeborenen Informationen nach Objekten,
Formen oder Farben ordnen. Gegenstände können nur unterschieden werden, wenn sie weit genug voneinander entfernt
sind. Nur auffällige Muster sind wahrnehmbar, Farben können
nur rudimentär erkannt werden. Da die Fovea zentralis mit ihren
Zapfen noch nicht ausreichend differenziert ist, sieht das Neuge-

**Säuglingsalter**

borene in der Peripherie besser. Ein Neugeborenes sieht also den größten Teil seiner Umwelt wie durch eine Milchglasscheibe, relativ unscharf, hauptsächlich in schwarz-weißen Mustern – von einigen sehr grellen und bunten Farbeindrücken einmal abgesehen. Aber was das Neugeborene sieht, fesselt seine Aufmerksamkeit. Diese permanente Auseinandersetzung mit der Umwelt führt zusammen mit den nun reifenden neuronalen Instanzen zur zunehmenden Fähigkeit, Kanten, Kontraste, Farbschattierung, Bewegung u. a. grundlegende Sehfähigkeiten zu erwerben und zu festigen, so dass am Ende des zweiten Lebensjahres das Sehvermögen praktisch dem eines Erwachsenen adäquat ist.

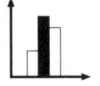

Man weiß um die visuellen Fähigkeiten von Neugeborenen und Babys im ersten Lebensjahr vor allem durch Aufmerksamkeitsversuche, bei denen Blickrichtungen gefilmt und analysiert werden, sowie durch die Untersuchung des kindlichen Interesses, das sich beispielsweise durch zufriedenes Nuckeln an einem Spezialsauger manifestiert. Reize, die nicht erkannt werden, führen weder zu Interesse noch gezielter Blickrichtung, was von Forschern beobachtet und ausgewertet wird (vgl. Eliot 2001, 279ff).

**Augenbewegungen**   Im ersten Lebensjahr reift zunächst die Fähigkeit des Säuglings, Augenbewegungen zu steuern und seine visuelle Aufmerksamkeit interessanten Objekten zuzuwenden. Bereits zwei Monate nach der Geburt kann das Baby einer Objektbewegung folgen und mit einem halben Jahr die voraussichtliche Position des sich bewegenden Objektes vorwegnehmen: Das Baby kann nun bestimmen, wohin es schaut.

**Farbensehen und Sehschärfe**   Auch in der Fovea zentralis tut sich einiges: Zunächst sind die in ihr enthaltenen Zapfen relativ dick und kurz, was dazu führt, dass die Zapfendichte gering ist. Mit zunehmender Reifung verlängern und verdünnen sich die Zapfen. Dies hat zweierlei zur Folge: Durch die Verlängerung können sie mehr Lichtquanten aufnehmen und reagieren schneller auf farbiges Licht. Durch die Verschmälerung können sehr viel mehr Zapfen auf diesem Areal untergebracht werden, so dass die Zapfendichte rasant ansteigt und zu einer ungeheuren Verbesserung der Sehschärfe beiträgt. Zunehmend gelingt es dem Säugling also, scharf zu sehen und Farben voneinander zu differenzieren. Dank der raschen Synapsenbildung der Hirnrinde sowie der fortschreitenden Myelinisierung wird nun auch die Großhirnrinde immer

mehr in die Lage versetzt, Kontraste zu erkennen, Farben wahrzunehmen und zu differenzieren und somit Objekte voneinander zu unterscheiden.

Während aber die Vorgänge auf der Netzhaut noch im Wesentlichen genetisch vorbestimmt sind und quasi automatisch
verlaufen, sind die Großhirnprozesse auf visuelle Erfahrung angewiesen: In dem Augenblick, wo die Peripherie farbiges und
scharfes Sehen ermöglicht, verändern und strukturieren sich die
Sehrindenareale, die mit dem scharfen Erkennen von Objekten
befasst sind. Was das Farbensehen angeht, so können Säuglinge
mit drei bis vier Monaten praktisch alle Farben differenziert
wahrnehmen. Doch ist das Gegenfarbprinzip, bei dem jeweilige
Komplementärfarben in maximalem Kontrast zueinander stehen,
von besonderer Bedeutung. Auch die Reihenfolge der Farberkennung scheint entwicklungsbedingt festzuliegen: Zunächst
werden rot und grün erkannt, später die weiteren Primärfarben
Blau und dann Gelb. Der viermonatige Mensch zeigt viel Verständnis für Farben, ist in der Lage sie zu sehen, zu kategorisieren
und sich kurzfristig an farbige Gegenstände zu erinnern.

Kommen wir zum binokularen und stereoskopischen Sehen. **räumliches Sehen**
Unter Ersterem versteht man die Fähigkeit, die Sehinformationen beider Augen miteinander zu verarbeiten. Dies führt zur
zweiten Fähigkeit, nämlich dem stereoskopischen bzw. räumlichen Sehen.

Vergegenwärtigen Sie sich noch einmal das räumliche Sehen einer
Streichholzschachtel.

Die räumliche Wahrnehmung ist nicht selbstverständlich. Das
Neugeborene nimmt die Welt zweidimensional wahr, wie sie auch
auf der Netzhaut abgebildet wird. Da wir zwei Augen haben, die
(beim Erwachsenen) etwa 6 cm voneinander entfernt sind, nehmen wir ein Objekt wie die Streichholzschachtel aus unterschiedlichen Blickwinkeln wahr. Die Sehinformationen beider Augen
werden sowohl in die linke als auch rechte Sehrinde weitergeleitet. Deshalb kann eine Sehrinde zwei unterschiedliche „Bilder"
miteinander vergleichen und in komplizierten Verarbeitungs-
prozessen zu einem räumlichen Bild integrieren, was uns das
plastische Sehen in drei Dimensionen ermöglicht. Eine solche
Tiefenwahrnehmung ist also ausschließlich eine Funktion unserer Großhirnrinde. Sie entwickelt sich zwischen dem zweiten und
fünften Lebensmonat, wie man aus Versuchen mit Säuglingen

weiß, denen man 3-D-Brillen aufsetzte, um sie für stereoskopisch sichtbare, interessante Objekte zu interessieren.

Die zeitliche Beschränkung dieses Entwicklungsfensters für das räumliche Sehen auf wenige Monate im Säuglingsalter hat seinen Preis: Ist diese frühe sensible Phase durch Trübung der Hornhaut oder der Linse, das Schielen o. a. Schwierigkeiten gestört, so kann wirkliches stereoskopisches Sehen mit räumlicher Tiefenwahrnehmung nicht angebahnt werden – ein Vorgang, der im gesamten weiteren Leben nicht mehr nachzuholen ist. Hierauf wird gleich noch etwas näher eingegangen.

**Gesichtserkennen**    Schon wenige Tage nach der Geburt kann das Baby das Gesicht seiner Mutter von anderen Gesichtern in Ansätzen unterscheiden. Dabei sind weniger die zentralen Merkmale (Augen, Nase), als vielmehr die Kontur der Gesichtsform und des Haaransatzes (peripheres Sehen) von ausschlaggebender Bedeutung. Mit dem dritten Monat können lächelnde Gesichter von nicht lächelnden Gesichtern unterschieden werden. Säuglinge interessieren sich außerordentlich für Gesichter, diese Präferenz ist frühentwicklungsgeschichtlich ebenso sinnvoll wie vorbestimmt. An den Innenseiten unseres Parietallappens befinden sich Strukturen, die sich speziell auf das Erkennen von Gesichtern spezialisiert haben. Bei deren Ausfall sind wir nicht in der Lage, Mimik von Gesichtern zu deuten oder Gesichter zu erkennen. Für sozialorientierte Primaten ist aber das Wiedererkennen von Bezugspersonen und das Abschätzen möglicher Stimmungen (Wut, Angst etc.) von offensichtlich ausschlaggebender Bedeutung. Somit ist es verständlich, dass bereits beim Säuglingsalter das Erkennen von Gesichtern eine große Rolle spielt.

**reziprokes Lächeln**    Allerdings ist der dreimonatige Mensch noch bereit, mehr oder weniger alle Gesichter mit ähnlichem Interesse zu verfolgen (wenngleich er sie in Ansätzen schon unterscheiden kann). Er lächelt also eine lächelnde Pappattrappe ähnlich an wie Mutter oder Vater. Dennoch ist das reziproke Lächeln als Ausdruck des Erkennens von Gesichtern ein für die Eltern meist sehr beglückender Vorgang, der für das Bindungsverhalten von Eltern und Kindern von ausschlaggebender Bedeutung ist.

Mit etwa dem achten Lebensmonat ist die Gesichtserkennung so differenziert (inzwischen ermöglicht die Zapfendichte ja ein scharfes Objekterkennen), dass eindeutig zwischen bekannten und fremden Gesichtern unterschieden und Mimik bereits in Ansätzen erkannt und interpretiert werden kann. Die Folge ist, dass

acht Monate alte Kinder anfangen zu fremdeln und neuen Gesichtern zunächst mit Angst und Sorge begegnen – bevor ein
näheres Bekanntmachen die Angst in Interesse umschlagen lässt.

Am Ende des ersten Lebensjahres sind die visuellen Bahnen **Kindesalter**
und das primäre Sehzentrum weitestgehend ausdifferenziert, und
am Ende des zweiten Lebensjahres ist das Sehvermögen des Kindes mit dem eines Erwachsenen vergleichbar. Die meisten „sensiblen" Phasen der visuellen Entwicklung liegen also, was die Feinabstimmung angeht, im ersten Lebensjahr. Nichtsdestoweniger
ist die Konsolidierung und Festigung visueller Instanzen (wenn
auch mit deutlich geringerer Intensität) bis in das mittlere Kind-
heitsalter zu beobachten. Vor allem die sekundären und tertiären
Rindenfelder werden in Zusammenarbeit mit Erlebnis und Gedächtnis zu einer stürmischen Entwicklung der Fähigkeiten des
Kindes beitragen, seine Welt sehend zu erkunden.

Mit ein bis zwei Jahren sieht der Mensch gerne Bilderbücher
an. Mit drei Jahren erkennt er Orte wieder, was man u. a. an
Heimkehrreaktionen nach einem zweiwöchigen Urlaub bemerken kann. Der Vierjährige kann Details erkennen und mitunter
im Puzzeln und Memoryspielen sogar Erwachsene schlagen. Mit
sechs Jahren können Mengen zugeordnet und nach Größen sor-
tiert werden, und mit der Schulzeit sind Kinder in der Lage, u. a.
Sinnwidrigkeiten und optische Täuschungen zu erkennen. Mit
anderen Worten: In den ersten sechs Lebensjahren reifen unsere
visuellen Fähigkeiten vom bloßen Sehen zum verstehenden
Wahrnehmen und Erkennen heran.

Das Wissen um prägende Phasen bei der Entwicklung des **Schädigung in**
Sehsinns (und nicht nur dieser Sinnesmodalität) hat weit rei- **sensiblen Phasen**
chende Konsequenzen für Medizin und Heilpädagogik. Auch geringfügige Schädigungen des optischen Apparates, des Auges
also, die prinzipiell korrigierbar sind und beim Erwachsenen nur
wenig dauerhafte Schäden hinterlassen würden, können sich in
sensiblen Phasen der Säuglingsperiode verheerend auswirken.
Dies soll am Beispiel der Linsentrübung und des Strabismus
kurz erläutert werden.

Eine **angeborene ein- oder beidseitige Linsentrübung** führt beispielsweise dazu, dass die Sehrinde von der zu ihrer Entwicklung notwendigen
visuellen Information abgeschnitten wird. Angeborene beidseitige Linsentrübung führt also, unerkannt und unbehandelt, letztlich zur Erblindung,
selbst dann, wenn im zweiten oder dritten Lebensjahr die Augenschädi-
gung beseitigt wird. Einseitige Linsentrübung führt zum einen zum Verlust

der Sehfähigkeit eines Auges (besser: der für dieses Auge zuständigen kortikalen Sehareale), zum anderen zum Verlust der Fähigkeit räumlichen Sehens und zum Dritten in der Regel auch zu großen Schwierigkeiten des scharfen Sehens. Folglich müssen Linsentrübungen so früh wie möglich erkannt und operativ behandelt werden, will man diese bleibenden Sehschäden verhindern – spätestens bis zum vierten Monat, möglichst sogar in den ersten Lebenstagen und Wochen.

Etwas „harmloser", dafür aber wesentlich häufiger ist das Phänomen des Strabismus (des Schielens), unter dem 2% aller Kinder und etwa 15% aller Frühgeborenen leiden. Dafür sind vermutlich weniger augenmuskuläre als vielmehr neuronale Faktoren verantwortlich. Schielen, so schreibt Eliot (2001) mit Recht, ist keine Gefahr für das Auge, sondern für das Gehirn. Um beidäugiges und räumliches Sehen zu ermöglichen, müssen die Neurone einer Sehrinde von beiden Augen mit optischen Informationen versorgt werden. Die Augen eines schielenden Babys arbeiten nicht zusammen. Dem Gehirn werden permanent unterschiedliche Bilder angeboten, die nicht „zur Deckung zu bringen" sind und auch nicht ausreichend miteinander integriert werden können.

**Schielbehandlung**    Eine Schielbehandlung mit Korrektur der Achsenabweichung (möglicherweise operativ, mitunter durch Augentraining, Brille und Augentropfen) führt dazu, dass die Achsenlage wieder in Übereinstimmung gebracht wird. Darüber hinaus muss durch einen alternierenden Okklusionsverband (zeitweiliges Abdecken des „stärkeren" Auges) gewährleistet sein, dass auch das „schwächere" Auge beansprucht wird und fokussiert. Andererseits muss das gesunde Auge ausreichend Zeit haben zu arbeiten, und schließlich sollen auch Phasen vorhanden sein, in denen beide Augen miteinander kooperieren. Insgesamt kann sich eine Schielbehandlung, auf deren Details hier nicht näher eingegangen werden kann, über mehrere Jahre hinziehen. Wird sie frühzeitig (nämlich in den ersten Lebensmonaten) eingeleitet und konsequent weitergeführt, sind die Erfolge hinsichtlich des räumlichen Sehens durchaus vielversprechend.

Andererseits ist das stereoskope Sehen oder der Verlust desselben ein relativ geringes Problem: Wie wir in Kap. 5.1 gesehen haben, können auch Menschen Tiefe und Raum interpretieren, die nicht stereoskop sehen können, hauptsächlich durch die Interpretation von Perspektive. Wenn solche Menschen möglicherweise auch nicht Pilot oder Innenarchitekt werden können, so reicht es doch zum Autofahren und den im Alltag erforderlichen Fähigkeiten zur Interpretation räumlicher Gegebenheiten.

Sehr viel gravierender sind die Auswirkungen eines unbehan-

delten Schielens auf die Sehschärfe. Jeder, der einmal Doppelbilder „gesehen" hat, weiß, wie unangenehm und lästig es ist, wenn
das Gehirn die Informationen beider Augen nicht „zur Deckung
bringen" kann. Dies ist aber bei permanentem Schielen dauerhaft der Fall. Die Sehrinde, die davon überfordert ist, „entschließt
sich" also, letztlich nur die Informationen aus einem Auge zu berücksichtigen – vorzugsweise die des „stärkeren" Auges. Im Verhältnis hierzu verkümmern die Areale, die sich mit den Informationen des „schwächeren" Auges befassen müssten. Dies wiederum hat eine dauerhafte Sehschwäche des unterlegenen Auges
zur Folge. Das Entwicklungsfenster für die Funktion des scharfen
Sehens auf der Ebene der Hirnrinde ist zum Glück größer als das
des räumlichen Sehens. Insofern – und das ist die erfreuliche
Seite – ist das diagnostische und therapeutische Fenster etwas
größer, und es gelingt häufiger, einen drohenden Sehschärfever-
lust zu verhindern. Die Kehrseite der Medaille ist, dass die Folge
eines unbehandelten Strabismus der dauerhafte Verlust der Sehschärfe zumindest eines Auges, möglicherweise sogar die Sehun-
fähigkeit sein kann.

Das Verständnis der Entwicklungsvorgänge unseres Sehvermögens trägt also entscheidend auch zum Verständnis einiger
Sehstörungen und Sehbehinderungen bei. Diesen wollen wir uns
im folgenden Kapitel zuwenden.

## 5.3    Sehschädigung

Nicht jeder Mensch, der eine Brille oder Kontaktlinse trägt, ist sehbehindert. Der Oberbegriff, der alle **Störungen des Sehens**, die oft
nur sehr geringer Art sind, umfasst, ist der der „Sehschädigung". Darunter werden Sehbeeinträchtigungen (wie z. B. die Kurz- oder Weitsichtigkeit, die mittels einer Brille erfolgreich behandelt werden
kann), die Sehbehinderung, hochgradige Sehbehinderung sowie die
Blindheit zusammengefasst. Bei dieser eher medizinisch orientierten
Klassifikation orientiert man sich zum einen an der Sehschärfe, zum
anderen an möglichen Gesichtsfeldausfällen. Nach diesen Vorstellungen ist jemand sehbehindert, der trotz Brille oder Kontaktlinse weit
weniger als der normal sehende Mensch sehen kann. Sehbehinderte
haben deshalb im Alltag, im Beruf, in der Schule oder in der Ausbildung wegen ihres deutlich verringerten Sehvermögens erhebliche
Schwierigkeiten.

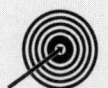

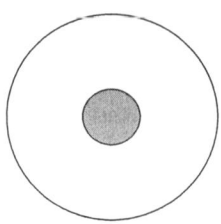 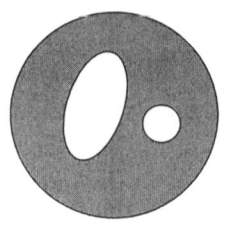 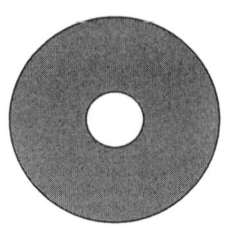

Abb. 5.13 a–c:
Gesichtsfeldausfälle

**a)** Zentraler
Gesichtsfeldausfall bei
Makuladegeneration

**b)** Gesichtsfeldausfall
bei chronischem
Glaukom

**c)** Röhrengesichtsfeld
bei Retinitis
pigmentosa

**Sehschärfe**

Zunächst geht es um die Feststellung der Sehschärfe, dem so genannten Visus: Wer beispielsweise ein Objekt erst aus 30 m Entfernung erkennt, das von einem Normalsehenden aus 100 m ausreichend wahrgenommen wird, sieht nicht 100 %, sondern nur noch 30 % und hat einen Visus von 0,3.

**Gesichtsfeldausfälle**

Neben der Sehschärfe (dem Visus) sind Gesichtsfeldausfälle hinsichtlich des Schweregrades einer Sehschädigung von Bedeutung. Abb. 5.13 a zeigt einen zentralen Gesichtsfeldausfall bei Makula-Degeneration, wie er weiter unten noch beschrieben wird. Da die Zapfen an der zentralen Stelle des Sehens ausfallen, bereitet das scharfe und farbige Sehen sowie das Lesen große Schwierigkeiten, während die peripheren Stäbchen eine Orientierung in der Umwelt ermöglichen. Den Gesichtsfeldausfall bei chronischem Glaukom (s. u.) zeigt die Abb. 5.13 b. Auf das Röhrengesichtsfeld bei einer Retinitis pigmentosa geht die Abb. 5.13 c ein: Hier erlaubt die erhaltene Fovea zentralis mit ihren Zapfen das scharfe und farbige Sehen, dabei auch das Lesen (mit Hilfe eines Vergrößerungsgerätes), während die Alltagsorientierung durch den Ausfall peripherer Stäbchen erheblich erschwert ist.

**Impairment**

Wie schon in Kap. 4 bei der Hörbehinderung aufgezeigt, kommt es aber nicht nur auf die Schädigung (Impairment) an, die beispielsweise in einer Degeneration von Stäbchen und Zäpfchen aufgrund einer angeborenen oder chronischen Krankheit besteht.

**Disability**

Die damit verbundenen Funktionseinschränkungen (Disabilities) bestehen möglicherweise in einem erschwerten Lesen oder einer erschwerten räumlichen Orientierung.

Entscheidend für die Selbständigkeit des Betroffenen, seine schulische Bildung, seine soziale Interaktion und soziokulturelle

Partizipation sind allerdings Phänomene, die als Behinderung **Handicap**
(Handicap) oder Benachteiligung subsumiert werden: das Fehlen
ertastbarer Informationen an Bushaltestellen oder akustischer
Ampelanlagen im Straßenverkehr, nichtbehindertengerechtes
Wohnen, das Fehlen von Sehhilfen u. v. a. Formen von Barrieren
physikalischer und insbesondere sozialer Art, auf die noch eingegangen wird. Auch ist zu berücksichtigen, dass Menschen mit erheblicher Sehbeeinträchtigung bzw. Sehbehinderung ihre anderen Sinne vermehrt in den Dienst räumlicher Orientierung und
Kommunikation stellen. So ist bekannt, dass große Teile der okzi-
pitalen Hirnrindenareale von Menschen mit angeborenen schweren Sehbehinderungen oder Blindheit umstrukturiert und in den
Dienst anderer sensorischer Wahrnehmungsprozesse gestellt
werden.

Die Autopoesie (Selbstgestaltungsfähigkeit) des flexiblen Ge- **Autopoesie**
hirns erklärt, dass erwachsene Menschen, die von frühester Kindheit an erblindet sind, beim Ertasten von Punktschrift (Braille-
Schrift) im PET (Positronen-Emissions-Tomogramm) Aktivitäten nicht nur im sensorischen Rindenfeld zeigten. Sie wiesen auch
in den Hirnrindenarealen Aktivitäten auf, die beim Sehenden der
visuellen Informationsverarbeitung vorbehalten sind. In Ver-
gleichsstudien zeigten bei sehenden Menschen, denen die Augen
verbunden waren, beim Ertasten der Braille-Schrift nur die sensorischen Areale, nicht aber die visuellen Kortexbezirke eine entsprechende Aktivität.

Im Übrigen schlägt die Weltgesundheitsorganisation hinsichtlich der Überprüfung von Sehfähigkeit und zentralen Wahrnehmungsprozessen eine Vielzahl von Kriterien vor, die neben der
Sehschärfe und dem Gesichtsfeld u. a. auch die Qualität des Sehens, das Farbensehen, die Kontrastintensität, visuelle Orien-
tierungsfähigkeit und Aufmerksamkeit, bestimmte Gedächtnis-
aspekte sowie visuelle Wahrnehmungen von Form, Farbe und
Bewegung umfassen. Allerdings hat sich ein weltweit einheitliches und so hochdifferenziertes Diagnoseschema zurzeit noch
nicht durchsetzen können, so dass aus pragmatischen Gründen in
der Bundesrepublik Deutschland im Wesentlichen auf Visus und
Sehfeldeinschränkung rekurriert wird. Sehschädigungen können
nach dem Zeitpunkt ihres Entstehens, dem Ort der Schädigung,
der Ursache der Erkrankung sowie den mit ihnen verbundenen
Funktionsstörungen klassifiziert werden.

**Zeitpunkt einer Sehschädigung:** Je nachdem, wann sich eine Sehschädigung manifestiert, wird sie unterschiedliche Auswirkungen auf die kindliche Entwicklung und den Lebenslauf des Betroffenen haben. Etwas vereinfachend geht man beispielsweise davon aus, dass Menschen mit einer vor dem dritten Lebensjahr eingetretenen Erblindung keine visuellen Erinnerungen mehr behalten.

- Unter perinatalen Sehschädigungen werden sowohl genetisch bedingte und angeborene als auch während der Geburtsphase und im ersten Lebensjahr erworbene Störungen verstanden. Ein typisches Beispiel ist die durch zu hohe Sauerstoffgabe bedingte Retinopathie frühgeborener Kinder. Als Beispiel einer genetisch bedingten, angeborenen Sehstörung sei der Albinismus, das Fehlen des Farbpigments in der Iris, aufgeführt.
- In der frühen Kindheit kann, wie bereits in Kap. 5.2 dargestellt, Augenkoordinationsstörung und Strabismus (Schielen) schwerwiegende Folgen für das binokulare, räumliche Sehen, aber auch für den Visus haben.
- Im Jugend- und Erwachsenenalter können zum einen bereits vorhandene, z.B. stoffwechselbedingte, Erkrankungen fortschreiten, wie das etwa bei der Retinitis pigmentosa der Fall sein kann, bei der sich das Sehfeld mit fortschreitendem Alter zusehends einengt. Aber auch aus unterschiedlichen Gründen erworbene Krankheiten (z.B. der grüne Star – Glaukom) können im Erwachsenenalter Visus und Sehfeld beeinträchtigen.
- Im höheren Lebensalter schließlich kommen zahlreiche degenerative Erkrankungen (z.B. die senile Makula-Degeneration) oder altersbedingte Funktionsstörungen (Altersfehlsichtigkeit) als Ursache eines verminderten Sehvermögens in Betracht.

**Ursachen von Sehschädigungen:** Sehschädigungen können sehr unterschiedliche Ursachen haben. Zum einen können Sehstörungen vererbt werden, wie es bei bestimmten heriditären (familienbedingten) Kataraktformen, also Linsentrübungen, möglich ist. Auch die Retinitis pigmentosa, auf die weiter unten eingegangen wird, kann als genetisch bedingte Fehlfunktion eingestuft werden. Grundsätzlich können genetische Störungen vererbt sein, aber auch infolge einer Spontanmutation auftreten.

Stoffwechselbedingte Störungen des visuellen Systems können erstens genetisch prädisponiert sein. Sie können aber auch Ausdruck von Sekundärerkrankungen sein, beispielsweise bei der diabetischen Retinopathie, einer degenerativen Veränderung der Netzhaut auf der Grundlage eines Diabetes mellitus. Sauerstoffmangel und Durchblutungsstörungen einerseits, ein Überangebot von Sauerstoff bei unreifen Neugeborenen andererseits kann auf unterschiedlichen Wirkmechanismen die Netzhaut schädigen. Als Beispiel für Infektionen und ihre Auswirkungen auf das Sehsystem seien Schädigungen nach Röteln und Toxoplasmose genannt.

Blutungen in die Netzhaut können ebenfalls Schädigungen dieses Organs verursachen. Tumore können an unterschiedlichen Stellen Sehbahnen und visuelle Rindenfelder funktional beeinträchtigen. Traumen schließlich können (unfall- oder gewaltbedingt) sowohl das Auge als auch die zerebralen Wahrnehmungsstrukturen schädigen.

**Lokalisation von Sehschädigungen:** Auch nach dem Ort der Schädigung kann man Sehstörungen einteilen: Grundsätzlich lassen sich anteriore von posterioren Schädigungen unterscheiden. Im ersten Fall handelt es sich um Störungen des Auges und der weiterleitenden Sehbahnen, insbesondere des Nervus optikus. Im zweiten Falle geht es um Störungen in der primären Hirnrinde und den sich ihnen anschließenden weiteren visuellen und assoziativen Feldern. Während wir es bei anterioren Störungen also mit Sehstörungen im eigentlichen Sinne zu tun haben, handelt es sich bei posterioren Schädigungen eher um visuelle Wahrnehmungsstörungen.

**anteriore vs. posteriore Schädigung**

## Anteriore Sehstörungen:

- *Hornhauterkrankungen:* Erkrankungen der Hornhaut (Cornea) können beispielsweise durch Hornhautverzerrungen oder Vernarbungen, aber auch Hornhautdegenerationen entstanden sein. Eine getrübte Hornhaut trübt den Blick ähnlich wie bei einer erkrankten Linse. Operative Maßnahmen oder eine Hornhauttransplantation ermöglichen in vielen Fällen eine Visusverbesserung.

■ *Glaukom:* Unter einem Glaukom (grüner Star) versteht man eine Erhöhung des Augeninnendrucks. Dieser kommt zustande, weil das in der vorderen Augenkammer gebildete Augenwasser nicht adäquat durch den dafür vorgesehenen „Schlemm'schen Kanal" abfließen kann. Diese gestörte Kammerwasserzirkulation erhöht den Augeninnendruck und letztendlich den Druck auf die Netzhaut.

**akuter Glaukomanfall**

Geschieht dies plötzlich, im so genannten „akuten Glaukomanfall", so ist dies mit heftigsten Schmerzen, Übelkeit und Erbrechen verbunden. Durch Medikamente und ggf. Operation der Abflussverhältnisse im Kammerwinkel kann die Störung beseitigt und eine Schädigung der Netzhaut verhindert werden.

**chronisches Glaukom**

Beim chronischen Glaukom hingegen kann es zu einem schleichenden und vom Patienten nicht rechtzeitig bemerkten Verlust der Sehfähigkeit kommen: Durch den chronischen Augeninnendruck einmal zerstörte Netzhautareale mit ihren Zäpfchen und Stäbchen erholen sich nicht mehr, was möglicherweise bleibende Gesichtsfeldausfälle zur Folge hat (s. Abb. 5.13b).

Regelmäßige Überwachung des Augeninnendrucks und augenärztliche Diagnostik bei jeder Sehverschlechterung sind also wichtige prophylaktische Maßnahmen. Ein grüner Star tritt häufig im mittleren und älteren Lebensalter auf, kann aber auch als angeborene Erkrankung zu fortschreitenden Sehstörungen bei Kindern führen. Dies erfordert die Notwendigkeit einer gewissenhaften Untersuchung von Kindern mit vermuteten Sehstörungen.

■ *Erkrankungen der Linse:* Die Linse, deren Aufgabe die Bündelung des einfallenden Lichtes ist, kann in zweierlei Hinsicht funktionsgestört sein.

**Fehlsichtigkeit**

Zum einen kann ein Missverhältnis von Linsen-Netzhaut-Abstand oder eine mangelnde Flexibilität der Linse (Akkommodationsstörungen) dazu führen, dass das eintretende Bild nicht scharf auf der Netzhaut abgebildet wird. Befindet sich der virtuelle Brennpunkt hinter der Netzhaut, so handelt es sich um Kurzsichtigkeit, die durch eine Konvexlinse (Brille oder Kontaktlinse) korrigiert werden kann. Das entgegengesetzte Phänomen der Weitsichtigkeit kann durch Konkavlinsen behoben werden.

**Katarakt**

Zum anderen kann die normalerweise lichtdurchlässige Linse getrübt sein, was als „Katarakt" (grauer Star) bezeichnet wird.

Eine solche Linsentrübung kann zum einen als degenerative Alterserscheinung auftreten, sich andererseits aber auch als Ausdruck eines angeborenen bzw. stoffwechselbedingten Defektes manifestieren. Die Operation einer getrübten Linse und der Ersatz derselben sind heute operationstechnisch gut möglich und Erfolg versprechend. Die Indikation ist im Alter nicht nur vom Schweregrad, sondern auch von Funktionseinbußen und der psychosozialen Befindlichkeit abhängig. Dagegen ist im Kindesalter ggf. eine frühzeitige Operation erforderlich, um sekundäre Reifungsschäden an der Hirnrinde (s. Kap. 5.2) zu verhindern.

■ *Netzhauterkrankungen:* An der Netzhaut können zahlreiche Störungen auftreten. Eine (mitunter lebensnotwendige) Überversorgung des unreifen frühgeborenen Kindes kann, ebenso wie manche Medikamente, zu einer mehr oder weniger schweren Netzhautschädigung führen.

Unter einer diabetischen Retinopathie, die oft erst im fortgeschrittenen Lebensalter auftritt, verstehen wir eine stoffwechsel- und ernährungsbedingte Erkrankung der Netzhaut. Sie wird durch Störungen an den Kapillaren des Gefäßsystems hervorgerufen und ist als Spätfolge des Diabetes anzusehen. Prophylaktisch kommt hier einer guten „Einstellung" des Diabetes mellitus eine ausschlaggebende Rolle zu. **diabetische Retinopathie**

Die so genannte „senile Makula-Degeneration" tritt vor allem im fortgeschrittenen Alter auf. Sie ist hinsichtlich ihrer Ursachen letztlich ungeklärt (obwohl man heriditäre, stoffwechselbedingte und degenerative Ursachen vermutet) und führt häufig zu einem Verlust der Zapfen in der Fovea zentralis. Wie Abb. 5.13a verdeutlicht, können sich die Betroffenen mittels ihrer weniger in Mitleidenschaft gezogenen Stäbchen im Alltag noch einigermaßen orientieren, doch fällt das Lesen und das Farbensehen schwer. Sie sind auf zahlreiche Hilfsmittel wie z.B. Vergrößerungslupen und Lesegeräte angewiesen und können beispielsweise im Umgang mit Geld (dem Erkennen von Geldscheinen) und in anderen Alltagssituationen, die scharfes und farbiges Sehen erfordern, beeinträchtigt sein. **Senile Makula-Degeneration**

Den in etwa entgegengesetzten Sehfeld-Effekt hat die so genannte Retinitis pigmentosa, bei der eine anlagebedingte Stoffwechselerkrankung fortschreitend zu einem Verlust der peripher angeordneten Stäbchen führt. Das Resultat ist ein so genannter **Retinitis pigmentosa**

„Tunnelblick", wie ihn Abb. 5.13 c illustriert. Die Betroffenen können scharf und farbig sehen, allerdings nur in einem eng umgrenzten Blickfeld. Sie müssen die Umwelt quasi „abrastern", um ein Gesamtbild zu erhalten. Das ist außerordentlich anstrengend, zeitaufwändig und mühsam.

**B**

Vielleicht versuchen Sie einmal, eine Fernsehsendung zu verfolgen, indem Sie die Augen mittels einer Pappe verdecken, die lediglich zwei kleine Öffnungen aufweist.

Ein Teil der Betroffenen hat zudem mit zusätzlichen Hör- und Gleichgewichtsstörungen zu tun. Auf das so genannte Usher-Syndrom und seine kommunikativen wie sozialen Schwierigkeiten wurde bereits in Kap. 4 eingegangen.

**Netzhautablösung**   Die Netzhautablösung (Ablatio retinae) tritt ein, wenn z. B. nach Entzündungen, Traumen oder Augendruckveränderungen Netzhaut und Aderhaut, die nur lose miteinander verbunden sind, an einigen Stellen ihre Verbindung verlieren. Die Folge ist, dass die Netzhaut nicht mehr durchblutet wird, was innerhalb kurzer Zeit zum Absterben von Zapfen und Stäbchen (je nach Lokalisation der Schädigung) führt. Lichtblitze, ein „dunkler Vorhang", der sich von oben nach unten in das Gesichtsfeld schiebt, oder das „Aufsteigen einer dunklen Mauer" in umgekehrter Richtung sind Warnzeichen einer beginnenden Netzhautablösung. Sie erfordern einen unverzüglichen und schonenden Transport in die Augenklinik, wo der Schaden operativ behoben werden kann, wenn dies innerhalb von Stunden geschieht.

▨ *Optikusschädigungen:* Auch Schädigungen des Nervus optikus und der Sehbahnen werden noch den anterioren Störungen zugeordnet. So kann beispielsweise eine Infektion des Nervus optikus im Rahmen einer Gürtelrose ebenso zu Sehstörungen führen wie Autoimmunprozesse bei Multipler Sklerose. Im ersten Fall wird eine virustatische Behandlung, im zweiten Fall hohe Kortisongabe indiziert sein. Beide Erkrankungen haben gemein, dass weniger der Augenarzt, als vielmehr Neurologe und Internist die Diagnose stellen.

## Posteriore Wahrnehmungsstörungen

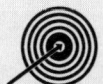

**Posteriore visuelle Wahrnehmungsstörungen** sind, weltweit gesehen, von geringerer Bedeutung, machen in der Bundesrepublik aber fast ein Viertel aller Sehstörungen aus, die Kinder in einer Schule für Sehschädigung aufweisen. Unter posterioren Schädigungen fasst man Schädigungen in der visuellen Hirnrinde (Area striata, V1), den sich daran anschließenden Sehrindenarealen sowie den Assoziationsrindenbezirken zusammen.

▨ *Tumore:* Tumore können sowohl an den Sehbahnen als auch an den weiterverarbeitenden Hirnarealen zu Störungen führen, indem die Raumforderungen auf das Nervengewebe drücken und zu dessen Untergang beitragen. Visusverschlechterung und Gesichtsfeldausfälle sind, nachdem Augenerkrankungen ausgeschlossen wurden, ernst zu nehmende Hinweise. Sie erfordern eine gründliche neurologische Diagnostik und bildgebende Verfahren, wie z. B. CT, Kernspintomografie.

▨ *Agnosie nach Durchblutungsstörungen und Schlaganfällen:* Durchblutungsstörungen und Folgen von umgrenzten Schlaganfällen können zu spezifischen Funktionsausfällen führen.

So beschreibt Oliver Sacks (1995, 19ff) beispielsweise einen Maler, der unfallbedingt seine Fähigkeit zum Farberkennen (bei intakten Netzhautarealen) verliert. Eindrucksvoll schildert er die plötzliche und einbruchsartige Veränderung seiner visuellen Lebenswelt und die Krise, die mit dem permanenten Leben in einer schwarz-weiß-grauen Welt einhergeht. Es wird deutlich, dass naive Analogien (Sehen wie Schwarz-Weiß-Fernsehen) die Wirklichkeit nicht treffen. Erst wer tagelang in einer völlig farblosen Welt lebt, in der z. B. auch die Nahrung nur Grautöne aufweist, kann einen ungefähren Eindruck der emotionalen Belastung bekommen.

An anderer Stelle schildert Oliver Sacks einen Patienten mit visueller Agnosie, der beispielsweise einen Handschuh als solchen visuell nicht erkennen kann und folglich als „Gegenstand mit fünf wurstförmigen Strukturen" beschreibt. Erst beim Anziehen des Handschuhs kommt es zu einem taktilen Erkennen des Objekts.

Ein drittes Beispiel betrifft die so genannte Prosopagnosie, bei der Betroffene Gesichter nicht mehr erkennen und zuordnen können – auch das eigene Gesicht im Spiegel nicht. Auf eine für uns in der Regel unvorstellbare Art und Weise sind hier sehr spezifische, isolierte Einzelaspekte visuellen Erkennens gestört, weil hochspezialisierte Assoziationsareale zugrunde gegangen sind.

■ *Visuelle Entwicklungsstörungen:* Bei visuellen Wahrneh-mungsstörungen von Kindern handelt es sich häufig weniger um umschriebene Einbußen im Sinne von Agnosien, als vielmehr um Entwicklungsstörungen im funktionellen Zusammenspiel visuel-ler Subsysteme. Störungen der Form- und Farbwahrnehmung, vor allem der Figur-Hintergrund-Differenzierung, der situationsan-gepassten Bewegungswahrnehmung, aber auch der Raumwahr-nehmung, visuellen Orientierung und der Anlegung „mentaler Landkarten" sind oft nicht so auffällig, dass man sofort und ein-deutig Wahrnehmungsstörungen erkennt. Erst differenzierte Tests und vor allen Dingen eine genaue Beobachtung führen zur Diagnose diskreter, nichtsdestotrotz mit erheblichen kognitiven, emotionalen und sozialen Folgeproblemen verbundener Wahr-nehmungsstörungen.

■ *Sehschädigungen bei Mehrfachbehinderungen:* Schließlich soll noch darauf aufmerksam gemacht werden, dass insbesondere posteriore Sehschädigungen möglicherweise auch Ausdruck einer Mehrfachbehinderung sind, die von motorischen oder geistigen Behinderungen (z. B. bei pränatalen zerebralen Infektionen o. a. zerebralen Fehlentwicklungen) begleitet sein können.

Walthes (2005, 71f) weist darauf hin, dass die möglichen visuel-len Wahrnehmungsstörungen häufig erst später erkannt werden, als dies bei den motorischen oder kognitiven Schwierigkeiten der Fall ist.

Aus dem bisher Gesagten sollte klar geworden sein, dass eine Reihe primär neurologischer oder internistischer Erkrankungen wie z. B. Diabetes, Multiple Sklerose, AIDS, Apoplex etc. zu als sekundär einzustufenden, manchmal aber erheblichen Sehschä-digungen führen können. Eine Hör-Seh-Schädigung, wie sie beispielsweise bei dem bereits erwähnten Usher-Syndrom auf-tritt, führt nicht nur zu einer Summation, sondern meist zu einer Potenzierung kommunikativer, sozialer und lokomotorischer Schwierigkeiten.

So wurden einer Studentengruppe die Schwierigkeiten der räumlichen Orientierung einer vom Usher-Syndrom betroffenen 30-jährigen Frau in ihrer Komplexität erst bewusst, als sie sich ein von der Betroffenen ge-drehtes Video ansahen: Beim Durchqueren eines Flurs, während dessen die Betroffene eine Videokamera bediente, wurde zum einen das „visuelle Abrastern" von markierunggebenden Strukturen (Wände, Türen) deut-lich. Zum anderen fiel ein (hörschädigungsbedingtes) inadäquates Reagieren auf akustische Anweisungen auf. Schließlich wurde ein permanentes Schwanken des visuellen Bildes deutlich, das auf die (zuvor nicht beachteten) Gleichgewichtsstörungen der Klientin zurückzuführen war. Die Störungen der drei ganz unterschiedlichen Sinnesmodalitäten potenzieren die Erschwernis in der räumlichen Orientierung.

Zum Abschluss dieses Kapitels soll noch kurz darauf eingegangen werden, wie sich Sehschädigungen auf Lernen, Verhalten, Orientierung und Aktivität sowie die soziokulturelle Partizipation auswirken können. Zunächst ist festzuhalten, dass eine reine Sehschädigung, auch wenn sie stärkeren Ausmaßes ist oder einer Blindheit nahe kommt, keineswegs zwangsläufig andere erhebliche Schwierigkeiten außerhalb der visuellen Wahrnehmung beinhalten muss. Wie wir gesehen haben, ist das Gehirn von großer struktureller wie funktionaler Plastizität. Es gelingt den meisten sehbehinderten Menschen, sich mit Hilfe anderer Sinne zu orientieren sowie ungenutzte Hirnareale in den Dienst einer solchen Orientierung zu stellen. Pädagogisch dienen solche Prozesse der Adaptation, wobei es nicht nur um konkrete Orientierungs- und Strukturierungshilfen geht. Es geht auch um die Erkenntnis, dass eine isolierte Sehbehinderung die übrigen Entwicklungsschritte nicht zwangsläufig beeinträchtigen muss.

**Psychosoziale Auswirkungen**

So berichtete eine Erzieherin, die in einem integrativen Kindergarten arbeitete, von einem blinden Kind, deren Eltern sich sehr schwer taten, die Erblindung ihres Kindes zu akzeptieren. Sie schwankten zwischen völliger Resignation und unrealistischen Erwartungen (an Erzieher sowie unkonventionelle Heilmethoden). Es wurde deutlich, dass in diesem integrativen Kindergarten sehr viel mit dem und für das Kind getan wurde. Unter anderem hatten die Erzieher einen ganzen Vormittag mit verschlossenen Augen versucht, sich anhand taktiler und akustischer Reize zu orientieren (auch der Geruch frisch gebackener Waffeln aus der Küche trug zur Orientierung bei). Eine andere Szene: Sehende wie nicht sehende Kinder spielten gemeinsam Mensch ärgere dich nicht, nachdem Spielfeld und Spielfiguren durch Mulden und Erhebungen so verändert worden waren, dass sie taktil erkannt werden konnten.

Was ist hier geschehen? Im ersten Fall haben sich die Erzieher in die Lebenswelt ihrer Klienten, hier der nicht sehenden Kinder, soweit das möglich ist, eingefühlt. Im zweiten Fall haben sie den nicht sehenden Kindern nicht nur ermöglicht mitzuspielen (und damit zur sozialen Integration beigetragen), sondern sie haben dem blinden Kind u. a. ermöglicht, die Erfahrung der 1:1-Zuzuordnung (eine Sechs auf dem Würfel entspricht sechs zu gehenden Schritten) sowie Möglichkeiten der serialen Folge (z. B. beim Rausschmeißen) zu erproben. Dies sind wichtige Fähigkeiten, die Vorschulkinder auf das Rechnen vorbereiten.

Selbst wenn sie es sich nicht klar gemacht hätten – die Erzieher haben altersspezifische Aufgaben von Vorschulkindern unter erschwerten Bedingungen (nämlich der Sinnesbehinderung) ermöglicht. Dies muss reflektiert und den Eltern erklärt werden. Es ist weder sinnvoll noch notwendig, in Resignation zu verharren. Das Kind, um das es hier geht, hat „lediglich" einen kleinen Gendefekt, der (zugegeben tragischerweise) zur Erblindung führt. Alle anderen Fähigkeiten sind davon (zumindest im Prinzip) unberührt. Das Kind kann sozial agieren, emotional zufrieden werden, es kann Vertrauen entwickeln, abstrakt denken lernen, mathematisch operieren – kurz und gut, es kann sich normal entwickeln.

**Sinneswelt**

Es bedarf nicht nur einer Analyse der möglicherweise vorliegenden Sehstörung, um ganzheitlich, entwicklungsangemessen und situationsadäquat individuell fördern und begleiten zu können. Auch eine Analyse der individuell konstruierten Sinnes- und Sehwelt, die der Betroffene auf dem Boden seiner visuellen Fähigkeiten und den bisher gemachten Erfahrungen entwickelt hat, ist notwendig. Dies ist erfahrungsgemäß relativ schwer.

So versuchte eine studentische Arbeitsgruppe, Mitbewohner, Erzieher, Verwandte und Kollegen wie Vorgesetzte einer Werkstatt für Behinderte mit der anderen und z. T. als fremd erlebten „Sehwelt" einer vom Usher-Syndrom betroffenen Frau vertraut zu machen. Zu diesem Zweck wurden u. a. den Tunnelblick simulierende Brillen entworfen und entsprechende Settings konstruiert. Solche „Simulationsbrillen" gibt es auch für Zentralskotome (zentrale Gesichtsfeldausfälle), verzerrtes Sehen, Visuseinschränkungen, Blendungseffekte analog einem grauen Star u. a. m. Man muss sich allerdings klar machen, dass solche Imitationsversuche, zumal sie nur temporär sind, immer nur ein begrenztes Bild von der visuellen Wirklichkeit sehgeschädigter Menschen geben.

Dennoch ist es wichtig und in Ansätzen möglich, das Vorstellungsvermögen von der „Sehwelt" unterschiedlich sehbehinderter Menschen zu erschließen und ihnen mit adäquatem Verständnis zu begegnen.

So ließ sich beispielsweise das Vorurteil revidieren, ein schwer sehbehinderter Schüler, der immerhin Fahrrad fahren könne, könne doch so große Probleme beim Lesen nicht haben, als der Unterschied zwischen peripheren und zentralen Gesichtsfeldausfällen deutlich geworden war.

Verständnis für die physiologischen und adaptiven Vorgänge sowie das ableitbare Verhalten (im einen Fall vielleicht das nahe Betrachten von Gesichtern, im anderen Fall eher Verzicht auf gut gemeinte, aber individuell nicht hilfreiche Hilfsmittel) ist eine

Voraussetzung dafür, sehbehinderten Menschen Gerechtigkeit widerfahren zu lassen.

Neuere Studien über die emotionale, soziale und motorische Entwicklung sehbehinderter und blinder Kinder betonen ebenfalls die Selbstorganisationsfähigkeit des plastischen Gehirns. Beispielsweise ist bei einem motorisch gesunden, aber schwer **Kompensation** sehbehindertem Kind von etwa einem Jahr zwar die prinzipielle Möglichkeit gegeben, ein weit entferntes, farbiges Spielzeug zu erreichen und an sich zu nehmen, doch kann die Motivation hierzu möglicherweise aufgrund des fehlenden Seheindrucks nicht vorliegen. Solche Kinder versuchen aber auf ihre Weise, taktile, akustische und olfaktorische Reize auch motivational zu nutzen: Die verlockend riechende Waffel, das interessante Geräusche von sich gebende Spielzeug motivieren nun zur Lokomotion und Handlung, so dass sich sensomotorische Handlungsbögen modifizierter Art entwickeln und zu einer Differenzierung der Grob- und Feinmotorik einerseits, dem dreidimensionalen Vorstellungsraum andererseits beitragen.

So schreibt Walthes (2005, 78f) in Anlehnung an Warren, „dass weder die motorische noch die sprachliche noch die sozial-emotionale oder kognitive Entwicklung beim Vorliegen einer Sehschädigung sehr gravierende Probleme darstellen, wenn entsprechende Umweltbedingungen gegeben sind."

Diese „entsprechenden Umweltbedingungen" sind maßgeblich pädagogischer Art und beinhalten vor allem eine sensomotorische Förderung sowie Anreize zur Entwicklung von Eigenaktivität, individuell machbaren Erfahrungen und einer unverwechselbaren Identität. Auch der Umgang mit alltäglichen Herausforderungen, die Orientierung im physikalischen und sozialen Nahraum, der Umgang mit technischen Hilfsmitteln, Krisenhilfe bei kritischen Lebensereignissen sowie das Erlernen normalen schulischen Wissens gehören zu den Aufgaben einer Begleitung und Förderung sehbehinderter Kinder durch Heilpädagogen. Auf diese soll im folgenden Kapitel eingegangen werden.

## 5.4    Heilpädagogische Herausforderungen

In diesem Kapitel sollen in groben Zügen spezielle heilpädagogische Herausforderungen und Aufgaben in der Begegnung und Arbeit mit sehgeschädigten Menschen skizziert werden.

Hinsichtlich möglicher Arbeitsfelder und heilpädagogischer Grundlagen orientieren sich die folgenden Ausführungen an der ausgezeichneten Einführung in die Blinden- und Sehbehindertenpädagogik von Renate Walthes (2005). Einige Aspekte werden anhand eigener Erfahrungen erläutert, die ich in einer eineinhalbjährigen Zusammenarbeit mit zwei Diplomandinnen und einer schwer sehbehinderten Frau machen durfte (Näheres hierzu bei Feismann/Focke in Hülshoff/Pöhler 2002, 156ff). Beschrieben werden gemeinsame Erfahrungen und Begegnungen mit einer etwa 25-jährigen, vom Usher-Syndrom betroffenen Frau. Zwar handelt es sich um ein sehr spezielles Beispiel einer Erwachsenen, doch können grundlegende Aspekte verdeutlicht werden. Damit sind sie auch verallgemeinerbar und auf die Arbeit mit sehgeschädigten Kindern transferierbar. Sämtliche Namen und Rahmendaten wurden aus Datenschutzgründen verändert.

## Heilpädagogische Aufgaben und Methoden bei Sehschädigungen

**Lebensweltbezug**

Eine wesentliche Voraussetzung für heilpädagogische Arbeit mit sehbehinderten Menschen ist das Interesse für die Lebenswelten und die Sinneswelten der Betroffenen. Dabei ist zum einen zu berücksichtigen, dass Lebenswelten nicht nur Folgen des persönlichen Lebenswegs und des familiären Hintergrunds, sondern auch der soziokulturellen und gesellschaftlichen Rahmenbedingungen darstellen. Die „Sinneswelten", die sich für Menschen mit Sehbehinderung ergeben, sind so individuell wie die Menschen selbst. Nicht nur die zugrunde liegende Sehstörung, sondern auch Seherfahrungen (wie auch andere sensorische Erfahrungen) und die Lebensgeschichte führen dazu, dass jeder Mensch eine ihm eigene Fähigkeit besitzt, Räume zu strukturieren (und sich darin zurechtzufinden), Erkenntnisprozesse zu haben, Situationen wahrzunehmen oder Aufgaben zu bewältigen. Prinzipiell gilt dies für alle, behinderte wie nicht behinderte Menschen. Dennoch kann es sinnvoll sein, wenigstens ansatzweise die Spezifika der „Sinneswelten" eines sehbehinderten Menschen zu erfahren.

Frau F. litt unter Stigmatisierungs- und Etikettierungsprozessen: Man warf ihr mitunter vor, sie sei aufdringlich, unzuverlässig, ungeschickt und wenig effizient. Behinderte Mitbewohner und pädagogische Begleiter wussten zwar, dass ihr Gesichtsfeld eingeschränkt war. Genauere Vorstellungen von der Art dieser Einschränkung hatten sie allerdings nicht.

So wurde von Pädagogin und Klientin, die einander gegenübersaßen, auf einem weißen Blatt Papier, das fixiert wurde, die seitlich begrenzten Sichtfelder fixiert. Aus diesen Vorlagen wurden Papiertrichter geformt, die naturgemäß unterschiedlich waren und den „sehgesunden" Begleitern ermöglichten, das deutlich veränderte Gesichtsfeld der Klientin zu simulieren. **Simulationsversuche**

Auch spezielle Simulationsbrillen mit „Tunnelblickeffekt", die längere Zeit getragen wurden, ermöglichten es, sich beispielsweise in die Schwierigkeit beim Anschauen der Fernsehnachrichten hineinzuversetzen. Dabei wurde auch die erschwerte Hörsituation mittels Ohropax simuliert. Vor allem aber wurde deutlich, dass man sehr nah an ein Gegenüber heranrücken musste, um dessen Mimik (und damit Stimmung) interpretieren zu können – die vermeintliche „Aufdringlichkeit" fand hier eine plausible Erklärung. Auch die „Umständlichkeit und Ineffektivität" konnte als sehr belastendes und stigmatisierendes Vorurteil entlarvt werden: „Normalsehende" hatten mit Simulationsbrille erhebliche Schwierigkeiten, sich in einem Raum voller Hindernisse und in sozialen Interaktionen adäquat zu bewegen. **Tunnelblick**

Der Blendungseffekt, unter dem viele sehgeschädigte Menschen leiden, kann simuliert werden, wenn man bei greller Beleuchtung einen schwarzen Schriftzug auf spiegelnder Alufolie entziffern soll. Der gleiche Schriftzug ist unter optimalen Kontrastbedingungen (weiße Schrift auf schwarzem Hintergrund) fast mühelos zu erkennen. **Blendung**

Diese und weitere Simulationsversuche führen natürlich nicht zu einer „wirklichen Erkenntnis dessen, was sehgeschädigte Menschen tatsächlich wahrnehmen". Sie können aber einen ersten, wenngleich unvollkommenen Einblick in die Unterschiedlichkeit verschiedener „Sehwelten" geben und zu mehr Verständnis beitragen. Letztlich müssen solche Annäherungen natürlich von ehrlichem Interesse und empathischer Neugier geleitet sein, wenn sie zu größerem Verständnis führen sollen.

Auch die Lebenswelt seiner Klienten ist für den Heilpädagogen von großer Bedeutung: Wie sehen die physikalischen und sozialen Lebensräume aus, in denen der Schüler/der Klient lebt, handelt und sich orientiert? Je nach Lebensalter können familiäre Rahmenbedingungen, Schulsituation, das Gestalten von Freizeit, spezifische Wohn- und Arbeitssituationen u. a. m. von Bedeutung sein. **Wohnumfeld**

Frau F. lebte in einer Wohngemeinschaft, deren physikalische Gegeben-heiten einige Probleme mit sich brachten: Direkte Beleuchtung, kontrast-arme Wände und Türen, „Stolperfallen" auf dem Boden u. a. m. waren weder ihr noch ihren Mitbewohnern und pädagogischen Begleitern ins Bewusstsein gekommen. Eine mehrmonatige Beobachtung und Analyse des Wohnumfeldes ermöglichte eine Reihe gezielter Maßnahmen: Trep-penstufen wurden an ihren Kanten markiert, Türrahmen mit kontrastrei-chen Farben versehen (die Frage nach Lieblingsfarben führt oft schon zu Hinweisen darauf, welche Farben besonders gut erkannt werden). In Ge-sprächssituationen konnte man darauf achten, Blendungseffekte zu ver-meiden. Auch indirektes Licht trug wesentlich zur Blendungsreduktion bei. Tages- und Wochenpläne wurden nicht wie bisher mit kontrastschwa-chen Kugelschreibern, sondern dicken schwarzen Filzstiften, später auch mit zu ertastenden Filzbuchstaben erstellt. Elektrische Schalter (z. B. am Herd, an der Heizung etc.) wurden mit aufklebbaren, ertastbaren Noppen markiert und ermöglichten eine bessere Handhabung elektrischer Geräte.

Auch am Arbeitsplatz konnten Veränderungen der Lichtverhältnisse und der Einsatz spezifischer Sehhilfen zur Verbesserung der subjektiven Befindlichkeit und sogar zu einer erhöhten Effektivität beitragen.

**Selbstbestimmung**

Im Vordergrund heilpädagogischer Bemühungen steht, wie bei anderen Behinderungen auch, die Selbstbestimmung sehbehin-derter Menschen zu akzeptieren und ihre Selbständigkeit zu er-möglichen. Dem – keineswegs überholten – Normalisierungsprin-zip der 1960er Jahre ging es vor allem darum, behinderten (und sehbehinderten) Menschen die Partizipation an gesellschaftlich als normal angesehenen Lebensweisen zu ermöglichen. Dagegen geht das Inklusions-Paradigma davon aus, dass sehbehinderte Menschen mit ihren Spezifika und den von ihnen entwickelten Kulturformen einen essenziellen und gleichberechtigten Teil der Gesellschaft bilden, der nicht nur zu akzeptieren ist, sondern zur Normalität eben dieser Gesellschaft beiträgt. Konkret bedeutet dies, dass sich Pädagogen und Begleiter als Assistenten behinder-ter Menschen verstehen sollten, die diese bei den von ihnen ge-wünschten Lebensformen, wo dies erfragt ist, unterstützen.

Es stellte sich heraus, u. a. auch nach Durchführung eines modifizierten Begabungstests, dass Frau F., die während ihrer Schulzeit fälschlich län-gere Zeit als „lernbehindert" angesehen worden war, mathematisch be-gabt und interessiert war. Dies wurde genutzt und gefördert. Ihr Wunsch war es, auch unter erschwerten Sehbedingungen nicht nur für sich, son-dern auch für die Einrichtung einzukaufen und Bankgeschäfte zu tätigen. Nach Einführung der neuen Währung (des Euro) war sie es, die die damit verbundenen Umstellungen ihren Mitbewohnern erklärte.

Entscheidend für heilpädagogische Begleitung und Förderung ist das, was der subjektiv erlebten und selbst gewollten Weiterentwicklung dienlich ist: Nicht jedes Vergrößerungsgerät, nicht jedes mechanische (Langstock), elektronische (Computer) oder visuelle (Bildschirmlesegerät) Hilfsmittel, so sinnvoll es potenziell sein kann, ist im subjektiven Erleben und konkreten Alltag für den individuellen Klienten wirklich hilfreich – und nur er kann dies wirklich beurteilen.

## Heilpädagogische Arbeitsfelder

Wenden wir uns einigen Arbeitsfeldern zu, in denen sich Heilpädagogen und Menschen mit Sehschädigung begegnen können. Einem eher integrativ orientierten Ansatz, der zumindest leichter sehbehinderte Kinder in den Regelkindergarten, Schule und ersten Arbeitsmarkt zu integrieren bemüht ist, werden Sondereinrichtungen gegenübergestellt. Diese beinhalten zwar einerseits die Gefahr der Separation, können andererseits spezifischen Bedürfnissen schwerer sehbehinderter oder erblindeter Menschen verstärkt Rechnung tragen.

**Frühförderung:** Die etwa 60 Frühfördereinrichtungen für Kinder mit Sehschädigungen, meist entsprechenden Schulen angeschlossen, haben oft aufsuchenden (ambulanten) Charakter. Sie unterstützen nicht nur die sehbehinderten Kinder, sondern auch ihre Familien bei der alltagsspezifischen Aufgabe, unter den erschwerten Bedingungen der vorliegenden Sehbeeinträchtigung räumliche und soziale Orientierung zu gewinnen, Sehentwicklung (soweit möglich) u. a. sensorische Entwicklungsprozesse (z. B. motorischer, taktiler und auditiver Art) zu fördern, vor allem aber altersentsprechende psychische Reifung und soziales Lernen zu ermöglichen. **ambulante Unterstützung**

**Kindergärten:** Im Kindergarten wird dies fortgesetzt. Neben spezifischen Sonderkindergärten für blinde bzw. sehgeschädigte Kinder werden zunehmend Plätze in integrativen Kindergärten angeboten. Hier kommt es nicht nur auf die Berücksichtigung spezifischer Bedürfnisse sehbehinderter Kinder an.

Auch die Integration behinderter und nicht behinderter Kinder, das sich Hineinversetzen in unterschiedliche Sehwelten und eine **Integration** aufklärende, auf die Fähigkeiten des Kindes abhebende Elternarbeit kann zu spezifischen heilpädagogischen Aufgaben gehören.

**Modelle**

**Elternarbeit:** In der heilpädagogischen Arbeit mit Eltern sehbehinderter Kinder unterscheidet man drei Modelle:

- Im Laienmodell verstehen sich Heilpädagogen u.a. Berufsgruppen als elternberatende Experten.
- Im Co-Therapeutenmodell werden Eltern bewusst in therapeutische und fördernde Programme einbezogen werden.
- Beim Kooperationsmodell sind Eltern Experten für ihr Kind, Fachleute für ihre jeweilige Profession, was eine die Fähigkeiten des jeweils anderen Parts respektierende Kooperation ermöglicht.

**Regel- vs. Sonderschule**

**Schule:** Auch die schulische Situation ist von einer bereits beschriebenen Polarität zwischen Integrationsbemühungen einerseits und sonderpädagogischen, spezifischen Ansätzen andererseits geprägt. Zum einen besteht seit den 1960er Jahren ein differenziertes Sonderschulwesen, das über etwa 60 spezifisch auf die Bedürfnisse sehbehinderter bzw. blinder Kinder eingehende Schulen verfügt. Auf der anderen Seite finden wir Versuche, sehbehinderten und wahrnehmungsgeschädigten Kindern auch die Teilnahme am Unterricht in Regelschulen zu ermöglichen. (Auf die Diskussion dieser Polarität und einer möglichen „Trendwende" hin zu ortsnahen Schulen, die dem Inklusions-Paradigma verpflichtet sind, kann hier nicht näher eingegangen werden. Es wird auf Walthes (2005, 130ff) verwiesen.)

Unabhängig davon, ob ein Kind mit Sehschädigung in einer Regelschule oder in einer Sonderschule für blinde bzw. sehgeschädigte Kinder unterrichtet wird, gilt es, Rahmenbedingungen zu schaffen, die einem individuellen Lernprozess förderlich sind. So muss (bei sehbehinderten Kindern) z.B. auf Beleuchtung, Kontrasteigenschaften, Vergrößerung des Schriftbildes, den Einsatz anderer, beispielsweise auditiver und taktiler Hilfsmittel u.v.m. eingegangen werden. Bei blinden Kindern gilt es, Wissensstoff so aufzuarbeiten, dass Informationen taktil, auditiv oder olfaktorisch aufgenommen und verarbeitet werden können. Auch muss auf die Besonderheiten der räumlichen Orientierung sehbeinträchtigter Kinder Rücksicht genommen werden.

Hinsichtlich der Lerninhalte gilt es zweierlei zu vermitteln:

Zum einen gilt es (normale intellektuelle Begabung vorausge-    **Lerninhalte**
setzt), den alters- und schulartentsprechenden Lehrstoff unter
den erschwerten Bedingungen der Sehbeeinträchtigung zu vermitteln. Grundsätzlich unterscheidet sich dieser Lehrstoff nicht
von dem anderer, nicht behinderter Kinder. Auf didaktische Herausforderungen bei der Vermittlung von Grundschul-, Haupt-
schul- oder Gymnasialwissen wird gleich noch einzugehen sein.

Daneben gilt es auch spezifische Inhalte zu berücksichtigen, die
in besonderer Weise auf die Sinnes- und Lebenswelten sehbehinderter bzw. erblindeter Kinder Rücksicht nehmen: Zu nennen sind
z. B. das Einüben von Orientierung und Bewegung im Raum, das
Erarbeiten von Zusammenhängen durch Bewegung, Förderung
visueller Aufmerksamkeit und Hand-Auge-Koordination, Ord-
nungs- und Suchstrategien, das Erwerben und Festigen von alltags-
praktischen Fertigkeiten, das Kennenlernen unterschiedlicher
Schriftsysteme (Braille-Schrift u. a.), der Umgang mit technischen
und visuellen Hilfsmitteln, die Interpretation von Geräuschen
oder taktilen Signalen u. v. m. Nicht nur in der Sonderschule für
sehbehinderte Kinder oder der Sonderschule für blinde Kinder,
sondern auch in der integrativen Regelschule sind also besonders
ausgebildete Heilpädagogen vonnöten, die neben den allgemeinen
auch spezifische Lehrinhalte vermitteln können.

Hinsichtlich der Didaktik sind Heilpädagogen ebenfalls in be-    **Didaktik**
sonderer Weise herausgefordert: Handlungen oder visuelle Eindrücke müssen oft sprachlich in besonderer Weise begleitet werden. Je nach Grad der Sehbehinderung gilt es unterschiedliche
Kommunikationsformen einzusetzen: Hand- und Fingeralphabet,
unterstützte Kommunikation, unterstützende Gebärden u. a. m.
sind hier zu nennen. Unterrichtsmaterialien sind individuell zu gestalten: Tastsinn, Geruchssinn und Gehör gilt es bei erblindeten
Kindern anzusprechen. Bei schwer sehbehinderten Kindern kommen Kontrastverstärkung, optischen Reflexionseigenschaften und
gezielten Beleuchtungsmaßnahmen ebenfalls eine Bedeutung zu.

In einem anschaulichen Beispiel erläutert Walthes, dass ein Paket Kaffee
für blinde Schüler nicht durch Logo und Farbe des Kaffeeherstellers zu erkennen ist. Stattdessen sind Größe, Gewicht, Befühlen der Kaffeebohnen,
Geruch u. a. von Bedeutung. Ihrer Ansicht nach sollte man bei Auswahl
und Gestaltung von Anschauungsmaterialien Oberflächenbeschaffen-
heit, Eindeutigkeit der Form, der Konsistenz, der Größe, der Gliederung
und Anordnung, das spezifische Gewicht, Struktur, Geruch und Geschmack berücksichtigen (Walthes 2005, 133).

Vor allem beim integrativen Unterricht sehgeschädigter und nicht sehgeschädigter Kinder gilt es zu berücksichtigen, dass zahlreiche Interaktions- und Kommunikationsformen auf die „Welt Normalsehender" zugeschnitten sind und modifiziert werden müssen, soll es nicht zu sozialen Kränkungen kommen.

Äußerungen wie „Schau mal hin", „Du dort hinten" oder Hinweise auf das Tafelbild o. a. optische Eindrücke können von behinderten und nicht behinderten Kindern unterschiedlich verstanden werden.

**Studium:** Auch wenn es einige Studiengänge speziell für erblindete und schwer sehbehinderte Menschen gibt, ist prinzipiell auch ein Studium an einer ortsnahen Hochschule möglich – vorausgesetzt, es wird auf spezifische Belange der sehbehinderten Studenten Rücksicht genommen:

Vielfältige technische Sehhilfen, Vergrößerungsgeräte, vor allem aber Computerprogramme mit Kontrastverstärkung, Vergrößerung oder Sprachausgabe ermöglichen es, sich den notwendigen Lehrstoff anzueignen. Die Zahl der Fachbücher, die auch als Tonträger zur Verfügung stehen, steigt, auch wenn sie noch nicht ausreicht. Dozenten können sehbehinderte Studenten unterstützen, indem sie Folien und elektronisch gespeicherte Unterrichtsmaterialien zur Verfügung stellen, vermehrt mündliche (statt schriftliche) Prüfungen individuell anbieten und Studierende hinsichtlich der Auswahl und Strukturierung ihrer Praktika, Diplomarbeitsthemen und späterer Arbeitsfelder beraten. Dies setzt auch bei Dozenten anderer Fachrichtungen die Bereitschaft voraus, sich in „Sehwelten" ihrer Studierenden hineinzuversetzen und eigene Vorurteile als solche zu erkennen. Erfahrungen an der KFH Münster zeigen, dass unter diesen Bedingungen auch Studenten mit erheblicher Sehbeeinträchtigung ein erfolgreiches Studium beispielsweise der Sozialarbeit oder Heilpädagogik möglich ist. Ebenfalls können sie Praxissemester und forschungsbezogene Feldprojekte hervorragend absolvieren.

**Hilfsmittel:** Zum Abschluss dieses Kapitels soll noch kurz darauf eingegangen werden, dass Heilpädagogen sehbehinderten Menschen bei der Auswahl und Adaptation von Hilfsmitteln beratend zur Seite stehen können. In Anlehnung an Walthes lassen sich Kommunikationsmittel, nichtvisuelle und visuelle Hilfsmittel unterscheiden.

**Braille-Schrift**

■ *Kommunikationsmittel:* Das Punkt-Schrift-System von Luis Braille ist einfach zu erlernen und kann u. a. mit Punkt-Schrift-Tafeln, Punkt-Schrift-Druckern oder auf der Braille-Zeile am Computer dargestellt werden.

Die Computernutzung bietet nicht nur hörgeschädigten, sondern auch sehgeschädigten Menschen faszinierende und neue Möglichkeiten der Kommunikation. Zu nennen sind Braille-Zeile, die alphabetische Schwarzschrift und Braille-Punktierungen, die in die jeweils andere Schrift übersetzen kann, Programme zur Vergrößerung, Kontrastverschärfung und Kontrastumkehr, die Texte besser zu lesen erlauben, sowie Spracherkennungsprogramme, mit deren Hilfe ein vom erblindeten Menschen diktierter Text in Schriftsprache umgewandelt werden kann. Umgekehrt können auch Schrifttexte in eine (allerdings noch recht monoton klingende) Sprache transferiert und dann von erblindeten Menschen auditiv verstanden werden.

**Computer**

Die Entwicklungen auf diesem Gebiet verlaufen ähnlich stürmisch, wie dies anhand der Hilfsmittel für Hörgeschädigte in Kap. 4.4 bereits vorgestellt wurde – zumal sich immer mehr Hard- und Softwareanbieter sowie Internetdienste einer Barrierefreiheit auch für sehgeschädigte Menschen verpflichtet fühlen. Dennoch bietet insbesondere das Internet noch viele, bisher ungenutzte Möglichkeiten der Kommunikation und Information auch für schwer sehbehinderte und blinde Menschen, so dass sich hieraus auch Aufgaben für Heilpädagogen ergeben.

■ *Nichtvisuelle Hilfsmittel:* Nichtvisuelle Hilfsmittel sind solche, die Menschen mit Sehschädigung oder Erblindung Hilfen bei der Orientierung und Alltagsbewältigung ermöglichen. So können Küchenwaagen und Fieberthermometer mit Sprachausgabe, „sprechende" Uhren und Wecker, Farberkennungsgeräte, Maßbänder und Messbecher mit ertastbaren Einteilungen, Blutzuckermessgeräte mit Sprachausgabe, Dosierungshilfen für Medikamente, dreidimensionale Karten oder Wegbeschreibungen, mit Tastpunkten markierte Spiele u. v. m. erhebliche Hilfen darstellen.

Manche Maßnahmen können verblüffend einfach und kostengünstig sein: Selbstklebende Noppen, die die Stellung elektrischer Schalter markieren, aus Filz angefertigte Blockbuchstaben, optische oder taktile Marker an Griffen sind hier ebenso zu nennen wie beispielsweise Gesellschaftsspiele, die durch geringfügige Veränderungen des Spielbrettes oder der Figuren auch für blinde Menschen nutzbar sind.

Das Angebot kostengünstiger sowie hightechorientierter nichtvisueller Hilfsmittel ist inzwischen so unübersehbar, dass eine pädagogisch-technische Beratung oft sinnvoll ist. Dabei geht es zum

**Hilfsmittelberatung**

einen um die individuelle Orientierungs- und Alltagshilfe, die der konkreten Sehbehinderung und den Bedürfnissen des behinderten Menschen angemessen ist. Zum Zweiten geht es um eine rechtliche und finanzielle Beratung, zum Dritten um die Frage der emotionalen Akzeptanz und der Adaptation des Hilfsmittels: Ein Langstock kann als Hilfe oder als Stigma erfahren werden – und der Umgang mit dem Langstock setzt eine sehr spezifische Schulung voraus, bevor er dann zum mitunter unentbehrlichen und hilfreichen Orientierungsmittel wird.

▨ *Visuelle Hilfsmittel:* Auch visuelle Hilfsmittel liegen in großer Zahl, spezifiziert auf unterschiedlichste Sehbeeinträchtigungen und in steter technischer Weiterentwicklung vor. Zu nennen sind z. B. Lupen sowie Okulare, die an der Brille fixiert werden können, Bildschirmlesegeräte, die bereits genannten Computerprogramme zur Vergrößerung und Kontrastverstärkung von Lesetexten u. a. m.

**öffentliche Barrieren**

▨ *Barrierenreduktion:* Schließlich ist noch darauf hinzuweisen, dass nicht nur der Sehbehinderte sich einer visuellen Welt, sondern auch die Welt der „Normalsehenden" sich sehbehinderten Menschen annähern kann und muss.

Der Abbau öffentlicher Barrieren bedeutet in diesem Zusammenhang beispielsweise, Bordsteine und öffentliche Treppenstufen (z. B. an Bahnhöfen, Eingängen u. Ä.) so deutlich zu markieren, dass eine Orientierung ermöglicht und eine Unfallgefahr verringert wird. Ampelanlagen können und sollen mit akustischen Signalen ausgestattet werden, Ampelphasen auf die Bedürfnisse der behinderten Menschen Rücksicht nehmen. Sehenswürdigkeiten oder Gebäude einer historischen Altstadt können durch Tafeln erläutert werden, die nicht nur sichtbare Schwarzschrift, sondern auch tastbare Braille-Schrift aufweisen. Ein dreidimensionales Modell des zu beschreibenden Gebäudes oder der Straßenzeile ermöglicht möglicherweise auch einen räumlichen Eindruck.

**soziale Barrieren**

Barrieren können aber auch in der sozialen Interaktion und Kommunikation auftreten: Sehbehinderte oder blinde Menschen haben manchmal Probleme, Gesprächspartner zu lokalisieren. Somit kann es beispielsweise sinnvoll sein, in Gruppendiskussionen noch einmal darauf hinzuweisen, wer gerade das Wort ergreift. Bei sehbehinderten Menschen sollte darauf geachtet werden, dass die Lichtquelle hinter der betroffenen Person ist, wenn man sich unterhält. Schwer sehbehinderte Menschen sollten mitunter über den situativen Kontext informiert werden, wenn es z. B. um einen Streit oder ein für sie nicht sofort erfassbares, beispielsweise akustisches, Ereignis geht. Das „Sichhineinversetzen" in die möglichen „Sehwelten" behinderter Menschen verhilft zur notwendigen Geduld, wenn Dinge und Sachverhalte nicht sofort erkannt werden und ggf. spezifisch erklärt werden müssten.

Auf eine Reihe weiterer Gesichtspunkte, wie kommunikative und soziale Barrieren abgebaut werden können, gehen Focke und Feismann (in Hülshoff/Pöhler 2002, 172ff) näher ein. Vor allem muss betont werden, dass sehbehinderte Menschen selber entscheiden, ob und welche Hilfe sie benötigen. Wann immer man sehbehinderten Menschen helfen möchte, muss man sie vorher fragen, ob und wie dies geschehen soll. Das klingt selbstverständlicher als es ist, und mitunter muss sich der Helfer regelrecht „antrainieren", zwar auf ein Hindernis hinzuweisen, aber die Hilfe zur Überwindung desselben lediglich anzubieten, anstatt sie aufzudrängen.

So wichtig der „führende" und weit entwickelte Sehsinn des Menschen ist – auch bei schwerer Sehbehinderung und Blindheit ist eine dreidimensional-räumliche Orientierung (die auf andere Sinnesreize zurückgreift), das Anlegen „mentaler Landkarten", das Bewältigen des Alltags, eine adäquate Entwicklung von Motorik, Sensorik, Emotionalität und kognitiven Fähigkeiten ebenso möglich wie der Aufbau befriedigender sozialer Beziehungen. Bei diesen Prozessen kann, wie dieses Kapitel zeigen sollte, die Heilpädagogik eine spezifische Begleitung anbieten.

## 5.5    Übungsfragen und Literaturhinweise

Überprüfen Sie Ihr Wissen!

17. Erläutern Sie die Konstruktionsleistungen unseres visuellen Systems anhand eines Versuches zur Darstellung des „blinden Flecks" sowie der Farberkennung.

18. Warum kann frühkindliches Schielen gravierende Auswirkungen auf die Sehfähigkeit haben?

**19.** Was versteht man unter anterioren und posterioren Sehstörungen? Nennen und erläutern Sie Beispiele.

**20.** Durch welche heilpädagogischen Maßnahmen könnte der Aufbau so genannter mentaler Landkarten bei schwer sehbehinderten Kindern gefördert werden?

## Literaturhinweise

Federspiel, K., Herbst V., Zirm, M. (1987): Mit anderen Augen. Köln
*Verständlich geschriebener Ratgeber über Augenprobleme und Augenkrankheiten, geeignet für Betroffene, Angehörige und nichtmedizinische Betreuer.*

Fogelberg, T. (1998): Bevor es dunkel wird. Geschichte einer Erblindung. München
*Eindrucksvoll geschriebenes Buch über das Leben mit Retinitis pigmentosa, geschrieben von einem Selbstbetroffenen.*

Goldstein, F. B. (1997): Wahrnehmungspsychologie. Heidelberg/Berlin/Oxford
*Umfassendes, sehr informatives und anschaulich geschriebenes Lehrbuch der Wahrnehmungspsychologie. Ein Standardwerk.*

Hoffmann, D. D. (2003): Visuelle Intelligenz. Wie die Welt im Kopf entsteht. München
*Reich bebilderte und anschauliche Einführung in die kognitionspsychologischen Grundlagen der visuellen Intelligenz.*

Rock, I. (1992): Wahrnehmung. Vom visuellen Reiz zum Sehen und Erkennen. 2. Aufl. Heidelberg
*Reich bebildertes und gut verständliches Buch über Wahrnehmungsprozesse, in dem insbesondere anhand von zahlreichen Beispielen auf optische Täuschungen eingegangen wird.*

Walthes, R. (2005): Einführung in die Blinden- und Sehbehindertenpädagogik. 2. Aufl. München/Basel
*Das Buch vermittelt Studierenden der Heil- und Sonderpädagogik Basiswissen aus den verschiedenen Theorie- und Praxisfeldern der Blinden- und Sehbehindertenpädagogik.*

# 6 Motorik

## 6.1 Grundlagen der Motorik

Motorische Steuerungsprozesse und die ihnen zugrunde liegenden Schaltkreise sind außerordentlich komplex. Motorik verläuft nicht in einer Einbahnstraße, sondern immer in einem zirkulären und rückgekoppelten Prozess. Zwar gehen motorische Befehle von höheren Zentren (z. B. der motorischen Hirnrinde) aus und erreichen letztendlich die funktionellen motorischen Einheiten, vor allem Muskeln, der Peripherie, doch werden umgekehrt permanent sensorische Informationen aus den Muskeln sowie aus relevanten Sinnessystemen (z. B. Sehsystem sowie unserem Gleichgewichtsorgan) zum Gehirn weitergeleitet, dort verarbeitet und in einem Rückkopplungsprozess zur motorischen Steuerung berücksichtigt. Die Vielfalt solcher Rückkopplungsschlaufen führt zu außerordentlich komplexen Steuerungs- und Regelmechanismen, die zunächst nicht ganz leicht zu begreifen sind und zum besseren Verständnis einer gewissen didaktischen Vereinfachung bedürfen.

Beispielsweise wird das Beugen und Strecken unseres Armes **Muskelfunktion** durch zwei entgegengesetzt (antagonistisch) wirkende Muskeln gesteuert – dem Beugemuskel (Bizeps) und dem Streckmuskel (Trizeps). Beide werden durch jeweils eine Nervenzelle, ein so genanntes Motoneuron, gesteuert (innerviert), das sich im Rückenmark, einer wichtigen Schaltstation, befindet. Wird der Bizeps erregt, um den Arm zu beugen, muss gleichzeitig der Trizeps gehemmt werden, um die Beugung zuzulassen. Diese peripheren Motoneurone erhalten ihre Befehle ihrerseits von einem ersten, steuernden Motoneuron, das sich in der primären motorischen Hirnrinde befindet und über die so genannte Pyramidenbahn verlaufend ins Rückenmark reicht. Eine willkürliche Bewegung, ausgelöst in der primären motorischen Hirnrinde, führt also zu den hier vereinfacht dargestellten Vorgängen der Armmuskulatur.

**Pyramidale**
**Willkürmotorik**

**Extrapyramidale**
**Begleitmotorik**

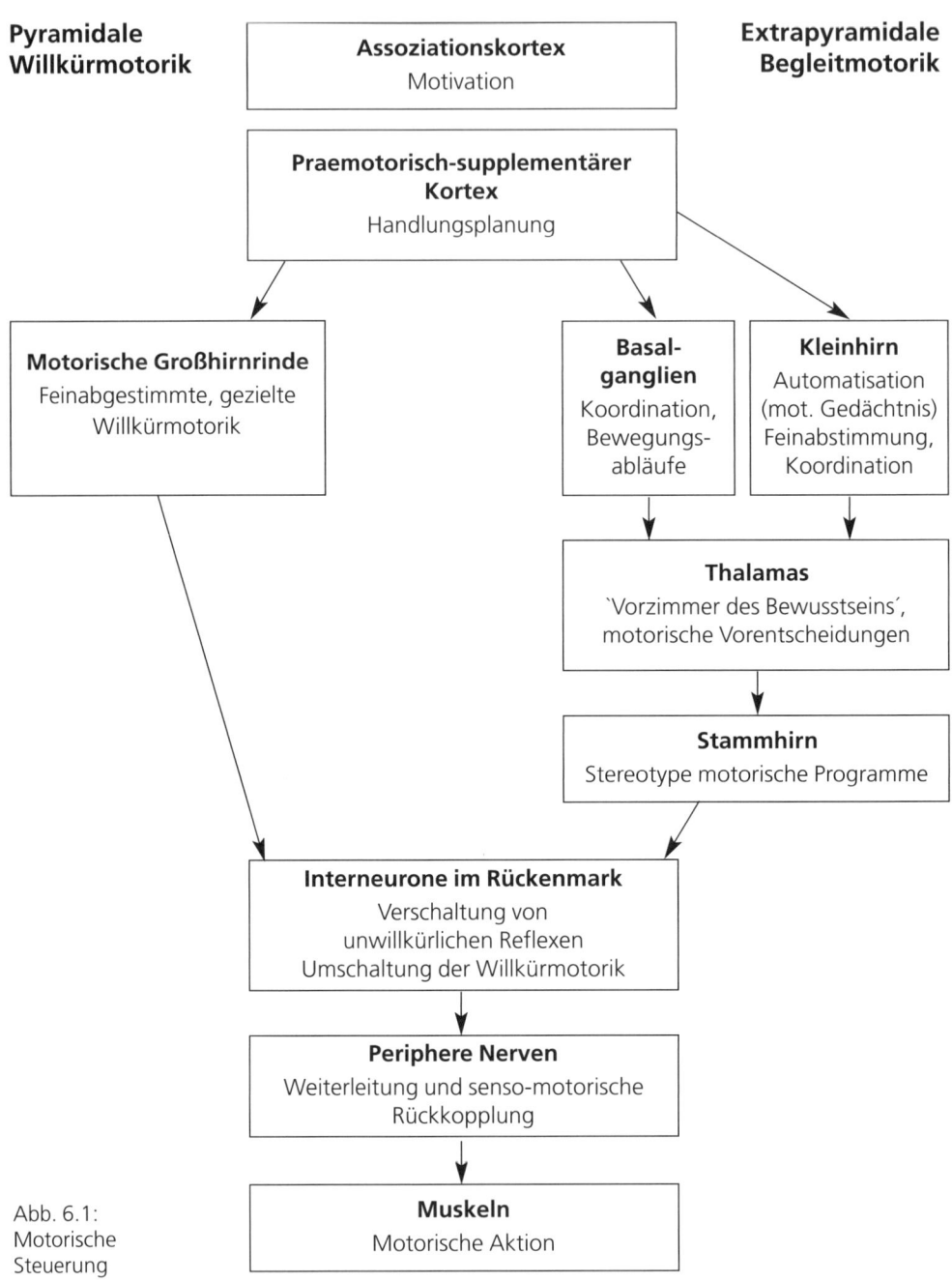

**Assoziationskortex**
Motivation

**Praemotorisch-supplementärer**
**Kortex**
Handlungsplanung

**Motorische Großhirnrinde**
Feinabgestimmte, gezielte
Willkürmotorik

**Basal-**
**ganglien**
Koordination,
Bewegungs-
abläufe

**Kleinhirn**
Automatisation
(mot. Gedächtnis)
Feinabstimmung,
Koordination

**Thalamas**
`Vorzimmer des Bewusstseins´,
motorische Vorentscheidungen

**Stammhirn**
Stereotype motorische Programme

**Interneurone im Rückenmark**
Verschaltung von
unwillkürlichen Reflexen
Umschaltung der Willkürmotorik

**Periphere Nerven**
Weiterleitung und senso-motorische
Rückkopplung

**Muskeln**
Motorische Aktion

Abb. 6.1:
Motorische
Steuerung

Wie in Abb. 6.1 zu sehen ist, beginnt der Ablauf einer willkürlichen motorischen Handlung in der Großhirnrinde, genauer in assoziativen Zentren der Großhirnrinde. Hier werden Sinneswahrnehmungen, Motivationen, Emotionen und die aktuelle Situation erkannt, in einen für das Individuum sinnvollen Zusammenhang gebracht und zu einem sinnvollen Ganzen integriert. So kann beispielsweise der Entschluss reifen, angesichts einer erreichbaren Banane, eines wahrgenommenen Hungergefühls und einer günstigen Gesamtsituation die Frucht zu ergreifen, zu schälen und zu verspeisen. **zentrale Steuerung**

Hierzu sind aber zweitens Aktivitäten prämotorisch-supplementärer (ergänzender) motorischer Areale notwendig, in denen der Handlungsentwurf konzipiert wird. Würde man diese Hirnareale mit bildgebenden Verfahren markieren, so würden sie bereits Aktivität zeigen, bevor das Individuum tatsächlich nach der Banane greift.

Diese assoziativen wie prämotorischen Hirnareale geben Impulse an untergeordnete „Unterausschüsse", die bewusstseinsunabhängig und somit unwillkürlich motorische Begleitprogramme zur Verfügung stellen: So darf z. B. der Körper nicht vornüber umkippen, während die Hand nach der Banane greift. Das Halten von Gleichgewicht, Körperstellung, die Koordination der einzelnen Bewegungen, Auge-Hand-Koordination, flüssiger Bewegungsablauf, allfällig notwendige Kurskorrekturen u. v. m. sind unwillkürliche Begleitkomponenten der Motorik. Sie werden von solchen Unterausschüssen, im Wesentlichen von den Basalganglien und dem Kleinhirn, quasi „nebenher" geregelt. **unwillkürliche Bewegungsprogramme**

Ihre Informationen werden zum Thalamus, dem „Vorzimmer des Bewusstseins" weitergeleitet, von wo sie wieder die Hirnrinde erreichen. Von kortikalen Impulsen weiterbearbeitet, werden diese unwillkürlichen, aber notwendigen motorischen Informationen zur Peripherie geschickt: Zunächst werden sie im Stammhirn umgeschaltet und sorgen über vielfältige statische und statokinetische Reflexe, auf die weiter unten noch eingegangen wird, dafür, dass der Kopf oben bleibt, die Körperhaltung bewahrt und das Gleichgewicht erhalten bleibt.

Über das Rückenmark, wo eine weitere Umschaltung stattfindet, gelangen die unwillkürlichen motorischen Impulse zu den Muskeln. Dort wirken sie mit Propriorezeptoren (Dehnungsrezeptoren in den Muskelspindeln) zusammen und ermöglichen u. a. über den Muskeltonus eine Feinabstimmung der vielfältigen muskulären motorischen Einheiten. Ständige Rückkopplungs-prozesse aller bisher benannten Zentren führen zu einer unge-heuer komplexen Feinabstimmung innerhalb dieses gesamtmo-torischen Prozesses.

**Willkürmotorik**

Parallel haben die Informationen des assoziativen und prä-motorisch-supplementären motorischen Kortex die motorische Hirnrinde erreicht, die für die gezielte willkürmotorische Präzi-sionsbewegung zuständig ist. Hier werden die willkürlichen Im-pulse generiert, die uns beispielsweise Daumen und Zeigefinger zum Pinzettengriff bewegen lassen, um eine Rosine aufzupicken. Die Impulse aus der motorischen Hirnrinde laufen ohne Unter-brechung durch die so genannte Pyramidenbahn bis zur Schalt-stelle im Rückenmark, von wo sie über ein zweites Motoneuron zur Muskulatur weitergeleitet werden. Die Willkürmotorik wird also im Wesentlichen über die Pyramidenbahn weitergeleitet, die unwillkürlichen motorischen Prozesse werden auch als „extrapy-ramidal" bezeichnet.

Mit der Verfolgung der motorischen Prozesse „von oben nach unten" konnten wir uns einen ersten, groben Gesamteindruck ver-schaffen. Nun wollen wir den umgekehrten Weg gehen und etwas detaillierter die einzelnen Funktionen der an der Motorik beteilig-ten Elemente von der Peripherie bis zur „Zentrale" verfolgen.

**Muskel**

Die basale motorische Einheit „vor Ort" ist der Muskel, der aus zahlreichen Faserbündeln aufgebaut ist. Eine hierarchische Verschachtelung besteht darin, dass jedes dieser einzelnen Faser-bündel wiederum aus hunderten von Muskelfasern aufgebaut ist. Dabei besteht jede einzelne Muskelfaser aus vielen Myofibrillen, die ihrerseits wieder zahlreiche Myofilamente enthalten. Auf der untersten, molekularen Ebene sieht man, dass die Myofilamente aus Eiweißstrukturen (Myosin und Aktin) bestehen, die brücken-artig miteinander verbunden sind und sich durch entsprechende Reizung geringfügig relativ zueinander verschieben lassen. So ge-ring dieser Effekt auf Molekularebene auch ist: Die Anordnung und Zusammensetzung vieler Myofilamente zu Myofibrillen und die weitere kaskadenförmige Summation von Myofibrillen zu Muskelfasern, weiter zu Faserbündeln und zum gesamten Ske-lettmuskel führt zu einem massiven Verstärkungseffekt, der es dem Muskel ermöglicht, Bewegungen durchzuführen. Durch spe-zifische Anordnung an Sehnen und Gelenken wird zudem das Dreh-moment und Hebelarm modifiziert, so dass ein Wirkungsopti-mum erzielt werden kann.

Erregt werden einzelne Muskelfasern. Die funktionelle Einheit ist die motorische Endplatte, die aus einem einzelnen Neuron sowie der Synapse (Verbindungsstelle) und der von ihm versorgten Muskelfaser besteht. Im Falle der Muskeln, die die Augenlider bewegen, sind dies sehr wenige, im Falle der Muskulatur nahe des Ellenbogens ist diese Anzahl immens. Die Informationsübertragung erfolgt auf chemischem Wege (s. Kap. 1.3), wobei der Neurotransmitter Acetylcholin vom Axonende ausgeschüttet wird und die motorische Endplatte aktiviert. **motorische Endplatte**

Die Nervenzellen, die die eigentliche Muskelaktivität auslösen, werden als „Alpha-Motoneurone" bezeichnet. Innerhalb der Muskeln befinden sich Muskelspindeln, Propriorezeptoren, die auf Dehnungsreize ansprechen und diese Informationen zum einen in das Rückenmark und die dortigen Umschaltstationen zurückmelden. Zum anderen wird die Information aber auch an das Gehirn weitergeleitet, so dass wir letztendlich sehr gut den Spannungs- und Beugungszustand eines Muskels, ja sogar genau die Haltung oder Bewegung einer Extremität orten können. **Motoneurone**

Beugen Sie einem Übungspartner, dessen Augen verschlossen sind, linken Arm, linke Hand und linke Finger in spezifischer Weise. Er wird in der Regel ohne Probleme in der Lage sein, mit der rechten Extremität ein spiegelbildliches Muster zu produzieren, auch wenn er dies nicht sieht.

Aber auch die Dehnungsrezeptoren im Muskel selbst können zentral gesteuert werden – dies geschieht über so genannte Gamma-Motoneurone. Diese sind nicht für die eigentliche Aktivierung der Muskelkraft verantwortlich, sondern tragen über die Erregung von Fasern in der Nähe der Muskelspindeln zur präzisen Feinsteuerung bei.

Wie wichtig die Spannungsregulation bereits vor Bewegungsablauf ist, zeigt sich beispielsweise bei der muskulären Anspannung eines Sprinters vor dem Startschuss.

Wie schon gesagt, reicht das erste motorische Neuron der Willkürmotorik vom Zellkörper in der motorischen Hirnrinde bis zur Umschaltstation im Rückenmark, die sich hinsichtlich der Fingermotorik z. B. in Höhe der Brustwirbelsäule, hinsichtlich der Beinmotorik in Höhe der Lendenwirbelsäule befindet.

Auf einfachster motorischer Ebene kann ein sensorischer Reiz direkt mit einer motorischen Antwort verschaltet werden: Wir sprechen von einem monosynaptischen Reflex. **Reflexe**

**B**

Wenn Sie ihre Beine überschlagen und mit der Handkante unterhalb der Kniescheibe einen plötzlichen Druck auslösen, schnellt der Unterschenkel vor. Bezeichnet wird dies als „Patellarsehnenreflex".

Zwar wird dieses Vorgehen nachträglich dem Gehirn gemeldet, ist aber in der motorischen Aktion ein unbewusster Reflex. Werden mehrere über- bzw. untereinander befindliche Spinalsegmente miteinander verschaltet, so handelt es sich um einen polysynaptischen Reflex, an dem bereits zahlreiche Interneurone zwischen sensorischen und motorischen Einheiten geschaltet sind.

**B**

Ein solcher polysynaptischer Reflex wird beispielsweise bei Berührung der Bauchhaut zum Schutz der inneren Organe notwendig: Wird die Bauchhaut im linken unteren Quadranten berührt, strafft sich die gesamte Bauchmuskulatur.

Damit sind wir bei dem Prinzip komplexerer und zahlreiche Interneurone beinhaltender motorischer Verschaltungen angelangt, das sich auch auf höherer Ebene fortsetzt. So finden sich im Hirnstamm bereits automatisierte motorische Programme, die wesentlich komplexer als die einfachen spinalen Schutzreflexe sind und ebenfalls dem Überleben dienen. Vor allem ermöglichen die motorischen Zentren des Hirnstamms die reflektorische Kontrolle der Körperstellung im Raum. Vom Gleichgewichtsorgan des Innenohrapparates (s. Kap. 3) gelangen sensorische Impulse zum Hirnstamm und melden nicht nur die Beschleunigung (gradlinige Fortbewegung) oder die Winkelbeschleunigung (Drehung des Kopfes), sondern identifizieren auch die Stellung des Kopfes im Raum. Diese Informationen werden im Übrigen mit den Informationen unseres Auges zur Kopfstellung verglichen.

Auch Dehnungsrezeptoren der Haltungsmuskulatur tragen zur Identifikation der Kopfstellung bei. Die motorischen Zentren des Stammhirns regulieren den Muskeltonus (Spannungszustand der Muskulatur) der Extremitäten und ermöglichen auf vorbewusster Ebene, dass unser Körper auch entgegen der Schwerkraft stehen bleibt. Hochkomplexe Reflexe sorgen außerdem dafür, dass unser Blickfeld konstant bleibt, auch wenn sich die Lage unseres Kopfes im Raum verändert. Eine wichtige Gruppe der im Stammhirn lokalisierten Reflexe sind die so genannten Stellreflexe, die den Körper wieder von einer relativen Schrägstellung in die Normalstellung zurückbringen. Unwillkürlich können wir mit Hilfe dieser Reflexe unser Körpergewicht aufrechterhalten.

Auch wird die Grundhaltung unserer Fernsinne (Gehör, Augen) aufrechterhalten bzw. schnell wieder eingenommen, was unserer Orientierung im Raum und somit unserem Überleben dient. Statische Reflexe sind solche, die die Körperhaltung im Gleichgewicht und Ruhe, also im Sitzen, Liegen oder Stehen, ermöglichen. Statokinetische Reflexe hingegen sind solche, die in bzw. nach Bewegung den Körper oder Körperteile automatisch bestimmte Stellungen einnehmen lassen. Die eben genannten Stellreflexe gehören dazu.

So kommt es, dass beispielsweise Raubkatzen nach einem Sprung stets mit allen Vieren „richtig landen", eine Fähigkeit, die auf statokinetischen Reflexen beruht. Dabei bewirken statische Änderungen im Bereich des Vestibularorgans und der Halsmuskulatur Änderungen in der Stellung der Extremitäten: Unter anderem werden Kopfbewegungen hinsichtlich der Schwerkraft kompensiert (wird der Körper nach vorne gekippt, kontrahieren sich die Nackenmuskeln), der Körper wird auf das Fallen vorbereitet (wird der Kopf nach vorne geneigt, so werden die Extremitäten ausgestreckt) oder der Kopf kann sich relativ zum Rumpf in die Ausgangsposition zurückbewegen.

Auch eine Reihe antagonistisch wirkender Ausgleichsreflexe sorgen für die Wiederherstellung des Gleichgewichts. Beim neugeborenen Menschen kann man statokinetische Reflexe auslösen, wenn man das Baby ruckartig zu einer festen Unterlage hin bewegt, wobei sich eine reflektorische Streckung der Extremitäten zeigt. Gerade während des ersten Lebensjahres sind zu unterschiedlichen Zeiten und Entwicklungsphasen sehr verschiedene statische und statokinetische Reflexe auslösbar. Sie verschwinden nach einer bestimmten Zeit in einer genau definierten Reihenfolge. Allmählich übernehmen nämlich reifere und übergeordnete Hirnzentren die Führung und kontrollieren und modifizieren diese automatisierten Reflexe, ohne dass diese vollständig verschwinden (Näheres hierzu in Kap. 6.2). Die Untersuchung der Stell- und Haltereflexe im Säuglingsalter und ihre entwicklungsgemäße Ablösung durch komplexere motorische Aktivitäten spielen eine wichtige Rolle bei der Vorsorgeuntersuchung von Säuglingen.

Wenden wir uns nun der nächsthöheren Instanz der Willkürmotorik zu: Wie schon gesagt, gehen die eigentlichen Steuerungsimpulse der Willkürmotorik von der primären motorischen Hirnrinde aus. Sie ist säulenförmig und somatotop aufgebaut: In sechs verschiedenen Schichten werden unterschiedliche Informatio-

**motorische Hirnrinde**

nen miteinander verarbeitet, und parallel nebeneinander stehende Säulen repräsentieren unterschiedliche motorische Einheiten der Peripherie. Dass es hierbei nicht „gleichberechtigt" zugeht, verdeutlicht die unterschiedliche Repräsentation in der motorischen Hirnrinde.

Untersuchungen zeigten, dass die präzisen Hand- und Mundbewegungen nicht nur viel differenziertere muskuläre Einheiten, sondern vor allem auch differenziertere und größere Areale der motorischen Hirnrinde beanspruchen, als das etwa für die Fuß- oder Knieregion gilt.

**Mundmotorik**  Die Bedeutung der Mundmotorik ist für das Überleben eines Säuglings unmittelbar einsichtig. Darüber hinaus ist die Steuerung von Mimik und Artikulationsorganen (Lippen, Zunge) ebenfalls auf eine differenzierte Repräsentation im Gehirn angewiesen. Die Steuerung der Muskeln, die mit der Artikulation beschäftigt sind, geht von der primären Hirnrinde aus. Doch wird diese ihrerseits von dem motorischen Sprachzentrum (Broca-Zentrum) beeinflusst und gesteuert (s. a. Kap. 7.1).

**Handmotorik**  Die Handmotorik, die dem Menschen – und bereits Schimpansen und Gorillas – Präzisionsgriffe ermöglicht, entwickelt sich in einem reziproken Übungsprozess in prägenden Entwicklungsphasen (s. Kap. 6.2) und ermöglicht geschickte Manipulation, Werkzeugherstellung und -gebrauch. Wie eingangs erwähnt, gehen die motorischen Handlungsimpulse von der primären Hirnrinde aus, werden aber ihrerseits von supplementären motorischen Arealen sowie dem tertiären Assoziationskortex gesteuert.

**Augenbewegungen**  Schließlich sei noch auf das frontale Augenfeld hingewiesen, mit dessen Hilfe Augenbewegung und Blickrichtung bewusst gesteuert werden. Mit der Augenbewegung befassen sich aber, wie bereits besprochen, auch untergeordnete, vorbewusste Zentren. Diese koppeln Augenbewegung, Gleichgewichtsinformation und Rückmeldungen aus den motorisch relevanten Organen miteinander – ein Vorgang, der auch als „visuomotorische Koordination" bezeichnet wird und sich speziell in der Auge-Hand-Koordination manifestiert.

Wie wichtig die **Augenbewegungen** aus evolutionärer Hinsicht für unser Überleben waren, zeigt sich u. a. darin, dass allein drei von zwölf Hirnnerven im Wesentlichen mit der Koordination von Augenbewegungen befasst sind.

Die Willkürmotorik ist auf die Begleitung unwillkürlicher motorischer Prozesse angewiesen.

Hiermit befassen sich im Wesentlichen die Basalganglien und das Kleinhirn (Zerebellum), die wir als zwei „Unterausschüsse" zur Koordination und Feinabstimmung auf hierarchisch ähnlicher Ebene bereits kennen gelernt haben.

Die Basalganglien wirken dabei mit, die Bewegungsplanung der assoziativen Hirnrinde in Bewegungsprogramme umzusetzen. Es geht um eine zeitlich-räumliche Verknüpfung motorischer Einzelaktivitäten zu einem integrierten, sinnvollen Handlungsablauf.

Beschließen wir, eine Strecke zu gehen oder die Richtung zu wechseln, so muss der Prozess des Gehens in Gang gesetzt, beschleunigt oder abgegrenzt werden, um eine geschmeidige Bewegung sowie eine Richtungsänderung zu ermöglichen. Hierfür sind die Basalganglien ebenso unentbehrlich wie für die Unterdrückung impulsiver, nicht gebrauchter Begleitbewegungen (z. B. einschießender, ballistischer Bewegungen oder Zuckungen).

Im Wesentlichen bestehen die Basalganglien aus dem so genann-
ten Striatum (das wiederum in das Putamen und dem Nukleus kaudatus, dem Schweifkern, unterteilt werden kann) sowie dem Pallidum und der Substantia nigra (schwarzer Substanz). Ein Ausfall der Basalganglien oder eine Schwächung ihrer Funktion führt vor allem zu Störungen der langsamen Bewegungen und spezifischen Koordinationsstörungen.

Beim Parkinson-Syndrom sind aus unterschiedlichen Gründen Zellen der Substantia nigra zerstört, so dass deren Neurotransmitter Dopamin nicht ausreichend vorliegt. Dies zieht wiederum Pallidum und Striatum in Mitleidenschaft. Beim typischen Parkinson-Syndrom kommt es dabei zu erhöhtem Muskeltonus, der Bewegungen nur gegen großen Widerstand ermöglicht (Rigor), einer Störung oder dem Ausfall langsamer Bewegungen (Akinese) sowie einem Zittern in Ruhe (Ruhetremor). Das Parkinson-Syndrom wird wie die Chorea Huntington, die ebenfalls auf eine funktionelle und biochemische Störung in den Basalganglien zurückzuführen ist, in Kap. 6.3 näher beschrieben.

Das Kleinhirn schließlich, das aus einem zentralen Kleinhirn-
wurm (Vermis), einer mittleren sowie einer seitlichen Zone sowie Verbindungsarealen zum Gleichgewichtsorgan besteht, ist eine außerordentlich komplexe motorische Schaltzentrale. Sie enthält fast die Hälfte aller Gehirnzellen, obwohl sie nur ein Zehntel des

Hirnvolumens einnimmt. Von Eliot 2001 wird das Kleinhirn recht eindrücklich als „Flugsicherung des Nervensystems" bezeichnet, weil es (wenn auch etwas vereinfacht dargestellt) ähnlich wie Fluglotsen im Flugverkehr sämtliche Bewegungen des Körpers kontrolliert, motorische Befehle modifiziert und sicherstellt, dass die Körperbewegungen ohne gegenseitige Hinderungen planmäßig ablaufen.

Von sehr unterschiedlichen Zentralen wird das Kleinhirn mit Informationen versorgt: Von der motorischen Hirnrinde erhält es Informationen über die Art der geplanten Bewegung. Von Seh- und Vestibularsinn bekommt es Hinweise über stattgefundene Bewegungen und ihre Auswirkungen auf Blickrichtung und Gleichgewicht. Auch von den Spannungsrezeptoren der Muskeln gelangen Informationen via Stammhirn (s. o.) zum Kleinhirn. In äußerst komplexen retrograden Schleifen, die inzwischen recht gut erforscht sind (s. Blickhahn in Dudel et al. 1996, 208ff), verarbeitet das Kleinhirn die Summe der ankommenden Informationen und trägt wesentlich zur räumlich-zeitlichen Koordination und Feinabstimmung bei. Dies geschieht vornehmlich durch gezielte und dosierte Hemmung motorischer Impulse, was eine motorische Feinabstimmung, Präzisierung und Koordination erst möglich macht.

B
Wenn Sie in der linken Hand eine Tasse auf einem Unterteller halten und sich mit der rechten Hand eine Tasse Tee eingießen, wird die Bedeutung zeitlich-räumlicher Koordination (unter Beachtung diverser Neigungswinkel) deutlich.

Ein fünfjähriger Junge mit Kleinhirndysplasie (Fehlbildung) hatte erhebliche örtliche und zeitliche Koordinationsschwierigkeiten sowohl in der Grob- als auch in der Feinmotorik. Beim Einfüllen von Wasser in einen Spielzeugeimer goss er daneben, beim Fußballspielen trat er daneben, zahlreiche Hämatome an Knien und Unterschenkeln zeugten von Stürzen, beispielsweise wenn er ein Hindernis zwar erkannte, aber beim Laufen die Entfernung und Bewegungsfolgen falsch einschätzte.

**Automatisierung motorischer Prozesse**

Die in den komplexen und z. T. schleifenartigen Verschaltungen mit dem Kleinhirn ablaufenden Steuerungsprozesse und Hemmungen motorischer Erregung beruhen im Wesentlichen auf den Wirkungen des hemmenden Neurotransmitters Gamma-Aminobuttersäure. Damit unterstützt das Kleinhirn die Organisation fein angepasster Bewegungen. Das Netzwerk des Kleinhirns ist durch Übung modifizierbar. Wie in Kap. 6.2 noch genauer erläutert wird, sind bereits Bewegungen des Ungeborenen im Mutterleib, erst recht aber die motorischen Entwicklungsprozesse und damit verbundenen motorischen Erfahrungen in den prägenden Phasen der allerersten Kindheit für die differenzierte Strukturierung des Kleinhirns (das parallel in dieser Phase ausreift) von großer Bedeutung. Aber auch in späteren Lebensphasen können motorische Erfahrungen „eingeschliffen" und automatisiert werden: Selbst wer jahrelang nicht mehr geschwommen ist, wird bei einem unfreiwilligen Sturz ins Wasser die einmal erlernten Schwimmbewegungen automatisch anwenden. Analoges gilt für das Auto- und Fahrradfahren. In gewisser Hinsicht kann das Kleinhirn auch als Sitz unseres „motorischen Gedächtnisses" bezeichnet werden.

Solche Automatisierungsprozesse entlasten das Großhirn: Bei der ersten Fahrstunde wird sich der Fahrschüler noch voll auf das Bremsen, Schalten und Gasgeben konzentrieren müssen. Dies belastet sein Großhirn und erschwert es ihm, die Übersicht im Straßenverkehr zu behalten. Analoges gilt für das Tanzen oder das Spielen eines Musikinstruments. Sind Bewegungsabläufe (Tanzschritte, Gitarren-Barrégriffe oder Schaltvorgänge beim Autofahren) erst einmal automatisiert, werden sie wesentlich vom Kleinhirn übernommen. Somit kann sich das in der Großhirnrinde zu lokalisierende Bewusstsein komplexeren und möglicherweise wichtigeren Aufgaben (z. B. der Tanzpartnerin) zuwenden.

Zusammenfassend können wir festhalten, dass die menschliche Motorik durch eine Vielzahl hierarchisch geordneter, gleichzeitig parallel ablaufender und vielfältig durch Rückkopplung miteinander verbundener Zentren miteinander abgestimmt wird. Dem evolutionären Trend folgend werden stammesgeschichtlich archaische stereotype Bewegungsmuster bei den Primaten und schließlich beim Menschen modifiziert, was eine immer fortschreitendere präzise Willkürmotorik ermöglicht. Dieses Phänomen findet sich auch in der Entwicklungsgeschichte jedes einzelnen Kindes, während der die relativ archaischen Massenbewegungen des Säuglingsalters durch immer differenziertere und gezieltere motorische Bewegungsmuster abgelöst werden. Diesen Prinzipien der motorischen Entwicklung wollen wir uns im folgenden Kapitel zuwenden.

## 6.2    Motorische Entwicklung

Wie auch bei anderen Entwicklungsvorgängen ist die Reifung und Entwicklung der menschlichen Motorik ein Resultat aus genetisch vorgegebenen, aufeinander aufbauenden neuronalen

Reifungs- und Entwicklungsschritten sowie der funktionalen, hier motorischen Interaktion mit der Umwelt in prägenden Phasen. Es fällt allerdings bei der motorischen Entwicklung auf, dass sie in besonderer Weise vorgegeben ist – die einzelnen Entwicklungsschritte verlaufen fast vorhersagbar aufeinander, auch wenn es von Kind zu Kind geringfügige individuelle zeitliche Unterschiede geben mag. Zudem braucht – und kann – man einem Kind das Laufen oder Greifen nicht beibringen: Neurologisch gesunde Kinder lernen quasi automatisch grob- und feinmotorische Funktionen, wenn man sie nicht aktiv daran hindert (was allenfalls bei schwerer Vernachlässigung oder Kindesmisshandlung der Fall ist).

**Grobmotorik**

Hierbei kann die normale motorische Entwicklung des Säuglings und Kleinkindes schlagwortartig und stark vereinfacht so charakterisiert werden: Im grobmotorischen Bereich gelingt es im Laufe der ersten eineinhalb Lebensjahre, von der Liegestellung des Neugeborenen zur Aufrichtung zum Stand und zur Fortbewegung zu kommen. Innerhalb dieser so wichtigen Zeitspanne lernt das Kind, ausgehend von der Rückenlage zunächst das Anheben des Kopfes, dann das freie Sitzen und schließlich über Stützreaktionen das Aufsitzen. Aus der Bauchlage kann es sich im Laufe der Zeit auf den Händen abstützen, dann sich mit nur einer Hand abstützen, wobei die zweite Hand zur Greifhand wird, um sich schließlich an Gegenständen hochzuziehen und letztlich zum freien Stand zu kommen. Hinsichtlich der Fortbewegung lernt der Säugling zunächst das Rollen, Robben, Krabbeln, schließlich das Gehen an Gegenständen sowie als Abschluss dieser Entwicklung das freie Gehen.

**Feinmotorik**

Im feinmotorischen Bereich stehen am Anfang der Entwicklung die meist geschlossene Faust, am Beginn des zweiten Lebensjahres die Möglichkeit der Feinmanipulation. Hier verläuft der Weg vom reflexartigen Umklammern (z. B. des dargereichten Zeigefingers) über gezieltes Greifen, Abgeben und Loslassen, zweihändige Manipulation (zwei Klötze gegeneinander schlagen) bis hin zur Fähigkeit, kleinere Türme zu bauen, Gegenstände als Werkzeuge zu benutzen oder mittels Pinzettengriff eine Rosine aufzupicken.

Noch einmal soll betont werden, dass, so regelmäßig und vorhersehbar die einzelnen Schritte verlaufen, solch tabellarische Angaben nur Durchschnittswerte darstellen. Sie können in der Regel um mehrere Monate unter- bzw. überschritten werden, ohne dass ein Grund für Besorgnis besteht. Wie weiter unten noch gezeigt wird, ist allerdings das Persistieren (Bestehenbleiben) unreifer, archaischer Reflexe über bestimmte Entwicklungsphasen hinaus sowie der dauerhafte Fehl- oder Nichterwerb fein- oder grobmotorischer Funktionen, die auf einer zentralnervösen Reifung beruhen, Anlass zu gezielter Diagnostik und motorischer Entwicklungsförderung.

Im Laufe der motorischen Reifungsvorgänge kommt es zu deutlichen Umstrukturierungen und funktionalen Änderungen im zentralen Nervensystem. So reagiert das neugeborene Kind durch Massenbewegungen und fest programmierte, angelegte Reflexe und Reaktionsprogramme. Deren anatomisches Korrelat liegt vor allem im Stammhirn, z. T. in Zwischenhirnstrukturen (hierauf wird gleich noch näher eingegangen).

Im Verlauf der Hirnreifung und -differenzierung nimmt die Bedeutung solcher Massenbewegungen und stereotyp verlaufender Reflexe mehr und mehr ab. Dabei verschwinden sie nicht einfach, sondern werden modifiziert, kontrolliert und in den Dienst einer abgestimmten, zielgerichteten Motorik gestellt. Immer mehr gelingt es übergeordneten, heranreifenden motorischen Funktionssystemen, untergeordnete stereotype Impulse zu hemmen und damit zu kontrollieren und aufeinander abzustimmen. Gerade die Inhibition (Hemmung) ist eine wichtige Voraussetzung der Feinabstimmung. Ist sie nicht in ausreichendem Maße vorhanden, so kann dies zu Störungen der Koordination und des praktischen Handelns sowie zu hyperkinetischen Störungen (s. Kap. 8) führen. Mit der Zunahme inhibitorischer Kontrollfunktionen steigt auch die Möglichkeit einer graduellen Feinabstimmung und selektiver Bewegungsmuster. Dabei vergrößert sich die Variationsmöglichkeit motorischer Aktionen ungemein. Im zweiten Lebensjahr ist ein Kind in der Lage, eigenständig Türen zu öffnen, Dinge an sich zu nehmen und seinen Erlebnishorizont gezielt zu erweitern.

**Inhibition**

## Pränatale motorische Entwicklung

Ihren Anfang nimmt die motorische Entwicklung bereits im Uterus. Schon am Ende des zweiten Lebensmonats ist der Embryo zu „Schreckzuckungen" des ganzen Körpers, die von den Gliedmaßen ausgehen, imstande. Es beginnt mit einzelnen

**Schreckzuckungen**

Arm- und Beinbewegungen, im dritten Monat bewegen sich die Finger.

Im fünften Monat lutscht der Fetus immer häufiger am Daumen und die Mutter hat längst Kindsbewegungen wahrgenommen, die nicht nur von Strampeln und Bewegen, sondern mitunter auch vom Schluckauf ihres Kindes herrühren. Allerdings werden die Kindsbewegungen in der zweiten Schwangerschaftshälfte seltener, weil der Platz allmählich knapp wird. Dennoch lernt der Säugling **Saug- und Schluck-** im siebten Schwangerschaftsmonat Saug- und Schluckbewegun- **bewegungen** gen zu koordinieren, so dass ab der 33. Schwangerschaftswoche auch Frühgeborene nicht nur eigenständig atmen, sondern schlucken können. Die intrauterinen Bewegungsübungen korrelieren mit einer ersten Reifung basaler motorischer Funktionseinheiten, Leitungsbahnen und Zentren, die dem Neugeborenen so genannte „Primitivreflexe", Massenbewegungen und ein basales motorisches Reagieren erlauben. Allerdings sind die höheren motorischen Bereiche bei der Geburt noch kaum entwickelt.

Wie wir bereits bei der Entwicklung von Wahrnehmungsfunktionen gesehen haben, verläuft neuronale Reifung nach einem genetisch vorgegebenen Plan: Zunächst entstehen Nervenzellen, wandern zum Ort ihrer Bestimmung, lassen dort Verzweigungen (Dendriten) aussprießen, die nun synaptisch verbunden werden und Kontakt zueinander aufnehmen, woraufhin schließlich eine Myelinisierung (Isolierung mit Stützzellen) die eigentliche neuronale Reifung beendet. Diese grundlegenden Schritte verlaufen nacheinander, wobei die Myelinisierung höherer kortikaler Zentren oft Jahre beansprucht.

Aber nicht nur die einzelnen Reifungsschritte verlaufen zeitlich chronologisch, sondern sie beginnen jeweils auch nach einem chronologischen Muster in archaischen, basalen motorischen Zentren und schreiten nach außen und oben, also zu den zentraleren Steuerungseinheiten, fort.

**Entwicklungsschübe** Nach Eliot 2001 kann man die motorische Entwicklung grob in drei Schübe unterteilen. Ein erster Schub verläuft von den basalen zu den höheren Hirnregionen: Bereits intrauterin werden Schaltkreise im Rückenmark, danach im Stammhirn sowie schließlich in den primären motorischen Hirnrinden und letztendlich in den übergeordneten motorischen Feldern (s. Kap. 6.1) gebildet. Während untergeordnete, spinale Zentren bereits am Ende der Schwangerschaft myelinisiert werden, beginnt dieser Prozess in der motorischen Hirnrinde erst bei der Geburt und dauert die ersten zwei Lebensjahre an. Besonders langsam entwickelt sich die Reifung des Stirnhirns, in der die übergeordneten assoziativ-motorischen Zentren angelegt sind. Deren Reifung beginnt erst im zweiten Lebenshalbjahr und ist Jahre später vollendet – was dazu führt, dass erst Fünfjährige ohne Stützrad Fahrrad zu fahren imstande sind.

## Motorische Entwicklung im ersten Lebensjahr

Sind also die fetalen Schaltkreise noch weitestgehend vom Rückenmark und Stammhirn kontrolliert und somit spontan oder reflexhaft, so reift das Gehirn nach der Geburt stürmisch voran. Bei der Geburt allerdings ist der Säugling, motorisch gesehen, noch ein „Massenbewegungswesen", das reflexartig und wenig differenziert reagiert. Einige Reflexe sollen im Folgenden zum besseren Verständnis kurz erläutert werden:

**Reflexe des Neugeborenen**

- So wird sich ein Neugeborenes, das vom mütterlichen Zeigefinger an der Wange berührt wird, instinktiv diesem Finger zuwenden und an ihm zu saugen beginnen, wenn es ihn erreicht hat. Dieser *basale Suchreflex* sowie der sich daran anschließende *Saugreflex* sind im Stammhirn verankert und ermöglichen dem Säugling das Überleben.
- Auch *Greifreflexe*, die es in der Evolutionsgeschichte dem Neugeborenen ermöglichten, sich an der Mutter festzuhalten, dienen dem Überleben in dieser Lebensphase. Früher war es das „Primatenfell", an dem vormenschliche Neugeborene Halt fanden. Wir finden dieses Phänomen, sobald wir dem Säugling unseren Finger in die Handfläche legen, woraufhin dieser Finger umfasst wird.
- Auch die *Pupillenreaktion* findet sich als Stammhirn-Resultante bereits beim Neugeborenen.
- Ebenso zeigt sich der *Moro-Reflex*, wenn das Neugeborene bei plötzlicher Erschütterung der Unterlage Kopf und Beine ausstreckt und die Finger spreizt, bevor die Extremitäten langsam wieder zur Brust geführt werden.
- Zieht man den Säugling aus dem Liegen in eine sitzende Haltung, so sorgt sein *Labyrinth-Reflex* dafür, dass die Arme angewinkelt werden und (wenn auch erfolglos) eine Kopfhaltung versucht wird.

Wir sehen: Das Stammhirn ist weitestgehend ausgereift und ermöglicht reflektorisch-motorische Reaktionen von zentraler Bedeutung. Auch die zunehmende Kontrolle über Rumpf- und Kopfmuskeln, die später bei sitzender Position eine Beibehaltung der Haltung ermöglicht, hängt mit der frühen Stammhirnreifung zusammen. In einem zweiten Reifungsschritt, etwa um die Mitte des ersten Lebensjahres, ersetzt die motorische Hirnrinde viele Reflexe durch die immer besser entwickelte willkürliche Motorik. In einem dritten Reifungsschub, an dessen Ende die Fähigkeit zu Greifen einerseits, zu Laufen andererseits steht, gelingt es dem Kind endgültig, die primären und stammhirnbezogenen Reflexe zu überwinden.

Von entscheidender Bedeutung ist hierbei die Reifung der Pyramidenbahn, die, wie wir in Kap. 6.1 bereits sahen, mit ihren Millionen Nervenzellen die Leitungsbahn der Willkürmotorik darstellt. Sie ist entwicklungsgeschichtlich jungen Datums und reift in der individuellen Kindesentwicklung entsprechend spät. Zunächst gelingt es nach ihrer Reifung, die Haltung des Kopfes zu kontrollieren. Danach folgen gezielte Arm- und Oberkörperbewegungen, schließlich die Steuerung der Beine und Füße. Der Babinsky-Reflex, bei dem nach Bestreichen der Fußsohle die Zehen gespreizt und aufwärts gebogen werden, ist Zeichen einer noch unreifen Pyramidenbahn und verschwindet im Laufe des ersten Lebensjahres (lediglich bei sekundären neuronalen Verletzungen kann er „wieder auftauchen").

**motorische Reifungsschritte**

Neben der Pyramidenbahn sind vor allen Dingen die Reifungsvorgänge in den Basalganglien, dem Kleinhirn und den höheren Regionen der motorischen Kortex von besonderer Bedeutung. Vor allem das Kleinhirn (die „Flugsicherungszentrale" der Motorik) sowie die mit der motorischen Handlungsplanung befassten Frontalrinden-Regionen brauchen mehrere Jahre, um auszureifen. Sie sind mehr als die bisher beschriebenen basalen Steuerungseinheiten auf das motorische Lernen angewiesen. Deswegen sind Klein- und Vorschulkinder permanent in Bewegung, um motorisch erkundend ihre motorischen Fähigkeiten zu festigen und immer zielsicherer, präziser, genauer und verlässlicher auch komplexe motorische Handlungen zu beherrschen. Einen Kreis zu zeichnen oder auszuschneiden, gleichzeitig ein Fahrradpedal zu treten und das Gleichgewicht zu halten, Ball- und Geschicklichkeitsspiele u. v. m. bereiten das Kind motorisch auf die sozialen, kognitiven und körperlichen Anforderungen der Schulzeit vor.

So können wir zunächst festhalten, dass die Motorik eines gesunden Kindes nach einem genetisch kodierten, zeitlich aufeinander aufbauenden und somit festgeschriebenen Programm verläuft. Dieses ist so vorhersagbar, dass man mitunter allein anhand der motorischen Fähigkeiten auf das Alter eines Kindes schließen kann. Insofern ist die Motorik ein Beispiel für die ausschlaggebende Bedeutung entwicklungsgeschichtlich festgelegter Entwicklungsprogramme.

*evolutionäres Entwicklungsprogramm*

Auf der anderen Seite haben wir gesehen, dass vor allem die höheren motorischen Funktionen (in geringerem Maße auch ihre basalen Vorläufer) der ständigen Auseinandersetzung des Individuums mit der Umwelt bedürfen: nämlich einer motorisch-bewegenden Auseinandersetzung. Durch vielfältiges Üben, die Kopplung vestibulärer (gleichgewichtsbezogener) und visueller Erfahrungen mit motorischem Handeln und einer stetigen Feinkorrektur werden genetisch ermöglichte Bewegungsmuster präzisiert, fein abgestimmt und im motorischen Gedächtnis unseres Kleinhirns gespeichert. Die Vielfältigkeit unterschiedlichster willkürmotorischer komplexer Handlungen (Tanzen, Skifahren, Springen und Hüpfen, Schreiben, Klavierspielen und dergleichen) entwickelt sich in einem reziproken Prozess sich immer mehr verfeinernder motorischer Fähigkeiten und neuer motorischer Erfahrungen. Vor allem die Kleinkinder- und Vorschulphase hat hier „prägenden Charakter" und erlaubt mitunter das Erlernen motorischer Fähigkeiten, wie sie im Erwachsenenalter schwer bis gar nicht mehr neu erworben werden können.

*Reifung durch Übung*

Die bisher vorgestellten Reifungs- und Entwicklungsschritte sollen an zwei für den Menschen außerordentlich wichtigen (und ihm eigentümlichen) Funktionen noch etwas genauer betrachtet werden: dem Greifen und dem Laufen.

**Greifmotorik:** Mit etwa vier Monaten kann der Säugling gezielt einen Arm ausstrecken, die Hand öffnen und einen Gegenstand ergreifen, was vorher durch noch relativ ungezielte Bewegungen angebahnt wurde. Dies führt zu dem Erlebnis, eine gewisse Kontrolle über seine Umwelt zu haben und selbst entscheiden zu können, ob man z.B. eine Stoffpuppe ergreift oder nicht (die Bezeichnung „begreifen" symbolisiert ja nicht nur den feinmotorischen Akt, sondern auch eine kognitive Fähigkeit). Dies ist aber erst der Anfang in einer langen Kette weiterer geschickter „Handgriffe".

**Zangen- und
Pinzettengriff**

Im sechsten Monat werden Greifbewegungen zielgenauer und exakter, und gegen Ende des ersten Lebensjahres ist das Kind in der Lage, den Zangengriff anzuwenden: Gestreckter Daumen und Zeigefinger werden einander genähert – ein Griff, der das obere Ende der Feinmotorik eines Gorillas ausmacht. Die Beugung dieser Finger ermöglicht den dem Menschen eigenen Pinzettengriff, der ein 13 Monate altes Kind eine Rosine aus einem Glas picken lässt. Es dauert noch eine Weile, bis Gegenstände nicht nur gezielt ergriffen, sondern gezielt losgelassen oder weggeschleudert werden können. Dies geschieht dann allerdings mit großem Spaß, so dass Eltern reichlich damit beschäftigt sind, ihrem Sprössling Bälle, Puppen und Klötze wiederzugeben. Auch der Umgang mit Werkzeugen, beispielsweise Löffeln, später Gabeln und Messern baut auf den vorhergegangenen feinmotorischen Fähigkeiten auf. Er ermöglicht dem Kleinkind zunehmende Selbstversorgung und Selbständigkeit, die im zweiten Lebensjahr mit dem Beginn von Ich-Funktionen und aufkeimenden Autonomiebestrebungen korrelieren.

**visuomotorische
Koordination**

Bei diesen Reifungsschritten spielt eine vielfältige Synaptogenese sowie Stabilisierung dieser Synapsen eine große Rolle. Nach der Geburt, wenn das visuelle System reift (s. Kap. 5.2), werden zunehmend auch visuelle Erfahrungen mit den sensorischen Erfahrungen nach Greifvorgängen gekoppelt – wir sprechen von visuomotorischer Koordination. Die Myelinisierung der Pyramidenbahn, die auch zu einer Stabilisierung der Haltung führt und den Säugling dazu befähigt, sich aus der Bauchlage auf zwei Beinen und einem Arm abzustützen, lässt den frei bleibenden Arm zur Greifhand werden. Dadurch kann der Säugling eine Rassel, die er bis dato nur gehört hat, ergreifen, nachdem er zunächst den eigenständig gehaltenen Kopf in Richtung Rassel bewegt und sie gesehen hat.

Feinmotorik ist also gekoppelt mit den anderen motorischen Reifungsprozessen sowie einer stürmischen Entwicklung der sensorischen Systeme. Wie wir im Folgekapitel noch sehen werden, können Kinder, die lediglich motorische Reifungsverzögerungen haben, auch in den anderen Entwicklungsaufgaben temporäre Entwicklungsverzögerungen aufweisen, weil diese Kopplung gestört ist. Umgekehrt kann bei blinden oder anderweitig behinderten Kindern, die eigentlich eine normale motorische Reifung aufweisen, Letztere ebenfalls verzögert verlaufen. Aufgabe von Frühförderung und Heilpädagogik ist es dann, Kindern mit lediglich motorischen Entwicklungsverzögerungen durch gezielte Übungen sensorischer Art beispielsweise die für diese Lebensphase erforderlichen Stimuli auch unter diesen „erschwerten" Bedingungen zu ermöglichen.

Schließlich ist bei dem Ergreifen und Begreifen der Welt die Motivation des Kindes von ausschlaggebender Bedeutung. Säuglinge wie Kleinkinder streben danach, die Welt aktiv und zunehmend mit ihren Händen zu erkunden und zu begreifen, autonomer und selbständiger zu werden und Objekte, später auch Personen, zu „manipulieren".

**Motivation**

**Laufen:** Von emotional ähnlicher Tragweite ist das dem Menschen ebenfalls eigentümliche aufrechte Laufen auf zwei Beinen, das als letzte der hier besprochenen motorischen Entwicklungen ausreift und kurz erläutert werden soll.

Wer ein etwa 13 Monate altes Kind (auch hier sind Schwankungsbreiten von einigen Monaten denkbar) bei seinen ersten eigenständigen Schritten beobachtet, wird gerührt sein über den Stolz und das Selbstbewusstsein, das mit diesem Geschehen einhergeht: In der Tat eröffnen sich dem nun aufrecht stehenden Menschen ganz andere Gesichtsfelder und, ist er einmal in der Lage, Türen zu öffnen und neue Räume zu entdecken, eigenständige Handlungsmöglichkeiten. Allein den Eltern weglaufen zu können oder eigenständig Ziele zu verfolgen geht mit einer ungeheuren Erweiterung des Selbstbewusstseins einher.

**erweitertes Selbstbewusstsein**

Dass dies relativ spät geschieht, hat mit den komplexen Verschaltungsvorgängen zu tun, die hierzu erforderlich sind. Beispielsweise müssen der Gleichgewichtssinn völlig ausgereift und die Bahnen zum Kleinhirn funktionsfähig sein. Auch die sensorische und visuelle Kopplung mit den Zentren, die die motorische Feinabstimmung steuern, bedürfen ausgiebiger Reifungsprozesse. Zwar ist bereits bei der Geburt ein Zentrum im Stammhirn ausgereift, das die automatische Bewegungsfolge steuert, die wir beim Schreiten brauchen (dies gibt es bei allen höheren Säugetieren, und es ermöglicht z. B. bei Pferden das automatische und programmhafte Ablaufen von Schritt, Trab, Galopp u. a. Bewegungsmustern): Ein so genannter „Schreitreflex" lässt Säuglinge, die entsprechend gehalten werden und mit ihren Füßen eine Tischkante berühren, solche Schreitautomatismen zeigen. Aber weder die Muskulatur noch – was wesentlicher ist – die zentralen Steuerungsmechanismen sind in der Lage, den Körper in den aufrech-

**komplexe Koordination**

ten Gang zu befördern. Dies geschieht erst nach entsprechender Reifung von Pyramidenbahn, höheren motorischen Hirnzentren und vor allem den für das Gehen wesentlichen Zentren des Kleinhirns.

Bevor das Kind laufen kann, hat es zunächst gestrampelt, seine Muskulatur entwickelt, Körperhaltungskontrolle und Kopfkontrolle erlangt. Es hat sich zu drehen und aufzustützen gelernt, ist gerobbt und gekrabbelt, hat sich mit etwa neun Monaten an Gitterstäben seines Bettchens oder einem Tischbein nach oben gezogen. Es hat am Ende des ersten Lebensjahres gelernt, durch Abstützen an Gittern und Wänden oder an der elterlichen Hand erste Schritte zu wagen, und ist erst jetzt in der Lage, zunächst kurzfristig eigenständig zu gehen.

**motorisches Spiel**    Die Entwicklung des freien Gehens ist von einigen „Missgeschicken" und kleineren Fehlversuchen, beispielsweise dem Hinfallen auf das Gesäß, begleitet. Dennoch zeugt die Tatsache, dass Kinder immer wieder „aufstehen", nicht aufgeben und offensichtlich mit sichtlichem Vergnügen die ihnen innewohnenden motorischen Fähigkeiten entwickeln, nicht nur von der Eigendynamik dieses genetisch festgeschriebenen Entwicklungsprogramms. Es zeugt auch von der subjektiv empfundenen Bedeutung und der damit gekoppelten Lust dieser Entwicklungsschritte. Sie führt dazu, dass der Gang immer „erwachsener" wird, so dass zweijährige Kinder bereits den Fuß von der Ferse zu den Zehen abrollen können und sich in den nächsten Jahren zunehmend sicherer bewegen: Einbeinstand, Hüpfen, Balancieren, Zehengang u. v. m. erlernen Klein- und Vorschulkinder „quasi en passant" in den typischen und für sie so wichtigen motorischen Kinderspielen.

**motorische Freiräume**    Eine besondere gesellschaftliche, pädagogische und elterliche Aufgabe besteht darin, Kindern Freiräume zur motorischen Erkundung zu lassen – leider ist meist das Gegenteil der Fall. Beengte Wohnsituation, vielfältige Gefahren (insbesondere im Straßenverkehr) und das zunehmende Verschwinden von Arealen, wo Kinder ungehindert und gefahrlos motorisch spielen und erkunden können, führen zu einer dramatischen Einschränkung motorischer Erfahrungen. Diese kann durch noch so gut gemeinte motopädische Ersatzprogramme und einige „Spielplatzreservate" kaum ausgeglichen werden. Die Gesellschaft insgesamt und insbesondere unsere betroffenen Kinder zahlen für diese Fehlentwicklung einen hohen Preis – es steht zu befürchten, dass Körpergefühl und die Freude an basalen motorischen Erfahrungen mitunter nicht in ansonsten möglichem Ausmaß reifen können. Beides ist aber auch im späteren Schul- und Erwachsenenalter für die weitere Entwicklung, manchmal auch kognitive Entwicklung (z. B. Raumvorstellung bei mathematischen Operationen) wichtig.

Wir haben gesehen, dass sich die motorische Entwicklung im ersten Lebensjahr dadurch äußert, dass archaische Massen- und Spontanreflexe, die weitgehend stammhirngesteuert sind, durch die zunehmende Reifung und Funktionsübernahme übergeordneter Schaltstellen (motorische Hirnrinde, Kleinhirn, Basalganglien etc.) gehemmt, modifiziert, koordiniert und fein abgestimmt werden. Bei diesem Prozess kann man zweierlei beobachten: Zum einen verschwinden in einer wohldefinierten Reihenfolge die basalen und unreifen Reflexe (streng genommen verschwinden sie nicht vollständig, sondern werden modifiziert und in höhere Bewegungsmuster eingebaut). Zum anderen erreicht der Säugling Monat für Monat neue funktionelle motorische Entwicklungsstufen, die mit spezifischen motorischen Fähigkeiten einhergehen.

Bei den außerordentlich wichtigen ärztlichen Vorsorgeuntersuchungen wird zum einen überprüft, ob in angemessener Zeitspanne (eine Variationsbreite immer berücksichtigt) archaische Reflexe und Bewegungsmuster überwunden werden, und ob zum anderen die altersangemessenen motorischen Entwicklungsschritte erreicht werden. Kommt es im einen o. a. Fall zu Auffälligkeiten, kann frühzeitig eine motorische Entwicklungsstörung diagnostiziert und durch physiotherapeutische Maßnahmen gezielt behandelt werden. Insbesondere leichte wie schwerere Formen einer infantilen Zerebralparese können, wenn sie früh erkannt werden, in ihrem Verlauf deutlich positiv beeinflusst werden. Hierauf sowie auf andere motorische Störungen und Erkrankungen geht das folgende Kapitel ein.

## 6.3    Motorische Störungen

Motorische Störungen können zum einen nach Altersstufen, in denen sie sich manifestieren, eingeordnet werden. Erwähnenswert ist z. B., dass vor allem die infantile Zerebralparese, eine in der Regel bereits bei der Geburt vorliegende Störung der Motorik, den Menschen ein Leben lang begleiten kann. Folglich ist sie in besonderer Weise für Heilpädagogen relevant. Ähnliches gilt

**Einteilung nach Altersstufen**

für die (seltene) Muskeldystrophie Duchenne sowie das recht häufige hyperkinetische Syndrom, das nicht selten Grund einer heilpädagogischen Konsultation ist.

**Einteilung nach Funktionsebenen**

Eine andere Einteilung thematisiert die Funktionsebene, auf der die Störung anzusiedeln ist. Für jede Funktionsebene werden im Folgenden ein oder zwei typische und für die Heilpädagogik relevante Störung exemplarisch hervorgehoben:

- Auf muskulärer Ebene befindet sich das Beispiel der Muskeldystrophie Duchenne.
- Die Querschnittslähmung betrifft die nächsthöhere Ebene des Wirbelkanals und der Spinalganglien.
- Von einem möglichen Morbus Huntington sowie dem Parkinson-Syndrom sind die Basalganglien betroffen.
- Ein Schlaganfall (Apoplex) sowie ein hirnorganischer Krampfanfall (Epilepsie) ist im Wesentlichen im Großhirn zu lokalisieren.
- Mit der Multiplen Sklerose, dem hyperkinetischen Syndrom sowie der infantilen Zerebralparese lernen wir schließlich motorische Störungen kennen, die mehr oder weniger alle zentralnervösen motorischen Ebenen betreffen können.

Im Folgenden sollen alle hier exemplarisch aufgelisteten motorischen Störungen kurz beschrieben werden. Wegen der besonderen heilpädagogischen Relevanz wird auf die infantile Zerebralparese in besonderem Maße eingegangen.

**Muskeldystrophie Duchenne:** Die Muskeldystrophie Duchenne kann Ausdruck einer Spontanmutation der befruchteten Eizelle sein, in der Regel jedoch handelt es sich um ein x-chromosomales

**genetische Ursache**

rezessives Erbleiden. Der genetische Defekt ist auf dem X-Chromosom angesiedelt, deren die Frau zwei besitzt. Somit kann sie Überträgerin (Konduktorin) sein, ohne Symptome zu zeigen: Ihr anderes, gesundes X-Chromosom ist zur Kompensation in der Lage. Ihre Söhne erben mit 50%iger Wahrscheinlichkeit das kranke Gen und erkranken. Die Krankheit, in deren Verlauf genetisch gesteuerte Stoffwechselprozesse zunehmend versagen, zeigt anfangs nur geringfügige Symptome, ist aber fortschreitend und momentan nicht heilbar.

Bei der Geburt und im Kleinkindesalter zeigen die Kinder eine regelrechte Motorik. Da die Muskelzellen und nicht die

Hirnzellen und deren Steuerungsprogramme betroffen sind, kön- **Symptome**
nen sich Lauf-, Greif- u. a. motorische Funktionen zunächst adäquat entwickeln. Im Kindergartenalter verlieren die Kinder zunehmend an Muskelkraft und büßen infolgedessen auch einen
Teil ihrer motorischen Fertigkeiten ein. Da die Krankheit fort-
schreitet, kommt in der Schulzeit der Zeitpunkt, an dem die Kinder auf den Rollstuhl angewiesen sind. Geistig und emotional
entwickeln sie sich unauffällig (sieht man von denkbaren emotionalen Krisen ab) und machen auch eine zunächst regelrechte pu-
bertäre Entwicklung durch. Jedoch führt der progrediente Mus-
keluntergang zu fortschreitenden (muskulär bedingten) Lähmungserscheinungen und endet oft im frühen Erwachsenenalter
tödlich.

Die meisten Kinder bzw. Jugendlichen besuchen eine Schule für
körperbehinderte Kinder, mitunter ist aber auch der Besuch einer
Regelschule sinnvoll und möglich. Neben vielfältigen krankengymnastischen, physiotherapeutischen, ergotherapeutischen und
heilpädagogisch übenden Maßnahmen (und natürlich einer medizinisch-pflegerischen Betreuung im fortgeschrittenen Krankheits- **Betreuung**
stadium) ist vor allem eine psychosoziale Begleitung der Kinder
und ihrer Eltern notwendig, wenn das Wissen um die unaufhalt-
same Progredienz der Erkrankung zu emotionalen Krisen führt.

**Querschnittslähmungen:** Querschnittslähmungen entstehen
durch eine Schädigung des Rückenmarks und betreffen zum **Rückenmarks-**
einen die Leitungsbahnen der weißen Substanz, zum anderen die **schädigung**
Umschaltstationen der grauen Substanz. Folge einer solchen
Schädigung ist, dass an der Schädigungsstelle selbst die Umschaltfunktionen gestört oder zerstört werden. Das heißt, an der
entsprechenden Austrittsstelle funktionieren motorische und
sensorische Aktivitäten nicht mehr: Es kommt zu einer schlaffen
Lähmung in Höhe des betroffenen Segments. Außerdem werden
durch die Störung der Leitungsbahnen die darunter liegenden
neuronalen Abschnitte nicht mehr von oben stimuliert, so dass es
unterhalb der Lähmung zunächst zu einer schlaffen Lähmung
kommt. Regenerieren sich die „zweiten Motoneuronen", so feuern sie wild, da sie von oben nicht mehr gehemmt und reguliert
werden können: Aus der anfangs schlaffen Lähmung entwickelt
sich eine spastische Lähmung.

Je nach Höhe der Schädigung können alle vier Extremitäten **Tetraplegie**
(Tetraplegie, hohe Lähmung) oder nur die Beine (Paraplegie, **Paraplegie**

tiefe Lähmung) gelähmt sein. Außerdem kann man eine komplette Querschnittslähmung, bei der keinerlei Informationen unterhalb der Schädigung weitergeleitet werden, von einer inkompletten Schädigung abgrenzen. Bei dieser wurden nicht alle Leitungsbahnen zerstört, sondern einige Fasern nehmen ihre Funktion wahr.

**Ursachen**

Querschnittslähmungen können unterschiedliche Ursachen haben. Unter den angeborenen Querschnittslähmungen spielt die Spina bifida die größte Rolle, bei der es intrauterin zu einer nicht vollständigen Schließung des Neuralrohres, der Anlage für das Rückenmark, kommt. Je nach Höhe und Ausprägung des Defekts können unterschiedliche Schweregrade des Querschnittssyndroms resultieren. Erworbene Querschnittslähmungen können Folge von Raumforderungen (z. B. Krebs), zu spät operierte Bandscheibenvorfälle oder entzündliche Prozesse (z. B. Multiple Sklerose, s. u.) sein. Die häufigsten Ursachen einer erworbenen Querschnittslähmung sind traumatischer Natur: Die etwa 1.000 in der Bundesrepublik jährlich neu erkrankten Menschen sind meist Opfer eines Traumas, beispielsweise Verkehrsopfer, Opfer von Haushalts-, Sport- oder Arbeitsunfällen sowie Suizidversuchen. Vor allem die Beschleunigungs- und Peitschenschlagtraumen bei Verkehrsunfällen können durch Zerstörung von Blutgefäßen sowie Rückenmarksquetschungen und Stauchungsbrüche der Wirbelsäule zu Querschnittssyndromen führen. Nicht selten sind hiervon junge Männer betroffen.

**Therapie**

Die Therapie und damit die Prognose traumatischer Querschnittslähmungen hat in den letzten 50 Jahren beeindruckende Fortschritte gemacht: Bis 1945 starb praktisch jeder querschnittsgelähmte Mensch. Doch änderte sich dies durch Intensivbehandlung und Rehabilitationsmaßnahmen, die sich grob vereinfacht in vier Phasen einteilen lassen: Neben der Phase der ersten Hilfe und des Transports ist eine zweite Phase der Akutbehandlung auf Intensivabteilungen abzugrenzen. Ihr schließt sich in der Regel eine Rehabilitationsbehandlung in spezifischen Zentren sowie die Bemühungen einer Reintegration in die gesellschaftlichen Lebensbezüge an.

**Chorea Huntington:** Bei der Chorea Huntington handelt es sich

**Erbkrankheit**

um eine x-chromosomale, dominant verlaufende Erbkrankheit, für deren Erbgang im Wesentlichen die bereits für die Muskeldystrophie Duchenne erläuterten Aspekte gelten. Im Gegensatz zu der Muskeldystrophie Duchenne tritt die Chorea Huntington aber erst zwischen dem 30. und 45. Lebensjahr auf, um dann in einem nur wenige Jahre umfassenden stürmischen Verlauf zum Tode zu führen. Betroffen sind Ganglienzellen des Striatums, das zu den Basalganglien gehört.

Zunächst sind unkontrollierbare impulsive Schleuderbewegungen sowie schraubenförmige Bewegungsmuster vorherrschend. Mit Fortschreiten der Erkrankung kommt es zu choreo-athetotischen Lähmungserscheinungen, zunehmenden Störungen der Grob- und Feinmotorik, schließlich der Immobilität der Betroffenen. **Symptome**

Der genetische Defekt kann inzwischen durch einen Gentest lange vor Ausbruch der Krankheit festgestellt werden. Dies kann einerseits jungen Männern, die bei entsprechender familiärer Vorgeschichte zu 50% „gefährdet" sind (anderenfalls sind sie völlig gesund) helfen, ihre Lebens- und insbesondere Familienplanung bewusst zu gestalten. Andererseits hat jeder Mensch ein Recht auf „Nichtwissen" – mitunter ist das Wissen um eine solche Erkrankung unerträglich, die, ist man betroffen, mit Sicherheit eintreten wird. Schließlich ist zu bedenken, dass Arbeitgeber sowie Kranken- und Lebensversicherungen möglicherweise auf eine für die Betroffenen sehr nachteilige Weise auf die Diagnose reagieren könnten. **Gentest**

**Parkinson-Syndrom:** Auch das Parkinson-Syndrom lässt sich auf eine Störung der Basalganglien zurückführen. Im häufigsten Falle sind im höheren Lebensalter als Ausdruck eines degenerativen Prozesses Zellen der Substantia nigra zerstört, so dass deren Neurotransmitter Dopamin nicht ausreichend vorliegt. Das zieht die nachgeordneten Strukturen des Pallidums und Striatums in Mitleidenschaft.

Beim typischen Parkinson-Syndrom kommt es zu einem erhöhten Muskeltonus, so dass Bewegungen fast gegen „wächsernen Widerstand" verlaufen. Neben dem erhöhten Muskeltonus, dem Rigor, fallen Störungen langsamer Bewegungen auf, die man als „Akinese" bezeichnet. Schließlich tritt in Ruhe ein Zittern, der Ruhetremor, auf. Diese Störungen, die auch mit Auffälligkeiten der Mimik verbunden sein können, treten nicht nur als degenerative Alterserscheinungen auf. Manchmal sind sie auch im Gefolge von Traumen (wiederholte Mikroblutungen bei Boxern), Entzündungen oder Nebenwirkungen bestimmter Medi- **Rigor, Akinese, Ruhetremor** kamente (Antipsychose-Mittel) zu sehen. Nach Absetzen der Psychopharmaka verschwinden die Symptome. Die eigentliche Parkinson'sche Erkrankung lässt sich oft über mehrere Jahre durch Gabe des fehlenden Neurotransmitters Dopamin wenigstens vorübergehend deutlich bessern.

Wenden wir uns nun den motorischen Großhirnfunktionen zu. Hier sind zum einen einige Anmerkungen zur Epilepsie, zum anderen zum Apoplex (Schlaganfall) zu machen.

**Hirnorganischer Krampfanfall (Epilepsie):** Beim hirnorganischen Krampfanfall, der Epilepsie, handelt es sich nicht um eine rein motorische Störung. Vielmehr kommt es bei einem Krampfanfall zu synchronen paroxysmalen bioelektrischen Entladungen ganzer Bezirke und neuronaler Zellverbände im Gehirn. Die bioelektrischen Erregungen werden nicht abgestuft und differenziert von Hirnzellen untereinander weitergeleitet, sondern es kommt zu einem plötzlichen, „gewitterähnlichen" und mehr oder weniger vollständigen Entladungsprozess der Nervenzellen großer Hirnareale.

**Grand-Mal-Anfall**　Ist mehr oder weniger das gesamte Großhirn betroffen, äußert sich dies in einem Grand-Mal-Anfall. Dieser beginnt zumeist mit einer Aura, die zunächst bewusst erlebt wird: Der Kranke erlebt ein „eigenartiges Gefühl", das er im Nachhinein nicht so recht beschreiben kann. Mitunter gelingt es ihm aber, innerhalb von Sekunden Sicherheitsmaßnahmen zu ergreifen, z.B. sich hinzulegen, bevor zunächst das tonische, dann das klonische Stadium eintritt. Mit einem ihm unbewussten Laut fällt der Betroffene zu Boden und wird bewusstlos. Seine Muskeln versteifen sich, weswegen man vom tonischen Stadium spricht. Dabei können die Augen verdreht und die Gesichtszüge verzerrt wirken. Diese, meist nur einige Sekunden dauernde Phase wird vom klonischen Stadium abgelöst, das durch „Zuckungen" in den Gesichtsmuskeln und Extremitäten gekennzeichnet ist.

**Verletzungsgefahr**　Unter Umständen kann Verletzungsgefahr bestehen, wenn der Bewusstlose an spitze oder scharfe Gegenstände gerät. Auch Zungenbiss und vermehrte Speichelproduktion können schaumig-blutiges Sekret erzeugen oder die Atemwege verlegen. Insofern besteht die erste Hilfe vor allem darin, verletzende Gegenstände fernzuhalten.

Nach dem etwa ein bis zwei Minuten dauernden klonischen

Anfall gerät der Betroffene in einen „Terminalschlaf", der als tie-fer Erholungsschlaf zu deuten ist, innerhalb dessen sich die „Energiespeicher" wieder aufladen. Die erste Hilfe besteht in einer stabilen Seitenlagerung sowie ggf. in einer Freilegung der verlegten Atemwege. Im Übrigen sollte bei Erstmanifestation eines Anfalls (oder bei einem unbekannten Patienten) der Not-dienst informiert werden. So dramatisch das Anfallsgeschehen ist – in der Regel führt es nicht zu dauerhaften Schädigungen. Ledig-lich lang andauernde Anfallsserien (Status epileptikus) können Besorgnis erregen sein.

Neben dem „großen Anfallsgeschehen" gibt es verschiedene **Petit-Mal-Anfälle** und sich sehr unterschiedlich äußernde kleine Anfälle (Petit-Mal-Anfälle). Die unterschiedlichen Symptome dieser kleinen Anfälle sind auf die unterschiedlichen Bezirke in der Großhirn-rinde zurückzuführen, in denen die Störung vorliegt. So können beispielsweise motorische Anfälle, so genannte Jackson-Anfälle, zu kontralateralen (auf der Gegenseite auftretenden) motori-schen klonisch-tonischen Anfällen führen: Es kommt zu einem umschriebenen Muskeltonus z. B. des rechten Arms. Allerdings können solche isolierten, zunächst herdförmigen Anfälle sekun-där generalisieren und in ein Grand-Mal-Geschehen einmünden.

Die Ursachen für ein hirnorganisches Krampfanfallsgesche- **Epilepsie-Ursachen** hen sind sehr unterschiedlich: Etwa 70% der hirnorganischen Krampfanfälle können hinsichtlich ihrer Ursachen aufgeklärt werden. So können Schädigungen während der Schwangerschaft, aber auch perinataler Sauerstoffmangel, Entzündungen oder spätere Hirntraumen sowie raumfordernde Prozesse (Tumore) und Hirnnarben Herde für ein Anfallsgeschehen sein. Neben einer daraus resultierenden erhöhten Vulnerabilität (Verletzbar-keit) kommt ein Auslöser: Maximale körperliche und seelische Belastungen, intermittierendes Flackerlicht (Diskoleuchte), ge-ringer Abstand zum Fernsehgerät, Alkohol o. a. Nervengifte, hor-monelle sowie Witterungseinflüsse sowie das jähe Abbrechen einer medikamentösen antiepileptischen Behandlung können solche Anfälle auslösen, ohne im eigentlichen Sinne die Ursache darzustellen.

In aller Regel lässt sich nach gründlicher neurologischer (oder **Epilepsie-Behandlung** neuropädiatrischer) Untersuchung, wiederholter Anfertigung eines EEGs und längerer Begleitung des Patienten die Diagnose eines „hirnorganischen Anfallsleidens" stellen und medikamen-tös behandeln. Etwa 80% der hirnorganischen Krampfanfälle können durch geeignete Medikamente kontrolliert (also Anfalls-freiheit erreicht) oder wesentlich verbessert werden, wobei es in 20% sogar zu einer völligen Heilung kommt. Es bleibt allerdings noch eine Gruppe von 20%, deren Behandlungsergebnisse nicht zufrieden stellend sind.

Immerhin können aber 80 bis 90% aller von Epilepsie betroffenen Menschen mehr oder weniger unauffällig ihre Frau oder ihren Mann in Beruf und Gesellschaft stehen. Der größte Teil der Betroffenen fällt überhaupt nicht auf, und oft ist die Störung selbst ihrer näheren sozialen Umwelt nicht bekannt. Umso be-

**sekundäre Stigmatisierung**

drückender ist es, dass viele der Betroffenen unter sekundärer sozialer Stigmatisierung leiden, wenn ihre Umgebung von den Krampfanfällen erfährt. Etikettierung („Epilepsie") und Stigmatisierung („Schädigung des Gehirns", Verdacht von intellektuellen Leistungseinbußen) sind ebenso sachlich falsch wie unverantwortlich und sozial diskriminierend.

Auf diese auch heilpädagogisch relevanten Aspekte kann an dieser Stelle ebenso wenig eingegangen werden wie auf eine nähere Beschreibung therapeutischer Maßnahmen o. a. Formen „kleinerer Anfälle" (z. B. Absencen im Schulalter; siehe dazu z. B. Hülshoff (2000, 213ff).

**Schlaganfall (Apoplex):** Auch der Schlaganfall manifestiert sich in aller Regel an Strukturen des Großhirns, beispielsweise an der motorischen Großhirnrinde. Jährlich sind in der Bundesrepublik etwa 500.000 Neuerkrankungen zu verzeichnen, von denen etwa die Hälfte der Betroffenen überleben. Es handelt sich also um eine ebenso häufige wie ernst zu nehmende Erkrankung, vorwiegend des mittleren und insbesondere höheren Lebensalters.

**Symptome**

Die häufigsten Symptome sind Lähmungen, Empfindungsstörungen sowie Sprach- und Sehstörungen als Folge von Zerstörungen entsprechender Hirnareale. Diese wiederum ist Folge einer Durchblutungs- und Ernährungsstörung. Oft können bei schon vorgeschädigten und sklerotisch verengten Hirn-Blutgefäßen Blutdruckschwankungen oder Blutgerinnsel die bereits verengten Gefäße verstopfen, so dass die dahinter liegenden Hirnareale nicht mehr ausreichend oder überhaupt nicht mehr mit Blut und damit mit Sauerstoff und Nährstoffen versorgt werden. Die Folge ist ein Infarkt dieses neuronalen Bezirks, der als „Apoplex" (Schlaganfall) bezeichnet wird. Vorübergehende Durchblutungsstörungen sind als so genannte transitorische ischämische Attacken reversibel. Dagegen ist der fortschreitende oder komplette Schlaganfall (progressive or completed stroke) von bleibenden neurologischen Ausfällen begleitet.

Die Anfälle können, je nach Lokalisation der Hirnschädigung, sehr unterschiedlich sein. Sie reichen von Bewusstseinstrübungen über Sprachstörungen bis hin zu motorischen Störungen, die hier kurz erläutert werden sollen: Zur Halbseitenlähmung (Hemiparese) kommt es, wenn die motorische Hirnrinde betroffen ist. Diese betreffen die Gegenseite, da die motorischen Bahnen auf die kontralaterale Seite kreuzen. So führt ein Hirninfarkt der linken Hirnhälfte zu einer rechtsseitigen Lähmung an Armen und Beinen: Zunächst kommt es zu schlaffen Lähmungen, weil keine Impulse zu den motorischen Funktionseinheiten gelangen. Später nach lokaler Besserung kommt es zu einer spastischen Lähmung, wenn die untergeordneten neuronalen Schaltstellen ungesteuert „feuern". Typisch ist die „Wernicke-Mann"-Haltung als Folge einer Halbseitenlähmung, bei der eine halbseitige Gesichtslähmung, herabhängende Mundwinkel sowie die Anwinkelung des gelähmten Arms und die Zirkumduktion des gelähmten Beines auffallen. Treten als Folge von Gesichts- oder Mundlähmungen Sprechstörungen auf, so kann dies zu einer weiteren Stigmatisierung führen. Analoges gilt für Störungen der Mimik, die auf halbseitige Gesichtslähmungen zurückzuführen sind, sowie motorische Störungen bei der Kontrolle der Blasen- und Darmfunktion.

**Halbseitenlähmung**

Oft kann die Ursache des Schlaganfalls (z. B. ein Blutgerinnsel) behoben werden, allerdings nur in den ersten Stunden nach Auftreten der Störung. Es kommt also darauf an, die Symptome rechtzeitig zu erkennen und unverzüglich notfallmedizinische Maßnahmen einzuleiten. Neben einer gerinnungsauflösenden und intensivmedizinischen Behandlung sind auch frühzeitige logopädische (sprachtherapeutische), krankengymnastische sowie ergotherapeutische Maßnahmen entscheidend für die Prognose.

**Behandlung bei Schlaganfall**

Schließlich soll noch auf drei motorische Störungen eingegangen werden, die sich mehr oder weniger im gesamten zentralen Nervensystem manifestieren können.

**Multiple Sklerose:** So handelt es sich bei der Multiplen Sklerose um eine Erkrankung, bei der Zellen des Nervenstützgewebes, die Gliazellen, zugrunde gehen. Als Folge hiervon können die Nervenzellen nicht mehr ausreichend ernährt und geschützt werden, so dass die schnelle Erregungsleitung nicht mehr möglich ist. Der Ausfall der Nervenzellen ist also ein sekundäres Phänomen. Die Glia- bzw. Stützzellen können prinzipiell regenerieren. Deshalb können die Symptome einer Multiplen Sklerose auftreten und wieder verschwinden, solange die eigentliche Nervenzelle noch nicht zerstört wird. Erst bei deren Verlust kommt es zu irreversiblen Symptomen. Die Ursachen dieses chronisch-entzündlichen Krankheitsbildes, das sich an vielen Stellen des zentralen Nervensystems (also Gehirn und Rückenmark) manifestiert, sind letztlich nicht geklärt. Man nimmt aber an, dass es sich um eine Autoimmunerkrankung handelt, bei der Abwehrstoffe gegen körpereigenes Stützgewebe, hier Nerven-Stützgewebe, gebildet werden.

**Symptome und Verlauf**

Die Symptome dieser Erkrankung, die sich hauptsächlich zwischen dem zweiten und vierten Lebensjahrzehnt erstmanifestieren, sind Gefühlsstörungen, Ameisenlaufen und Kribbeln, Sehstörungen (Doppelbilder), vorübergehende Erblindung sowie Gangunsicherheiten und Gleichgewichtsstörungen. Die Verlaufsformen sind sehr unterschiedlich: Eine gutartige Form verläuft in wenigen, manchmal sogar vollständig zurückgehenden Schüben, doch sind auch chronisch rezidivierende sowie fortschreitende Verläufe möglich. Etwa die Hälfte der von Multipler Sklerose betroffenen Menschen hat einen eher günstigen Verlauf, ein Teil der Betroffenen ist auf Dauer auf einen Rollstuhl angewiesen. In motorischer Hinsicht finden sich vor allem Spastiken, bei denen es zu einer erhöhten Muskelanspannung und gesteigerten Reflexen kommt – insbesondere bei Aufregung. Auch Koordinationsstörungen (Hinweis auf Störungen der Basalganglien oder von Kleinhirnstrukturen) treten auf und manifestieren sich in Gangunsicherheit, Stürzen, Schwierigkeiten bei visuomotorischer Koordination und Feinmotorik.

**Symptombehandlung**

Die Multiple Sklerose, deren Ursachen heutzutage noch nicht geklärt sind, ist nicht heilbar. Symptomatische, pflegerische und rehabilitative Maßnahmen können aber erheblich zur Lebensqualität beitragen. Zu diesen symptomatischen Maßnahmen gehören u. a. Kortisongaben im akuten Schub (Kortison wirkt antiallergisch, abschwellend und entzündungshemmend), eine Behandlung mit Immunsuppressiva, Interferron sowie eine symptomatische Behandlung von Spastiken und Schmerzanfällen. Auch pflegerische, physiotherapeutische und ergotherapeutische Maßnahmen sind, abhängig vom Verlauf, indiziert.

**ADHS und hyperkinetisches Syndrom:** Viele der bisher besprochenen motorischen Störungsbilder tauchen vorwiegend im fortgeschrittenen Lebensalter auf und sind damit nur teilweise Gegenstand heilpädagogischer Arbeit. Dagegen ist das hyperkinetische Syndrom ein Phänomen, das häufig zur heilpädagogischen Konsultation führt. Es ist häufig ein Teilaspekt einer übergeordneten Störung, des so genannten Aufmerksamkeitsdefizit-Syndroms mit und ohne Hyperaktivität (ADS/ADHS), auf das in Kap. 8.3 noch detaillierter eingegangen wird. So sei hier lediglich darauf verwiesen.

**Infantile Zerebralparese (ICP):** Wenden wir uns nun der infantilen Zerebralparese (ICP) zu, die zum einen als Störung aller denkbaren zentralnervösen motorischen Instanzen, die wir bisher kennen gelernt haben, gesehen werden kann. Zum anderen ist sie eine typische Störung der motorischen Entwicklung und soll vor allem wegen ihrer heilpädagogischen Relevanz und relativen Häufigkeit etwas detaillierter erläutert werden.

Es handelt sich bei der ICP um eine sensomotorische Störung als Folge einer frühkindlichen Hirnschädigung. Im Gegensatz zu anderen, bereits besprochenen und später erworbenen Störungen des Gehirns liegt hier eine Störung in der Phase der Entstehung und frühen Differenzierung dieses Organs vor. Man kann prä-, peri- und postnatale Schädigungen unterscheiden: So kann die ICP Folge einer Vergiftung oder Sauerstoffunterversorgung in der Schwangerschaft sein. Sie ist allerdings häufiger nach Geburtstraumen zu beobachten, vor allem, wenn es zu zeitweiligen Unterversorgungen mit Sauerstoff kam. Aber auch im ersten Lebensjahr, das, wie wir gesehen haben, eine prägende Phase zur Ausbildung der Motorik darstellt, können exogene und auf das Gehirn einwirkende Schädigungen noch eine Zerebralparese verursachen – z. B. Impfschäden oder Hirnhautentzündungen. Dabei ist die (meist perinatal entstandene) ICP mit einer Häufigkeit von 4:1.000 die häufigste heilpädagogisch relevante Körperbehinderung.

**frühkindliche Hirnschädigung**

Wenn man sich klar macht, dass die Ursache einer ICP meist in einer Sauerstoffunterversorgung des Gehirns in einer sehr sensiblen frühen Phase seiner Entwicklung ist, so versteht man, dass Schädigungen in unterschiedlichen Sektoren und nicht nur im motorischen Bereich auftreten. Grundsätzlich können neben motorischen Störungen auch Störungen der Sinnesfunktion, geis-

**Symptome von ICP**

tige Behinderungen oder hirnorganische Krampfanfälle infolge eines massiven Sauerstoffmangels vorhanden sein. Es kann also eine Mehrfachbehinderung vorliegen. Dies ist allerdings keineswegs immer der Fall – mindestens ein Viertel aller Kinder mit Zerebralparese sind intellektuell normal oder überdurchschnittlich begabt, und auch ein Krampfanfallsgeschehen tritt nur bei einem geringeren Teil der Betroffenen auf. Die deutlichsten und schwerwiegendsten Symptome der ICP sind aber motorischer Art. Sie können in drei große Gruppen eingeteilt werden:

**Spastische Lähmung**

Ist das Pyramidensystem gestört, so kommt es zu einer spastischen Lähmung, der die Behinderung – wohl wegen der relativen Häufigkeit von 50 bis 70 % – ihren Namen verdankt. Bei einer Spastik ist die Muskelspannung vermehrt. Außerdem können spastische Störungen unterschiedlich verteilt sein: Bei einer spastischen Di- oder Paraplegie sind beide Beine betroffen; unter einer spastischen Hemiplegie versteht man eine Halbseitenlähmung; bei einer Tetraplegie sind alle Extremitäten gelähmt.

**Hyperkinesie**

Auch das extrapyramidale System kann betroffen sein: Hyperkinesien sind unwillkürliche und durch den Willen nicht unterdrückbare Bewegungen. Sie können sich als Tremor (Zittern), als Athetose (langsam-schraubende Bewegungsabläufe der Extremitäten) oder als Chorea (rasche Muskelbewegungen, z. B. Schleuderbewegungen) manifestieren.

**Ataxien**

Ataxien schließlich weisen vor allem auf Kleinhirnfunktionsstörungen hin und gehen mit einem gestörten Gleichgewicht, Haltungs- und Koordinationsstörungen einher. Häufig liegen Mischformen unterschiedlicher Störungen einzelner Funktionsformen vor.

**Beeinträchtigung, Benachteiligung**

Wie wir in Kap. 2.1 gesehen haben, sind für die Folgen einer Schädigung nicht nur die eigentliche Schädigung (Impairment), hier z. B. ein durch Sauerstoffmangel zugrunde gegangenes Hirnareal, sondern auch Beeinträchtigungen von Bedeutung: Je nach Art der motorischen Funktionseinbuße können unterschiedliche dyspraktische Störungen bis hin zu Lähmungen oder schwersten Koordinationsstörungen vorliegen. Die dritte Ebene befasst sich mit dem „Handicap", der Benachteiligung – Folge einer mitunter insuffizienten Interaktion durch die Umwelt: Was man einem körperbehinderten Kind zutraut oder nicht, welche Erwartungen man an es hat oder mit welchen Vorurteilen man ihm begegnet, hängt nicht nur vom Verhalten des Kindes, sondern in besonderem Maße von gesellschaftlichen und soziokulturellen Bedingungen ab.

Liegt also bei einem zerebralparetischen Kind eine intellektuelle Leistungsminderung vor, so können hierfür sehr unterschiedliche Ursachen gefunden werden: Art und Zeitpunkt einer Hirnschädigung (Impairment) führen einerseits zu unterschiedlich lokalisierten und unterschiedlich starken Defekten. Andererseits können Funktionsfähigkeit und Förderung benachbarter Hirnbezirke mehr oder weniger kompensatorische Funktion einnehmen. Auch die motorischen und sensorischen Fähigkeiten, die von wichtiger Bedeutung sind für das, was wir gemeinhin als „Intelligenz" bezeichnen, entwickeln sich gerade in den ersten Lebensjahren im Zusammenspiel von sensorischer Welterfahrung und motorischer Reaktion. So kann die gestörte Kopf- oder Körperkontrolle ebenso wie eine verzögerte fein- oder grobmotorische Entwicklung dazu führen, dass sich die Kinder verspätet oder nur unter erschwerten Bedingungen mit Objekten befassen. Dies kann sekundär eine Entwicklungsverzögerung oder Entwicklungsstörung zur Folge haben. Es wird also im Rahmen einer Frühförderung darauf ankommen, mehr oder weniger spastisch gelähmten Kindern gerade wegen dieser erschwerenden Bedingungen eine adäquate sensorische Entwicklung zu ermöglichen.

**Entwicklungsverzögerung durch ICP**

Letztlich führen die bereits beschriebenen, in einer frühen Entwicklungsphase eingetretenen Störungen motorischer Steuerungsinstanzen zu einem Unvermögen der übergeordneten, hemmenden Zentren. Es herrschen also relativ ungesteuerte, archaische Bewegungsmuster vor. Frühkindlich adäquate, später aber pathologische Reflexe bleiben über die Zeit hinweg bestehen (was in Vorsorgeuntersuchungen festgestellt werden kann), und differenzierte, aufeinander abgestimmte Bewegungsmuster sind erschwert oder werden gar nicht ausreifen können. Ziel einer physiotherapeutischen, später motopädischen Übungsbehandlung ist es, solche pathologischen Bewegungsmuster zu hemmen und adäquate Bewegungsmuster anzubahnen. Die Krankengymnastik nach Vojta und die Behandlung nach Bobath sind letztlich kein Training der Muskulatur, sondern ein Training des Gehirns: Durch externe Reize werden Bewegungsmuster angebahnt, deren Rückkopplung zum Gehirn eine Umstrukturierung der, plastischen, motorischen Hirnrindenareale führen soll. Tatsächlich kann ein größerer Teil der Symptome von Kindern

**Physiotherapie**

mit schwerer ICP deutlich verbessert werden. Bei geringeren Manifestationsformen können Symptome möglicherweise sogar verschwinden.

Die basale Behandlung der ICP, aber auch einiger anderer motorisch relevanter Störungen und Krankheiten, ist also medizinischer und pflegerischer, dann aber auch und besonders physiotherapeutischer Natur. Auf einer zweiten Ebene geht es um gezielte **Förderungsebenen** Förderung: Motopäden, Ergotherapeuten und Heilpädagogen versuchen, trotz erschwerter Bedingungen und unter Ausnutzung der verbliebenen motorischen Funktionen ein Optimum an motorischen Fertigkeiten zu ermöglichen.

Auf einer dritten Ebene werden die so kompensatorisch oder rehabilitatorisch gewonnenen Fertigkeiten im Sinne einer zunehmenden Selbständigkeit genutzt: Daily-Living-Training, Mobilitätsübungen, das Anbahnen von altersangemessenen Entwicklungsprozessen u. v. m. sind hier zu nennen. Dies ist insbesondere eine Domäne der Heil-, Sonder- und Sozialpädagogik. Im weitesten Sinne ist auch der Unterricht in Sonderschulen unter solche Maßnahmen zu subsumieren.

Schließlich gilt es, eine vierte Ebene der sozialen Interaktion und gesellschaftlichen Rahmenbedingungen zu beachten: Vorerwartungen und Vorurteile der Gesellschaft, ein unzureichendes soziales Netz, hohe Arbeitslosigkeit körperbehinderter Menschen und vor allem vielfältige Barrieren für mobilitätsbehinderte Menschen sind hier zu erwähnen und bedürfen dringender Korrekturen: Erinnert sei z. B. an unüberwindbare Bordsteinkanten, nicht frei zugängliche öffentliche Gebäude, Barrieren an Bahnhöfen u. a. m.

Auf die unterschiedlichen Herausforderungen der Heilpädagogik auf allen vier hier skizzierten Ebenen geht das folgende Kapitel ein.

## 6.4    Heilpädagogische Herausforderungen

Widmen Heilpädagogen ihre Arbeit vorwiegend Menschen mit motorischen Störungen, so stellen sich ihnen eine Reihe unterschiedlicher Herausforderungen. Zum einen geht es darum, die spezifischen Bedürfnisse zu erkennen, die sich aus den bereits beschriebenen, sehr unterschiedlichen motorischen Störungsmustern ergeben. Sie alle erfordern teilweise eine spezifische Therapie und besonderes pädagogisches Handeln, zum anderen aber auch eher allgemein gültige Unterstützung bei der Mobilität und der Unterstützung von Handgriffen.

Zum Zweiten geht es darum, die Vielzahl therapeutischer Möglichkeiten sowie unterschiedlicher Fördermaßnahmen zu kennen, einzuschätzen und bei Bedarf zu nutzen. Hierbei ist interdisziplinäres Handeln erforderlich, da neben Heilpädagogen Ärzte (Kinderärzte, Neurologen, Orthopäden, Kinder- und Jugendpsychiater), Ergotherapeuten, Logopäden, Physiotherapeuten/Krankengymnasten, Motopäden, Pflege- und Krankenschwestern, Heilerziehungspfleger sowie rehabilitationserfahrene Sozialpädagogen ebenfalls entscheidende Beiträge leisten können.

Zum Dritten gilt es, die Wirk- und Arbeitsfelder heilpädagogischer Begleitung voneinander zu unterscheiden: So übernehmen Heilpädagogen in der Frühförderung eine etwas andere Aufgabe als Sonderschullehrer an einer Schule für körperbehinderte Kinder. Auch im Wohn- und Freizeitbereich erwachsener körperbehinderter Menschen sowie in Werkstätten für behinderte Menschen ist die Mitwirkung von Heilpädagogen unerlässlich.

Nachdem der grobe Rahmen dieses Kapitels abgesteckt ist, soll zunächst auf einige Besonderheiten bereits vorgestellter Störungsbilder eingegangen werden.

**Motorische Störungen mit Krisencharakter:** Ein Querschnittssyndrom besteht infolge einer Spina bifida (s. Kap. 6.3) von Geburt an und weist hinsichtlich der elterlichen Zuwendung, körperlichen Entwicklung des Kindes und professioneller Begleitung durch Heilpädagogen ähnliche Aspekte wie die infantile Zerebralparese auf, auf die weiter unten eingegangen wird. Dagegen ist die erworbene Querschnittslähmung beispielsweise im Rahmen eines Unfalls ein plötzliches, unvorhergesehenes und schicksalhaft hereinbrechendes Ereignis. Es weist in dieser Hinsicht Ähnlichkeiten mit dem Schlaganfall auf, wenngleich dieser ganz andere Ursachen hat und meist erst im höheren Lebensalter auftritt (s. Kap. 6.3).

In beiden Konstellationen lässt sich aber die Therapie in unterschiedliche Stadien einteilen: An eine Akut- und Intensivtherapie schließt sich eine meist mehrmonatige Rehabilitationsbehand-    **Therapiephasen** lung an, die wiederum von Integrationsphasen abgelöst wird. Bei dem in den letzten beiden Phasen anstehenden Prozess der Adaptation an die Aufgaben des alltäglichen Lebens kann man vielleicht drei Stufen unterscheiden:

- In der ersten Stufe geht es um das Training verbliebener Funktionen bzw. das kompensatorische Nutzen anderer Funktionen: Mit Hilfe der Physiotherapie wird z. B. gezielt geübt, beim Benutzen von Gehstützen die Armmuskulatur einzusetzen und das Gleichgewicht zu halten.
- In einer zweiten Stufe geht es darum, die so gewonnenen kompensatorischen Teilfunktionen der Mobilität im Alltag so zu nutzen, dass man möglichst eigenständig leben (d. h. wohnen und arbeiten) kann.
- In einer dritten Stufe der Rehabilitation geht es schließlich darum, die wiedergewonnenen Fertigkeiten in den realen, sozialen Alltag und die Lebensbezüge zu transferieren.

Vor allem die zweite und die dritte Phase sind nicht nur Aufgaben von Ergotherapeuten bzw. Sozialpädagogen, sondern stellen in unterschiedlichem Maße auch Anforderungen an Heilpädagogen, die einen solchen Rehabilitationsprozess aktiv begleiten können.

**Mobilitäts-Hilfsmittel** Zur Förderung der Mobilität sowie einer mitunter erschwerten Kommunikation stehen auch zahlreiche Hilfsmittel zur Verfügung. Sie sollen an dieser Stelle etwas näher erläutert werden, wenngleich sich viele Aspekte auch bei anderen motorischen Behinderungsformen wiederfinden lassen. Prinzipiell gilt für alle orthopädischen, technischen und elektronischen Hilfen, dass sie nicht nur den speziellen Funktionseinbußen und denen durch die Lebenswirklichkeit der Betroffenen vorgegebenen Anforderungen angepasst sein müssen – ein Querschnittsgelähmter braucht möglicherweise für den Arbeitsplatz und den Wohnbereich sowie sportliche Aktivitäten sehr unterschiedliche Rollstühle oder die Möglichkeit, mittels elektronischer und mechanischer Hilfen seinen Rollstuhl im Wagen zu transportieren. Darüber hinaus müssen solche Hilfsmittel vom Betroffenen auch bewusst und emotional akzeptiert werden können, ein Prozess, der in der Regel einige Zeit benötigt und mitunter einer fachlichen Begleitung im Sinne einer Krisenhilfe bedarf.

Bei den Hilfen zum Aussuchen eines geeigneten Rollstuhls geht es zum einen um die funktionellen Möglichkeiten des Geräts (Kraftaufwand, Antriebsart etc.), zum anderen um dessen Einsatz: Soll er bei der Büroarbeit, zu Hause oder beim Sport benutzt werden, drinnen oder draußen? Wie soll er transportiert werden? Ähnlich wird man sich auch bei Geh- und Stehhilfen fragen, welche Voraussetzungen der behinderte Mensch hinsichtlich seiner Balancefähigkeit, der Höhe seiner Lähmungen etc. mitbringt und ob die Gehhilfen über längere Zeit oder nur kurzfristig und temporär (zum Überwinden kleiner Hindernisse) genutzt werden sollen. Am besten setzen sich der Betroffene, Physio- und Ergotherapeuten sowie Sozial- und Heilpädagogen zusammen, um bei dem Erstellen eines Anforderungsprofils nicht nur die persönlichen Bedürfnisse des Betroffenen und dessen körperliche Befindlichkeit, sondern auch die alltagsbezogenen Erfordernisse sowie finanzielle und soziale Aspekte zu berücksichtigen. **Beratung bei Hilfsmittelauswahl**

Hinsichtlich der Mobilität gibt es eine Vielzahl mechanischer und elektronischer Hilfen, von denen unterschiedlichste Rollstühle, Rollatoren, Delta-Gehrad, Stehständer, Dreiräder oder Rollstuhltandems nur eine stark verkürzte Auswahl sind. Rehabilitationsmessen (z. B. jährlich in Düsseldorf) bieten eine gute Übersicht über die neuesten medizintechnischen und elektronischen Entwicklungen, so dass deren regelmäßiger Besuch zu empfehlen ist. **Rehabilitationsmessen**

Auch die Kommunikation kann durch eine gestörte Motorik behindert sein. Dies ist allerdings weniger bei Querschnittslähmungen, als beispielsweise bei infantiler Zerebralparese oder bestimmten Apoplexformen der Fall. So können z. B. durch eine Störung der motorischen Hirnrinde Artikulationsprozesse, an denen Mund- und Kehlkopfmotorik beteiligt ist, gestört sein. Ebenso können Mimik, Gestik oder die Fähigkeit zu Gebärde beeinträchtigt sein. Dies alles ist nicht etwa Ausdruck einer Sprachstörung. Die Menschen verstehen, was ihnen gesagt wird und sind prinzipiell zu hochdifferenzierter Kommunikation imstande. Lediglich der motorische Ausdruck ist – allerdings mitunter massiv – gestört. Umso belastender ist das stigmatisierende Vorurteil, die Betroffenen könnten sich nicht ausdrücken, seien schwer sprachgestört oder gar geistig behindert. Hier kann die „unterstützte Kommunikation" einsetzen, ein aus der USA stammendes sonderpädagogisches Konzept, das sich seit den 1990er Jahren auch in der Bundesrepublik etabliert. Dabei wird mit Hilfe körpereigener und hilfsmittelgestützter Kommunikationsformen eine Verständigung erreicht. **Kommunikationshilfen**

**B** Einer tetraplegischen, schwer spastisch gelähmten Mitarbeiterin einer Werkstatt für behinderte Menschen gelang es nach intensivem Training, mit Hilfe eines Stirnstabes ein Computer-Schreibprogramm zu bedienen. Somit konnte sie nach einer Eingewöhnungszeit die gesamten Korrekturarbeiten sowie die redaktionelle Zusammenstellung der periodisch erscheinenden Hausmitteilungen der Einrichtung übernehmen. Sie hat auf diese Weise nicht nur eine sinnvolle und sie intellektuell ansprechende Tätigkeit, sondern auch einen dauerhaften Arbeitsplatz gefunden.

Wo herkömmliche Kommunikationsformen nicht mehr möglich sind, können mit Hilfe von Piktogrammen (z. B. beim LÖB-System) einfache Gegenstände und Handlungen verdeutlicht werden. Allerdings ist auf dieser Ebene keine syntaktische Verknüpfung möglich, so dass nur einfache Sachverhalte wiedergegeben werden können. Etwas differenzierter, weil im Prinzip Syntaktik ermöglichend, ist das Bliss-System, bei dem verschiedene Grundelemente zu über 2.000 standardisierten Symbolen zusammengesetzt werden können. Hier können bereits neben Objekten und Tätigkeiten auch Eigenschaften und Abstrakta symbolisiert werden. Auf die neurolinguistischen Grundlagen einer „einfachen Sprache" werde ich im Kap. 8 noch genauer eingehen und auf die hier vorgestellten Kommunikationsmethoden zurückkommen.

**Alltagshilfen** Obwohl technisch und finanziell nicht aufwändig, sind Alltagshilfen, z. B. für das Essen und Trinken, von großer Bedeutung. Mit Saugnäpfen versehene Teller, die nicht verrutschen können, miteinander kombinierte Messer und Gabeln, spezielle Trinkgefäße u. a. m. ermöglichen halbseitig oder unvollständig gelähmten Menschen, ihre verbliebenen motorischen Fähigkeiten optimal auszunutzen. Modifizierte Griffe können nicht nur beim Essbesteck, sondern auch bei Schlüsseln und Werkzeugen sowie Haushaltsgegenständen (z. B. Besen) Anwendung finden. Sie ermöglichen mitunter eine erhebliche Erweiterung des Aktionsradius und der alltäglichen Selbständigkeit.

**öffentliche Hilfen** Aber nicht nur der Betroffene muss sich an seine Umwelt adaptieren, sondern auch die Umwelt muss Bereitschaft zeigen, auf die Bedürfnisse mobilitätsbehinderter Menschen einzugehen. Viele Bahnhöfe sind heute noch nicht darauf eingerichtet, dass Rollstuhlfahrer ohne fremde Hilfe einen Zug benutzen können, und mitunter sind Busse oder Bahnabteile noch nicht rollstuhlgerecht. Ähnliches findet sich in anderen Bereichen, so dass Rollstuhlfahrer oft nicht an wichtigen gesellschaftlichen Vorgängen

teilnehmen können (Cafe-Besuche, Kino-Besuche, Theaterveran-
staltungen etc.).

Wo dies durch technische Hilfen möglich ist, kann versucht werden, Mo-
bilitätshindernisse zu verringern oder zu beseitigen. Beispielsweise wird
zurzeit in Kooperation mit der Gemeinde Senden und der Fachhochschule
Münster eine Untersuchung durchgeführt, welche Maßnahmen (Bordstein-
abflachung, behindertengerechte Busse, Veränderungen an öffentlichen
und privaten Gebäuden) dazu beitragen können, Mobilitätsbarrieren in
der Stadt Senden abzubauen. Dies setzt nicht nur die Bereitschaft der Allgemeinheit und einen (seit 2003) gesetzlich verankerten Rechtsanspruch
mobilitätsbehinderter Menschen voraus, sondern vor allem das Bewusstsein bei jedem von uns, dass mobilitätsbehinderte Menschen lediglich partiell behindert und von einem umschriebenen Funktionsausfall betroffen
sind. Dieser macht es umso dringlicher, sie an allen kulturellen und sozialen Gegebenheiten partizipieren zu lassen.

**Multiple Sklerose:** Die Multiple Sklerose zeigt insofern eine Be-
sonderheit, als ihre Symptome anfangs unspezifisch sind und ihre
Prognose ungewiss ist. Über mehrere Jahre, manchmal Jahr-        **ungewisse**
zehnte muss der Betroffene zwar mit einer Veränderung und oft        **Prognose**
auch Verschlechterung seines motorischen Zustandes rechnen,
weiß aber letztlich – im Gegensatz zu Querschnittslähmung und
infantiler Zerebralparese – nicht, welches Ausmaß seine Behinderung annehmen wird.

Dies kann zu vielfältigen Veränderungen und mitunter auch        **Krisenbegleitung**
Krisen führen, wenn ein Beruf nicht mehr weiter ausgeführt, eine
Wohnung nicht mehr in angemessener Weise umzubauen oder
angestrebte Lebensziele nicht erreichbar sind. Neben den bisher
beschriebenen rehabilitativen und pädagogischen Maßnahmen
kann also in besonderer Weise eine krisenbegleitende heilpädagogische Hilfe erforderlich sein.

**Hirnorganische Krampfanfälle (Epilepsie):** Hirnorganische
Krampfanfälle können zum einen Ausdruck einer generalisierten
Hirnfunktionsstörung bzw. -schädigung sein, so dass ihnen der
Heilpädagoge bei der Begleitung anderweitig motorisch geschä-
digter Menschen begegnen kann. Die „hirnorganischen Anfälle"
stehen in der Regel nicht im Vordergrund heilpädagogischer Bemühungen, müssen gleichwohl berücksichtigt werden. Insbesondere sollten Grundkenntnisse der ersten Hilfe und medikamentöse Notfallmaßnahmen bekannt sein. Tritt ein hirnorganischer
Anfall als temporäres, isoliertes Ereignis ohne weitere Funk-

tionsstörungen auf, so ist es pädagogische Aufgabe, dieses Geschehen einerseits zu beachten, andererseits in seinem Stellenwert nicht überzubewerten.

Insgesamt 90% aller Menschen mit hirnorganischen Anfällen sind weder mobilitäts-, noch sinnes- oder lernbehindert. Sie haben eine durchschnittliche oder überdurchschnittliche intellektuelle Begabung und bräuchten prinzipiell keine Probleme in ihrer sozialen Umwelt zu haben. Da ihr Anfallsleiden in der Regel gut medikamentös zu behandeln ist, leiden sie allenfalls (das allerdings mitunter in erheblichem Ausmaß) an erfahrenen psychosozialen Stigmatisierungen. Hilfestellungen bei deren Überwindung kann zur pädagogischen Aufgabe werden. Vor allem aber kommt es darauf an, diesen Menschen ein selbstbewusstes, der gesellschaftlichen Normalität entsprechendes Leben zu ermöglichen. Das bedeutet vor allem, die Anfallsproblematik nicht überzubewerten.

**Infantile Zerebralparese (ICP):** Kommen wir zur Begleitung von Kindern mit infantiler Zerebralparese (ICP), die die größte Gruppe der von Heilpädagogen begleiteten, mobilitätsbehinderten Kinder ausmacht. Wie wir in Kap. 6.3 gesehen haben, handelt es sich um oft pränatal entstandene, auf Sauerstoffmangel zurückzuführende Schädigungen sehr unterschiedlicher motorischer Instanzen. Sie weisen infolgedessen auch ein individuell sehr unterschiedliches funktionelles Störungsprofil auf. Dazu kommt, dass das reifende Gehirn gestört ist, so dass Reifungsprozesse in der wichtigen und prägenden Kindheitsphase einen sehr unterschiedlichen Verlauf nehmen können.

Die Therapie der ICP versucht zunächst, pathologisch-motorische Muster zu unterbinden bzw. zu überwinden und neue, entwicklungsgerechtere Bewegungsmuster anzubahnen. Durch externe sensorische Reize wird beispielsweise das Anbahnen bestimmter motorischer Bewegungsfolgen erreicht. Sekundär werden die motorischen Zentren stimuliert und angeregt, bestimmte Funktionsabläufe zu ermöglichen. Da das Gehirn in der frühen Kindheit besonders plastisch ist, sollten Zerebralparesen also möglichst früh behandelt werden.

Zu Recht weist Hedderich (1999, 27ff) aber darauf hin, dass der direkten Beeinflussung des Kindes durch Übungsbehandlungen Grenzen gesetzt sind: Das Kind bleibt Akteur seiner Entwicklung. Es kommt vor allem darauf an, ihm geeignete Rahmenbedingungen zur motorischen und sensorischen Entwicklung zu geben.

## Heilpädagogische Arbeitsfelder

**Frühförderung:** Nicht nur bei der infantilen Zerebralparese, aber ganz wesentlich bei diesem motorischen Störungsbild, ist die Frühförderung von besonderer Bedeutung. Auf die Bedeutung von interdisziplinärer Zusammenarbeit wurde bereits eingegangen. Sie findet hinsichtlich der Frühförderung in zwei Organisationsformen statt: Zum einen gibt es sozialpädiatrische Zentren, die sich als primär medizinisch-therapeutisches System verstehen, zum anderen Frühförderstellen als „pädagogisches System".

Die Zusammenarbeit mit den Eltern ist von besonderer Bedeutung. Hedderich (1999, 29ff) fasst die gängigen, die Eltern berücksichtigenden pädagogischen Modelle wie folgt zusammen: In einem „Laienmodell" wird die Autorität des Experten betont, was einerseits Handlungskompetenzen von Eltern beschneiden kann, andererseits manchmal eine notwendige emotionale Entlastung der Eltern mit sich bringt. In einem Co-Therapeutenmodell werden Eltern und Experten angeleitet und systematisch in die Behandlung oder Förderung mit einbezogen, was einerseits ihre spezifischen Komponenten stärken, andererseits zu Überforderung, Resignation und Schuldgefühlen beitragen kann.

*Arbeitsmodelle mit Eltern*

So kann eine Mutter, deren Kind trotz außerordentlich engagierter elterlicher Bemühungen und Übungsmaßnahmen unverändert motorische Entwicklungsstillstände zeigt, möglicherweise an ihrer Kompetenz zu zweifeln beginnen.

Das Kooperationsmodell schließlich betont eine partnerschaftliche Zusammenarbeit von professionellen Experten und Eltern. Beide sind aufeinander angewiesen, haben aber unterschiedliche Aufgaben. Etwas vereinfacht könnte man sagen: Eltern müssen nicht unbedingt jeden physiotherapeutischen Handgriff und jede Reflexion zur Krisenbewältigung nachvollziehen oder selbst durchführen, hingegen können nur sie Geborgenheit, Trost und Akzeptanz auf elterlicher Ebene bieten.

Schließlich hat sich das aus der Nachbarschaft der Sozialpädagogik kommende „Empowerment-Konzept" auch in der Heilpädagogik durchgesetzt. Es betont wesentlich soziale, gesellschaftliche, aber auch praktische Stärken und die Autonomie des Familiensystems und findet vor allem im politischen Bereich sowie im Bereich der Netzwerkarbeit und der Gründung von Selbsthilfegruppen seinen Niederschlag.

*Empowerment*

Auch therapeutisch-fördernde Angebote werden im Rahmen der Frühförderung angeboten: oft von anderen Berufsgruppen (Physiotherapeuten, Ergotherapeuten), manchmal von Heilpädagogen, immer aber in interdisziplinärer Zusammenarbeit und Kenntnis der jeweils von anderen Berufsangehörigen durchgeführten Maßnahmen.

**Bobath-Behandlung** So handelt es sich bei der Behandlung nach Bobath um ein entwicklungsneurologisches Behandlungskonzept, bei dem zunächst der abnorme Haltungstonus unterbunden wird. Zentrale Prinzipien sind Reflexhemmung (Inhibition) und Bewegungserleichterung (Faszilitation). Von bestimmten Punkten des Körpers ausgehend werden pathologische Muster gehemmt und physiologische Aktionen angebahnt. Man orientiert sich an normalen Bewegungsentwicklungen und setzt an bestimmten Schlüsselpunkten (Kopf, Schulter, Hüfte) an. Reflexe werden gehemmt, der Muskeltonus normalisiert und Stell- sowie Gleichgewichtsreaktionen angebahnt. Die Behandlung nach Bobath ist eher ein ganzheitlich orientiertes Konzept, das möglichst viele Bereiche des kindlichen Lebens und Erlebens umfassen soll. Beispielsweise wird Spielzeug so präsentiert, dass das Kind quasi automatisch die richtige Rumpf- bzw. Kopfbewegung durchführt. So gesehen ist die Bobath-Behandlung eher ein Konzept als eine angewandte Technik.

**Vojta-Behandlung** Die in den 1960er Jahren eingeführte Behandlungsmethode nach Vojta hingegen ist eine sensomotorische Therapie, die die übrigen Probleme und Aufgaben des Kindes primär unberücksichtigt lässt und eine Methode mit klar definierter Technik darstellt. Auch hier geht es darum, eine der normalen Physiologie möglichst nahe kommende Koordinationsfähigkeit und Motorik anzubahnen und auffällige Bewegungsstereotypien zu unterbinden. Dabei werden (z. B. durch Reflexkriechen oder Reflexumdrehen) bestimmte Körperzonen gezielt stimuliert und durch diese Reizung reflektorische Muskelkontraktionen erzeugt, die zu einer normalisierten Bewegungsentwicklung führen sollen.

**Heilpädagogische Förderung:** Auch die heilpädagogische Förderung ist bei Kindern mit motorischen Störungen wichtig: Zwischen psychischem Erleben, sensorischer Wahrnehmung und motorischem Erkunden und Reagieren besteht ein enger Zusammenhang. Die intermodale Verknüpfung sensorischer Reize (Gesehenes wird auch gehört oder ertastet) und die Integration des Erlebens (bei dem Gesehenen, Gefühlten oder Gehörten handelt es sich um ein und dasselbe Objekt der Umwelt, z. B. die Rassel) sind in gewissem Maße von der Möglichkeit abhängig, motorisch zu erkunden und zu reagieren. Auch das seelische Erleben von Eigenständigkeit und Unabhängigkeit, die Lust am Erkunden und an motorischer Expansion, die Freude an Rhythmik, Körperbeherrschung und Geschick tragen zur Entwicklung der Persönlichkeit und des Selbstbewusstseins bei.

Störungen im motorischen Bereich können also unter Umständen zu disharmonischen Entwicklungen im Wahrnehmungsbereich und seelischen Erleben beitragen, was es aus heilpädagogischer Sicht zu verhindern gilt. Auch unter erschwerten Bedingungen soll den Kindern ermöglicht werden, altersgemäße sensorische und psychomotorische Erfahrungen zu machen. Die sensomotorische Übungsbehandlung ist hierzu ein geeignetes und genuin heilpädagogisches Instrumentarium. Ähnliches gilt für die sensorische Integrationstherapie nach Jean Ayres (1998), die helfen will, einströmende Sinnesinformationen im zentralen Nervensystem sinnvoll zu koordinieren und ein Körperschema zu entwickeln. Zu diesem Zweck setzt sie u. a. spezifische Fördergeräte wie Schaukeln und Rollen ein (s. a. Kap. 3.4). **sensomotorische Förderung**

Die Psychomotorik, ebenfalls unter Umständen eine Domäne der Heilpädagogik, inzwischen aber wesentlich durch akademisch geschulte Motopäden durchgeführt, bietet eine Alternative zu herkömmlichem Sportunterricht und fokussiert den Umgang mit dem eigenen Körper, insbesondere die engen Zusammenhänge zwischen Bewegung, Wahrnehmung und Persönlichkeit. Bei der von Kiphard in den 1980er Jahren eingeführten Vorgehensweise führen spielerische Elemente zu Bewegungserfahrung und -förderung. Bewegung und Entspannung, Konzentration und Erholung, gezielte strukturelle Angebote ohne Leistungsdruck sind wesentliche Aspekte der Psychomotorik. **Psychomotorik**

Reiten, Hippotherapie und heilpädagogisches Voltigieren sind hinsichtlich ihrer Indikationen, der möglichen Kostenübernahme durch unterschiedliche Kostenträger und der Indikation der Maßnahmen voneinander abzugrenzen. Beim Reiten geht es primär um sportliche Tätigkeit und soziale Integration (manches Kind will ganz bewusst das Reiten als nichttherapeutische, altersgemäße Aktivität verstanden wissen). Dagegen wird beim heilpädagogischen Voltigieren an der Longe auf die motorische Behinderung gezielt Rücksicht genommen. Bei der Hippotherapie **Reittherapie**

handelt es sich um eine physiotherapeutische Behandlungsmethode, bei der nicht nur die Bewegung des Pferdes zu reflektori-
schen Bewegungen des Kindes führt, sondern dies darüber hinaus
mit einer gezielten krankengymnastischen Therapie kombiniert
wird. Hieraus ergibt sich ein sensomotorisches Einüben differenzierter Bewegungsmuster.

**Logopädie**

Logopädische (sprachtherapeutische) Maßnahmen können
die Mundmotorik und Artikulation zu verbessern helfen. Dies
gilt auch für gezielte Übungen zum Essen, Schlucken und zur
Speichelkontrolle.

**Ergotherapie**

Andere ergotherapeutische Maßnahmen setzen auf dem Boden der bisher beschriebenen neurophysiologischen funktionalen
und heilpädagogischen Fördermaßnahmen an und versuchen, ein
möglichst hohes Maß an Selbständigkeit anzubahnen. Dabei werden im Selbsthilfetraining beispielsweise unter Zuhilfenahme
möglicher Hilfsmittel (modifizierte Haushaltsgeräte, Gehhilfen,
elektronische Hilfen, s. o.) Verrichtungen des täglichen Lebens
eingeübt. Was zunächst nur als Technik imponiert – eigenständiges An- und Auskleiden, essen, ohne etwas zu verschütten, selb-
ständiges Waschen oder Erweiterung der Mobilität – erweist sich
oft als mitentscheidend für das Gefühl von Selbständigkeit und
das Selbstbewusstsein.

**Sport**

Auch der Sport ist für Selbstbewusstsein und Körpergefühl
von großer Bedeutung: Schwimmen, Ballspielen, Reiten u. v. m.
können die Erfahrung des eigenen Körpers und seine Fähigkeiten, die damit verbundene Steigerung des Selbstwertgefühls, das
Erleben neuer sensorischer Erfahrungen und nicht zuletzt die damit verbundenen sozialen Kontakte fördern. Dabei müssen nicht
alle sportlichen Aktivitäten primär therapeutischen Charakter
haben. Mitunter kann es gerade für zerebralparetische Kinder
und Jugendliche wichtig sein, gerade nicht eine wie immer geartete Schwimmtherapie zu absolvieren, sondern – wie andere Jugendliche auch – einfach nur zu schwimmen.

**Beratung bei
Körperbehinderung**

Neben den therapeutischen und fördernden Maßnahmen stehen begleitende Gespräche mit dem Kind, unverpflichtendes
Spielen sowie die Unterstützung und Beratung der Eltern sowie
der gesamten Familie im Vordergrund heilpädagogischen Bemü-
hens. Das Kind braucht Freiräume, und die hier grob skizzierten
Fördermaßnahmen dürfen ein vernünftiges Maß nicht über-
schreiten – das Kind soll adäquat und bedürfnisgerecht gefördert
werden, nicht aber „um jeden Preis" bestimmte Fertigkeiten er-

lernen. Dies setzt eine systemische Sichtweise der familiären Beziehungsmuster, die Fähigkeit zur Krisenintervention sowie ggf. eine auch langfristige, stützende Begleitung des Familiensystems voraus.

**Schulische Förderung:** Wenden wir uns nun der schulischen Förderung motorisch behinderter Kinder zu. Seit den 1970er Jahren wurde neben anderen Sonderschulformen auch die Sonderschule für körperbehinderte Kinder eingerichtet, die ihrem ursprünglichen Auftrag gemäß für Kinder mit Körperbehinderung ein individuelles Bildungs- und Erziehungsangebot bereithält. Dabei soll dem Kind in seiner gesamten Persönlichkeit begegnet werden, was durch Unterricht, Erziehung, Förderung und Therapie geschieht.

**Sonderschule für Körperbehinderte**

Die Sonderschule für Körperbehinderte wendet sich nicht nur an mobilitätsbehinderte Kinder, deren Schwierigkeiten Ausdruck zentralnervöser motorischer Funktionsstörungen ist (wie sie bisher beschrieben wurden). Auch Kinder mit Muskel- und Gelenkerkrankungen, insbesondere arthritischen und rheumatoiden Störungen, sowie Kinder mit erheblichen chronischen Krankheiten und Dysfunktionen der inneren Organe (z. B. Herzschäden) gehören zur Klientel der Körperbehindertenschule. Wie bereits erwähnt, finden auch zunehmend Kinder mit Aufmerksamkeitsdefizit-Syndromen Zugang zu diesem Schultyp – weniger, weil dies eine zwingende Indikation wäre, als vielmehr, weil die relativ günstige Lehrer-Schüler-Relation hier eine Begleitung von Kindern mit Steuerungsproblemen ermöglicht, die skandalöser Weise an Regelschulen zurzeit oft nicht möglich ist. Und schließlich hat sich im Rahmen der gleich zu beschreibenden Integrationsbemühungen eine Verschiebung der Schülerschaft an Körperbehindertenschulen ergeben, in deren Gefolge etwa 20 % der Schüler schwer- und mehrfachbehindert sind – neben Mobilitätsstörungen weisen sie erhebliche Wahrnehmungs- und Lernstörungen, mitunter Krampfanfallsleiden und sehr häufig schwere geistige Behinderungen auf.

Im Gegenzug sind in den 1980er und 90er Jahren die Bemühungen um Integration körperbehinderter Kinder verstärkt worden. Dies beinhaltet zum einen die ganzheitliche, integrative Förderung eines Kindes mit sektorenhaften Funktionseinbußen – hier körperlichen Funktionseinbußen. Integration meint in diesem Zusammenhang die ganzheitliche Wiederherstellung im Handeln,

**integrativer Unterricht**

Wahrnehmen, Verhalten und psychischen Erleben. Darüber hinaus kann Integration aber auch als gemeinsamer Unterricht (und gemeinsames Leben) von behinderten wie nicht behinderten Menschen verstanden werden. Hedderich (1999, 60) unterscheidet hier die zielgleiche von der zieldifferenten Integration.

■ *Zielgleiche* Integration bedeutet in diesem Zusammenhang (lediglich), dass mobilitätsbehinderten Kindern, Jugendlichen und Erwachsenen durch geeignete bauliche und soziale sowie technische Maßnahmen ermöglicht wird, am Regelangebot von Bildungseinrichtungen teilzunehmen: Durch Fahrdienste, Rampen, Fahrstühle etc. wird also der Besuch der Regelschule, des Gymnasiums oder der Universität ermöglicht. Abgesehen von den eben beschriebenen, eher mechanisch-elektronischen Hilfestellungen wird also auf die Behinderung ansonsten keine Rücksicht genommen.

■ Dies ist beim *zieldifferenten* Unterricht anders: Hier bezieht sich die Differenzierung auf Ziele, Inhalte, Methoden und Medien. Es wird also auf den spezifischen Förderbedarf körperbehinderter Kinder und Jugendlicher, der sich möglicherweise auch im Wahrnehmungsbereich und in der sozialen Interaktion manifestiert, Rücksicht genommen.

**Förderung von Entwicklungsbereichen**

Motorisch behinderte Kinder können in unterschiedlichen Entwicklungsbereichen Förderbedarf aufweisen, was zu entsprechenden Förderschwerpunkten Anlass geben kann. So können Störungen der grob- und feinmotorischen Koordination bestimmte Körperkoordinationsschulungen, Hilfen zur Körperwahrnehmung oder zur Auge-Hand-Koordination erfordern. Sprachentwicklungsstörungen (s. a. Kap. 7) können zusätzliche Schulungen der Ausdrucks- und Kommunikationsfähigkeit erfordern. Führen nur bedingte Autonomie und das Angewiesensein auf fremde Hilfe zu Störungen in der Entwicklung eines positiven Selbstwertkonzeptes oder zu Verhaltens- und Beziehungsstörungen (was keineswegs zwangsläufig der Fall ist), so kann dem durch Beachtung der Beziehungs- und Kooperationsfähigkeit sowie pädagogisch-therapeutische Begleitung begegnet werden. Auch die kognitive Entwicklung kann durch fehlende oder andersartige Erfahrungen und Verarbeitungsweisen aufgrund mangelnder Bewegung und sensorischer Stimulation Probleme machen: Die Beachtung des Aufmerksamkeits- und Arbeitsverhaltens, Hilfen zur Strukturierung, Zerlegung komplexer Aufgaben und Handlungsabläufe in kleinere, handhabbare Einheiten etc. können hierauf gezielt Rücksicht nehmen.

Wir sehen: Unterricht und pädagogische Begleitung an einer Sonderschule für körperbehinderte Menschen umfasst nicht nur die Motorik, sondern vielfältige menschliche Ebenen und begreift das Kind in seiner Ganzheit. Geht es in den ersten Schuljahren vor allem um lebenspraktische Fähigkeiten, das Einüben von sozial-kommunikativen Verhaltensweisen und die Berücksichtigung des oben skizzierten Förderbedarfs sowie (wie in anderen Grundschulen auch) um das Erlernen der Kulturtechniken (Schreiben, Rechnen, Lesen), so schließt sich in den folgenden Jahren weitere Wissensvermittlung und die Erziehung zur Lebensbewältigung an. Neben den speziell hierfür ausgebildeten Sonderschullehrern wird das Förderangebot durch Physio-, Ergo- und Sprachtherapeuten ergänzt. Die in der Regel als Zentrum angelegten Sonderschulen für körperbehinderte Menschen mit einem Einzugsbereich von etwa 50 Kilometern (was Fahrdienste unausweichlich macht) bieten normalerweise Unterrichtsformen und Lehrpläne der Grundschule, Hauptschule, Schule für Lern- und Geistigbehinderte und mitunter auch Sekundarstufenunterricht an. Es gibt also keinen spezifischen Lehrplan für Körperbehinderte, vielmehr wird auf das unterschiedliche Begabungsprofil körperbehinderter Menschen Rücksicht genommen.

Kleine Klassen, das Wissen um unterschiedliche motorische Störungsbilder, Kenntnisse über spezifischen Förderbedarf, mögliche Hilfsmittel und pädagogisch-therapeutische Zusammenhänge ermöglichen es den Sonderschullehrern, sehr gezielt auf die Fähigkeiten und anstehenden Entwicklungsstufen jedes einzelnen Schülers einzugehen. Binnendifferenzierung, Kennzeichen einer jeden Pädagogik, spielt also im Unterricht von körperbehinderten Menschen eine besonders große Rolle. **Binnendifferenzierung**

Es bleibt noch zu erwähnen, dass etwa ein Fünftel der Schülerschaft an Schulen für körperbehinderte Menschen zur Gruppe der „schwerst- bzw. mehrfachbehinderten Menschen" gezählt werden. Hier liegen nicht nur (und oft auch nicht vorrangig) Störungen der Motorik und Mobilität vor. Oft handelt es sich um Schüler, die erhebliche Kommunikationsstörungen und nicht selten mittelgradige bis schwere „geistige Behinderungen" aufweisen. **Mehrfachbehinderungen**

Kinder mit schwerster Behinderung sind, auch im Unterricht, auf Pflege und Hilfe bei der Nahrungsaufnahme angewiesen.

**Bewegung und Lagerung**

Dies erfordert nicht nur eine vertrauensvolle Beziehung zum Heilpädagogen, sondern auch dessen technische Schulung. Ähnliches gilt zur Hilfe bei Bewegung und Lagerung, weil viele dieser Kinder ihre Lage nicht selbständig verändern können. Strukturierte pädagogische Angebote elementarer Art werden in Kap. 8, das sich mit der Förderung geistig behinderter Menschen beschäftigt, näher erläutert. Außerdem gibt es eine Reihe von gezielten, insbesondere sensorischen Angeboten, die diese Gruppe schwerstbehinderter Kinder in besonderer Weise ansprechen: Hier sind beispielsweise die basale Stimulation nach Fröhlich, das Snoezelen, musiktherapeutische Angebote und eine Reihe anderer basaler heilpädagogischer Konzepte und Maßnahmen zu nennen, die in Kap. 3.4 detailliert erläutert wurden.

**Außerschulische Förderung:** Schließlich soll noch kurz auf außerschulische heilpädagogische Hilfen für körperbehinderte Jugendliche und Erwachsene eingegangen werden. Wenn auch bei Vorliegen vieler Körperbehinderungen eine regelrechte Berufsausbildung und Vermittlung im allgemeinen Arbeitsmarkt anzustreben ist, bleibt doch festzuhalten, dass ein relativ großer Anteil körper- und mehrfachbehinderter Menschen in einer Werkstatt für behinderte Menschen oder alternativen Beschäftigungsformen Arbeit finden. Vor allem in der einjährigen Erprobungsstufe kommen Heilpädagogen wie Ergotherapeuten wichtige diagnostische und fördernde Aufgaben zu – hier werden vorhandene Fähigkeiten berücksichtigt und das zukünftige Aufgabenprofil dem behinderten Menschen näher gebracht.

**Werkstätten**

Da nicht alle (insbesondere schwerer behinderte) Menschen in kommerziell nutzbare Produktionsabläufe eingegliedert werden können, gibt es für die Gruppe schwerstbehinderter Menschen häufig Tagesförderstätten, die in eine WfbM eingegliedert sind. Neben pflegerischen und funktional-fördernden Maßnahmen stehen hier auch der soziale Kontakt, die Tagesstrukturierung und die heilpädagogische Förderung im Vordergrund. Heilpädagogen kommt in diesem Arbeitsfeld also eine besondere Bedeutung zu.

Insgesamt sind Werkstätten für behinderte Menschen von einer spezifischen Polarität geprägt: Zum einen gilt es, gesellschaftlich verwertbare Leistungen zu vollbringen. Hier steht der Produktionsauftrag (z. B. in der Holzverarbeitung, Verpackung o. a. Industriezweigen) im Vordergrund. Zum anderen hat die

Werkstatt für behinderte Menschen einen ganzheitlichen, in gewisser Hinsicht sozial-pädagogischen Auftrag: Der Mensch entfaltet sich in kreativem Tun, er ist auf sozialen Kontakt angewiesen, und er kann Selbstwertgefühl und Achtung durch den Arbeitsprozess erlangen. Arbeit trägt zur Tagesstrukturierung, zum Lebensunterhalt und zur Erweiterung sozialer Kompetenzen bei. Die Vereinbarung von Produktionserfordernissen einerseits und entwicklungsfördernden Aufgaben andererseits ist nicht immer ganz einfach. In erster Linie sind hier Sozialarbeiter und Sozialpädagogen, angesiedelt im Sozialdienst einer Werkstatt für behinderte Menschen, gefragt. Mitunter können aber auch Heilpädagogen in diesen Prozess mit einbezogen werden.

Auch das selbstbestimmte Leben und Wohnen unter Berücksichtigung von Freizeitverhalten, Weiterbildung, Partnerschaft und Sexualität kann körperbehinderte Menschen vor besondere Herausforderungen stellen. Oft geht es „lediglich" darum, behindertenfreundliches oder behindertengerechtes Wohnen zu ermöglichen: Im einen Falle müssen stufenlose Zugänge geschaffen werden, im anderen Falle sind spezielle Zusatzeinrichtungen für Küche, Bad u.a. zu erstellen. Mitunter aber sind körper- und mehrfachbehinderte Menschen auf gezielte Hilfen, beispielsweise im Rahmen des betreuten Wohnens angewiesen, manchmal leben sie auch in Heimen. **Wohnen**

Nach meinen Erfahrungen sind vor allem das Schaffen von Intimität, die Partizipation an den normalen und üblichen soziokulturellen Gegebenheiten der Gesellschaft sowie Autonomie und Selbstbestimmung von entscheidender Bedeutung. So sollte es selbstverständlich sein, dass jeder behinderte wie nicht behinderte Mensch ein eigenes Zimmer hat, das ihm genügend Rückzugsmöglichkeiten bietet. Die in Kap. 5 beschriebenen Aspekte des Normalitätsprinzips, der Assistenz und der Inklusion gelten natürlich auch für körperbehinderte Menschen: Sie und nur sie bestimmen, was für sie wichtig und hilfreich ist. Heilpädagogen (u.a. unterstützende Professionen wie z.B. Heilerziehungspfleger) handeln also im Auftrag von Körperbehinderten und sollten sich als deren Assistenten verstehen. Die in einer Gesellschaft als normal geltenden Lebensformen und Möglichkeiten sollten weitestmöglich auch mobilitätsbehinderten Menschen zugute kommen, was vielerorts durch Barrieren noch nicht der Fall ist (s.o.). **Autonomie**

Inklusion beinhaltet schließlich, dass eine Gesellschaft aus unterschiedlichen Gruppierungen besteht, von denen Menschen **Inklusion von Körperbehinderten** mit Mobilitätsbehinderung eine selbstverständlich dazugehörende und diese Gesellschaft mit konstituierende Gruppe bilden. Hierfür gilt es nicht nur bei den Betroffenen, sondern in allen gesellschaftlichen Gruppen ein Bewusstsein zu wecken und die sich daraus ableitenden politischen Konsequenzen zu ziehen. Heilpädagogik muss sich also auch auf einem sozialen und sozialpolitischen Terrain bewegen und den berechtigten Forderungen ihrer (hier mobilitätsbehinderten) Klienten Ausdruck verschaffen.

## 6.5   Übungsfragen und Literaturhinweise

Überprüfen Sie Ihr Wissen!

21. Worin bestehen die Aufgaben pyramidaler sowie extrapyramidaler motorischer Bahnen und Zentren und inwiefern kann das Kleinhirn (Zerebellum) als „Sitz des motorischen Gedächtnisses" bezeichnet werden?

22. Skizzieren Sie in groben Zügen die frühkindliche motorische Entwicklung und gehen Sie in diesem Zusammenhang auf die Bedeutung von Vorsorgeuntersuchungen ein.

23. Gehen Sie bitte auf einige Symptome von infantiler Zerebralparese, Multipler Sklerose, Parkinson-Syndrom und hirnorganischen Krampfanfällen ein und erläutern Sie die Gefahr einer möglichen sekundären Stigmatisierung.

24. Welche heilpädagogisch relevanten Maßnahmen zur motorischen Förderung entwicklungsverzögerter bzw. mobilitätsbehinderter Kinder kennen Sie?

Literaturhinweise

Hedderich, I. (1999): Einführung in die Körperbehindertenpädagogik. München/Basel
*Überblick über die klassischen Themen der Körperbehindertenpädagogik von der Frühförderung bis zur Arbeitswelt.*

Kalbe, U. (1993): Kinder mit cerebralen Bewegungsstörungen. Stuttgart

*Gut lesbares, sehr detailliertes und informatives Standardlehrbuch zur infantilen Zerebralparese.*

Marshal, D., Meckmann, A., Piepenbreier, N., Schulte, M. (2005): Neue Wege. Ansätze zur Reduktion von Barrieren für mobilitäts-behinderte Bürger der Gemeinde Senden. Aachen
*Fachkundiger und einfühlsamer Projektbericht über die Reduktion von Barrieren mobilitätsbehinderter Menschen in einem kleineren Gemeinwesen.*

Zimmer, R. (1995): Handbuch der Bewegungserziehung. Freiburg
*Praxisbezogenes Handbuch, in dem allgemein verständlich Grundlagen der Wahrnehmung und vor allem motorische Spiele und Übungen vorgestellt werden.*

# 7 Sprache

## 7.1 Grundlagen der Sprache

Neben der Fähigkeit des logischen Denkens und seiner Kultur gehört die Sprache wohl zu den erstaunlichsten Fähigkeiten des Menschen, wobei alle drei Aspekte miteinander verknüpft sind: Lange meinte man, Denken sei sprachgebunden (wenngleich wir inzwischen wissen, dass es auch zahlreiche nicht sprachgebundene Prozesse, z. B. beim visuellen Erkennen oder bei mathematisch-logischen Operationen gibt). Auch der Kulturerwerb ist zwar nicht primär auf Sprache angewiesen, doch erleichtert dies die Sache ungemein: Beispielsweise kann man jemandem die Erklärung „Kartoffeln wäscht man, bevor man sie kocht." sprachlich vermitteln und ist nicht mehr gezwungen, ihm diesen Vorgang zunächst vorzumachen.

Die menschliche Verbalsprache unterscheidet uns von allen anderen auf Erden lebenden Spezies, wenngleich diese auch kommunizieren. Aber die menschlich-sprachliche Kommunikation ist, wie wir noch sehen werden, um ein Vielfaches differenzierter und diffiziler. Zunächst sei darauf hingewiesen, dass uns Menschen neben der verbalen Sprache aber auch andere Möglichkeiten der Kommunikation zur Verfügung stehen: die Mimik, die Gestik, unsere Körperhaltung (Proxemik), der Klang unserer Stimme und einige andere so genannte „paralinguistische Phänomene", die deutlichen Ausdrucks- und Signalcharakter haben und das menschliche Miteinander durch Kommunikation vereinfachen.

Andererseits kam in einem relativ späten Evolutionsprozess die „menschliche Sprache in die Welt". Ihr evolutionärer Vorteil bestand vermutlich darin, auch in komplexer werdenden sozialen Verbänden Bündnisse schmieden, Koalitionen eingehen und Absprachen treffen zu können. Die Triebfeder für Hirnmodule, die dies ermöglichen, lag vermutlich in den sozialen Anforderungen komplexer werdender Hominidenverbände. Sprache ermöglichte Arbeitsteilung, Tradition von Kulturtechniken und vor allem Er-

verbale vs. nonverbale Kommunikation

evolutionärer Vorteil

folg im Sozialverband, was sich im Übrigen auch in der Möglichkeit Sexualpartner zu finden manifestierte.

Die Sprache hat mehrere Funktionsebenen, von denen sich einige bereits beim Tier wiederfinden lassen. So können Schmerzensschrei, Weinen bei Trauer u. a. lautliche Äußerungen Hinweise auf die emotionale Befindlichkeit des Individuums geben und haben insofern expressive Funktion – dies findet sich ebenso beim Wirbeltier wie auch beim menschlichen Säugling. Darüber hinaus kann Sprache zweitens als Warnschrei und Hilferuf produziert werden und hat damit Signalfunktion: Auch dieses Phänomen finden wir sowohl bei Tieren als auch dem menschlichen Säugling. Weiterentwickelte Sprachformen erlauben deskriptiv-beschreibende Funktionen: Kinder, aber auch Schimpansen können gestikulieren, Erlebtes illustrieren und haben (was die Schimpansen angeht allerdings nur auf nonverbaler Ebene) auch die Möglichkeit zur Täuschung und zum Lügen. Menschenkinder können darüber hinaus auch verbal erzählen. Ein vorläufig höchstes Niveau erreicht die Sprache lediglich beim Homo sapiens: In ihrer argumentativen Funktion erlaubt sie das Abwägen, Abstrahieren und das Überprüfen auf Gültigkeit.

Wir sehen: Von Stufe zu Stufe wird die Sprachfunktion differenzierter und unabhängiger vom konkret erlebten Ereignis. Auch wenn gesagt wurde, dass deskriptive Funktionen, jedenfalls in rudimentärer Form, ansatzweise auch schon bei Schimpansen anzutreffen sind. Die letzten beiden Sprachfunktionen sind im Wesentlichen doch ein Spezifikum humanum. Um ein solch spezifisches Sprachniveau zu erreichen, bedarf es verschiedener neuroanatomischer und physiologischer Grundgegebenheiten, die von unterschiedlichen Fachrichtungen untersucht werden.

- So untersucht die *Phonetik* die Möglichkeit des Ohres und der Geräusche verarbeitenden zentralnervösen Instanzen, neben Tönen auch bedeutungstragende Lauteinheiten, so genannte Phoneme, zu unterscheiden.
- Neben der Analyse von Phonemen ist (auf der expressiven Seite) auch die Artikulation von Bedeutung: Die Produktion verständlicher Phoneme, Worte und Sätze bedarf eines anatomisch-mechanischen Apparates (u. a. Kehlkopf, Zunge etc.). Diese müssen motorisch gesteuert werden, was durch motorische Hirnzentren und ihnen vorgelagerte Areale geschieht.

**Artikulation**

Mit den Vorgängen der Artikulation befasst sich vor allem die *Phoniatrie*.

▪ Des Weiteren besteht Sprache aus Bedeutungen, die kodiert und im Gedächtnis gespeichert worden sind und ggf. abgerufen werden, wenn es gilt, Phoneme zu erkennen oder Worte auszudrücken. Die Wissenschaft von der *Semantik* befasst sich mit solchen Kodierungsvorgängen und den semantischen Bedeutungsaspekten unserer Sprache.

▪ Werden solche bedeutungtragenden Worte nach bestimmten grammatikalischen Regeln miteinander verknüpft, so erhält die Sprache ein höheres Komplexitätsniveau, weil hier auch abstrakte Sachverhalte, Aktiv und Passiv, Vergangenheit, Gegenwart und Zukunft sowie die Bedeutung von Indikativ und Konjunktiv dargestellt werden können. Diese Prozesse werden unter dem Begriff der *Syntax* subsumiert.

**Linguistik**

Die soeben genannten Phänomene, insbesondere der Semantik und Syntax, gehören in das Forschungsgebiet der Linguistik. Sie wird, sofern sie sich mit den kommunikativen und emotionalen Bedeutungen der Sprache befasst, als *Psycholinguistik* bezeichnet, während sich die *Neurolinguistik* vor allem den Hirnzentren sowie neurophysiologischen Prozessen zuwendet, die solche Sprachphänomene ermöglichen. Eine vergleichende Linguistik hingegen versucht herauszufinden, wie sich menschliche Sprachen auseinander entwickeln. Dabei werden Ähnlichkeiten und typische Verschiebungen verwandter Sprachen verglichen, mitunter auch, um eine „Ursprache" zu rekonstruieren (s. Hülshoff 2000, 265ff).

**Spracherwerb**

Lange fragte man sich, ob die menschliche Sprache angeboren oder erworben sei. So ließ der Hohenstaufenkönig Friedrich II. beispielsweise Babys isoliert und ohne sprachlichen Kontakt aufwachsen, um festzustellen, ob sich Hebräisch oder eine andere Sprache als genuin entwickelnde „Ursprache" zeigen würde. Das Resultat war schockierend: Alle Säuglinge verkümmerten und starben letztendlich – ein Phänomen, das auch bei so genannten „Wolfskindern", also ausgesetzten Kindern, zu beobachten war. Heute wissen wir, dass der kindliche Spracherwerb einerseits genetisch verankerter Sprachmodule, ihrer Verbindungen und bestimmter neurophysiologischer Prozesse bedarf, dass andererseits in prägenden Entwicklungsphasen die Auseinandersetzung mit gehörter und schließlich gesprochener Sprache zum Erwerb einer konkreten Muttersprache führt. Wie bereits in Kap. 1.2 detaillierter beschrieben, lernen alle gesunden Kinder, die im Säuglingsalter einer menschlichen Sprache ausgesetzt werden, fast spielerisch innerhalb der nächsten drei bis vier Jahre ihre „Muttersprache".

Wie im nächsten Kapitel noch detaillierter erläutert wird, reifen bestimmte Hirnzentren unterschiedlich schnell, so dass Kinder etwa mit dem sechsten Lebensmonat zunächst nur Objektkodierungen (also Hauptworte) als bedeutungstragende Phoneme erkennen und später reproduzieren. Hieraus entstehen substantivgestützte Einwort-Sätze. Erst in einem weiteren Schritt sind sie, nach Reifung eines weiteren Hirnzentrums, in der Lage, auch Tätigkeiten verbal zu kodieren und miteinander zu verknüpfen. Dies führt zu einer ersten, noch sehr einfachen Grammatik. Wie dem auch sei – ihr Gehirn „dürstet" nach sprachlichen Informationen, die es wie ein „trockener Schwamm" aufnimmt und verarbeitet. Ist es kulturell bedingt, **welche** Muttersprache ein Kind erlernt, so liegt bereits biologisch-genetisch fest, **dass** und in welchen Reihenfolgen der Entwicklungsschritte es hierzu in der Lage ist.

Der bedeutende Neurolinguist Noam Chomsky sprach bereits in den 1960er Jahren von einer menschlichen „Universalgrammatik" – der Evolutionspsychologe und Linguist Pinker spricht in diesem Zusammenhang vom „Sprachinstinkt". Chomsky (1976) kam zu seiner Ansicht, als er erkannte, dass sich in allen gesprochenen Sprachen ähnliche Strukturelemente finden lassen. **Universalgrammatik**

So erkennen wir beispielsweise, dass der Satz: „Kerl der große ist gegangen." falsch ist, wohingegen der Satz: „Der große Kerl ist gegangen." vermutlich Sinn macht.

Komplexe Sätze, so Chomsky (1976), lassen sich prinzipiell in Strukturelemente zergliedern. Für bestimmte Sprachen ist nun charakteristisch, an welcher Stelle die jeweils Phrasen bestimmenden Worte lokalisiert sind. Schon früh erkannte Chomsky, dass beim Erlernen einer Sprache das Verständnis für diese strukturellen Grundgerüste von ausschlaggebender Bedeutung ist. Es müssen bereits Hirnstrukturen vorhanden sein, die die Fähigkeit zur Erkennung der Tiefenstruktur von Sprache ermöglichen. So ist auch zu erklären, dass Kinder spielerisch und mitunter aus Wortfetzen die Tiefenstruktur einer Sprache, nach der sie instinktiv suchen, erkennen. Selbst bei unzureichenden Vorbildern (grammatikalisch falsch sprechenden Erwachsenen, genuschel- **Tiefenstruktur der Sprache**

ten Worten u. v. a. Erschwernissen) gelingt es Kindern in erstaunlichem Maße, die Regelhaftigkeit ihrer Muttersprache zu erkennen. Gibt es solche Regeln nicht, weil sich die Umwelt der Erwachsenen nur rudimentär verständigen kann (z. B. bei der Pidgin-Sprache früherer Sklavengemeinschaften), so erfinden die nachkommenden Kinder eine so genannte „Kreolen-Sprache", die ein solches syntaktisches Regelgerüst besitzt.

**Sprachentwicklungs-fenster**

Jedes neugeborene gesunde Kind ist also aufgrund hirnorganischer Module in der Lage, sich jede denkbare Tiefenstruktur gesprochener Sprachen anzueignen. Es ist somit im Prinzip in der Lage, jede Sprache zu erlernen. Dies ist allerdings nur in den ersten Lebensjahren möglich. Der Erwerb einer Zweit- oder Drittsprache jenseits des zehnten Lebensjahres ist ungleich schwerer. In diesem ist das Gehirn bereits weitgehend determiniert und nicht nur hinsichtlich der gesprochenen Sprache festgelegt.

**neuronale Sprachmodule**

Welches aber sind nun diese „neuronalen Module", die mit der Sprachfunktion assoziiert sind?

■ *Broca-Sprachzentrum:* Bereits am Ende des 19. Jahrhunderts konnte der französische Neurologe Broca nach dem Tode eines Patienten, der große Schwierigkeiten beim Aussprechen von Wörtern hatte (Broca-Aphasie, s. Kap. 8.3), in dessen Gehirn einen charakteristischen Zelluntergang eines bestimmten Zentrums der linken Großhirnrinde finden. Dieses so genannte motorische Sprachzentrum wird seither als „Broca-Sprachzentrum" bezeichnet.

■ *Wernicke-Sprachzentrum:* Analog fand Brocas deutscher Kollege Wernicke einige Jahre später das nach ihm benannte Wernicke-Sprachzentrum bzw. sensorische Sprachzentrum. Dessen Aufgabe schien vornehmlich darin zu bestehen, die semantische Bedeutung von Wörtern zu erkennen und sinnvoll zu nutzen.

War man anfangs auf vergleichend-anatomische Befunde angewiesen, indem man die Krankenakten studierte und post mortem das Gehirn untersuchte, so konnten später intraoperativ Patienten auf Sprachfunktionen untersucht werden, indem man bestimmte Zentren während der Operation stimulierte. Hochauflösende bildgebende Verfahren, insbesondere die Kernspintomografie und die Computertomografie, ermöglichen seit einigen Jahrzehnten das Erkennen und Abgrenzen kleinster anatomischer Einheiten auch beim lebenden Patienten. Der vorläufig letzte Schritt neurolinguistischer Untersuchungen besteht in funktionell-bildgebenden Verfahren: Beim Positronen-Emissions-Tomogramm (PET) werden beispielsweise radioaktive Zuckermoleküle in die Hirnzentren gespült, die – z. B. beim Erkennen vs. beim Aussprechen eines Wortes – besonders aktiv sind. Ungefährlicher, weil keine Strahlenbelastung aufweisend, sind analoge Verfahren mit funktionellen Kernspintomogramm-Aufzeichnungen. Bei diesen werden magnetische Veränderungen durch unterschiedlichen Sauerstoffverbrauch der beteiligten Hirnareale registriert.

Schon bald wusste man, dass bestimmte Hirnzentren (die übrigens bei 90 % aller Menschen in der linken Großhirnrinde angelegt sind, die deswegen als die führende bezeichnet wird) notwendig sind, um adäquat Sprache verstehen und produzieren zu können. Ausfälle in bestimmten Bereichen führen zu charakteristischen Sprachstörungen, die als unterschiedliche Aphasieformen in Erscheinung treten. Eine Schule der so genannten „Lokalisationisten" postulierte, dass Sprache im Wesentlichen auf die Aktion einzelner Hirnzentren zurückzuführen sei. Generalisten vertraten hingegen die Auffassung, dass letztlich mehr oder weniger das gesamte Gehirn an einem komplexen kognitiv-sprachlichen Prozess beteiligt sei.

Die enormen Fortschritte in den bildgebenden Verfahren und den neurolinguistischen Untersuchungen veranlassten Ende der 1970er Jahre den renommierten Neurolinguisten Gschwind, ein Sprachverarbeitungsmodell zu entwickeln: Nach diesen Vorstellungen wird beispielsweise beim Lesen eines geschriebenen Wortes zunächst die visuelle Hirnrinde (V1) aktiviert, die das zu Lesende erkennt. Diese Informationen werden zum Gyrus angularis weitergeleitet, einer Region, die sich insbesondere mit räumlichen Beziehungen und Symbolerkennung befasst. Im Gyrus angularis erkennen wir beispielsweise, dass es sich um Buchstaben, nicht aber um Klaviernoten o. a. Artefakte handelt. Im Wernicke-Areal schließlich werden die zunächst noch aus der visuellen Vorstellungswelt stammenden Bedeutungsinhalte in auditorisch-phonologische Wortbilder umgewandelt, erkannt, entweder gespeichert oder mit bereits gespeicherten Gedächtnisinhalten verglichen. Nun gelangen sie über eine Verbindung, die als „Faszikulus arkuatis" bezeichnet wird, zum Broca-Areal. Nach diesem Modell wird im Broca-Areal ein Wortgerüst produziert, das als Lemma, eine Art „Proto-Wort", verfügbar ist.

**Sprach-verarbeitungsmodell**

Über das Broca-Areal geht die Information zur Bildung des zu sprechenden Wortes zum motorischen Kortex, der wiederum die Artikulationsorgane (u. a. den Kehlkopf) steuert und uns das Wort aussprechen lässt. Analog liegen die Dinge nach diesem Modell, wenn beispielsweise ein gehörtes Wort nachgesprochen werden soll. Allerdings muss hier nicht mehr von visuellen Erfahrungsmodi auf auditorische Modi umgeschaltet werden.

Dieses ebenso eindrucksvolle wie plausibel erscheinende Modell hat über 30 Jahre die neurolinguistische Fachwelt geprägt und kann auch heute noch eine gewisse Gültigkeit beanspruchen. Allerdings haben sowohl genauere psycholinguistische Untersuchungen (Testverfahren) als auch die bereits skizzierten funktionell-bildgebenden Verfahren gezeigt, dass die Dinge nicht ganz so einfach liegen.

Zunächst zeigte sich, dass das Broca-Areal keineswegs nur oder auch nur wesentlich für die motorische Planung der Aussprache von Wörtern zuständig ist. Es ist zwar richtig, dass beim Ausfall des Broca'schen Zentrums, beispielsweise infolge eines Schlaganfalls (der so genannten Broca-Aphasie, auf die in Kap. 7.3 näher eingegangen wird), der Sprachfluss stockend, die Grammatik rudimentär und der Sprachstil telegrammartig wird, so dass man mit einer gewissen Berechtigung von einer Störung des motorischen Sprachentwurfs sprechen kann. Genauere Untersuchungen zeigten aber, dass an dieser motorisch-expressiven Komponente nur z. T. das Broca-Zentrum beteiligt ist. Die komplexe Kontrolle des Sprechapparates wird heutzutage oft mit tiefer gelegenen Kortexregionen der vorderen Insel in Zusammenhang gebracht.

**Aufgaben der Sprachzentren**

Stattdessen zeigte sich, dass das Broca-Zentrum maßgeblich an dem Erkennen von Verben beteiligt ist, Wörtern also, die Handlungen und Handlungsprozesse kodieren. Das Wernicke-Zentrum steht mit seiner Fähigkeit zur Kodierung von Objekten (Hauptwörtern) eng mit auditiven und visuellen Zentren in Verbindung, die der Objekterkennung dienen. Dagegen ist das später heranreifende Broca-Zentrum in unmittelbarer Nachbarschaft zu motorischen Zentren, die eben diese Handlungen produzieren – wer motorisch agiert, handelt.

Aber nicht nur das (sprachverarbeitende) Erkennen von handlungsanzeigenden Verben sowie das expressive Gebrauchen derselben gehört zu den Aufgaben des Broca-Sprachzentrums. Indem Objekte und Tätigkeiten miteinander verknüpft werden, entsteht eine syntaktische Struktur der Sprache. Die Stellung der Wörter und Satzteile sowie die Art der syntaktischen Verknüpfung nach grammatikalischen Regeln lassen bei nur geringen Veränderungen völlig unterschiedliche Bedeutungen entstehen.

Der Tiger wurde vom Löwen gefressen. Wer überlebt?

Entscheidend ist also, wer was mit wem tut. Probanden mit Schädigung des Broca-Zentrums waren oft nicht in der Lage, solche Sachverhalte treffgenau herauszufinden. Oft interpretierten sie die Sätze nach der Reihenfolge der Substantive (ihr Wernicke-Zentrum war intakt). Sätze wie: „Der Löwe fraß den Tiger." oder „Der Tiger fraß den Löwen." konnten so erkannt werden. Sobald komplexere grammatikalische Strukturen ins Spiel kamen (s. o.), konnte die syntaktische Satzstruktur nicht mehr erkannt werden. So geht man heute davon aus, dass die wesentlichen Aufgaben des Broca'schen Sprachzentrums in dem Erkennen und dem Gebrauch syntaktischer Strukturen sowie der Verarbeitung von handlungskodierenden Verben liegt.

Darüber hinaus gibt es eine ganze Reihe anderer sprachrelevanter neuronaler Module, deren Bedeutung mitunter erst erkannt wird, wenn sie – im Rahmen eines Schlaganfalls – isoliert ausfallen. So gibt es beispielsweise ein Zentrum zur Identifikation von Farbbegriffen. Patienten mit der Störung desselben sind zwar in der Lage, Farben zu erkennen und visuell voneinander zu unterscheiden, können sie aber nicht mehr sprachlich zuordnen – wohingegen alle anderen Sprachkomponenten in einer solchen Situation unauffällig sein können. Andere Areale befassen sich mit der Verknüpfung getasteter, gesehener, gehörter sowie sprachlich kodierter Information. Sehr unterschiedliche, vielfältige und differenzierte Störungen solcher Verknüpfungsprozesse sind in der neurophysiologischen Literatur beschrieben worden, doch kann hierauf nicht näher eingegangen werden.

**Interaktion sprachrelevanter Hirnmodule**

Letztendlich scheint es so, dass die Lokalisationisten ebenso wie die Generalisten in gewisser Weise Recht haben: Eine Vielzahl von sprachrelevanten Hirnmodulen arbeiten temporär zusammen, wenn es darum geht, Sprache zu erkennen oder zu produzieren. Nicht zuletzt sehr unterschiedliche Gedächtnisspeicher ermöglichen bereits nach dem Hören erster bedeutungstragender Phoneme, Schlüsselwörter zu antizipieren und sich auf das Verständnis eines Satzes vorzubereiten.

Darüber hinaus sind aber auch Motivation und Aufmerksamkeit vonnöten. Wer sich beispielsweise lustlos in einer Fremdsprache von „Schlüsselwort zu Schlüsselwort" vorarbeitet, wird nicht lange die nötige Aufmerksamkeit für diesen Prozess erübrigen können. Bildgebende Verfahren zeigen überdies, dass die Anzahl aktivierter Hirnareale umso mehr zunimmt, je komplexer ein Satz in semantischer wie syntaktischer Hinsicht ist.

**Sprachprozess**

Des Weiteren ist auch die zeitliche Verknüpfung von Hirnarealen von Bedeutung. Das Verständnis von Sprache und die Produktion derselben ist ein zeitlich ablaufender, dynamischer Prozess:

- In einer initialen Phase werden Phrasenstruktur und Informationen über Wortkategorien analysiert.
- Eine zweite Phase besteht darin, die Bedeutung gehörter Wörter und Satzstrukturen mit lexikalischen Gedächtnisinhalten abzugleichen.
- Schließlich wird dieser Prozess in einer retrograden Schleife reanalysiert und ggf. korrigiert, bevor es zur eigentlichen Erkennung des wahrgenommenen Wortes kommt.

Analoges spielt sich auch bei expressiven Sprachfunktionen (der Produktion von Sprache) ab. Dies alles geschieht in Bruchteilen von Sekunden und erfordert Konzentration, ein waches Bewusstsein und die blitzschnelle Interaktion der beteiligten Hirnareale. Dabei helfen uns kulturell erworbene „Sprach-Strukturerwartungen" sowie leicht zugängliche, im Gedächtnis gespeicherte Informationen.

Der Satz: „Ich brauche nicht in die Schule zu . . ." impliziert die grammatikalische Strukturerwartung eines Infinitivs, so dass wir „gehen" oder „kommen" ergänzen, nicht aber „ging".

**Priming**

Semantische Gedächtnisinhalte wiederum ermöglichen den so genannten „Priming"-Effekt – das Phänomen, dass wir bestimmte Worte im sprachlich sozialen Zusammenhang intuitiv besser erkennen.

Bei verwaschener Sprache können beispielsweise die Wörter „Haus" und „Maus" verwechselt werden. War zuvor von Katzen die Rede, erleichtert dies das Sprachverständnis.

Zusammenfassend können wir festhalten, dass es sich bei der menschlichen Sprache um ein hochkomplexes Kommunikationssystem handelt, an dem nicht nur eine Vielzahl sehr differenzierter neuronaler Module beteiligt sind. Darüber hinaus bedarf es auch einer zeitlich exakt aufeinander abgestimmten neurophysiologischen Verknüpfung. Treten hierbei entwicklungsbedingte Probleme auf, verlieren einige Sprachmodule ihre Funktionsfähigkeit. Oder kommt es zu Schwierigkeiten in der Interaktion der beteiligten Areale, so treten sehr unterschiedliche Sprachstörungen rezeptiver wie expressiver Art auf. Hiermit befasst sich das folgende Kapitel.

## 7.2    Sprachentwicklung

Im Folgenden wollen wir untersuchen, wie die individuelle Sprachentwicklung des Kindes vor sich geht. Wie kommt es, dass Kinder aus einem Gemisch von Lauten, die sie bei der Geburt nicht verstehen können, die „bedeutungstragenden Phoneme" im Laufe ihrer Entwicklung herausfiltern und sukzessiv ihren Sprachschatz erweitern? Wie kommt es, dass sie letztendlich grammatikalisch richtig und die semantische Bedeutung der Wörter erfassend komplex zu sprechen lernen, auch wenn ihre Sprachvorbilder mitunter undeutlich sprechen, grammatikalische Regeln nicht beachten und auch sonst wenig Anstalten zeigen, Kindern das Sprechen „korrekt beizubringen"? Wieso können Kinder Sprache ohne Lehrer lernen, Jugendliche und Erwachsene aber kaum?

Wie wir in Kap. 4 gesehen haben, ist das Gehör des Neugeborenen in der Lage, vor allem hohe, sprachtragende Frequenzen (6.000 Hz) zu erkennen. Es ist darüber hinaus bereits in der Lage, nicht nur die im Durchschnitt 40 Phoneme der Umgebungssprache differenzieren zu können, sondern es ist wesentlich plastischer als in späteren Entwicklungsphasen: Jedes Neugeborene kann im Prinzip alle Laute und Silbenunterschiede als verschieden wahrnehmen. Das erklärt, dass jedes Neugeborene prinzipiell sowohl in der Lage ist, „r" und „l" voneinander zu unterscheiden (was ein erwachsener Chinese nicht mehr kann). Analoges gilt für die Zischlaute mancher slavischer Sprachen, Kehllaute zentralafrikanischer Kun-Buschmänner und jede andere auf der Welt gesprochene Sprache.

**Hören**

Dieses hohe Maß an „Offenheit" für prinzipiell alle Phoneme und sprachliche Gegebenheiten verringert sich in dem Maße, wie der Säugling mit der ihn umgebenden Muttersprache konfrontiert wird. Nach einem halben Jahr ist er in der Lage, sehr viel besser die für ihn wichtigen Phoneme (z. B. des Wortes „ma-ma") zu erkennen und zu differenzieren (gegenüber der Silbenfolge „papa"). Aber bereits jetzt ist er nicht mehr ganz so gut in der Lage, für seine Muttersprache ungewöhnliche Laute überhaupt wahrzunehmen. Wie gesagt, mit zunehmendem Alter verliert sich diese Fähigkeit immer mehr, und während Kleinkinder verloren gegangene Differenzierungsfähigkeit wieder erlernen können, wenn sie beispielsweise mit ihren Eltern ins Ausland ziehen, ist dieses „Differenzierungsfenster" jenseits des zwölften Lebensjahres endgültig verschlossen. Dieses Phänomen hängt mit der Synaptogenese, Synapsenauswahl und der Verfestigung benutzter neuronaler Bahnen durch Myelinisierung zusammen.

Wie wir schon mehrfach, beispielsweise bei unseren Betrachtungen über das Sehen und die Motorik, feststellen konnten, ist der Entwicklungsprozess des Gehirns durch Folgendes gekennzeichnet: Die wiederholte Nutzung von Bahnen führen zur Ver-

**Synapsenfestigung**   festigung derselben, indem Synapsen (auf Kosten benachbarter, nicht benutzter Wege) reichlich implimentiert und Verbindungswege myelinisiert werden. Im Grunde hat dieser Prozess bereits vorgeburtlich angefangen: Das Neugeborene lässt sich nicht nur durch die mütterliche Stimme (gegenüber anderen Stimmen) eher beruhigen, sondern bevorzugt auch die ihm bereits intrauterin bekannte „Sprachmelodie" der Muttersprache: Hat es die Wahl, der Mutter in der Muttersprache oder einer Fremdsprache zuzuhören, zeigt es durch sein Verhalten (Videobeobachtung, zufriedenes Saugen an einer Flasche) eindeutige Präferenzen. Dieser Gewöhnungsprozess spielt im gesamten ersten Lebensjahr eine große Rolle für die Selektion wichtiger Verbindungsstellen in den sprachverarbeitenden Instanzen und führt zu einer Anbahnung des Erwerbs der Muttersprache.

**sprachliche**    Bereits beim Sehsystem haben wir gesehen, dass fortschrei-
**Reifungsschritte**   tende Synaptogenese und Myelinisierung, Hirnentwicklung also einerseits, mit den umweltbedingten Stimulationen andererseits Hand in Hand gehen: Sobald die zentrale Sehgrube ausgereift ist, fixiert das Kind ihm wichtige Objekte. Dies führt zu entsprechenden Veränderungen der Sehhirnrinde und hat weitere Veränderungen des Sehverhaltens zur Folge. Ähnlich zirkulär geht es beim Spracherwerb zu.

Als Erstes reifen mit etwa einem halben Jahr das Wernicke-Sprachzentrum und benachbarte Zentren im Schläfenlappen aus.

Hier hat sich zu diesem Zeitpunkt schon ein Großteil der später verfügbaren Synapsen gebildet, ja es kommt bereits zu einer beginnenden Myelinisierung. Gleichzeitig haben benachbarte Regionen in auditiven, visuellen und somatosensorischen Feldern ebenfalls eine gewisse Reife erlangt, die sie Objekte erkennen lassen. Das Kind ist also in der Lage, zunehmend Objekte seiner Umwelt zu erkennen und zu registrieren, dass diese mit Phonemen, bedeutungstragenden Lauten, korrelieren.

Die beginnende Reife seiner motorischen Sprechwerkzeuge (s. Kap. 6) führt dazu, dass das sechs Monate alte Kind zunächst ungerichtet Silben zu produzieren beginnt: Es lallt. In einem wechselseitigen Feed-back-Prozess bemerkt es, dass die Umwelt (z. B. die Mutter) bestimmte Silben (z. B. „Mama") bevorzugt und ganz offensichtlich mit einem wichtigen Objekt in Verbindung bringt.

Im Rahmen einer so genannten „Lalldrift" wird das Kind in den Folgemonaten mit großem Vergnügen einerseits zwar die denkbaren Silben auf ein „gebräuchliches Maß" einschränken, andererseits zunehmend selbst mit Objektbedeutung versehen: „Papa", „Auto", „Wauwau" o. a. „erste Worte" entstehen so am Ende des ersten Lebensjahres. Bezeichnend ist, dass das kindliche Gehirn in diesem Entwicklungsstadium aufgrund der Tatsache, dass lediglich Bezirke im Schläfenlappen eine fortgeschrittene Reife zeigen, erst einmal nur in der Lage ist, Objektbezeichnungen (Hauptwörter) zu hören. Aus einem unendlichen Strom von für es unbedeutenden Geräuschen (die noch nicht als Sprache erkannt werden) sucht sich das Kind lediglich die Wortkategorien heraus, die zu bearbeiten sein Gehirn bereits in der Lage ist: Die Bezeichnung für Objekte. Folglich ist übrigens auch die erste Sprachäußerung durch das Benutzen von Einwortsätzen gekennzeichnet: „Mama!" kann eine komplette Aufforderung sein. Wir sehen: Das Kind braucht keinen Lehrer, der sein Bewusstsein auf die erste, grundlegende Sprachkategorie lenkt: Die Rolle des Lehrers wird von den graduell verlaufenden Entwicklungsfortschritten seines Gehirns übernommen.

Sind die objektkodierenden Hirnareale des Wernicke-Zentrums so weit ausgereift, dass das Kind Zweiwort-Sätze zu sprechen in der Lage ist, kommt es explosionsartig zu einer Erweiterung des Wortschatzes. Das ist etwa in der Mitte des zweiten Lebensjahres zu erwarten und korreliert mit einer zunehmenden Reifung des Broca-Zentrums sowie später auch der Verbindung dieser beiden Areale, dem Faszikulus arkuartus.

**Objektkodierung**

**Handlungs-
kodierung**

Das Broca-Zentrum, eng den motorischen Hirnarealen benachbart, befasst sich zunächst und hauptsächlich mit der Kodierung von Handlungen, die aktiv getätigt oder passiv erlitten werden. Dabei stellt die Erkenntnis, dass auch Tätigkeiten in Worte gefasst werden können, einen Quantensprung dar. Denn Verben können Objekte (und damit Substantive) miteinander verbinden, und zum ersten Mal kann das Kind begreifen und ausdrücken, wer mit wem was tat. Besser noch: Auch, wer mit wem was tut oder tun wird.

Neben der Wahrnehmung zweier grundlegend unterschiedlichen Wortkategorien, die der Erfahrung der Objekterkennung einerseits, dem Bewusstsein für das eigene Handeln andererseits entspricht, kommt es zusätzlich zur Möglichkeit grammatikalischer Verknüpfung. Im Prinzip können nun auch Gegenwart, Vergangenheit und Zukunft, aktive und passive Gegebenheiten u.v.a. grammatikalische Phänomene sprachlich erkannt und geäußert werden.

**Übergeneralisierung**

Dies ist allerdings ein langer Prozess, der mehrere Jahre der Kindheit beansprucht und mit einer zunehmenden Myelinisierung der hiermit befassten Hirnareale und Verbindungen einhergeht. Dabei kommt es oft zur Übergeneralisierung: So mögen Kinder am Anfang ihrer Sprachentwicklung im Einzelfall durchaus adäquat unregelmäßige Verben benutzen: „Klaus ging!". Im Laufe der weiteren Entwicklung und Reifung ihrer Hirnzentren machen sie die Erfahrung, dass die Flexion von Verben in der Vergangenheit gewissen Regeln unterliegt, die sie intuitiv erfassen. Haben sie dies erkannt, so mögen sie beispielsweise sagen: „Klaus gingte!", bevor ihnen in einem weiteren Schritt klar wird, dass es – z.B. bei unregelmäßigen Verben – Ausnahmen von den intuitiv erfassten Regeln gibt. So kann beispielsweise die sichere Differenzierung von Dativ und Akkusativ („Mach mich mal die Schuhe zu.") mehrere Jahre beanspruchen.

**Sprachentwicklung
im Zusammenhang**

Schauen wir uns die einzelnen „Meilensteine" der kindlichen Sprachentwicklung noch einmal im Zusammenhang an: Die Tab. 7.1 fasst die wesentlichen Schritte der Sprachentwicklung zusammen. So kommuniziert der Säugling in den ersten drei Lebensmonaten zunächst reflexartig, zunehmend aber kommunikativ durch Schreien u.a. gutturale Äußerungen, bevor es um den dritten Lebensmonat in der so genannten „Gurrperiode" zu einer einfachen Lautfolge, gefolgt von zunehmender Lalldrift, kommt.

| Alter | Sprach-entwicklung | Erläuterungen |
|---|---|---|
| ca. 1.–3. Monat | Schreiperiode | zunächst reflexartiger, dann kommunikativer Schrei |
| ca. 2.–4. Monat | Gurrperiode | einfache Lautfolge („Lalldrift") |
| ca. 6.–12. Monat | Lallperiod | erste absichtliche Lautfolgen (z. B. „ba ba ba") |
| ab etwa 8. Monat | Sprachverständnis | sinnentsprechende Beziehung zwischen Objekt und Sprache |
| mit etwa 1 Jahr | erste Worte | „Mama", „Papa" usw. |
| ca. 1–1,5 Jahre | Einwortsatz-Stadium | Mit „Wau-Wau" z. B. werden Tiergruppen benannt oder „Tiergeschichten erzählt". Etwa 10–15 solcherart verfügbarer Wörter. |
| ca. 1,5–2 Jahre | Zweiwortsatz-Stadium | „Mama Eis" kann Feststellung, Aufforderung oder Frage sein. Wortschatz: ca. 300 |
| ca. 2–3 Jahre | Mehrwortsatz-Stadium | Mehrwortsätze mit Negation, Fragen oder Bitten. Wortschatz: ca. 1.000 |
| ca. 3–5 Jahre | Komplexere Sätze | Zunehmend grammatikalisch richtige Verknüpfung komplexer Wort- und Satzverbindungen. Wortschatz: ca. 2.500 |
| etwa ab 5. Lebensjahr | Perfektionierung der Sprache | syntaktisch komplexe Satzgefüge zur Kommunikation, Deskription und Abstraktion |

Tab. 7.1:
Die kindliche Sprachentwicklung (nach Denk in Friedrich/Biegenzahn 1995, 202, 216; s. a. Hülshoff in Schwarzer 2002, 94)

Dies führt dazu, dass im zweiten Lebenshalbjahr absichtliche Lautfolgen mit zunehmender Freude produziert werden können. Zu dieser Zeit werden auch erste sinnentsprechende Beziehungen zwischen Objekten und Sprache hergestellt, was wir als rudimentäres Sprachverständnis bezeichnen können. Erste Worte, etwa um den ersten Geburtstag, leiten das Einwort-Stadium ein. Dabei verstehen die Kinder erheblich mehr, als sie aktiv produzieren können.

Mit eineinhalb Jahren kommt es zu einem explosionsartigen Anstieg des Wortschatzes, der, wenn auch nicht in diesem Tempo, bis zur Einschulung zu beobachten ist: Durchschnittlich etwa zehn Worte pro Tag nehmen Kinder „en passant" neu in ihren Wortschatz auf. Wie wir gesehen haben, kann das Zweiwort-Stadium im zweiten Lebensjahr zum einen Substantive miteinander verknüpfen: „Papa Eis" kann Feststellung, Aufforderung oder Frage sein. Zum anderen können nun aber Mehrwort-Sätze Verben enthalten und grammatikalisch miteinander verknüpft werden, was Negationen, Fragen oder Bitten ermöglicht: „Mama Peter Plätzchen gib". Dabei erfasst das Kind zunehmend, dass es nur zwei Möglichkeiten grammatikalischer Verknüpfung gibt: Zum einen die Anordnung der Worte im Satz, zum anderen die Beugung der Worte bzw. das Versehen mit Prä- und Suffixen. In einem weiteren Schritt werden dann die Bedeutungen von grammatiktragenden Worten, beispielsweise Präpositionen, erkannt.

Erst im Kindergartenalter kommt es zu einer zunehmend grammatikalisch richtigen Verknüpfung und Überwindung der bis dahin häufig zu beobachtenden Übergeneralisierungen (s. o.) sowie der Fähigkeit, den inzwischen auf 2.500 Worte angestiegenen Wortschatz differenziert zu gebrauchen. Etwa zum Zeitpunkt der Einschulung ist das Kind in der Lage, syntaktisch komplexe Satzgefüge zu bilden und zu Kommunikation, Deskription und Abstraktion zu benutzen. Dies korreliert weitgehend mit der Entwicklung seiner kognitiven Fähigkeiten (s. Kap. 8.2).

**Hören und Sehen**   Sprache, so haben wir gesehen, entwickelt sich in einem zirkulären Prozess von heranreifenden neuronalen Strukturen und einer Auseinandersetzung mit der im sozialen Umfeld gesprochenen Muttersprache. Eines bedingt das andere: Nur aufgrund der Tatsache, dass die Hirnreifung „interaktiv und parallel" zur kommunikativen Auseinandersetzung mit der Umwelt stattfindet, kann der Spracherwerb „en passant" erfolgen – die gestufte Reifung ersetzt den „Lehrer". Umgekehrt ist die Konfrontation und

Auseinandersetzung mit einer sprechenden Umwelt Voraussetzung für die weitere Abstimmung der sich entwickelnden Sprachzentren.

Wie wir bereits in Kap. 4 gesehen haben, können Kinder, deren
Höreinschränkung zu spät erkannt wurde, irreversible Sprachschädigungen davontragen. Analoges gilt für schwerst deprivierte
Kinder, die mehrere Jahre von einer normal sprechenden Umwelt ferngehalten wurden: Sie lernen, wenn überhaupt, nur das
Sprechen im Substantive gebrauchenden Telegrammstil und sind
zumindest hinsichtlich eines differenzierten Sprachgebrauchs ihr
Leben lang benachteiligt. Auch der differenzierte Gebrauch der
Gebärdensprache gehörloser Menschen erfordert die intensive
Kommunikation durch Gebärden vor allem in den ersten drei bis
vier Lebensjahren, will man die nuancenreiche und volle grammatikalische Möglichkeit dieser hochelaborierten Sprachen später
nutzen. Wer erst im Schulalter die Deutsche Gebärdensprache
oder American Sign Language erlernt, wird die Differenziertheit
eines „Muttersprachlers" nicht mehr erreichen können.

Es gibt also auch beim Spracherwerb Entwicklungsfenster.
Bereits im ersten Lebensjahr finden wichtige Prozesse der Phonemdiskriminierung sowie eine reziproke Entwicklung von Sil **sensible Phasen**
benproduktion und -wahrnehmung statt, so dass die Feststellung **des Spracherwerbs**
möglicher Hörschädigungen in diesem Alter von ausschlaggebender Bedeutung für den Spracherwerb ist. Die ersten drei bis
vier Jahre scheinen nicht nur für den Aufbau eines tragfähigen
Wortschatzes, sondern vor allem für die intuitive Erfassung grammatikalischer Prozesse von besonderer Bedeutung zu sein.
Außerdem wird in dieser Lebensphase der Dialekt der Umgebungssprache gelernt und übernommen. Wer auch in dieser Hinsicht fehlerfrei eine Sprache beherrschen will, muss sie zu diesem
Zeitpunkt lernen. Bis zum zehnten Lebensjahr ist, immer noch
ohne allzu großen Lernaufwand, das „bilinguale" Lernen möglich: Kinder können, wenn es die sozialen Umstände erfordern
(Flucht, Umzug ins Ausland, zweisprachiges Elternhaus), ohne
größere Probleme zweisprachig aufwachsen.

Dies ändert sich, wenn die Hirnreifung so weit fortgeschritten
ist, dass der Erwerb der Muttersprache konsolidiert und zu einem
gewissen Teil abgeschlossen ist, also in einem Zeitraum nach dem
zehnten Lebensjahr. Das Erlernen einer Fremdsprache, das in
unserem Schulsystem in der Regel erst jetzt beginnt, hat die soeben geschilderten Zusammenhänge bislang nicht berücksich

tigt. Mit Fleiß und Anstrengung lernen natürlich auch Erwachsene, in einer neu erworbenen Fremdsprache möglichst wenig Fehler zu machen. Jedoch fehlt ihnen oft das „intuitive Gefühl" dafür, ob eine Wortbedeutung in ihren Nuancen richtig erkannt oder eine grammatikalische Endung treffsicher gebildet wird. Andererseits ermöglicht die in der Kindheit gemachte Erfahrung, die Muttersprache in vielen Facetten, Nuancen und komplexer Elaborierung erlernt zu haben, auch die grammatikalische Vielfalt und den semantischen Facettenreichtum einer Fremdsprache zu erkennen und zu nutzen.

Wenn also insbesondere die frühe Kindheit hinsichtlich des Spracherwerbs eine sensible Phase darstellt, so kann die Bedeutung einer sprachfördernden Kommunikation in dieser Lebensphase nicht überschätzt werden. Auditive wie kommunikative und soziale Deprivation können, wie wir gesehen haben, bleibende Sprachstörungen verursachen. Aber auch eine mangelnde Reifung der sprachverarbeitenden Hirnzentren sowie spätere Störungen derselben, beispielsweise Aphasien nach Durchblutungsstörungen, können z. T. sehr unterschiedliche Sprech- und Sprachstörungen hervorrufen. Damit wollen wir uns im folgenden Kapitel befassen.

## 7.3   Sprech- und Sprachstörungen

Jedes gesunde Menschenkind, so haben wir gesehen, ist in der Lage, jede auf Erden gesprochene Sprache zu lernen, sofern es in entsprechenden Entwicklungsphasen mit dieser Sprache konfrontiert wird. Darüber hinaus generieren die für den Spracherwerb zuständigen neuronalen Module Sprachverständnis und Sprachvermögen selbst dann, wenn die Sprachförderung von außen nur unzureichend ist.

Was aber, wenn im Extremfall gar keine oder nur eine außerordentlich unzureichende Auseinandersetzung mit Sprache in den wesentlichen Entwicklungsphasen stattfindet? Was, wenn einzelne, in Kap. 7.1 benannte Sprachmodule unzureichend angelegt sind oder aufgrund späterer Hirnstörungen (z. B. Schlaganfälle) Schaden nehmen? Was schließlich, wenn einzelne sprachgenerierende Hirnmodule zwar funktionsfähig sind, ihre Zusammenarbeit aber unzureichend entwickelt ist? Und schließlich: Was, wenn zwar die mit Spracherwerb und Sprachverständnis befass-

| Sprechstörungen | Sprachstörungen |
|---|---|
| **Stimmstörungen (Dysphonien)**<br>organisch (z. B. Kehlkopf-CA)<br>funktionell (z. B. Stress)<br>im Kindes- und Jugendalter | **Sprachabbau, Sprachverlust**<br>(z. B. nach Apoplex)<br>Aphasien: sensorisch, motorisch,<br>amnestisch, global<br>Sprachabbausyndrome im Kindesalter |
| **Dysglossien**<br>labial, dental, lingual<br>Näseln (Bsp. Lippen-Kiefer-<br>Gaumenspalte) | **Sprachstörungen bei kinder- und<br>jugendpsychiatrischen Störungen**<br>elektiver und totaler Mutismus<br>Autismus, best. Folgen geistiger<br>Behinderung |
| **Dysarthrien**<br>kortical (z. B. nach Apoplex, ICP)<br>subkortical (pyramidal, extrapyramidal,<br>bulbär, cerebellär) | **Störungen der Schriftsprache**<br>Dys- und Alexie<br>Dys- und Agraphie<br>Lese-Rechtschreib-Schwäche (LRS) |
| **Sprechablaufstörungen**<br>Stottern (tonisch, klonisch)<br>Poltern | **Sprachentwicklungsstörungen**<br>Sprachentwicklungsverzögerung<br>Sprachentwicklungsbehinderung<br>Dys- und Agrammatismus<br>Dyslalie (Stammeln): Universelles,<br>multiples, partielles Stammeln (z. B.<br>Sigmatismus/Lispeln), Rhotazismus |

Abb. 7.1: Übersicht über Sprech- und Sprachstörungen

ten Hirnareale intakt sind, aber periphere Sinnesorgane (z. B. das Gehör) oder zur Sprachproduktion erforderliche motorische Einheiten (z. B. des Kehlkopfs) ausfallen? In allen hier angeschnittenen (und an dieser Stelle noch nicht zu vertiefenden) Konstellationen kommt es mehr oder weniger zu Störungen der Sprache oder des Sprechens.

Wie die Abb. 7.1 zeigt, kann man Sprechstörungen von Sprachstörungen unterscheiden.

Unter **Sprechstörungen** verstehen wir Störungen, die lediglich die Produktion von Sprache betreffen: Bei den Stimmstörungen beispielsweise sind Lautstärke und Klang der Sprache betroffen; bei den Dysarthrien ist die „Produktion" einer verständlichen Sprache durch eine gestörte Sprechmotorik beeinträchtigt; und bei Sprechablaufstörungen, etwa beim Stottern, ist der Sprachrhythmus auffällig. All diesen Störungen ist aber gemein, dass es sich um Störungen des Sprechens handelt und die eigentliche Sprachfähigkeit hiervon nicht tangiert ist. Die Betroffenen können gesprochene Sprache verstehen und differenziert analysieren. Ihre hochkomplexen Gedanken können sie in eine ebenso komplexe wie differenzierte Sprache umkodieren. Lediglich der letzte Schritt, das Sprechen, ist gestört.

Bei **Sprachstörungen** im eigentlichen Sinne hingegen ist entweder die Fähigkeit gestört, Sprache ausreichend differenziert zu verstehen oder sich sprachlich komplex und differenziert auszudrücken.

## Störungen des Sprechens

**Stimmstörungen (Dysphonien):** Kommen wir zunächst zu den Stimmstörungen (Dysphonien), deren Hauptsymptome ein gestörter Stimmklang (Heiserkeit) sowie eine eingeschränkte Leistungsfähigkeit der Stimme sind. Dies kann auch psychisch sehr belastend sein, wenn z. B. ein Junge seinem Ärger auch verbal Ausdruck geben will und dabei nur ein „heiseres Stimmchen" herauskommt. Stimmstörungen können in organische und funktionelle Störungen eingeteilt werden.

**organische Stimmstörungen**

Zu den organischen Stimmstörungen gehören beispielsweise mehr oder weniger schwere Missbildungen des Kehlkopfes und des Atemtrakts. Entzündungen des Kehlkopfs werden als „Laryngitis" bezeichnet und treten oft im Rahmen einer Virusinfektion auf, was den Stimmklang beeinträchtigt. Die notwendige „Stimmschonung" besteht darin, über einige Zeit nicht zu sprechen. Im Übrigen muss die Grunderkrankung behandelt werden. Kehlkopflähmungen sind in der Regel mit Läsionen des Nervus laryngeus verbunden und können z. B. im Gefolge einer Schilddrüsenoperation vorübergehend oder dauerhaft auftreten. Von besonderer Bedeutung sind Stimmstörungen nach operativen

Eingriffen von Kehlkopftumoren, die je nach Ausdehnung des Befundes unter Umständen den gesamten Stimmapparat betreffen können. Sind Stimmbänder und Teile des Kehlkopfes entfernt worden, kann der Patient durch gezielte Luftmodulation, ggf. auch durch elektronische Hilfen eine so genannte Ösophagus-Stimme entwickeln, was einer langwierigen logopädischen Rehabilitation bedarf.

Von funktionellen Stimmstörungen hingegen sprechen wir, wenn Stimmklang oder stimmliche Leistungsfähigkeit ohne primärorganische Veränderungen entstehen. Neben Anlagefaktoren sind vor allem Gewohnheiten (Räuspern, gepresste Stimmgebung, inadäquate Artikulation), Stress und zu starke stimmliche Anstrengung (oft bei Lehrern), zu lautes Sprechen und sprachliches Durchsetzen gegen Hintergrundgeräusche (Berufsdysphonie) sowie psychogene Faktoren zu nennen: Zwischen Psyche, Selbstwertgefühl, sozialem Auftreten und Stimmklang bestehen starke Wechselbeziehungen, was mitunter dazu führen kann, dass Stimmstörungen auch psychogener Natur sein können.

**funktionelle Stimmstörungen**

Schließlich sollen noch einige Stimmstörungen im Kindes- und Jugendalter erwähnt werden. Einige Formen geistiger Behinderung gehen mit typischen Störungen des Kehlkopfapparates und damit verbundenen Stimmstörungen einher, z. B. das Cri-du-Chat-Syndrom. Im Vorschulalter können Stimmstörungen (bei Jungen häufiger als bei Mädchen) durch inadäquate und im sozialen Kontext einzuordnende, oft laute Kommunikation entstehen. Zuletzt ist der Stimmbruch zu nennen: Wenn unter hormonellem Einfluss bei Jungen etwa zwischen dem 12. und 16. Lebensjahr (bei Mädchen etwas früher) der Kehlkopf und die Schildknorpelplatten wachsen, werden die Stimmlippen des Kehlkopfs bei Jungen um etwa 1 cm länger (bei Mädchen deutlich weniger). Damit sinkt die Sprechstimme bei Jungen um eine Oktave. Dies führt in einer etwa zweijährigen Übergangszeit zu erheblichen und die Jungen manchmal irritierenden stimmlichen Veränderungen und letztendlich zur männlich tiefen Stimme (Tenor oder Bass). Bei Mädchen sinkt die Stimme lediglich um eine Terz, so dass dies meist nicht besonders bemerkt wird.

**Stimmstörungen im Kindes- und Jugendalter**

**Dysglossien:** Wenden wir uns nun den Dysglossien zu, Störungen der Aussprache, die durch organische Veränderungen der peripheren Artikulationsorgane zustande kommen. Die peripheren Artikulationsorgane sind Lippen, Kiefer und Zähne, Zunge,

**veränderte Artikulationsorgane**

Gaumen und Anteile der Nase. So können eine beidseitige Lippenspalte bzw. Residualzustände nach operativer Spaltkorrektur zu Störungen der Aussprache infolge von Veränderungen im Bereich der Lippe führen, z. B. wird ein „b" zu einem „w", ein „p" zu einem „f" oder ein „m" zu einem „n" artikuliert.

**dentale Dysglossien**   Dentale Dysglossien beruhen auf Veränderungen an Zähnen und Gebiss und können beispielsweise mit Kieferspalten zusammenhängen. In leichteren Konstellationen können aber auch Zahnverlust oder Artikulationsbewegungsstörungen im Kiefergelenk zu Sprachstörungen führen. Das später noch zu erläuternde Lispeln, vor allem bei S-Lauten (Sigmatismus) kann ebenfalls mit Zahnfehlstellungen vor allem im Frontalzahnbereich zusammenhängen.

**linguale Dysglossien**   Linguale Dysglossien, Störungen der Aussprache durch Zungenveränderungen, sind selten und kommen vor allem im Gefolge von Tumoren vor. Angewachsene oder verkürzte Zungenbändchen sind nur selten ursächlich an Sprachstörungen beteiligt, dennoch kann eine (unkomplizierte) Durchtrennung des Zungenbändchens eine – aus anderen Gründen notwendige – Logotherapie vereinfachen.

**palatale und nasale Dysglossien**   Palatale Dysglossien, Störungen der Aussprache durch Gaumenveränderungen, führen zu einer veränderten Nasenresonanz. Sie hängen oft mit nasalen Dysglossien, Aussprachestörungen durch Veränderungen im Bereich der Nase und des Nasen-Rachen-Raums, zusammen. Als „Näseln" wird die pathologische Veränderung des Sprachschalls und der Artikulation im Nasen-Rachen-Raum bezeichnet: Nasale Klanganteile (im Deutschen insbesondere bei den Konsonantgruppen „m", „n", und „ng") werden gestört. Das Näseln kann unterschiedliche Ursachen haben, vom vorübergehenden und harmlosen Prozess im Rahmen einer Erkältung bis hin zu schweren Störungen im Gefolge von Spaltbildungen.

**Dysarthrien:** Dysarthrien sind Störungen vor allem der Artikulation, die durch Erkrankungen zentraler Hirnregionen und neuronaler Bahnen im motorischen System hervorgerufen werden. Dabei ist lediglich die Sprechmotorik gestört, nicht aber die Fähigkeit, Sprache zu produzieren (wie das z. B. bei den später zu besprechenden motorischen Aphasien der Fall ist).

**verwaschene Sprache**   Ein Beispiel ist die möglicherweise verwaschene Sprache im Rahmen einer infantilen Zerebralparese. Dabei können Sprachakzente und Tempo, Lautstärke und Tonhöhe, vor allem aber unzureichende Koordination zwischen Atmung und Stimmgebung auffallen. Noch einmal: Sprachverständnis, Grammatik und Schriftsprache sind davon unberührt. Wie in Kap. 6 bereits detailliert aufgezeigt, kommen als Ursache möglicher motorischer und damit auch sprechmotorischer Störungen unterschiedlichste Hirnschädigungen sowie prä-, peri- und postnatale Entwicklungsstörungen in Frage, auf die bereits detailliert eingegangen wurde.

Je nach Lokalisation der Störung kann man von kortikalen (Großhirnrinde), pyramidalen (Willkürmotorik), extrapyramidalen (unwillkürliche Begleitmotorik), zerebellären (Kleinhirn/Koordination) und bulbären (Stammhirn) Dysarthrien sowie Kombinationen derselben sprechen. In der Regel treten solche Störungen der Sprechmotorik, die einer logopädischen Behandlung bedürfen, nicht isoliert, sondern in Begleitung anderer motorischer Störungen auf. Die solcherart körperbehinderten Kinder sind also auch auf eine physio- und ergotherapeutische Behandlung angewiesen: Die entsprechenden Berufsgruppen (auch Heilpädagogen) sollten demnach synergistisch zusammenarbeiten.

**Sprechablaufstörungen:** Bei Sprechablaufstörungen handelt es sich um Störungen des flüssigen Sprechablaufs, die sowohl den Entwurf des Sprachflusses als auch deren Ausführung betreffen. Diese Störungen können in zwei Gruppen eingeteilt werden: Zum einen in das Poltern, zum anderen in das Stottern, das wiederum tonisch oder klonisch auftreten kann.

Bei der tonischen Form des Stotterns wirken Atmung, Stimme **Stottern** und Artikulation gepresst, es kommt zur Sprechanstrengung mit hörbarem oder stummem Langziehen von Lauten, z.B.: „A ... uto". Die Artikulationsorgane sind häufig verkrampft. Beim klonischen Stottern hingegen kommt es zu Unterbrechungen mit Wiederholungen von Einzellauten, vor allem am Wortanfang: „Ka ... Ka ... Ka ... Karneval". Van Rieper (s. Steinhausen 2000) unterscheidet vier Hauptgruppen des Stotterns:

■ Eine Gruppe, die sich aus einer *physiologischen Sprechunflüssigkeit des Kleinkindes* heraus entwickelt: Wenn im Kleinkindesalter die Vorstellungskraft und das Denkvermögen vorübergehend der motorischen Sprachfähigkeit vorauseilen, kommt es zu einem physiologischen und als normal anzusehenden Übergangsstottern, das allerdings persistieren (erhalten bleiben) kann.

- Eine zweite Form kann sich aus einer *Sprachentwicklungsverzögerung* entwickeln. Hierauf wird weiter unten eingegangen.
- Eine dritte Form ist als *besondere Verarbeitung eines (meist traumatischen) Erlebnisgefüges* zu verstehen.
- Möglicherweise gibt es auch ein *primär psychogenes*, mit seelischer Anspannung, Hemmung und neurotischen Komponenten einhergehendes Stottern.

**Poltern**

Gegenüber dem Stottern unterscheidet sich das Poltern dadurch, dass sich die Symptomatik beim Poltern verbessert, wenn sich das Kind bewusst dem Sprechen zuwendet. Das Stottern verstärkt sich in aller Regel, wenn man die Kinder darauf aufmerksam macht. Als „Poltern" bezeichnet man einen überstürzten Redefluss, bei dem mitunter Laute, Wortenden oder Satzteile verschluckt werden, die Artikulation verwaschen sein kann und die Sprachmelodie monoton klingt. Der Sprechvorgang wirkt hastig, die Worte sind schwer zu verstehen. Langsames Sprechen und Vorsprechen, insbesondere mit rhythmischer Hilfe (z. B. dem Mitklopfen der Silbenzahl) u. a. übender Maßnahmen können diese Sprechstörungen positiv beeinflussen.

## Störungen der Sprache

Nachdem eine grobe Übersicht über die Störungen des Sprechens gegeben wurde, wollen wir uns nun den Sprachstörungen zuwenden. Zunächst werden die Sprachabbauprozesse vorgestellt, die allerdings im Kindes- und Jugendalter sehr selten sind und deswegen relativ kurz abgehandelt werden sollen.

**Aphasien:** Aphasien sind zentrale Sprachstörungen, bei denen mehr oder weniger alle Sprachphänomene, insbesondere grammatikalische Fähigkeiten (Syntax) und der sinnvolle Gebrauch sowie das Verstehen von Wortbedeutungen (Semantik), gestört sind. Folglich äußern sie sich expressiv wie rezeptiv, beim Sprechen sowie beim Verstehen. Es handelt sich um Abbauprozesse bereits zuvor funktionierender Sprachmodule, insbesondere der bereits in Kap. 7.1 detailliert beschriebenen motorischen und sensorischen Sprachzentren sowie den Zugängen zu den Gedächt-

nisspeichern. Folglich können wir von einer Aphasie erst sprechen, wenn eine Sprachstörung nach zuvor vollständigem Spracherwerb aufgetreten ist, also frühestens nach dem fünften Lebensjahr. Die meisten erworbenen Aphasien treten im Alter, oft im
Gefolge eines Schlaganfalls, also eines Hirninfarkts nach zerebraler Durchblutungsstörung, auf. Aber auch Blutungen, Schädel-
traumen, Tumoren oder Entzündungen können Aphasien hervorrufen. Im Kindesalter sind die häufigsten Ursachen einer (im
Übrigen äußerst seltenen) Aphasie vor allem die Meningitis/
Menigoenzephalitis, Hirnprellung, Gefäßerkrankungen sowie bestimmte Tumoren.

Wie wir bereits gesehen haben, sind bestimmte, meist links-
hemisphärisch angelegte Hirnareale mit besonderen Sprach-
aspekten betraut. So ist das sensorische Sprachzentrum (Wer- **sensorische Aphasie**
nicke-Sprachzentrum) wesentlich an den sensorisch-rezeptiven
Funktionen des Sprachverstehens und der Wortkodierung sowie an semantischen Prozessen beteiligt. Folglich steht bei einer
sensorischen Aphasie die Störung des Sprachverständnisses im
Vordergrund. Patienten, deren Wernicke-Zentrum gestört oder
zerstört ist, können möglicherweise flüssig sprechen, doch ist ihre
Sprache oft unverständlich.

„... weil sie glauben, dass, was sie sagen, ist Zeug oder sonst was, weil
schlafen nicht so gut ist oder schlecht oder mehr oder minder ist kein Problem ..." (Eliot 2001, 511).

Hauptcharakteristikum dieser Form einer Aphasie ist, dass der
Betroffene weder sich noch andere verstehen kann. Ihm fehlen
die Möglichkeiten der semantischen Kodierung, er versteht die
Sprache nicht mehr und fühlt sich gleichsam „wie im Ausland".
Dies ist oft der Grund dafür, dass er die eigene Sprachproduktion
nicht oder nur unzureichend kontrollieren kann.

Demgegenüber ist bei der motorischen Aphasie, bei der das **motorische Aphasie**
Broca-Zentrum gestört ist, eine unflüssige Sprache und ein „Telegrammstil" zu beobachten. Dabei spricht der Betroffene unter
großer Anstrengung und z. T. dysgrammatikalisch und holprig
und ist bei stärkeren Verlaufsformen kaum noch zu verstehen.

„Sie ... sprechen ... ä ... schleppend ... stockend ... ä ... einzelne ...
ä ... Wörter ... keine ... Sätze." (Eliot 2001, 510).

Es handelt sich also um eine Störung des Sprachentwurfs. Der
Betroffene weiß, was er sagen will, kann dies aber nicht mehr aus-

drücken. Das Sprachverständnis hingegen kann bei dieser Form einer Aphasie relativ gut sein.

**amnestische Aphasie**

Das Kennzeichen einer amnestischen Aphasie sind Wortfindungsstörungen. Hier ist der Zugriff zum Gedächtnis und damit zum Wortspeicher erschwert oder unmöglich geworden. Dem Betroffenen fehlen somit passende Worte, was meist mit Störungen der Konzentrations-, Merk- und Gedächtnisfähigkeit verbunden ist. Der fehlende Ausdruck kann jedoch durch Ersatzworte oder Satzformulieren umschrieben werden.

Ⓑ

„Und dann bin ich von einem Tier, einem großen Tier mit vier Beinen gefallen, ein Tier, das gesattelt wird und auf dem man reiten kann."

**globale Aphasien**

Schließlich treten häufiger Mischformen und so genannte „globale Aphasien" auf, bei denen alle o. g. Funktionen gestört sein können. Die übrigen Dimensionen kognitiver Prozesse (z. B. der Intelligenz, des Denkens und des Bewusstseins) sind nicht gestört, so dass die Betroffenen das Ausmaß ihrer Störung erfassen, aber nicht artikulieren können. Die Unfähigkeit, gedankliche Prozesse in Worte zu kleiden bzw. zu verstehen, kann zu einem immensen Leidensdruck führen. Insbesondere leiden die Patienten unter den schweren Kommunikationsstörungen und den daraus resultierenden sozialen Folgen. Besonders belastend ist, wenn man sie fälschlicherweise für intellektuell eingeschränkt hält.

**Autismus**

**Sprachstörungen bei kinder- und jugendpsychiatrischen Auffälligkeiten:** Auch im Rahmen von kinder- und jugendpsychiatrischen Auffälligkeiten können Sprachstörungen auftreten, wenngleich sie nicht im Vordergrund des Geschehens stehen. So kommt es beispielsweise beim frühkindlichen Autismus, einer zentralnervös begründeten schweren Entwicklungsstörung mit Isolation, Stereotypien und Isolierungstendenzen, die in Kap. 3.3 näher beschrieben wurde, auch zu erheblichen Sprachstörungen. Wenn Sprache vorhanden ist, zeigt sich oft ein eigentümliches Sprachmuster, z. B. eine Echolalie (stereotypes Nachsprechen) oder die Umkehr von Pronomina: Beispielsweise werden „Ich" und „Du" verwechselt. Der Sprachklang wirkt mitunter „gestelzt" oder „leiernd" – ein Zeichen, dass der Sprache wichtige Teile des emotionalen Ausdrucksgehalts fehlen. Überhaupt gewinnt man den Eindruck, dass die Sprache, ähnlich wie die Mimik, nicht in adäquater Weise zur Kommunikation benutzt wird.

Manche autistische Kinder zeigen eine erhebliche Sprachentwicklungsverzögerung und das Kernsymptom des Autismus, die
soziale Abkapselung und Kommunikationsstörung, spiegelt sich
vor allem auch im Sprachgebrauch wider. Dagegen können andere, von schwerem Autismus betroffene Kinder möglicherweise
gar keine Sprache entwickeln.

Auch bestimmte Formen so genannter geistiger Behinderung, **geistige**
auf die in Kap. 8 näher eingegangen wird, können mit Auffälligkei- **Behinderung**
ten der Sprache einhergehen. Dabei kann es zu Sprach-, Sprech-
und Stimmauffälligkeiten und einer verzögerten Sprachentwicklung kommen. Auch Störungen der Sprechmotorik können im Falle
einer Mehrfachbehinderung zusätzlich hinzukommen. Schließlich
können auch Störungen des Redeflusses, gepaart mit hohem
Sprechtempo, von Sprach- und Artikulationsstörungen begleitet
sein: Solche, manchmal geringfügigen, Sprachauffälligkeiten finden sich beispielsweise bei etwa einem Drittel der Menschen mit
Down-Syndrom.

Ebenso können psychische Störungen im Kindesalter, bei- **psychische**
spielsweise im Gefolge unbewältigter psychischer Traumen, man- **Störungen**
gelnder Förderung oder emotionaler Vernachlässigung (wie sie
in Kap. 9 beschrieben werden), mit Sprachentwicklungsstörungen oder Sprachauffälligkeiten einhergehen.

Schließlich kann der Mutismus, eine Sprachverweigerung, **Mutismus**
nachdem bereits die Sprache erlernt wurde, als eine besondere
Form emotionaler Befindlichkeitsstörung angesehen werden.
Von einem „elektiven Mutismus" spricht man, wenn ein sprach-
fähiges Kind die verbale Kommunikation zu einigen Mitmenschen (z. B. den Eltern) verweigert. Eine totale Kommunikations-
blockade wird als „totaler Mutismus" bezeichnet. Typisch ist, dass
sich solche Kommunikationsabbrüche oft nur auf die Verbalsprache beschränken. Dieses vor allem im Grundschulalter anzutreffende (übrigens seltene) Störungsbild beruht in aller Regel auf
psychischen, reaktiv-neurotischen bzw. emotionalen Störungen.
Sie bedürfen einer Psychotherapie (oft Familientherapie) und
weisen eine relativ gute Heilungschance auf.

**Lese-Rechtschreib-Schwäche (LRS):** Zu den Sprachstörungen können auch Störungen der Schriftsprache gezählt werden, da diese
eng mit den spracherkennenden, -verarbeitenden und -produzie-
renden Bezirken unseres Gehirns assoziiert sind. Darüber hinaus
spielen auch Verbindungen zu auditiven, visuellen und motori-

schen Zentren eine große Rolle – je nachdem, ob Schreibstörungen vorliegen, das Lesen schwer fällt oder ein Diktat nicht adäquat verarbeitet werden kann.

**Teilleistungs-störungen**

Andererseits handelt es sich hier um „einbruchsartige" Störungen bestimmter kognitiver Leistungen bei im Übrigen normalem Intelligenzniveau. Auch die Verbalsprache ist in aller Regel nicht oder nur unwesentlich beeinträchtigt. Mit anderen Worten: Bei den Störungen der Schriftsprache, die sich als Lesestörung, Schreibstörung oder Lese-Rechtschreib-Schwäche (LRS) manifestieren können, handelt es sich um spezifische Teilleistungsstörungen.

**Sprachentwicklungsstörungen:** Kommen wir schließlich zu den Sprachentwicklungsstörungen, die einen Schwerpunkt früher heilpädagogischer Förderung und logopädischer Aktivitäten beinhalten. Sprachentwicklungsstörungen liegen vor, wenn ein Kind in zeitlicher oder inhaltlicher Hinsicht vom normalen Spracherwerb abweicht und hinsichtlich seiner Sprachanwendung oder seines Sprachverständnisses gegenüber seinen Altersgenossen auffällt. Nun variiert die Sprachentwicklung von Kind zu Kind beträchtlich, so dass die Diagnose einer Sprachentwicklungsstörung in den ersten beiden Lebensjahren oft nicht gelingt (allerdings müssen, wie bereits in Kap. 4 dargelegt, Hörstörungen unbedingt bereits im Säuglingsalter beachtet, abgeklärt und behandelt werden). Wenn ein Kind mit zwei bis zweieinhalb Jahren nach wie vor nur drei bis vier Wörter spricht oder um das dritte Lebensjahr herum deutliche Sprachentwicklungsverzögerungen festzustellen sind, so muss der Verdacht einer Sprachentwicklungsstörung diagnostisch abgeklärt werden.

**Symptome**

Erste allgemeine Anzeichen können umschriebene Verzögerungen der Sprachbeherrschung und des Wortschatzes, Probleme der Artikulation und Stimmbildung sowie Einschränkung im Wort- und Satzverständnis sein. Hierfür stehen eine Reihe von Sprachentwicklungstests zur Verfügung, jedoch ist dem geübten Logopäden oder Heilpädagogen auch die gezielte Beobachtung während der Kommunikation hilfreich. Neben diesen eher allgemeinen Symptomen können auch spezifische Stammelfehler (Dyslalien) sowie ein inadäquater Erwerb von Syntax und Grammatik, der als „Dysgrammatismus" bezeichnet wird, vorliegen. Hierauf wird gleich einzugehen sein.

Sprachentwicklungsstörungen können nach *klinischen, lin-*

*guistischen und ursachenbezogenen Faktoren* eingeteilt werden: **Einteilung**
In *klinischer* Hinsicht spricht man von einer Sprachentwicklungs-
behinderung, wenn die Störung der Sprachentwicklung durch
eine Hirnschädigung bedingt ist. Ist das nicht der Fall, findet sich
also kein zerebralnervöses Substrat der Störung, so spricht man
von einer Sprachentwicklungsverzögerung.

Hinsichtlich *linguistischer* Kriterien kann die Fähigkeit die
Strukturen und Regeln der Muttersprache zu erkennen, zu verstehen oder zu produzieren gestört sein. Auf syntaktischer Ebene
fehlt es an ausreichendem Verständnis und Gebrauch grammatikalischer Regeln, hinsichtlich der Semantik können die Begriffs-
bildung sowie der passive und aktive Wortschatz unzureichend
sein. Dann fällt es schwer, eine Beziehung zwischen Objekten der
Umwelt und deren verbaler Kodierung herzustellen. Auf pragma-
tisch-kommunikativer Ebene kommt es darauf an, Sprache situa-
tionsgerecht, d. h. vor allem in der sozialen Kommunikation, zu
gebrauchen. Auf all diesen Ebenen kann sowohl das Sprachverständnis als auch der aktive Sprachgebrauch (die Sprachproduktion) gestört sein.

Schließlich können *unterschiedliche Ursachen* für eine Sprach- **Ursachen**
entwicklungsstörung benannt werden: Zum einen kann eine
allgemeine Retardierung oder eine geistige Behinderung vorliegen. Auch andere neurologische Grundstörungen wie z. B. der
frühkindliche Autismus können mit einer Sprachentwicklungsstörung korrelieren. Aber auch Hörstörungen, Sehstörungen sowie auditive Verständnisstörungen (bei intaktem Gehör, aber
unzureichender zerebraler Verarbeitung des Gehörten) sowie
die hierzu analogen visuellen Wahrnehmungsstörungen können
zu einer Sprachentwicklungsstörung beitragen. Ähnliches gilt
auch bei Erkrankungen zentralmotorischer Strukturen.

Bei all den bisher genannten Formen handelt es sich um
Sprachentwicklungsstörungen im Gefolge weiterer Störungsbilder. Darüber hinaus gibt es isolierte Sprachentwicklungsstörungen, die zum einen als Störung der zentralen Koordination von
Sprechwerkzeugen auftreten können. Zum anderen kommen
auch psychosozial bedingte Sprachentwicklungsstörungen vor,
insbesondere bei emotionaler Vernachlässigung, mangelhafter
sprachlicher Kommunikation oder einer chronischen psychischen
Traumatisierung.

Schließlich kann aber die Sprache auch bei normaler Intelligenz, dem Fehlen einer Sinnesbehinderung und optimalem

psychosozialen und familiären Umfeld verzögert auftreten. Oft handelt es sich um eine Teilleistungsschwäche im sprachlichen Bereich, die als neurophysiologische Reifungsverzögerung der in Kap. 7.1 skizzierten Hirnareale und insbesondere ihrer funktionellen Zusammenarbeit verstanden werden kann. Mitunter treten solche diskreten, sprachbezogenen Teilleistungsstörungen auch familiär gehäuft auf, so dass man dann von einem familiären Sprachschwächetypus spricht.

Liegt eine Sprachentwicklungsverzögerung als komplexe zentrale Störung vor, so kann zum einen die Aufnahme der Sprache gestört sein: Die Kinder nehmen Sprachsignale verändert oder nur rudimentär wahr. In einer schwersten Form können Kinder akustische Schallreize zwar hören, aber nicht sprachlich deuten, und das, obwohl ihre Intelligenz nicht beeinträchtigt sein muss. Andererseits gibt es auch expressive Störungen, bei der trotz ausreichendem Sprachverständnis und normaler Intelligenz die Sprache ungenügend gebildet wird. Dies lässt eine Störung vor allem im Broca-Areal und den mit ihm assoziierten Zentren vermuten.

Eine Sprachentwicklungsstörung kann sich unterschiedlich äußern: Zum einen kann es zu einer allgemeinen Sprachentwicklungsverzögerung kommen, bei der alle Bereiche zeitlich verzögert sind. Zum anderen kann der Wortschatz eingeschränkt sein, was man als eine gestörte Semantik interpretieren kann: Das Kind kann Dinge, die es kennt, nicht benennen, und zwischen aktivem und passivem Wortschatz klaffen Lücken.

**Dyslalie** Schließlich kann auch die Dyslalie ein Symptom einer Sprachentwicklungsverzögerung sein: Dabei handelt es sich um eine Artikulationsstörung (Stammeln), bei der einzelne Laute oder Lautverbindungen fehlerhaft gebildet oder durch andere ersetzt werden. Man unterscheidet das einfache Stammeln, bei dem nur ein oder zwei Lauttypen falsch gebildet werden und die Sprache in der Regel noch gut verständlich ist, vom multiplen Stammeln. Hierbei werden mehr als zwei Laute regulär gebildet, was das Verständnis sehr erschwert. Beim universellen Stammeln letztendlich kann die Sprache unverständlich sein.

Auch hinsichtlich der falsch gebildeten Laute lässt sich eine Dyslalie unterscheiden: Am häufigsten findet sich der Sigmatismus, das Lispeln, bei dem S-Laute und Analoga (Sch, ch, ts, st, spl etc.) inadäquat gebildet werden. Dabei können sowohl die Haltung von Zungenspitze als auch von Zungenrücken auffällig sein. Beim Rhotazismus wird der Konsonant „r" fehlerhaft gebildet. Aber auch andere, beispielsweise früh erworbene Konsonanten wie „m", „n", „p/b" oder „t/d" sowie spät erworbene Konsonanten wie „k/g" oder „f/w" können auffällig im Sinne eines Stammelfehlers gebildet werden.

Im Übrigen ist noch darauf hinzuweisen, dass Stammelfehler nicht in jedem Fall Ausdruck einer Sprachentwicklungsverzögerung sein müssen. Sie können auch als psychogene Dyslalie Folge einer Fixierung auf kleinkindhafte Sprechweise sein.

Zu guter Letzt soll noch auf den Dysgrammatismus (in seiner **Dysgrammatismus** schwersten Form als „Agrammatismus" bezeichnet) eingegangen werden. Hierbei handelt es sich um eine Sprachstörung, bei der nicht grammatikalisch korrekt gesprochen werden kann – also eine Störung der Syntaxbildung, die eng mit Funktionsstörungen des Broca-Areales zusammenhängt. Bei einfachen Formen kommt es zu Fehlern beim Deklinieren und Konjugieren sowie dem Verwechseln der Artikel. Bei schwereren Störungen hingegen finden sich Einwort-Sätze oder ein „Telegrammstil", und manchmal muss auf Gebärden zurückgegriffen werden, um überhaupt verstanden zu werden. Häufig findet sich Dysgrammatismus als Zeichen einer allgemeinen Sprachentwicklungsverzögerung, sehr selten nur als isolierte Störung. Vorübergehend kann es im zweiten oder dritten Lebensjahr physiologischerweise zu einem Entwicklungs-Dysgrammatismus kommen. Dieser ist als physiologisches Durchgangsstadium zu verstehen und gibt erst zur Besorgnis Anlass, wenn dieser Zustand über längere Zeit anhält.

Damit sind wir am Ende der Betrachtung von Sprech- und Sprachstörungen angelangt. Es sollte und konnte nur ein erster Überblick gegeben werden. Zahlreiche diagnostische Aspekte und vor allem vielfältige therapeutische Möglichkeiten aufzuzeigen, würde den Rahmen des vorliegenden Buches sprengen. Heilpädagogen in der Frühförderung, aber auch Logopäden steht ein differenziertes diagnostisches und therapeutisches Arsenal zum frühzeitigen Erkennen der oben aufgezeigten Sprech- und Sprachschwierigkeiten sowie einer gezielten Förderung und Therapie zur Verfügung. Darüber hinaus gibt es Sonderschulen (in der Regel Grundschulen) für Kinder mit Sprach- bzw. Sprachentwicklungsstörungen.

Die in diesem Kapitel vorgenommene Einteilung unterschiedlicher Sprech- und Sprachstörungen sowie eine kurze Erläuterung möglicher Ursachen und der wesentlichen Symptomatik hatten zum Ziel, allgemeinen Heilpädagogen eine Übersicht über dieses Gebiet zu geben. Denn wie wir gesehen haben, gehen eine Reihe anderer Behinderungen (z. B. motorische, geistige, Seh- oder Hörbehinderungen sowie Mehrfachbehinderungen) durchaus auch mit Störungen der Sprache einher. Selbst emotional-neurotische Störungen können mit Sprachauffälligkeit verbunden sein, so dass eine grundlegende Kenntnis dieser Zusammenhänge meiner Ansicht nach für alle Heilpädagogen von Nutzen ist. Zum anderen wird deutlich, dass Heilpädagogen in einem interdisziplinären Team arbeiten müssen, um den vielfältigen Schwierigkeiten ihrer Klienten gerecht zu werden. Die Zusammenarbeit mit Hals-Nasen-Ohrenärzten, Neuropädiatern, Logopäden und Ergotherapeuten setzt aber ein Grundverständnis von Sprech- und Sprachstörungen voraus.

Umgekehrt ist es für Logopäden und Heilpädagogen, die sich auf die Förderung sprachentwicklungsverzögerter oder sprachgestörter Kinder spezialisiert haben, ebenso wichtig, die Grundlagen genereller sensorischer, körperlicher, geistiger und seelischer Behinderung zu kennen – auch wenn dies erst peripher ihr spezialisiertes Fachgebiet tangiert.

## 7.4    Übungsfragen und Literaturhinweise

Überprüfen Sie Ihr Wissen!

25. Was ist mit dem von Noam Chomsky geprägten Begriff einer „menschlichen Universalgrammatik" gemeint?

26. Welche Rolle spielt die Plastizität des menschlichen Gehirns beim kindlichen Spracherwerb?

27. Erläutern Sie, dass eine Sprachentwicklungsverzögerung oder Dysgrammatismus nicht nur anlage-, sondern auch psychosozial bedingt sein kann.

Literaturhinweise

Friedrich, G., Bigenzahn, W. (Hrsg.) (1995): Phoniatrie. Bern/Göttingen/Toronto/Seattle
*Praxisorientierte und verständlich geschriebene Einführung in die medizinischen, psychologischen und linguistischen Grundlagen von Stimme und Sprache. Grundlegendes Standardwerk.*

Herrmann, C., Fiebach, C. (2004): Gehirn und Sprache. Frankfurt/M.
*Übersichtlich und kompakt werden die physiologischen Grundlagen der Sprachentwicklung vorgestellt.*

Pinker, S. (1994): The language instinct. London
*Der renommierte Linguist und Evolutionspsychologe Pinker legt eine ebenso originell geschriebene wie umfassende, evolutionsbiologisch orientierte Übersicht über die menschliche Sprachentwicklung vor. Zurzeit ist nur die englischsprachige Ausgabe käuflich zu erwerben, die (vergriffene) deutschsprachige Ausgabe „Der Sprachinstinkt" kann in Bibliotheken entliehen werden.*

# 8    Kognitive Fähigkeiten

## 8.1    Entwicklung kognitiver Fähigkeiten

Wie wir schon in Kap. 1 gesehen haben, beginnt die Entwicklung des kindlichen Gehirns bereits in der Embryonalphase, in der sich Hirnzellen bilden (Neurogenese) und zu ihrem Bestimmungsort wandern – ein Vorgang, den wir Migration nennen. Es wurde gezeigt, dass sich, mit basalen Hirnzentren beginnend, zunächst Stammhirn und Zwischenhirnstrukturen organisieren, während höhere kortikale Zentren den Abschluss dieses Geschehens bilden.

Die Synaptogenese, also die Verschaltung der Zellen untereinander, findet nicht nur in der zweiten Schwangerschaftshälfte, sondern insbesondere auch während der gesamten frühen Kindheit statt. Während dieser Zeit werden viel gebrauchte Synapsen stetig gefestigt. Dagegen verschwinden wenig bis nicht gebrauchte Synapsen wieder. Sinngemäßes gilt auch für nicht gebrauchte Hirnzellen, die wieder abgebaut werden. In einem reziproken Prozess von reifenden neuronalen Hirnzentren, die zunehmend differenziertere und komplexere Informationen aufnehmen können, und den damit sich festigenden oder abbauenden Bahnen differenziert sich das biologisch reifende Gehirn in einer stimulierenden Umwelt durch Lernerfahrungen. Hinzu kommt, dass die so entstandenen Bahnen myelinisiert (umkleidet) werden und somit endgültig gefestigt zu einer sehr schnellen Erregungsweiterleitung und Informationsverarbeitung in der Lage sind – ein Prozess, der sich bis in die Pubertät hinzieht.

Des Weiteren wurde aufgezeigt, dass es für einzelne Wahrnehmungsfunktionen und motorische Schritte, aber auch für die Sprache so genannte „Entwicklungsfenster" gibt, also Zeiten, in denen das Gehirn in besonderer Weise aufnahmebereit und prägbar ist.

**Denken**    An dieser Stelle ist nun hervorzuheben, dass das, was wir allgemein als „Denken" bezeichnen, sehr unterschiedliche Aspekte aufweist. Zum einen gehört zum „Denken" das problemlösende

Verhalten – also die Fähigkeit, ein Problem oder eine äußere Ge-
gebenheit nicht nur wahrzunehmen, sondern möglichst differenziert zu erfassen, zu verstehen und mögliche Handlungsalternati-
ven geistig „durchzuspielen". Evolutionär war dies sehr sinnvoll,
denn, wie Konrad Lorenz bereits sagte: Es ist besser, eine Idee
sterben zu lassen, als den Besitzer des Gehirns. Diese Fähigkeit
zur abstrakten Imagination zukünftiger Ereignisse setzt eine gewisse Abstraktionsfähigkeit voraus: Wir müssen lernen, unsere
Wahrnehmung und insbesondere unsere Denkprozesse auf das
Wesentliche zu konzentrieren, aus immer wiederkehrenden Ereignissen das Allgemeingültige herauszufiltern und dementsprechend zu reagieren.

Am Beispiel des Rechnens kann man dies verdeutlichen: Ob ich den Nah-
rungsvorrat für den Ausflug einer dreiköpfigen Familie plane oder die Ernährung einer Armee für drei Monate: Der Rechenweg ist prinzipiell der-
selbe. Die Abstraktionsleistung besteht darin, Gruppengröße, Anzahl der
Tage und den individuellen Nahrungsbedarf in einer allgemein gültigen
Formel in Beziehung zu setzen.

Wie wir gleich sehen werden, ist diese Fähigkeit abstrakten und
unanschaulichen Denkens den Menschen nicht von Anfang an
gegeben. Sie entwickelt sich erst im Laufe der kindlichen und pubertären Entwicklung. Neben der Fähigkeit zum abstrakten Denken gilt es aber auch eine Reihe von anderen „Intelligenzleistun-
gen" zu berücksichtigen: z. B. die räumliche Orientierung, die
Fähigkeit, soziale Situationen einzuschätzen und Beziehungen
zu verstehen, das Kategorisieren, das vernunftbezogene (vs. dem
emotional gesteuerten) Denken, die Konzentrationsfähigkeit
u. v. m. Vor allem Aufmerksamkeitsspanne und Konzentrationsfähigkeit beeinflussen oder limitieren unsere Fähigkeit, unsere
Aufmerksamkeit wesentlichen (unter Negation unwesentlicher)
Fakten zuzuwenden und dies für eine ausreichend lange Zeit zu
tun. Damit kommt auch die Merkfähigkeit und damit wiederum
die Gedächtnisleistung ins Spiel: Lernen ist letzten Endes immer
eine Veränderung unterschiedlicher Gedächtnisareale, bei denen
Fähigkeiten oder Wissen gespeichert werden und somit in zukünftige Handlungsprozesse nutzbringend eingebracht werden
können. Schließlich bietet uns das Gedächtnis auch die Möglichkeit des Bewusstseins unserer selbst, also das subjektive Empfinden einer persönlichen Identität.
    Wir sehen: Das, was gemeinhin als „Denken" oder „Intelli-

genz" verstanden wird, ist ein höchst komplexes Geflecht unterschiedlicher kognitiver Fähigkeiten, die letztlich als Resultat eines lang andauernden vernetzten Reifungsprozesses sowie individueller Lernerfahrungen anzusehen sind.

**Leistungssteigerung**    Der entscheidende Parameter für die Entwicklung der kognitiven Fähigkeiten liegt darin, dass Leistungsfähigkeit, Kapazität und Verarbeitungsgeschwindigkeit des reifenden Gehirns erhöht werden. Je reifer das Denkvermögen ist, desto schneller können Menschen zielgerichtet reagieren und zu einem raschen Urteil nach Verarbeitung sensorischer Reize gelangen. Eine solche „Inspektionszeit" kann bereits bei Säuglingen (jedenfalls bei der visuellen Wahrnehmungsverarbeitung) gemessen werden. Dabei zeigt sich, dass mit zunehmender Hirnreife nicht nur die Verarbeitungszeit kürzer wird, sondern auch zielgerichtete Reize selektiert werden können.

Neugeborene brauchen etwa 16-mal mehr Zeit zur Verarbeitung einfacher Reize als erwachsene Menschen. Damit geht auch eine „Effizienz" der Denkvorgänge einher. Je mehr Information innerhalb eines bestimmten Zeitraumes verarbeitet, gespeichert, analysiert oder aus dem Gedächtnis abgerufen werden kann, desto effizienter und zielgerichteter arbeitet ein Gehirn. Es verbraucht letztlich weniger Nahrung, was bedeutet, dass das Erwachsenengehirn (prozentual gesehen) unter weniger Kosten mehr Leistung erbringen kann. Dazu kommt, dass durch die Reifung bestimmter Gehirnareale komplexere Wahrnehmungen und Informationen überhaupt erst erfasst werden können: Wir haben bei der Sprachentwicklung bereits gesehen, dass ein sechs Monate alter Mensch lediglich Hauptworte, die Objekte beschreiben, als solche zu erkennen in der Lage ist. Ein Eineinhalbjähriger kann hingegen motorische Tätigkeiten verbal kodieren.

**Frontalhirn**    Größe, Geschwindigkeit und Effizienz beziehen sich nicht auf einzelne Hirnregionen, sondern sind generelle Parameter eines reifenden Gehirns in all seinen Teilen. Von besonderer Bedeutung allerdings ist die Entwicklung des Frontalhirns, der präfrontalen Hirnrinde, die die Integration von Information über die Zeit leistet. Vom Frontalhirn bestehen enge Verbindungen zum unsere Gefühle steuernden Limbischen System, den Gedächtnisspeichern im Temporallappen (auf die weiter unten noch einzugehen sein wird) sowie zu den nachgeschalteten sensorischen und motorischen Hirnarealen unserer Großhirnrinde. Aus Verhaltensbeobachtungen von Menschen mit Frontalhirnläsionen wissen wir, dass hier die willentliche Planung von Handlungen generiert wird, dass Gedächtnisinhalte ebenso wie emotionales Erleben verarbeitet und in Einklang gebracht werden (wodurch Emotionen in Ansätzen gesteuert und moduliert werden) und dass die Intensität des „Ich-Bewusstseins" eng mit dieser präfrontalen Kortexregion zusammenhängt.

Dieser Stirnlappen, der übrigens auch für Aufmerksamkeitsspanne und Konzentrationsvermögen zuständig ist und im Wesentlichen Dopamin als Transmitter nutzt, ist das vermutlich sich am spätesten entwickelnde Hirnareal. Es reift während der gesamten Kindheit und Adoleszenz aus. Erst das völlig ausgereifte Stirnhirn ermöglicht es dem Menschen, „erwachsen" zu denken und ein differenziertes Selbst-Bewusstsein ebenso zu entwickeln wie formal-abstrakte Denkoperationen durchzuführen, wie sie weiter unten noch beschrieben werden.

Mit dem Lernen eng verbunden ist unser Gedächtnis oder besser gesagt die unterschiedlichen Gedächtnissysteme, die dem Menschen zur Verfügung stehen. So kann man zunächst ein Kurzzeitgedächtnis von einem Langzeitgedächtnis unterscheiden. Ersteres befähigt uns beispielsweise, eine Telefonnummer so lange zu behalten, bis wir sie gewählt haben – in der Regel nicht länger. **Gedächtnis**

Erst das Bewusstmachen einer bestimmten Bedeutung und aktives Lernen führt zu einem Transfer solcher Gedächtnisinhalte in unser Langzeitgedächtnis. Hier wiederum kann man ein implizites Gedächtnis von einem expliziten Gedächtnis unterscheiden: **explizit vs. implizit**

- *Implizit* ist ein Wissen, wie etwas gemacht wird: Das Schwimmen lernen oder das Erlernen des Radfahrens ermöglicht uns noch nach Jahren, auch ohne Übung diese Fähigkeiten auszuüben. In der Regel können wir zwar Rad fahren, doch erinnern wir uns nicht mehr explizit an den Tag des Erlernens oder an den, der es uns beigebracht hat.

- Das ist anders beim *expliziten* Gedächtnis, das wiederum in ein semantisches und ein episodisches Gedächtnis eingeteilt werden kann. Semantische Gedächtnisinhalte sind Fakten, beispielsweise der „Name meiner Grundschullehrerin". Das episodische Gedächtnis schließlich lässt uns ganz bestimmte, oft ichbezogene Ereignisse erinnern. **semantisch vs. episodisch**

Die „höchste Form" des Gedächtnisses schließlich ist das „Quellengedächtnis", das sich erst sehr spät in der Entwicklungsgeschichte des Menschen bildet: Es ermöglicht uns eine genauere örtliche, zeitliche und personelle Eingrenzung des Erlebten: Ich erinnere mich, wer wann etwas getan hat.

**Gedächtnis-entwicklung**

Nicht alle Gedächtnisfunktionen sind von vornherein angelegt. Das Neugeborene hat sich im Wesentlichen an bestimmte sensorische Eindrücke „gewöhnt". Dies ist ein primär reflexhaftes Geschehen und wird entweder über klassisches oder operantes Konditionieren erlernt. Im ersten Falle wird durch Gewöhnung, im zweiten Fall durch „Belohnung und Bestrafung" reflektorisch verknüpft und assoziiert, dass bestimmte Ereignisse mit anderen gekoppelt werden: Auf dieser Ebene erinnert sich ein Säugling z. B. an den Geruch der Mutter oder den Geschmack der Muttermilch, was zu eindeutigen Präferenzen oder motorischen Aktivitäten (z. B. Suchreflexen) führt. Auch die bereits beschriebene Gewöhnung an mütterlichen Herzschlag, ihre Stimme, erste taktile Reize etc. ist so zu erklären.

Mit etwa dem achten Lebensmonat sind aber die gleich noch zu beschreibenden neuronalen Bahnen so weit ausgereift, dass beispielsweise das mütterliche Gesicht als solches nicht nur von anderen Gesichtern unterschieden, sondern auch wiedererkannt werden kann. Das Wissen um „Objektpermanenz" befähigt Kinder dieses Alters, sich wenigstens für einige Minuten zu „merken", dass zwei Gegenstände hinter einem Vorhang verschwunden sind: Zieht man den Vorhang weg und werden drei Gegenstände sichtbar, sind die Kinder verwundert. Aber ein solches Gedächtnis, das sich im Gesamtbefinden und Unterbewussten des Kindes widerspiegelt, kann später nicht mehr aktiv erinnert werden – jedenfalls nicht im Sinne eines episodischen Gedächtnisses. Es schlägt schon zu Buche, ob wir in unserer frühen Kindheit emotional versorgt und liebevoll gepflegt worden sind. Aber ein episodisches Gedächtnis für diese konkreten Ereignisse besitzen wir zu diesem Zeitpunkt noch nicht.

Das hängt damit zusammen, dass unser Gedächtnis letztlich kein einheitliches Konstrukt ist. Es besteht vielmehr aus den synaptischen Veränderungen sehr unterschiedlicher und miteinander vernetzter neuronaler Module. Die motorischen Fähigkeiten, die wir im Laufe des Lebens erlernen, werden ganz wesentlich (wenn auch nicht nur) im Kleinhirn verankert, das in gewisser Weise auch als „motorisches Gedächtnis" bezeichnet werden kann. Das, was wir gemeinhin als „Gedächtnis" bezeichnen, nämlich das explizite, bewusste Gedächtnis und insbesondere das für Episoden, befindet sich in zentralen Strukturen unseres Temporallappens (Schläfenlappens). Das Faktengedächtnis hingegen ist eng an andere neuronale Subsysteme gekoppelt – beispielsweise an Sprachzentren, wenn es darum geht, Vokabeln zu lernen, oder visuelle Hirnrindenareale, wenn es um das Erkennen von Objekten oder Gesichtern geht. Das episodische Gedächtnis aber ist dasjenige, das wesentlich unsere zeitliche Identität prägt: Wer ich war, wer ich bin und wer ich vermutlich sein werde, speist sich ganz wesentlich aus biografischen Erinnerungen – und solche biografischen Erinnerungen koppeln sich an erlebte Episoden.

Hier nun tritt der Hippokampus, das so genannte „Seepferdchen", in Aktion: Ereignisse, die von der Amygdala als emotional bemerkenswert befunden wurden (weil sie ängstigen, erregen, mit Liebe verbunden sind und dergleichen mehr) müssen über einen rekursiven Prozess die Strukturen des Seepferdchens durchlaufen und gelangen so bearbeitet erst in die Gedächtnisspeicher unseres Temporallappens. Von dort sind sie bei ähnlichen oder analogen emotionalen Situationen abrufbar – und schlagartig werden uns Ereignisse der Vergangenheit gegenwärtig, die als Handlungsanweisungen zur Bewältigung momentaner Konflikte gelten können. Die Fähigkeit, sich bewusst zu erinnern, tritt in Erscheinung, wenn die Verbindungen von Frontalhirn, Amygdala, Hippokampus und temporalen Gedächtnisspeichern ausgereift sind – nicht vor dem vierten Lebensjahr. Das ist der Grund dafür, dass sich 80-Jährige noch an ihren ersten Schultag erinnern können, Erstklässler aber nicht mehr an die Spielkameraden ihres zweiten Lebensjahres (obwohl hier erst vier Jahre vergangen sind).

Die langsame Ausreifung der hier in Ansätzen besprochenen **Jean Piaget** neuronalen Strukturen führt dazu, dass die Fähigkeit des Kindes, Wahrnehmung differenziert zu bearbeiten, Prozesse zu durchdenken, Ereignisse aus dem Gedächtnis abzurufen und all dies zu integrieren, so dass es schlussfolgernd handeln kann, zunehmend ausreift und differenziert. Nach Jean Piaget bestehen die Hauptfähigkeiten des Kindes bei der kognitiven Verarbeitung in Assimilation, Akkommodation und Adaptation.

So können neue Objekte oder Wahrnehmungen in bereits vorhandene Schemata eingeordnet werden, was als „Assimilation"

**Assimilation und Akkommodation**

bezeichnet wird: Ein Kind hat z. B. gelernt, durch das Drehen eines Schalters Licht anzuknipsen und diese Handlungstendenz auf alle verfügbaren Lichtschalter auszudehnen. Unter „Akkommodation" hingegen verstehen wir die Fähigkeit, sich an ein neues Objekt anzupassen. Die Begegnung mit dem ersten Kippschalter erfordert ein neues Schema, denn der Schalter muss gedrückt werden. Auch das Schema, eine Spielzeuglokomotive in den Mund zu nehmen, kann durch Akkommodation verändert werden, wenn man erst einmal entdeckt hat, dass der Magnet am Ende der Lokomotive einen Waggon anzieht: Hier wird der Handlungsspielraum erheblich erweitert. Sinngemäß gilt dies für viele andere „Erkenntnisse" der frühen und späteren Kindheit. Piaget teilt die Entwicklungsphasen in fünf Stadien ein:

**Stadien der Kognitionsentwicklung**

▩ In der Phase der *sensomotorischen Intelligenz*, die er in den ersten eineinhalb Lebensjahren ansiedelt, entwickelt das Kind sensomotorische Grundschemata und Wahrnehmungskonstanten, nach denen es die Welt beurteilt. Insbesondere die Koordination unterschiedlicher Wahrnehmungsmodi, z. B. das Koordinieren von Sehen, Hören und Greifen, sind Aufgabe dieser Entwicklungsphase.

Beispielsweise bemerkt ein Kind, dass der gesehene und gerochene Kuchen mit dem taktil empfundenen Objekt sowie dem Geschmack nach Verzehr desselben zusammenhängen.

▩ In einer *symbolisch-vorbegrifflichen* Entwicklungsphase, die etwa bis zum vierten Lebensjahr andauert, kommt es zu einer ersten Entwicklung der Vorstellungsfähigkeit sowie der Nachahmung von Vorbildern durch symbolisches Spiel.

So kann beispielsweise die lesende Mutter gestisch oder sprachlich nachgeahmt werden, auch wenn das Kind die Zeitung verkehrt herum hält und keineswegs lesen kann.

▩ Vom vierten bis zum siebten Lebensjahr kann das Kind im Rahmen eines Stadiums des *intuitiv-anschaulichen* Denkens physikalische Regelmäßigkeiten entdecken.

Zunächst wird die Menge einer Flüssigkeit, die von einem flachen in ein hohes schmales Glas umgefüllt wird, als unterschiedlich bewertet: Zu allmächtig ist der Augenschein.

Erst mit dem fünften bis sechsten Lebensjahr erscheint dem Kind nun „richtigerweise" die umgefüllte Wassermenge konstant. Zahl, Substanz, Masse, Volumen, Klassen und Relationen (meine Schwester ist größer als ich, aber kleiner als meine Mutter) können nun zunehmend erfasst werden. Allerdings bleibt das Denken noch an die konkrete Anschauung gebunden.

■ Ab dem Schulalter beginnt die Periode der *konkreten Operationen*, in der sich das Denken zunehmend von beobachteten Abläufen in der Realität abwenden kann. Kinder beziehen nicht mehr alles auf sich selbst und überwinden den Egozentrismus. Somit können sie zunehmend Standpunkte anderer durchdenken und wenigstens vorübergehend übernehmen. Außerdem stabilisiert sich der Invarianzbegriff – Größe, Mengen, Zahlen etc. können vom Konkreten zunehmend abstrahiert und als eigenständige Aspekte erfasst werden. Dies ermöglicht dem Kind das Erlernen der Kulturtechniken in der Grundschule, insbesondere der Mathematik. Allerdings bezieht sich das immer noch auf Handlungen, die zumindest gedanklich ausgeführt werden könnten.

■ Erst in der Periode der *formalen Operation*, kennzeichnend für die Pubertät, löst sich das Denken prinzipiell vollständig von der Handlungsgebundenheit. Das heißt, Dinge können vorgestellt und Handlungen imaginiert werden, die in dieser Form natürlicherweise nicht vorkommen können. So können Hypothesen der Philosophie, Mathematik oder Logik sowie der höheren Physik erarbeitet werden, die in der Realität nicht oder nur schwer nachzuprüfen sind und darüber hinaus einen hohen Abstraktionsgrad erfahren.

Der hier beschriebene Prozess des Reifens und Lernens, der ein Leben lang andauert, in den prägenden Phasen von Kindheit und Jugend aber ein ganz besonderes Gewicht hat, ist prinzipiell auch störanfällig. Auf solche möglichen Störungen soll im folgenden Kapitel eingegangen werden.

## 8.2    Lernschwierigkeiten und geistige Behinderung

Der Begriff der **„geistigen Behinderung"** ist nicht unumstritten. In den 1950er Jahren löste er im deutschsprachigen Raum frühere, vorwiegend medizinisch orientierte Klassifikationen wie z. B. „Idiotie, Schwachsinn, Oligophrenie" etc. ab. Es hatte sich gezeigt, dass solche Begriffe eine extrem stigmatisierende Färbung bekommen hatten – nicht zuletzt auch nach den verbrecherischen Verfolgungen geistig behinderter Menschen im so genannten Dritten Reich. Der Begriff der „geistigen Behinderung" wurde von der von Eltern ausgehenden Initiative „Lebenshilfe" geprägt und orientierte sich an dem englischsprachigen Vorbild der „mental retardation". Hierunter wird in der Regel eine intellektuelle Minderbegabung mit daraus resultierenden soziokulturellen Anpassungsschwierigkeiten verstanden.

Zunächst hob die Weltgesundheitsorganisation (WHO) vor allem auf die unterdurchschnittliche allgemeine Intelligenz und eine Beeinträchtigung des adaptiven Verhaltens ab. Neuere Ansätze der WHO fokussieren hingegen vor allem die Chancen der Funktionsentwicklung in unterschiedlichen Bereichen. Vom deutschen Bildungsrat wird vor allem die Gesamtentwicklung, Lernfähigkeit sowie die voraussichtlich lebenslange Notwendigkeit sozialer und pädagogischer Hilfen betont, wenn es darum geht, ob und in welcher Weise Menschen besonderer heilpädagogisch-schulischer Unterstützung bedürfen.

Immer noch wird häufig auf die kognitiven Funktionen, also das Denken bzw. die Fähigkeit, Probleme durch Denkprozesse zu lösen, eingegangen, wenn es um die Beurteilung einer so genannten geistigen Behinderung geht.

**Normbereich**    Wird in einer Population mit standardisierten Tests die Fähigkeit kognitiver Prozesse eruiert (wobei durchaus hinterfragt werden kann, was man denn eigentlich darunter versteht: Hier spielen u. a. Wahrnehmung, Aufmerksamkeit, Gedächtnis, Lernvermögen, Flexibilität, Abstraktionsvermögen u. v. a. m. eine Rolle), so wird man wie bei allen statistischen Erhebungen einen breiten „Normbereich" sowie an den Rändern besonders niedrige bzw. hohe Werte finden – die so genannten Standardabweichungen. Letztlich ist es Definitionssache, ab wann man auf der einen Seite von besonderer bzw. Hochbegabung, auf der anderen Seite von Lernbehinderung, leichter oder schwerer geistiger Behinderung spricht.

Bei aller, noch zu erörternden Kritik an einem solchen Vorgehen bleibt doch festzuhalten, dass sich nicht nur die Scientific Community, die sich mit diesem Phänomen beschäftigt, sondern auch pragmatisch arbeitende Pädagogen und Ärzte häufig an einer solchen Einteilung orientieren. Zunächst ist es ja auch legitim, sich zumindest um eine einheitliche Sprachregelung zu bemühen. Damit können nicht nur die Klientel, sondern vor allem auch Fördermaßnahmen miteinander verglichen werden. Hier ist festzuhalten, dass in den meisten Publikationen in irgendeiner Form zwischen „leichter geistiger Behinderung" und „schwereren Form einer geistigen Behinderung" unterschieden wird.

Allerdings sind solche Einteilungen durchaus unterschiedlich: Die WHO beispielsweise spricht bereits bei einem so genannten „Intelligenzquotienten" von 50 bis 70 von einer leichten geistigen Behinderung. Menschen mit einem solchen Begabungsprofil werden hingegen im deutschen Sonderschulsystem eher als „lernbehindert" eingestuft. Dies ist durchaus problematisch, weil Menschen mit einem Sonderschulabschluss der Lernbehindertenschule möglicherweise später in einer „Werkstatt für Menschen mit Behinderung" (WfbM) arbeiten und in anderen Klassifikationssystemen als „geistig behindert" eingestuft werden, was sie als äußerst stigmatisierend erleben können. Auch der Begriff der „Lernbehinderung" ist problematisch, weil die Grenzen zu anderen Formen niedriger Begabung naturgemäß fließend sind und bereits der Besuch einer LB-Schule als stigmatisierend erlebt werden kann.

Kommen wir nun zu einer generellen Kritik des Begriffs der „geistigen Behinderung". Klipp und klar schreibt Feuser (u. a. in dem lesenswerten Sammelband von Greving/Gröschke 2000), dass es „geistig Behinderte nicht gibt" (S. 149). Gemeint ist damit, dass eine solche Kategorisierung als sozial und kulturell zu verstehendes Konstrukt angesehen werden kann. Wer (ab wann) und unter welchen Bedingungen dieser artifiziell geschaffenen Kategorisierung zugeordnet wird, ist durchaus zu hinterfragen. Auch kann man sich die Frage stellen, ob der menschliche Geist nicht mehr und möglicherweise auch grundsätzlich etwas anderes ist als die Summe bestimmter kognitiver Fähigkeiten, die letztlich von einem Test vorgegeben werden. Insofern ist es eine drängende und wichtige anthropologische Frage, ob man überhaupt „geistig behindert" **sein** kann – oder nicht doch nur „Lernschwierigkeiten" **hat**.

Aus einem anderen, pragmatischeren Grund halte ich den Begriff der „geistigen Behinderung" für problematisch. In jahrelangen Projektbegleitungen und zahlreichen Begegnungen, insbesondere mit erwachsenen Mitarbeitern einer WfbM, Bewohnern diverser Heime und Teilnehmern an Bildungsveranstaltungen, habe ich immer wieder erfahren, dass der Begriff einer „geistigen Behinderung" von den Betroffenen als wesentlich stigmatisierender erlebt wird als jede andere Form einer Behinderung. So versuchten sich zahlreiche Gesprächspartner von „wirklich geistig Behinderten" abzugrenzen – dies waren beispielsweise solche, die nicht lesen und schreiben konnten. War man selbst hierzu nicht in der Lage, so fing die geistige Behinderung da an, wo man nicht sprechen konnte. Andere hielten für behindert, wer auf den Rollstuhl angewiesen ist. Das Phänomen war aber immer ein ähnliches: Der Versuch, sich abzugrenzen von denen, die „geistig behindert seien".

Hierin äußert sich meiner Meinung nach eine tiefe Not und eine große Kränkung, die letztendlich dazu führen kann, dass die gesellschaftlich aufoktruierte Ausgrenzung auch innerhalb der Gruppe der Betroffenen weitergeführt wird. Selbsthilfegruppen, politische Organisationen, Selbstvertretungsinstanzen u. a. sprechen folglich konsequent von „Menschen mit Lernschwierigkeiten". Sie legen großen Wert darauf, in allererster Linie den Menschen in seinen unterschiedlichen Rollen und Wesenszügen zu sehen, wobei die Lernschwierigkeiten nur einen (und meist geringen) Teil ausmachen. Generell ist es sinnvoll, von den betroffenen Menschen in ihren aktuellen Bezügen zu sprechen: Da es sich um Bewohner, Arbeitnehmer, Schüler, Kursteilnehmer u. a. handelt, sollte man sie auch so benennen. Will man gezielt auf unterschiedliche kognitive Besonderheiten eingehen, kann man diese als Lernschwierigkeiten klassifizieren. Sollte man im Rahmen einer wissenschaftlichen Arbeit um einer besseren Verständigung willen innerhalb der Scientific Community auf den Begriff der „geistigen Behinderung" zurückgreifen, so ist es immerhin sinnvoll, nicht von „geistig behinderten Menschen", sondern von „Menschen mit geistiger Behinderung" zu sprechen: Die Schwerpunkte werden dadurch anders gesetzt.

## Merkmale von Lernschwierigkeiten und geistiger Behinderung

Nichtsdestotrotz gibt es eine Anzahl von Menschen, die aus unterschiedlichen Gründen, die weiter unten noch aufzuzeigen sind, Besonderheiten in kognitiven Kategorien aufweisen. Diese führen dazu, dass sie möglicherweise einer lebenslangen Hilfe hinsichtlich des Wohnens, ihrer Freizeitgestaltung und ihres Arbeitslebens bedürfen und auch auf besondere pädagogische Maßnahmen in ihrer schulischen Ausbildung angewiesen sind. Dabei liegen mitunter Besonderheiten, Entwicklungsverzögerungen oder Schwierigkeiten in der Wahrnehmung, der Sprache, unterschiedlichen Denkprozessen, der Aufmerksamkeit, der Psychomotorik und der Emotionalität (auch im Sozialverhalten) vor.

Andererseits können auch „Inselbegabungen" auftreten, weil „die Intelligenz" eben nicht als eine homogene Entität anzusehen ist. Sie weist durchaus unterschiedliche Facetten auf, so dass man auch von diversen „Intelligenzen" oder Begabungen sprechen kann: z.B. sprachlicher Intelligenz, emotionaler Intelligenz, sozialer Intelligenz, mathematisch-räumlicher Intelligenz, motorischer und handlungsbezogener Intelligenz etc.

**Inselbegabungen**

Zum einen gibt es Inselbegabungen, die sich in isolierten Hochbegabungen äußern können: Eindrucksvolle Beispiele räumlich-mathematischer Fähigkeiten bei Menschen mit Autismus und schweren anderen kognitiven Störungen, Menschen mit außerordentlichen, aber isolierten Sprachbegabungen, speziellen zeichnerisch-künstlerischen Fähigkeiten oder außerordentlicher musikalischer Begabung bei im Übrigen unterdurchschnittlichem Begabungsniveau werden von Oliver Sacks (1995) beschrieben.

Wesentlich häufiger findet man Inselbegabungen, die sich nicht auf dem Niveau von Hochbegabung bewegen, wohl aber deutlich von dem übrigen Begabungs- und Leistungsniveau des Betroffenen abheben: So begleitete eine studentische Arbeitsgruppe über eineinhalb Jahre eine schwerst mehrfachbehinderte Frau, die sich weder eigenständig bewegen noch sprachlich kommunizieren konnte. Sie war aber in der Lage, etwa 60 Lieder nicht nur zu unterscheiden, sondern zu summen, oktavieren, ergänzen und mit einer Zweitstimme zu versehen. Ein anderes, eindrucksvolles Beispiel einer solchen Inselbegabung fand sich bei einem Mann, der bei vielfältigen anderen Einschränkungen intuitiv in der Lage war, Stimmungen in der Gruppe, ja auch bei Einzelnen zu erfassen und auf den Punkt zu bringen. Eine andere Frau mit Down-Symptomatik fiel durch ihren eloquenten Sprachstil, ihre Wortgewandtheit und ihre rhetorischen Fähigkeiten auf, die in einem gewissen Kontrast zu ihren Schwierigkeiten bei der Bewältigung alltagspraktischer Probleme standen. Auch im Bereich der Rhythmik und des Tanzes sowie des zeichnerisch-kreativen Gestaltens fanden wir immer wieder Menschen, die hier nicht nur besondere Begabung zeigten, sondern in dieser Betätigung auch große Erfüllung fanden.

**Aufmerksamkeit und Wahrnehmung**

Zurück zu den möglicherweise verlangsamten oder besonderen Funktionen der Kognition: Hinsichtlich der Aufmerksamkeit und Wahrnehmung findet sich bei Menschen mit Lernschwierigkeiten mitunter eine längere Inspektionszeit und größere Schwierigkeiten, Reaktionen auf irrelevante Reize zu hemmen. Hieraus resultieren größere Ablenkbarkeit, eine verminderte Aufmerksamkeitsspanne und größere Erholungspausen. Mitunter sind Reize zu komplex und ihre Verarbeitung zu anstrengend, so dass Reizreduktion, Pausen und eine Zerlegung größerer, komplexer Informationen in kleinere Einheiten sinnvoll sind.

**Gedächtnisprozesse**

Gedächtnisprozesse behinderter und nicht behinderter Menschen unterscheiden sich nicht grundsätzlich, möglicherweise aber in quantitativer Hinsicht: So können die Einprägephasen bei Menschen mit Lernschwierigkeiten länger sein. Faktisches Wissen kann, so es nicht im Langzeitgedächtnis gespeichert ist, kürzer behalten werden. Schließlich kann es dazu kommen, dass Erinnertes relativ ungenau wiedergegeben wird. Charakteristisch ist aber vor allem, dass in besonderer Weise episodische Sachverhalte, insbesondere emotional gefärbte und als wichtig erkannte Erlebnisse, gespeichert werden. Mit anderen Worten: Das episodische (auf Ereignisse angelegte) Gedächtnis ist stärker ausgeprägt als das semantische (auf Fakten bezogene). Das implizite Gedächtnis mit den Fertigkeiten und Gewohnheiten hängt nicht nur von dem kognitiven Entwicklungsstand, sondern auch von der Wahrnehmung und der Motorik – und ggf. deren Störungen – ab und kann sehr unterschiedlich ausgeprägt sein. Das bedeutet nicht, dass Menschen mit Lernschwierigkeiten keine Fakten lernen könnten. Es bedeutet aber, dass der Zugang zu einem solchen Lernen über konkretes Tun und anschauliche Erlebnisse erleichtert wird.

In einer Fortbildung für Heimbeiräte wurde der Begriff des „politischen Mandats für Minderheiten" erörtert. Da in der Vorwoche zur Entscheidung stand, ob eine Hollywoodschaukel oder ein Grillplatz eingerichtet werden sollte – für beides reichte weder der Raum noch das Geld –, konnte an diesem konkreten Beispiel erörtert werden, wie man mit Mehrheitsentscheiden und Minoritätsvoten (und den damit verbundenen Enttäuschungen) umgehen könnte. In einem anderen Beispiel wünschte sich die Minderheit der „Fußballanhänger" Geld und Fahrgelegenheit zum Besuch eines Bundesligaspiels. Im Rollenspiel ging der selbst an Fußball uninteressierte Heimbeirat nicht auf die Minderheitswünsche ein, was zu erheblichen Frustrationen führte.

Solche Erlebnisse blieben haften, nicht zuletzt deswegen, weil ihre Relevanz für den Alltag erkannt und die verschiedenen Episoden im gemeinsamen Tun, nämlich im Rollenspiel, mehrdimensional erlebt wurden. Die gesamte Lerneinheit war in die Tagesstruktur der Fachhochschule, an der sie stattfand, eingebettet, so dass gemeinsames Mittagessen in der Mensa u. a. Begleitumstände den Kurs prägten. Dadurch erinnerten sich viele Kursteilnehmer nach einem halben Jahr zunächst an das gemeinsame Essen, dann an das gemeinsame Spielen und schließlich an die explizit gelernten „Lehrinhalte", hier das politische Mandat für Minderheiten. Erinnerungshefte, die neben Fotos auch kurze Statements der wesentlichen Erkenntnisse enthalten, können einen solchen Prozess fördern.

Hinsichtlich der Psychomotorik ist zu sagen, dass ein Teil der Menschen mit Lernschwierigkeiten mehrfachbehindert ist und aufgrund weiter unten noch zu besprechender neurologischer Störungen auch mehr oder weniger bedeutsame Lähmungen oder zerebrale Steuerungsprobleme aufweist. Eine gestörte Mundmotorik kann das selbständige Essen und die damit verbundenen Identitätsentwicklungen („Ich entscheide, was mir schmeckt, und lasse mich nicht bevormunden.") ebenso beeinträchtigen wie möglicherweise auch die sprachliche Artikulation mit entsprechenden Kommunikationsproblemen, auf die in Kap. 7 bereits eingegangen wurde. Feinmotorische Störungen wirken sich eventuell auf unterschiedliche Handhabungen und praktische Fähigkeiten aus und bewirken eine zunächst möglicherweise größere Abhängigkeit, als das der Grad der Lernschwierigkeit vermuten lassen würde. Schließlich kann die gesellschaftliche Partizipation, z. B. an kulturellen Ereignissen, erheblich durch Barrieren erschwert sein, wenn der mehrfachbehinderte Mensch beispielsweise auf einen Rollstuhl angewiesen ist und die Umgebung hierauf keine Rücksicht nimmt.

**motorische Einschränkungen**

Auch im abstrakten und theoretischen Denken kann es zu Besonderheiten kommen. Sinneseindruck und konkret Erfahrenes bleiben entscheidend. Wesentliches von Unwesentlichem zu trennen fällt schwer, Gründe gegeneinander abzuwägen und schlussfolgerndes, zielgerichtetes Handeln ebenfalls. So sind Menschen mit Lernschwierigkeiten manchmal leichter zu beeinflussen und haben es mitunter schwerer, neuere Situationen zu bewältigen.

**abstraktes Denken**

In einer unserer Fortbildungen sollten die Kursteilnehmer Mandatserfüllung und Mandatsnichterfüllung eines Heimbeirates in einem Rollenspiel darstellen. Auf diese Weise sollte demonstriert werden, welche Enttäuschungen bei Nichtannahme eines Mandats entstehen könnten. Eine der

Zuschauerinnen, die in realitas Heimbeirätin war, protestierte entrüstet, dass sich Heimbeiräte niemals so verhalten würden und dass sie sich diffamiert und falsch beurteilt fühle. Sie verließ sogar unter Protest den Raum. Erst als sie im Rollenspiel demonstrieren konnte, wie sich ein „guter" Heimbeirat (im Gegensatz zu einem „schlechten") verhält, konnte sie die Sequenz akzeptieren. Zunehmend gelang ihr auch eine Abstraktion des Geschehens im Rollenspiel.

**Argumentieren**

Das kritische Abwägen und konträre Argumentieren fällt vielen Menschen nicht leicht (was häufig genug zu vorschnellen Urteilen und Schwarz-Weiß-Denken führt). Die Welt wird für uns alle übersichtlicher, wenn wir Kontraste verstärken und relativ schnell „Ja-Nein-Entscheidungen" fällen, so dass für Grautöne mitunter wenig Platz ist. Jedoch gilt dies bei manchen Menschen mit Lernschwierigkeiten in verstärktem Maße. Auch hier heißt es, durch geeignete Methoden, beispielsweise im Rollenspiel und unter Einbeziehung differenzierter Auffassungen, ein Gefühl für die Berechtigung konträrer Argumente zu entwickeln.

Beim Tauziehen kann man zunächst körperlich und motorisch erfahren, dass es, je nach Kräfteverhältnis, zu einem „Hin und Her" führt. Die Vielzahl der Argumente in einer Diskussion wird zunächst durch die Anzahl der Menschen als Gegenspieler symbolisiert und körperlich erfahren. Schnell wird deutlich, welche Ungerechtigkeiten entstehen, wenn eine Minderheit „über den Tisch gezogen wird". Diese Erfahrungen können auch später für den verbal-argumentativen Prozess genutzt werden.

**Manipulation**

Auch auf die manchmal vorhandene besondere Manipulierbarkeit von Menschen mit Lernschwierigkeiten soll hier kurz eingegangen werden. Nicht nur Menschen mit Lernschwierigkeiten, sie aber vielleicht im besonderen Maße, lassen sich von plausibel vorgetragenen Argumenten zuweilen überzeugen, ohne diese kritisch zu hinterfragen. Gerade bei plausibler oder faszinierender Methodik (Skulpturarbeit, Rollenspiel, Selbsterfahrungsanteile etc.) heißt es, mögliche Indoktrinationen frühzeitig zu erkennen und zu vermeiden – dies gilt grundsätzlich für behinderte wie nicht behinderte Menschen gleichermaßen. Methoden ersetzen weder Fachwissen noch soziale und reflexive Kompetenz der Erwachsenenbildner. Wer meint, mangelnde Selbstkritik, Fachkenntnisse oder die Fähigkeit, Nähe und Distanz zu regulieren, durch eine vordergründig mitreißende, plakativ wirkende Methode ersetzen zu können, der irrt. Eine gute Weiterbildung auch für Menschen mit Lernschwierigkeiten zeichnet sich dadurch aus, dass sie den Teilnehmern die Möglichkeit gibt, die Argumente des Dozenten in Frage zu stellen und sich ihre eigene Meinung, gespeist durch Pro- und Kontra-Argumente, zu bilden.

Schließlich kann auch die Sprache bei Menschen mit Lernschwierigkeiten Besonderheiten aufweisen. So kann es beispielsweise zu einem verzögerten Sprachverständnis, einer später einsetzenden Sprachproduktion auf relativ elementarer Ebene oder zu einem eingeschränkten Einsatz der Sprache beim Denken und als Ausdruck von Gedanken kommen. Grundsätzlich ist zwar darauf hinzuweisen, dass Sprache und Kognition nicht identisch sind: Wie in Kap. 7 bereits gezeigt, ist Denken auch ohne Verbalsprache, ja sogar ohne jegliche verbalsprachliche Kodierung möglich, was sich u. a. bei Menschen mit Aphasie oder angeborener Gehörlosigkeit zeigt. Hierauf ist bereits eingegangen worden. Andererseits gibt es, z. B. beim so genannten „Williams-Beuren-Syndrom", Menschen mit deutlich eingeschränkten kognitiven Fähigkeiten, aber eindrucksvoll eloquenter Sprachgewandtheit. Schließlich wird man in der Praxis sicherlich häufiger Menschen begegnen, deren Lernschwierigkeiten und Sprachschwierigkeiten miteinander gekoppelt sind und sich in einem zirkulären Prozess möglicherweise auch verstärken können. Dies gilt insbesondere für die Nutzung der Schriftsprache.

**sprachliche Besonderheiten**

Allerdings hat sich gezeigt, dass ein Großteil insbesondere der Menschen mit leichten bis mittelgradigen Lernschwierigkeiten bzw. geistigen Behinderungen sprachlichen und rhetorischen Förderungen zugänglich ist und davon profitiert. Viele erlernen auch basale Kenntnisse der Schriftsprache, die durchaus hilfreich sein können. Die in der Schule und in Qualifikationskursen erworbenen verbalsprachlich rhetorischen, aber auch schriftsprachlichen Kenntnisse können und sollen gefestigt und gezielt genutzt werden. Hierbei ist das Konzept der „einfachen Sprache" von großer Bedeutung.

**einfache Sprache**

Im „Wörterbuch für leichte Sprache" (BIFOS e. V. 2001), das als Pflichtlektüre der Heilpädagogik anzusehen ist, werden wesentliche Prinzipien solcher sprachlicher Unterstützung dargestellt. Der Gebrauch einer einfachen und klar verständlichen Sprache ist für jedermann hilfreich, für Menschen mit kognitiven Schwierigkeiten ist sie unerlässlich. Im „Wörterbuch für leichte Sprache" finden sich eine Fülle von Anregungen sowie Beispielen, wie man es machen soll – und wie nicht.

Praktisch alle Sachverhalte, wie komplex und kompliziert sie auch sein mögen, lassen sich in eine vereinfachte Übersetzung bringen – natürlich unter Reduktion der Komplexität, also unter Inkaufnahme einer erheblichen Vereinfachung. Aber gerade die Reduktion von Komplexität und die Fokussierung auf das Wesentliche sind ja das, was wir als „Abstraktion" bezeichnen. So ist es nicht nur für behinderte Menschen hilfreich, einen komplexen Text zunächst auf die wesentlichen Kernaussagen hin zu überprüfen. Es mag sein, dass beispielsweise das Heimbeiratsmitwirkungsgesetz aus juristischen Gründen so verfasst sein muss, dass es eindeutig und „wasserdicht" ist – in der Regel haben solche Bemühungen einen fast unverständlichen Text zur Folge. Was hindert uns aber daran, neben diesen komplexen und nur schwer verständlichen Texten eine klare, einfache, wenngleich simplifizierende Version anzuführen, an der man sich orientieren kann? Wer es genauer und juristischer braucht, kann problemlos das Original konsultieren.

Auch sollte man es sich zur Aufgabe machen, jeden abstrakten Begriff grundsätzlich durch alltags- und situationsbezogene Ausdrücke oder Beispiele zu verdeutlichen. Die Heimmitwirkungsverordnung wird so zu „Regeln, wie der Heimbeirat sein muss". Eine Benachteiligung liegt vor, wenn „eine Person schlechter behandelt wird, als eine andere Person". Wenn es vor einem Haus z. B. nur Treppen gibt, ist das eine Benachteiligung von Rollstuhlfahrern. Ein Overheadprojektor wird zum Tageslichtprojektor, einem Gerät, mit dem man Bilder groß an der Wand zeigen kann. Darüber hinaus können in Ankündigungen, Texten und Arbeitspapieren verbal prägnant geschilderte Sachverhalte oder Begriffe auch in einer kleinen Grafik symbolisch dargestellt werden.

Solche ikonografischen Symbole haben keinen Selbstwert, sondern dienen immer nur zur Illustration des ebenso eindeutigen Textes. Tun sie das nicht, verwirren sie mehr als sie nutzen. Das bereits zitierte „Wörterbuch für leichte Sprache" (BIFOS e. V. 2001) ist in seinem Bemühen, auch behinderten Menschen das Verständnis von Texten und die Partizipation an Vorträgen zu ermöglichen, gar nicht hoch genug einzuschätzen. Neben konkreten „Übersetzungshilfen" finden sich hier auch zahlreiche rhetorische und didaktische Hinweise: So sollen beispielsweise abstrakte Begriffe vermieden und durch konkrete Beispiele und Vergleiche ersetzt werden. Kurzen Worten aus der Alltagssprache ist der Vorrang zu geben. Die Sätze sollen kurz und prägnant sein und möglichst nur einen Gedanken pro Satz enthalten. Negative Sprache und zu viele Verneinungen sind zu vermeiden, da sie zu Verwirrung führen können. Fremdworte sollten tunlichst nicht benutzt, anderenfalls erklärt werden. Konjunktivische Redewendungen sind schwerer zu verstehen als der Indikativ, neue Aspekte oder neue Themen sind als solche zu kennzeichnen u. v. m.

Auch die grafische Gestaltung eines Textes kann gezielt auf die visuellen, anderweitig sensorischen und kognitiven Fähigkeiten sowie Schwierigkeiten der angesprochenen Zielgruppe Rücksicht nehmen. In jedem Fall empfiehlt es sich, eine Information, einen Text oder einen kleinen Vortrag an bzw. für Menschen mit Behinderung grundsätzlich mit behinderten Menschen bzw. Selbsthilfegruppen durchzusprechen, bevor an eine größere Veröffentlichung gedacht wird.

## Ursachen von Lernschwierigkeiten und geistiger Behinderung

Nachdem wesentliche Merkmale von Lernschwierigkeiten geschildert wurden, soll nun auf mögliche Ursachen von Lernschwierigkeiten und so genannten geistigen Behinderungen eingegangen werden. Sicher stehen für Heilpädagogen nicht die medizinisch-biologischen Ursachen, sondern die Auswirkungen und Herausforderungen durch eine geistige Behinderung im Vordergrund ihres beruflichen Interesses. Dennoch kann es hilfreich sein, klinische Syndrome, biologische Entwicklungsstörungen sowie Krankheiten mit Behinderungscharakter zu kennen, die eine geistige Behinderung oder zumindest Lernschwierigkeiten zur Folge haben können.

- Zum Ersten gilt es, *Eltern zu begleiten*, in Krisensituationen zu helfen und auch ihre drängenden Fragen nach möglichen Ursachen und vor allem nach prognostischen Aussagen ernst zu nehmen.
- Zum Zweiten gilt es, sich in einem *interdisziplinären Team* zu bewegen, das zwar ganz maßgeblich, aber nicht nur aus Pädagogen besteht, sondern auch medizinisch-therapeutische Hilfe umfasst.
- Und schließlich kann das *Wissen um Ursachen und Begleiterscheinungen* spezifischer Störungen wesentlich für eine adäquate und entwicklungsangemessene Förderung sein.

So soll im Folgenden kurz auf klinische Syndrome und mögliche Ursachen einer geistigen Behinderung eingegangen werden. Natürlich können hier bei weitem nicht alle in der heilpädagogischen Praxis auftretenden Formen einer zerebralen Entwicklungsstörung oder geistigen Behinderung besprochen werden, weil das den Rahmen des Buches sprengen würde. Die einschlägigen Lehrbücher bzw. Lexika, die sich mit Syndromen befassen, listen mitunter mehrere Hundert unterschiedliche Störungsbilder auf. Vielmehr soll hier eine Übersicht über denkbare Fehlentwicklungs- und Erkrankungsmuster gegeben werden, die das Einordnen von Syndromen erleichtern. Anhand typischer und relativ häufiger Störungen, auf die etwas näher eingegangen wird, soll das Charakteristische einer Syndromgruppe aufgezeigt werden. Im jeweils individuellen Fall gilt es dann, gezielt in Lehrbüchern und Nachschlagewerken, die im Anhang angegeben sind, das Wissen zu vertiefen bzw. seltenere Syndrome nachzuschlagen.

Heilpädagogen haben u. a. die wichtige Aufgabe, Eltern bei ihrer Informationssuche auch über relativ neue oder unbekannte Krankheits- und Störungsbilder zu unterstützen. In vielen medizinischen Lehrbüchern werden mitunter schwere und leichte Verlaufsformen unterschieds- und kritiklos nebeneinander gestellt. Auf pädagogische und soziale Hilfestellungen und denkbare Entwicklungs- und Fördermöglichkeiten wird mitunter nur in Nebensätzen eingegangen. Sind solche Werke veraltet (was bei so spezieller Literatur vorkommen kann), gewinnen Eltern mitunter ein pessimistisches und vor allem unrealistisches Bild, was die Entwicklungsprognose ihres Kindes angeht.

So habe ich Eltern kennen gelernt, die sich an Lehrbüchern über das Down-Syndrom orientierten, in denen von einer nur 40-jährigen Lebenserwartung und das grundsätzliche Nichterlernen von Kulturtechniken (wie z. B. das Lesen) ausgegangen wurde – obwohl beides inzwischen längst überholt ist.

Gerade in der mitunter krisenhaften Phase der Diagnosestellung können solche Fehlinformationen irritieren und bedürfen in besonderem Maße heilpädagogisch informierender Begleitung.

**Pränatale Störungen** Störungen der geistigen Entwicklung können vor, während oder nach der Geburt auftreten. Pränatale Störungen kann man in Genmutationen, Fehlbildungs-Retardierungs-Syndrome, Fehlbildungen des Nervensystems, Chromosomenaberrationen, exogene Störungen sowie pränatale Formen geistiger Behinderung ohne bisher nachweisbare Ursachen unterteilen.

**Genmutation:** Die Genmutation beruht auf einer Spontanmutation oder einer vererbten Unregelmäßigkeit in der Erbsubstanz der DNA. In ihrer rezessiven Form führt sie nur dann zu Störungen, wenn beide sich entsprechenden Informationen von Vater und Mutter geschädigt sind – beide Allele müssen also pathologisch verändert sein, um bei rezessiven Störungen zur Erkrankung zu führen. Dominante Erkrankungen hingegen können sich bereits manifestieren, wenn das Allel nur eines Elternteils auffällig ist.

Eine gewisse Ausnahme findet sich bei Störungen auf den Geschlechtschromosomen: Sie sind nur beim weiblichen Geschlecht (xx) doppelt angelegt. Bei Jungen (xy) kann ein möglicherweise defektes x-Chromosom nicht von einem zweiten x-Chromosom ausgeglichen werden. Typischerweise werden solche Krankheiten über das x-Chromosom der Mutter vererbt. Sind sie dominant, manifestieren sie sich vorwiegend bei Mädchen, sind sie rezessiv, manifestieren sie sich bei Jungen, weil kein zweites (gesundes) x-Chromosom zur Kompensation zur Verfügung steht. Als Beispiel soll das Rett-Syndrom vorgestellt werden.

**geschlechtschromosomale Genmutation**

Ein dominant-x-chromosomaler Erbgang wird beim **Rett-Syndrom** vermutet, das mit einer Häufigkeit von 1:15.000 auftritt und erstmals Mitte der 1960er Jahre beschrieben wurde. Nach normaler Schwangerschaft und Geburt beginnen die Entwicklungsstörungen im zweiten Lebenshalbjahr: Schon erreichte Bewegungsmöglichkeiten verschwinden, Handgeschick, Kommunikation und Sprachverständnis nehmen ab. Veränderungen des Kopfwachstums, das Auftreten von stereotypen Bewegungsphänomenen, beispielsweise merkwürdige Handbewegungen mit Wringen und Klappen, aber auch Jaktationen und mitunter Hyperventilationen können beobachtet werden. In den ersten drei Lebensjahren lassen die kognitiven Fähigkeiten deutlich nach. Hinzu kommen oft hirnorganische Krampfanfälle, Gleichgewichtsstörungen und orthopädische Schwierigkeiten. Im Spätstadium der Erkrankung kann es zur Pflegebedürftigkeit der Betroffenen kommen.

Bisher ist es weder gelungen, die genaue Ursache dieses eigenartigen Hirnabbausyndroms herauszufinden, noch eine kausale Therapie zu entwickeln. Das Syndrom tritt in unterschiedlichen Schweregraden auf. Eine heilpädagogische und insbesondere musikpädagogische Förderung sowie eine intensive Begleitung der Eltern sind hilfreich. Gute Informationen und Links bietet die Homepage der Deutschen Rett-Gesellschaft.

**dominante Genmutationen**

Auch nicht an Geschlechtschromosomen gebundene Störungen und Genmutationen können dominant oder rezessiv vererbt werden. Als Beispiel einer dominanten Genmutation soll kurz die Neurofibromatose vorgestellt werden.

Meistens handelt es sich bei den dominant vererbten Genmutationen um Störungen so genannter „Strukturgene", die oft zur Gewebsbildung benötigt werden. Wie bei ähnlichen, vergleichbaren Erkrankungen ist auch bei der Neurofibromatose Recklinghausen nicht nur das Nervensystem, sondern ebenso die Haut betroffen: Beide Strukturen entwickeln sich aus dem äußeren embryonalen Keimblatt. So genannte Café-au-lait-Flecken (die keineswegs in jedem Fall auf eine solche Störung hinweisen) gehen dann einher mit manchmal fibrösen Veränderungen und Tumoren an der Hautoberfläche, mitunter aber auch im Schädelinneren. Vereinzelt kann es auch zu Tumoren im Kleinhirn u. a. Hirnregionen kommen. Nicht jede Neurofibromatose geht mit kognitiven Einschränkungen oder geistiger Behinderung einher, immerhin kann es dazu aber kommen. Die Ausprägung einer zerebralen Dysfunktion ist je nach Manifestationsgrad und -ort sehr unterschiedlich, so dass sich auch die Prognose hinsichtlich der geistigen und allgemeinen Entwicklung der Kinder sehr unterscheidet.

Auch die tuberöse Sklerose, die Ataxia teleangiektatika sowie Fakomatosen (Kombinationen von neurologischen und dermatologischen Syndromen) gehören in die Gruppe dieser dominant vererbten Genmutationen.

**rezessive Mutationen**

Auch rezessive Mutationen können Ursachen einer geistigen Behinderung sein. Hierbei handelt es sich oft um Stoffwechselstörungen. Ein Gen ist bekanntlich die Sequenz in der DNA, die zur Bildung eines ganz bestimmten Eiweißes erforderlich ist. Ist das Gen defekt, so wird auch das Genprodukt, das Eiweiß, nicht adäquat aufgebaut werden können. Solche Eiweiße haben unterschiedliche Aufgaben: Sie können als Botenstoffe fungieren, Aufbaufunktionen haben, Zellmembranen stabilisieren u. v. m. Sind die Gene beider Eltern schadhaft, so reicht die Genaktivität nicht aus, um ein funktionsfähiges Protein in ausreichender Konzentration zu produzieren. Die Folge ist eine Stoffwechselstörung, die mitunter auch mit einer geistigen Behinderung einhergehen kann. Zwei dieser Störungen sollen exemplarisch vorgestellt werden: Zum einen die Phenylketonurie, zum anderen das Lesh-Nyhan-Syndrom.

Phenylalanin ist eine notwendige und damit essenzielle Aminosäure, die vom Körper aufgenommen und zu verschiedenen Botenstoffen, u. a. zu Tyrosin, Dopamin und Adrenalin, weiterverarbeitet wird. Fehlt infolge eines Gendefektes ein bestimmtes Eiweiß, das Enzym Phenylalanin-Hydroxylase, so kann das von außen aufgenommene Phenylalanin nicht adäquat weiterverarbeitet werden. Die Folge ist eine **Phenylketonurie**, eine Entwicklungsstörung des Gehirns, die zum einen durch einen Mangel an nun nicht ausreichend ausgebildeten Botenstoffen entsteht. Zum anderen können giftige Abbauprodukte des Phenylalanins im Gehirn abgelagert werden und dieses zusätzlich schädigen. Seit den 1930er Jahren ist dieser Zusammenhang bekannt. Seitdem kann diese Störung in Screening-Untersuchungen aller Neugeborenen bereits nach der Geburt festgestellt werden – zu einem Zeitpunkt also, in dem das Gehirn noch adäquat entwickelt ist. Unter entsprechender, die gesamte Kindheit und beginnende Pubertät einschließender Diät und Überwachung des Stoffwechsels kann eine geistige Behinderung verhindert und eine altersentsprechende Entwicklung des Gehirns angebahnt werden. Die Phenylketonurie ist eines der wichtigen (leider auch wenigen) Beispiele einer wirklichen und kausalen Prophylaxe einer geistigen Fehlentwicklung.

Auch beim **Lesh-Nyhan-Syndrom** handelt es sich um eine Stoffwechselstörung. Sie wird vermutlich rezessiv geschlechtsgebunden vererbt und tritt folglich nur bei Jungen auf. Aufgrund des Fehlens eines Enzyms (der Hypoxanthin-Guanin-Phosphoribosyltranferase) kommt es zu Störungen im Harnsäurestoffwechsel. Diese gehen nicht nur mit vermehrter Ausscheidung von Harnsäure, mitunter Nierensteinen und Nierenstörungen, einher, sondern führen auch zu zerebralen Bewegungsstörungen (besonders Spastik und Choreoatetose) und vor allem autoaggressiven Verhaltensweisen, wie z. B. Wangenbeißen, Verletzungen an Händen und Fingern etc. Bereits im ersten Lebenshalbjahr können motorische Entwicklungsverzögerungen deutlich werden. Unwillkürlich- extrapyramidale Bewegungen, allgemeine Unruhe, vor allem aber Neigungen zur Selbstverletzung nehmen oft ab dem zweiten Lebensjahr zu. Auch wurden Veränderungen der Neurotransmitter (insbesondere GABA, Dopamin und Acetylcholin) beschrieben.

**Fehlbildungs-Retardierungs-Syndrome:** Nachdem anhand einiger Beispiele typische Genmutationen als Ursache geistiger Behinderung beschrieben wurden, soll nun exemplarisch auf drei Fehlbildungs-Retardierungs-Syndrome eingegangen werden: Das Laurence-Moon-Bardet-Biedl-Syndrom, das Prader-Willi-Syndrom und das Williams-Beuren-Syndrom. Allen drei Syndromen ist gemeinsam, dass sie multifaktorieller Genese sind. Da verschiedene Gene und pränatale Entstehungsbedingungen interagieren, treten solche Syndrome mit jeweils für sie typischen Einzelsymptomen unterschiedlicher Organsysteme auf. Sie können aber im individuellen Fall sehr variieren.

Das **Laurence-Moon-Bardet-Biedl-Syndrom** zeigt sich in seiner typischen Ausprägung durch eine Adipositas (Übergewicht), eine verzögerte geistige Entwicklung, Fehlentwicklungen an Fingern und Zehen, Augenstörungen mit der Gefahr einer Erblindung sowie Auffälligkeiten an den Genitalien im Sinne einer Unterentwicklung der Geschlechtsorgane. Zusätzlich kann es noch zu anderen Begleitsymptomen wie Minderwuchs, Veränderungen der Kopfform, Augenveränderungen, Schwerhörigkeit, hormonellen Störungen u. a. m. kommen. Auch Bewegungsstörungen, Hirnnervendysfunktionen und Krampfanfälle kommen vor. Im Vordergrund dieser Erkrankung stehen also hormonell-vegetative Regulationsveränderungen im Zwischenhirn, die mehr oder weniger für die o. g. Kernsymptome verantwortlich sind. Die kognitiven Einschränkungen liegen im Bereich einer leichten geistigen Behinderung, und die Beeinträchtigungen variieren individuell beträchtlich.

Auch das **Prader-Willi-Syndrom** ist als Fehlbildungs-Retardierungs-Syndrom multifaktorieller Genese durch eine Reihe mehr oder weniger typischer Symptome gekennzeichnet: Neben einer geistigen Behinderung sind vor allem Adipositas, Kleinwuchs, Genitalveränderungen und muskuläre Hypotonie kennzeichnend. Allerdings kommen auch Verlaufsformen mit normaler intellektueller Entwicklung vor. Als junge Säuglinge zeigen Kinder mit Prader-Willi-Syndrom vor allem Ernährungsschwierigkeiten und Schluckstörungen sowie Unruhe. Die spätere Kindheit ist vor allem von mangelndem Sättigungsgefühl und z. T. sehr unterschiedlichen emotionalen oder sozialen Auffälligkeiten gekennzeichnet. Insgesamt werden aber viele dieser Kinder als „gutmütig und freundlich", wenngleich mitunter mit vermindertem Antrieb und geringerer Eigeninitiative beschrieben.

Schließlich soll als dritter Vertreter eines Fehlbildungs-Retardierungs-Syndroms das **Williams-Beuren-Syndrom** genannt werden. Man weiß, dass diese Entwicklungsstörung auf dem siebten Chromosom manifestiert ist und mit Wachstumsrückstand, intellektueller Beeinträchtigung, Herzfehlern und Gesichtsveränderungen einhergehen kann. Minderwuchs, ein flaches Mittelgesicht, kurze Lidspalten, charakteristische Augenveränderungen u. a. können auf dieses Syndrom hinweisen. Der Grad der intellektuellen Beeinträchtigung variiert zwischen mittlerer und leichterer geistiger Behinderung. Häufig wird beschrieben, dass die sprachlichen Fähigkeiten wesentlich ausgeprägter sind als das übrige Begabungsprofil. Manche Autoren gehen so weit, anhand des William-Beuren-Syndroms zu postulieren, dass Denken und Sprache zwei voneinander unabhängige Funktionen unseres Gehirns seien. Nicht nur Problemlösungen und Kognitionen seien ohne Sprache denkbar (was unbestreitbar ist, denkt man an gehörlose Menschen oder bestimmte Formen der Aphasie). Auch umgekehrt sei es möglich, dass bei intellektueller Beeinträchtigung das Sprachvermögen außerordentlich gut entwickelt sei. Dies ist sicher umstritten und keinesfalls zu verallgemeinern. Immerhin bleibt festzuhalten, dass es bei einigen Menschen mit William-Beuren-Syndrom zu relativ ausgeprägter Redegewandtheit, vielleicht im Sinne einer Inselbegabung, kommen kann.

**Fehlbildungen des Nervensystems:** Generell können auch Fehlbildungen des Nervensystems nicht nur mit neurologischen Symptomen, sondern auch mit mehr oder weniger ausgeprägter geistiger Behinderung einhergehen – wenngleich dies nicht zwangsläufig der Fall sein muss. Fehlbildungen des Nervensystems entstehen, wenn sich das Neuralrohr in der Anlage- oder Differenzierungszeit nicht oder nur unzureichend schließt, die Migration von Nervenzellen unzureichend verläuft und es zu Fehlbildungen des zentralen Nervensystems kommt. Je nach Ausprägung und Zeitpunkt des Geschehens können leichte, mittelschwere oder sehr schwere Defekte resultieren.

So kann die Spina bifida, die unzureichende Schließung des Rückenmarkkanals, so leicht ausfallen, dass sie funktionell nicht in Erscheinung tritt. In schwersten Formen ist sie mit dem Leben nicht vereinbar, eine Mittelstellung nehmen Verlaufsformen mit mehr oder weniger starken Lähmungserscheinungen ein. **Spina bifida**

Auch im Ventrikelsystem (in dem u. a. die Hirnflüssigkeit, der Liquor zerebrospinalis, gebildet wird) kann es zu Deformitäten kommen. Eine anatomische Veränderung des Abflusssystems, eine unausgeglichene Bilanz von Bildung und Abfluss der Hirnflüssigkeit und weitere anatomische Veränderungen können dazu führen, dass sich flüssigkeitshaltige Hohlräume auf Kosten des umliegenden Hirngewebes erweitern – man spricht von einem Hydrozephalus. Eine hydrozephale Entwicklung kann und sollte frühzeitig erkannt und behandelt werden. **Hydrozephalus**

Gespannte Fontanellen und neurologische Auffälligkeiten im Säuglingsalter, erst recht das Vorliegen mehr oder weniger sichtbarer Fehlbildungen anderer Art geben Anlass zu einer sonografischen oder computertomografischen Untersuchung des Schädels. Überschüssiges Hirnwasser, das aufgrund anatomischer Veränderungen nicht adäquat ablaufen kann, kann über eine Drainage unter sterilen Bedingungen beispielsweise ins Herz abgeleitet werden. Damit normalisiert sich der Hirndruck, so dass das Gehirn vor Schädigungen bewahrt wird. Es muss ausdrücklich darauf hingewiesen werden, dass es auch in der Kombination mehrerer Defekte des zentralen Nervensystems keineswegs obligat zu einer geistigen Behinderung kommen muss. Vor allem bei frühzeitiger Diagnose und Therapie können die Kinder möglicherweise eine neurologisch und kognitiv unauffällige Entwicklung nehmen. Andererseits sind natürlich auch Mehrfachbehinderungen denkbar.

**Chromosomenaberrationen:** Unter Chromosomenaberrationen versteht man Phänomene, bei denen die Verschmelzung väterlicher und mütterlicher Keimzellen oder die darauf folgenden Teilungsprozesse nicht adäquat verlaufen. Es kommt somit nicht zum üblichen Chromosomensatz von 44 Autosomen und zwei Geschlechtschromosomen. Sie können gleichfalls mit vielfältigen körperlichen, aber auch geistigen Veränderungen einhergehen. Als ein typisches und relativ häufiges Beispiel einer nicht an Geschlechtschromosomen gebundenen Veränderung soll kurz auf die Trisomie 21 eingegangen werden, die nach ihrem Erstbeschreiber auch Down-Syndrom genannt wird.

Beim **Down-Syndrom** oder Trisomie 21 liegt in der Regel das 21. Chromosom dreifach vor. Tritt die Störung erst nach der ersten, zweiten oder folgenden Teilung der befruchteten Eizelle auf, können aber auch nur die Hälfe, ein Viertel oder ein Achtel aller folgenden Zelllinien ein überzähliges Chromosom aufweisen. Eine solche Mosaikform des Down-Syndroms ist mit etwa 2 % allerdings relativ selten.

Beim Down-Syndrom sind bereits pränatal Wachstums- und Differenzierungsprozesse unterschiedlicher Organe betroffen. Nach normaler Schwangerschaft kommen viele Kinder zu früh auf die Welt, sind leicht untergewichtig und haben häufig schon bei der Geburt relativ typische Auffälligkeiten an Gesicht und Extremitäten: z. B. schräg stehende Lidachsen, einen weiten Augenabstand, eine etwas vorgestreckte Zunge, Veränderungen an Iris und Ohrmuschel, relativ kurze Finger, Veränderungen der Hautmuster und Muskelhypotonie. Ein Teil der Kinder weist zudem Herzfehler auf, die mitunter operiert werden müssen (was meistenteils gelingt).

Gegen Ende des ersten Lebensjahres kommen Verzögerungen in der Motorik hinzu. Auch die Sprachentwicklung sowie die kognitive Entwicklung der folgenden Kindheitsjahre verläuft in der Regel verlangsamt. Durch Frühförderung und interdisziplinäre Behandlung, die in der Regel Heilpädagogik, Ergotherapie, medizinische Betreuung und Pflege sowie pädagogische Förderung miteinander kombinieren, gelingt es den meisten Kindern, zwar verlangsamt, aber doch eindeutig motorische und sprachliche sowie kognitive Fähigkeiten zu erwerben. Diese lassen sie manchmal im Regelkindergarten, manchmal auch in der Regelgrundschule ihren Platz im Kreise Gleichaltriger finden.

In der weiteren Entwicklung zeigen die Betroffenen häufig eine leichte Form der geistigen Behinderung. Dabei gelingt nicht selten die soziale Anpassung gut und ein gewisses Maß an Selbständigkeit, manchmal auch eigenständiges Leben kann erreicht werden. Die Lebenserwartung ist deutlich besser als vor drei Jahrzehnten und nähert sich einer normalen Lebenserwartung an, wenngleich mitunter vorzeitiges Altern zu beobachten ist.

Gerade das Down-Syndrom ist mit vielerlei Vorurteilen und Fehlinformationen überfrachtet. Häufig werden Eltern bei der Geburt eines Kindes mit Trisomie 21 unzureichende oder sogar falsche Informationen über die Entwicklungsprognose ihrer Kinder gegeben. In der Erwartung eines gesunden Kindes kann die aufgrund äußerer Merkmale schlagartige Erkenntnis einer vorliegenden Behinderung zu einer elterlichen Krise führen. In dieser sind sie möglicherweise vorübergehend auf Beratung und emotionale Begleitung angewiesen. Hier kommt der pädagogischen Begleitung, auch im Rahmen von Frühfördermaßnahmen, eine besondere Bedeutung zu.

Auch die Geschlechtschromosomen können vermehrt oder vermindert vorliegen. Als exemplarische Beispiele sollen hier das Ullrich-Turner-Syndrom sowie das Klinefelter-Syndrom kurz vorgestellt werden.

Beim **Ullrich-Turner-Syndrom** liegt nur ein x-Chromosom vor (xo-Konstitution). Das führt dazu, dass sich die Eierstöcke nur unvollständig entwickeln, was mit Amenorrhoe (Ausbleiben der Monatsblutung) und Unfruchtbarkeit einhergeht. Das Körperwachstum ist verzögert, auch können die Betroffenen kleinwüchsig sein. Gelegentlich können auch Fehlbildungen innerer Organe (z. B. Herz und Niere) auftreten. Meistens sind Menschen mit dem Ullrich-Turner-Syndrom normal begabt, allerdings können mitunter Lernschwierigkeiten aufgrund von Wahrnehmungsstörungen und Probleme bei der visuomotorischen Koordination sowie Teilleistungsschwächen gefunden werden. Psychosomatische und neurotische Beschwerden hingegen sind, wenn sie auftreten, nicht Ausdruck einer konstitutionellen Veranlagung. Sie resultieren aus biografisch erlebter Stigmatisierung oder seelischen Reaktionen auf indadäquate Verhaltensweisen der Umwelt.

Auch beim **Klinefelter-Syndrom**, bei der ein überzähliges x-Chromosom vorliegt (xxy-Konstellation), sind viele der Betroffenen intellektuell normal begabt. Zwar können leichte geistige Behinderungen mitunter vorkommen, dies ist aber eher die Ausnahme. Wenn Menschen mit solchen kognitiven Störungen, vielleicht aufgrund einer Mehrfachbehinderung, in Heimen u. a. Einrichtungen angetroffen werden, verleitet dies fälschlich zu dem Eindruck, eine größere Zahl der Klinefelter-Betroffenen sei auch von kognitiven Einschränkungen betroffen. Hingegen treten in der Regel Veränderungen im Hormonhaushalt auf. Die Hormonproduktion der Keimdrüsen ist unzureichend, die männliche Fruchtbarkeit bleibt meist aus. Je nach Ausprägung und Hormonlage können weitere Veränderungen in Körperbau und sekundären Geschlechtsmerkmalen vorkommen.

**Exogene Schädigungen:** Bisher haben wir pränatale Syndrome und Störungen kennen gelernt, die Ausdruck einer genetischen Störung oder einer spezifischen Fehlentwicklung waren. Aber auch exogene Schädigungen, die sekundär den Embryo oder Fetus erreichen, können zu Fehlentwicklungen führen und Ursache einer pränatalen Hirnschädigung sein. Solche Schädigungen können infektiöser (Röteln), chemischer (Alkohol) oder physikalischer (Strahlen) Natur sein. Diese schädlichen Faktoren können unter ungünstigen Einflüssen Gebärmutter, Plazenta und Amnionflüssigkeit überwinden und zu Schädigungen in der Phase der Organanlage (der Embryonalzeit) oder der Organdifferenzierung in der Fetalzeit führen. Dabei hängt das Ausmaß der Schädigung nicht allein von der Art und Konzentration des schädigenden Agens, sondern auch vom Zeitpunkt der Schwangerschaft ab. Als wichtigstes Beispiel für infektiöse Schädigungen dient die Rötelnembryopathie.

Bereits in den 1940er Jahren wurde die **Rötelnembryopathie** beschrieben. Hier können vor allem bei einer Rötelninfektion der Mutter in der Embryonalphase ihres Kindes die Viren schwere Schädigungen in den zu diesem Zeitpunkt in der Anlage befindlichen Organe verursachen. So kommt es vor allem zu Entwicklungsstörungen der Augenlinsen, des Innenohres, des Herzens und des Gehirns, was sich in späteren Sinnes- und geistigen Behinderungen sowie Herzerkrankungen unterschiedlichen Ausmaßes äußern kann. Allgemein gilt, dass die Viren umso gefährlicher sind, je früher der Zeitpunkt der Schädigung ist. Eine gründliche Aufklärung der Bevölkerung und verbesserter Impfschutz (vor einer Schwangerschaft) haben erheblich dazu beigetragen, das Auftreten solcher Behinderungen zu verringern.

Zahlreiche andere Viruserkrankungen wie z. B. die Cytomegalie, die HIV-Infektion, Masern, Windpocken, mitunter Herpes, aber auch andere Erreger (Toxoplasmose, Lues) können unter ungünstigen Umständen zu entwicklungsbedingten zerebralen Fehlbildungen und konsekutiver Behinderung führen. Hierauf kann an dieser Stelle jedoch nicht näher eingegangen werden.

Auch chemische Einflüsse auf Embryo und Fetus gilt es zu beachten. Dies soll als Erstes am Beispiel der Alkoholembryopathie vorgestellt werden.

So kann beispielsweise Alkohol wegen seiner guten Fettlöslichkeit von der Mutter auf das Kind übergehen, wobei die Alkoholkonzentration mitunter im kindlichen Kreislauf höher ist als in dem der Mutter. Vor allem bei chronischem Alkoholabusus der Mutter kann die allgemeine sowie die zerebrale Entwicklung beeinträchtigt werden, man spricht von einer **Alkoholembryopathie**. Manchmal kommen die Kinder dystroph, zu klein und zu leicht, auf die Welt. Verschiedene, oft geringfügige Dysmorphien können auftreten. Geistige Behinderungen im eigentlichen Sinne sind selten, häufiger kommt es zu Lernbehinderungen sowie starken motorischen u. a. Entwicklungsverzögerungen. Hyperaktivität und Teilleistungsstörungen (s. Kap. 8.3) werden mitunter auch auf ein Alkoholembryopathie-Syndrom zurückgeführt, wenngleich dies keineswegs immer der Fall ist. Alkoholembryopathie-Syndrome können in unterschiedlichen Ausprägungen auftreten. In ihren häufigeren, mittleren bis milden Symptomformen sind sie nicht immer eindeutig kausal zu klären, zumal bei Vorliegen einer familiären Alkoholproblematik auch psychosoziale Faktoren nach der Geburt die Entwicklung des Kindes beeinträchtigen können.

Alkohol ist wohl in unserer Gesellschaft als vermutlich häufigstes entwicklungshemmendes Agens in der Schwangerschaft anzusehen. Jedoch gibt es zahlreiche Medikamente u. a. chemische Stoffe, die, wenngleich von der Fallzahl seltener, von den Auswirkungen deutlichere und entwicklungshemmendere teratogene Wirkung entfalten. Grundsätzlich kann gesagt werden, dass jede Medikamentengabe in der Schwangerschaft einer Abwägung des „Nutzen-Kosten-Verhältnisses" bedarf. In vielen Fällen ist es auch möglich, auf Substanzen geringeren oder nicht nachgewiesenen Gefährdungspotenzials auszuweichen, wenn eine Medikation unumgänglich ist.  **teratogene Medikamente**

Schließlich soll daran erinnert werden, dass auch physikalische Schädigungen wie z. B. ionisierende Strahlen (Röntgenstrahlen, aber auch radioaktiver Fall-out u. Ä.) teratogen wirken können. Mitunter ist der Nachweis der Kausalkette schwierig, so dass im Individualfall nicht immer der Zusammenhang zwischen schädigendem Agens und einer Entwicklungsstörung nachgewiesen werden kann. Andererseits besteht an der grundsätzlichen schädlichen Potenz beispielsweise ionisierender Strahlen kein Zweifel.

Für Eltern eines geistig behinderten Kindes ist es oft wichtig, die Ursache (oder mögliche Ursachen) der Behinderung zu eruieren: zum einen, um möglicherweise etwas über Entwicklung, Verlauf und Prognose zu erfahren, mögliche Hilfsangebote in Erfahrung zu bringen und ein Gefährdungsrisiko zukünftiger Kinder einschätzen zu können; zum anderen auch, um inadäquate und unfruchtbare Selbst- und Fremdvorwürfe zu vermeiden; schließlich auch, um der eigenen emotionalen Krise Herr zu werden. So ist es verständlich und sinnvoll, mögliche Teilursachen einer geistigen Behinderung diagnostisch abzuklären, wo immer dies geht. Allerdings ist dies nicht immer vollständig und zufrieden stellend möglich. Etwas ratlos spricht man dann von „idiopathischer Behinde-  **Beratung** rung", womit mitunter verschleiert wird, dass man schlicht keine zufrieden stellende Aussage zur Verursachung machen kann. Möglicherweise werden hier mit verbesserter Diagnostik auch auf molekularer und biochemischer Ebene sowie verbesserten bildgebenden Verfahren in Zukunft Fortschritte erzielt werden.

Andererseits ist es vielleicht aber auch so, dass nicht jede Form einer Lernschwierigkeit als Ausdruck biologischer Fehlentwicklungen oder Behinderungen zu deuten ist. Ähnlich wie bei Hochbegabung gibt es auch Menschen, die in weiten Teilen der Kognition weniger begabt als der Durchschnitt sind. Dabei sind durchaus in Einzelbereichen, so genannten Inselbegabungen, besondere Fähigkeiten festzustellen und zu fördern. Auch die Akzeptanz eines (auf die Bevölkerung bezogen) breiten Begabungsspektrums von z. T. unterdurchschnittlicher bis z. T. überdurchschnittlicher Begabung gilt es zu fördern – sicher eine wichtige Aufgabe der Heilpädagogik.

**Perinatale Störungen**

Die Beschreibung pränataler Störungen, die zu einer geistigen Behinderung oder zu Lernschwierigkeiten führen können, nahm bisher breiten Raum ein. Etwas kürzer sollen nun peri- und postnatale Störungen beschrieben werden. Wie bereits dargelegt, ist das Gehirn um den Zeitpunkt der Geburt und im ersten Lebensjahr in einem stürmischen Entwicklungsprozess. Dieser manifestiert sich vor allem in der Festigung neuronaler Bahnen, der Schaffung wichtiger Synapsen und dem Abbau überschüssigen Zellmaterials. Am Ende dieses Prozesses steht die Entwicklung der Fein- und Grobmotorik, die Sprachentwicklung, das Reifen perzeptiver Vorgänge u. v. m. Es verwundert nicht, dass die Phase der Geburt sowie des ersten Lebensjahres folglich besonders anfällig ist, was die Reifung kognitiver Fähigkeiten angeht. Exogene Störungen des zentralen Nervensystems schlagen in dieser Zeit viel stärker als in übrigen Lebensphasen zu Buche.

**unzureichende Sauerstoffzufuhr**

Perinatal kann es zu Störungen kommen, wenn die Blut- und damit die Sauerstoffzufuhr des kindlichen Gehirns gefährdet oder unterbrochen wird. Wie schon erwähnt, ist bei der Spezies Mensch das Verhältnis der kindlichen Kopfgröße zu dem des mütterlichen Beckens relativ ungünstig. Dies kann die Geburtspassage, insbesondere bei kindlicher Fehllage, erschweren oder gefährden. Ein Abknicken der Nabelschnur, ein verlängerter Geburtsvorgang mit unzureichender Sauerstoffzufuhr, aber auch intrauterine Vergiftungen in der Spätschwangerschaft oder Plazentainsuffizienzen können neben einigen anderen Faktoren die Versorgung des kindlichen Gehirns mit wichtigen Nährstoffen und vor allem mit Sauerstoff temporär erheblich beeinträchtigen. Eine regelmäßige und gewissenhafte Untersuchung vor allem in der Spätschwangerschaft, eine Begleitung der Geburt, die Möglichkeit einer geburtshilflichen Krisenintervention sowie die lückenlose Versorgung des mit Problemen behafteten Neugeborenen in einer neonatalen Intensiveinheit haben das Risiko einer perinatalen Hirnschädigung deutlich gesenkt, wenngleich nicht völlig zum Verschwinden gebracht.

Direkt nach der Geburt können Unreife der Lunge, Entzündungen des Gehirns und seiner Häute, Blutungen im Gehirn sowie eine relative Unreife mit der Unfähigkeit, Kreislauf und Stoffwechsel stabil zu halten, eine Schädigung des Gehirns verursachen. Auch das Ansammeln schädigender Stoffe bei Blutgruppenunverträglichkeit ist hier zu nennen – das frühzeitige Erkennen einer damit einhergehenden „Gelbsucht" und ihre Behandlung durch Lichttherapie, ggf. auch Blutaustauschtransfusionen können Schäden zuverlässig verhindern. Zahlreiche weitere, wenn auch seltenere Gefahren wären im Prinzip anzusprechen, doch sei hier auf einschlägige neonatologische Werke verwiesen.

Im Prinzip kann es während der gesamten kindlichen Entwicklung zu potenziellen Schädigungen des Gehirns kommen, doch ist vor allem das erste (und in geringem Maße das zweite und dritte) Lebensjahr hierfür prädestinierter als spätere Entwicklungsphasen. So kann eine Dehydrierung (Entwässerung) möglicherweise innerhalb weniger Stunden das Gehirn ernsthaft gefährden. **Postnatale Störungen**

Auch virale und bakterielle Entzündungen der Hirnhäute oder des Gehirns können aufgrund eines noch nicht ganz so ausgereiften Immunsystems sowie der höheren Verletzlichkeit des sich in der Entwicklung befindenden Gehirns dramatische Folgen haben: Zu spät bemerkt oder unbehandelt können Meningitiden oder Enzephalitiden ebenfalls Ursache einer geistigen Behinderung sein. Solche Erkrankungen sind akut oft mit Bewusstseinsstörungen, Fieberphantasien, Krämpfen und Lähmungserscheinungen verbunden. Die dann notwendige Lumbalpunktion (die Untersuchung des Hirnwassers, das sich auch im Rückenmarkskanal befindet) sichert die Diagnose. Zusätzlich können bildgebende Verfahren auf Anschwellungen (Ödeme) im Gehirn hinweisen. Eine intensivmedizinische Behandlung wird neben der **Hirnhaut-/ Gehirnentzündung** dringend notwendigen und konsequent durchzuführenden Antibiotikagabe auch die Überwachung der Herz-Kreislauf-Funktion sowie die Behandlung des Hirnödems und der Krämpfe zum Ziel haben. Zum Glück gelingt es neuerdings bei frühzeitiger Diagnose und sofort einsetzender Therapie häufig, eine drohende bleibende Behinderung abzuwenden.

**Traumen**

Kurz sei noch darauf hingewiesen, dass auch Traumen in früher Kindheit das Gehirn schädigen können: An erster Stelle sind hier Verkehrsunfälle zu nennen, in zweiter Linie Ertrinkungsunfälle. Drittens kann ein Schütteltrauma im Rahmen einer Kindesmisshandlung mit Hirnblutungen und den damit verbundenen zerebralen Schädigungen einhergehen.

Schlussendlich bleibt festzuhalten, dass es eine Reihe sehr unterschiedlicher Faktoren gibt, die prä-, peri- und postnatal zur Genese einer intellektuellen Beeinträchtigung und damit verbundenen Lernschwierigkeiten beitragen können. Diese kurze Übersicht möge als eine Art Raster dienen, mit dessen Hilfe sich auch andere Syndrome ätiologisch einordnen lassen. Letztlich darf aber nicht vergessen werden, dass biologische Faktoren immer nur eine von mehreren Bausteinen sind, die im Laufe einer Biografie zu Lernschwierigkeiten führen. Hinzu kommen Förderung, psychosoziale und emotionale Gegebenheiten, gesellschaftliche Entwicklungsbedingungen, ein differenziertes Förder- und Schulsystem sowie aktuelle familiäre u.a. Lebensumstände, die sich maßgeblich auf die intellektuelle Entwicklung eines Menschen auswirken.

## 8.3    Aufmerksamkeitsdefizit-Syndrom und Hyperaktivität

Vor 120 Jahren beschrieb der Psychiater Heinrich Hoffmann im „Struwwelpeter" mit dem Prototyp des „Zappelphilipps" ein Verhalten, das seinerzeit noch als „ungezogene Auffälligkeit" klassifiziert wurde, heute hingegen als ein Syndrom angesehen wird. Die mittlerweile gebräuchliche Bezeichnung des Aufmerksamkeitsdefizit-Syndroms, ggf. mit **Hyperaktivität (ADS/ADHS)**, ermöglicht eine weitere Differenzierung in einen vorwiegend unaufmerksamen Typus sowie einen vorwiegend hyperaktiv-impulsiven Typus.

## Symptome von ADS/ADHS

Aufmerksamkeitsstörungen und Hyperaktivität sind gekennzeichnet durch Unaufmerksamkeit und Ablenkbarkeit, Überaktivität, Impulsivität und verminderte Ausdauer. Dabei führen die Aufmerksamkeitsstörungen zu Flüchtigkeitsfehlern, geringerem Ausdauerverhalten, anscheinend schlechtem Zuhören, Unterbrechung von Tätigkeiten, Problemen mit der Organisation, Vermeidung längerer andauernder Anstrengung, Ablenkbarkeit und Vergesslichkeit. Die Hyperaktivität hingegen äußert sich vor allem in Zappeligkeit, inadäquatem Herumlaufen, Aufstehen, Schwierigkeiten bei ruhigem Spiel, inadäquater Umtriebigkeit oder Redseligkeit. Weitere Zeichen von Impulsivität können darin bestehen, dass Kinder ungefragt mit Antworten herausplatzen, unterbrechen oder stören, Schwierigkeiten haben abzuwarten, bis sie an der Reihe sind, u. a. m.

Das ADS bzw. ADHS kann in unterschiedlichen Schweregraden vorliegen. Seine Häufigkeit wird unterschiedlich beurteilt und variiert – je nach Kriterium und Klassifikation – von 1 bis 8 % der Schulkinder. Dabei sind Jungen insgesamt im Schnitt dreimal häufiger betroffen als Mädchen. Anders als noch vor einigen Jahren weiß man heute, dass ein größerer Teil der Betroffenen einige der grundlegenden Symptome, insbesondere bei der Arbeitsorganisation, auch bis ins Erwachsenenalter beibehalten.

*Schweregrade von ADS/ADHS*

Bei der Unterform der reinen Aufmerksamkeitsstörung ohne Hyperaktivität, die häufiger bei Mädchen anzutreffen ist, haben Lehrkräfte kaum Probleme. Jedoch können die Aufmerksamkeitsstörungen zu deutlich niedrigeren Leistungen und konsekutiv geringerem Selbstbewusstsein führen. Die Kinder können verträumt, überangepasst und manchmal sozial isoliert sein.

Mitunter tritt eine Aufmerksamkeitsstörung und/oder Hyperaktivität in Kombination mit Intelligenzminderung auf, dann spricht man von „überaktiven Störungen mit Intelligenzminderungen (und manchmal auch Bewegungsstereotypien)". Ein ADS/ADHS im eigentlichen Sinne ist dies dann nicht mehr. Sowohl bei ADS als auch bei ADHS liegen die kognitiven Entwicklungen und die Intelligenz im normalen Niveau und können auch überdurchschnittlich sein. Lernschwierigkeiten sind lediglich auf die Überaktivität und die Aufmerksamkeitsdefizite zurückzuführen, solche Kinder gehören also nicht auf die Sonderschule.

*Intelligenzminderung*

**Aufmerksamkeits-
störungen**

Die gestörte Aufmerksamkeit zeigt sich in einer verminderten Aufmerksamkeitsspanne, häufigen Flüchtigkeitsfehlern, Konzentrationsstörungen und Ablenkbarkeit. Über einen gewissen Zeitraum können sich manche der Kinder durchaus konzentrieren, vor allem, wenn die Situation neu, interessant und motivierend ist und eine intensive Betreuung stattfindet. Dies ist beispielsweise in einem testpsychologischen Setting der Fall. Schwieriger wird es bei Routineaufgaben und vor allem bei größeren Gruppen, beides Charakteristika für die Lernsituation in der Schule. Hier können Konzentrations- und Aufmerksamkeitsstörungen Folge von Wahrnehmungs- und Programmsteuerungsstörungen sein. So können etwa die Erfassungsspanne und die Fähigkeit, Informationen in Einheiten zu gruppieren, beeinträchtigt sein, was zu einem erhöhten Konzentrationsbedarf führt.

Desgleichen kann die Diskriminationsfähigkeit erschwert sein, also die Fähigkeit, ähnliche Reize voneinander zu unterscheiden und z. B. die Lautgestalt „Traum" von „Raum" zu differenzieren. Dasselbe gilt für Störungen der Figur-Hintergrund-Differenzierung sowie Gestalterfassungsschwierigkeiten. Im Endeffekt führt das dazu, dass es den Kindern schwerer fällt, wichtige und unwichtige Reize voneinander zu trennen und aus der Vielzahl von Konstellationen die Reize wahrzunehmen, auf die es wirklich ankommt.

**intermodale und
seriale Störungen**

Auch intermodale Störungen, bei denen Sinnesreize unterschiedlicher Qualität nur unzureichend miteinander gekoppelt werden und beispielsweise optische und taktile Reize nicht ausreichend aufeinander bezogen werden können, sind festzustellen. Bei serialen Störungen haben wir die Schwierigkeit, komplexe Handlungsvollzüge in Folge zu planen und durchzuführen: Das Anziehen und Zuknöpfen eines Pullovers gelingt zwar, ist aber unter Stressbedingungen erschwert. Schwierigkeiten mit der sinnvollen Aufeinanderfolge bestimmter Handlungssequenzen erfordert mitunter, komplexe Aufgaben in kleine Einzelschritte zu zerlegen. Auch komplexere Schwierigkeiten können im Gefolge eines ADS/ADHS auftreten: Das eigene Körperschema kann ebenso wie die Raumerfassung oder die räumliche Orientierung leicht erschwert sein, und Teilleistungsschwächen können auch als diskrete motorische Störungen auftreten. Motorische Störungen zeigen sich meist nicht im normalen motorischen Erscheinungsbild, sondern erst bei genaueren Untersuchungen auf Trampolinen oder Slow-Motion-Videoaufnahmen.

Schließlich ist auf denkbare soziale Störungen hinzuweisen: Die **soziale Folgen** Kinder und Jugendlichen schaffen es mitunter nur mit Mühen, Struktur in Handlungsvollzüge zu bringen, ihre Impulsivität zu steuern und adäquat in sozialen Stresssituationen zu reagieren. Da sie keine offensichtlichen Störungen oder Behinderungen aufweisen, wirkt ihr Verhalten mitunter sozial unangepasst und unverständlich. Dies kann zu Stigmatisierung und sozialer Ausgrenzung führen. In ihrem Bemühen, im Klassenverband Fuß zu fassen, neigen manche Kinder dazu, durch Clownerien, Faxen u. ä. Verhalten positive Beachtung zu finden, wenngleich dies auf Kosten adäquaten und entwicklungsfördernden Verhaltens geht. Aber auch impulsiv-aggressive, nach Dominanz strebende Verhaltensweisen können auf die Dauer problematisch werden. Letztlich kann Rückzug und soziale Isolation bis zur Depression führen.

Erschwerend kommt hinzu, dass die Kinder vor allem in Stresssituationen mitunter die Bedeutung von Gestik und Mimik nicht adäquat erkennen. Manchmal haben sie Schwierigkeiten mit dem Erfassen komplexerer sozialer Situationen, was dann zu Distanzunsicherheit, Irritation, impulsivem und weiterem hyperaktiven Verhalten führt. Auch die schnelle Ermüdbarkeit und Überforderung einerseits, die Schwierigkeit andererseits, längerfristig an einer gemeinsamen Aktion zielgerichtet teilzunehmen, ohne abgelenkt zu werden, sowie diskrete motorische Ungeschicklichkeit können in der Gruppe Gleichaltriger diskriminieren oder zu Außenseiterpositionen führen.

Dies alles zeigt, dass es sich trotz relativ geringer neurobiologischer Störungen (s. u.) um ein Syndrom handelt, das mit erheblichen Leistungs- und Entwicklungsstörungen sowie schweren psychosozialen Krisen einhergehen kann. Folglich bedarf es der Beachtung und mitunter auch der Therapie.

## Diagnostik von ADS/ADHS

Die Diagnostik umfasst Exploration von Kind und Eltern, Informationen von Kindergarten und Schule, die Untersuchung störungsrelevanter Rahmenbedingungen (in Familie und Schule), körperliche Untersuchung des Kindes sowie ggf. apparative und Test-Diagnostik.

Zunächst wird die Leitsymptomatik erhoben und eruiert, ob Aufmerksamkeitsstörung, Hyperaktivität und Impulsivität vorhanden sind, welches Ausmaß sie annehmen und unter welchen Rahmenbedingungen sie von wem in besonderer Weise beobachtbar sind. Sodann gilt es, andere Ursachen auszuschließen: z. B. medikamenteninduzierte Störungen, Angststörungen, Depressionen, autistische Störungen, leichtere geistige Behinderungen u. a. neurologische bzw. kinder- und jugendpsychiatrische Störungen. Schließlich wird auch auf Störungen des Sozialverhaltens und störungsrelevante Rahmenbedingungen in Schule und Familie einzugehen sein.

Die Diagnostik ist also eine multiprofessionelle Aufgabe. Sie erfordert in der Regel kinderärztliche und testpsychologische, manchmal auch fachärztliche (Kinder- und Jugendpsychiater, Augenarzt etc.) Untersuchungen. Desgleichen sind notwendig: eine intensive pädagogische Erhebung und Verhaltensbeobachtung, die Befragung aller beteiligten Pädagogen und Eltern sowie im Idealfall am Ende des diagnostischen Prozesses eine „Helfer-Konferenz", zumindest aber ein adäquater Informationsaustausch der beteiligten Disziplinen.

## Ursachen von ADS/ADHS

Hinsichtlich der Ursachen dieser Störung gibt es unterschiedliche Hypothesen. Motorische Unruhe, Impulsivität, Hyperaktivität und mangelhafte Impulskontrolle können unterschiedliche Ursachen haben:

- Zum einen können Kinder in bestimmten Lebensphasen, vermutlich Jungen mehr als Mädchen, motorisch unruhig sein. Dabei wird mitunter der *natürliche Bewegungsdrang* durch die Umwelt erschwert.
- Vielleicht sind es nicht immer nur kindliche Verhaltensweisen, sondern *zivilisatorische Anforderungen* im (bewegungshemmenden) Wohnumfeld oder in der Schule, die entwicklungsunangemessen sind: Bezeichnenderweise fallen insbesondere „Jungen im Grundschulalter" erstmals auf, in einer Zeit, in der die Schule erhebliche Konzentrationsleistungen von ihnen verlangt.
- Auch *Reizüberflutung und Hektik* großstädtischen Alltaglebens kann Hyperaktivität begünstigen; Ähnliches gilt sicher auch für exzessive Fernseh- und Computerspielgewohnheiten.

■ Ob und in welchem Maße *Nahrungsmittelzusatzstoffe* wie Lebensmittelfarbstoffe, Konservierungsmittel, Phosphat, Nitrat, Geschmacksverstärker oder Zuckerersatzstoffe (insbesondere Aspartam) eine Hyperkinetik auslösen oder zumindest verstärken können, wird kontrovers diskutiert.

■ Schließlich können auch bei chronischen seelischen Konflikten, emotionalen Spannungszuständen, Angst, Depression, Vernachlässigung oder Kindesmisshandlung sowie sexuellem Missbrauch ebenfalls Hypermotorik oder Aufmerksamkeits- und Lernstörungen Hinweise auf die *seelische Konfliktlage* des Kindes sein. Dies gilt auch für Hyperaktivität als Ausdruck eines „Ablenkmanövers" bei familiären Konflikten, die nicht zur Sprache kommen dürfen.

All diese Teilursachen werden heute in der Regel nicht einem ADHS im engeren Sinne zugeordnet. Vielmehr geht man beim ADS/ADHS in zunehmendem Maße von neurobiologischen Konstitutionsmerkmalen aus. Sie sind möglicherweise auf leichte funktionale Steuerungsdefizite zurückzuführen, möglicherweise auch auf diskrete Ungleichgewichtszustände neurochemischer Systeme, wobei auch genetische Einflüsse diskutiert werden. Selbstverständlich können Umweltreaktionen biologisch-chemischer (Nahrungsmittelunverträglichkeit), physikalischer (Reizüberflutung) oder psychosozialer (Stress und Überforderung) Natur synergistisch wirken und ein ADS negativ beeinflussen. Erste molekulargenetische Befunde zeigen aber, dass das dopaminerge System bei einem Großteil der Verlaufsformen hinsichtlich der Pathogenese und auch der Therapie der Störung eine große Rolle spielt. Auch prä-, peri- und postnatale Komplikationen können zur Manifestation eines ADS beitragen. **neurobiologische Konstitutions- merkmale**

Die sozialen Auswirkungen von Aufmerksamkeitsdefizit, Impulsivität und ungesteuertem Verhalten können erheblich sein: Ein Drittel aller Kinder brechen die Schule ab, mehr als die Hälfte haben wenige oder keine Freunde. Vielfach kommt es zu antisozialen Aktivitäten, erheblichen Pubertätskrisen sowie häufig vermehrtem Tabak- und Drogenkonsum sowie bei etwa einem Viertel der Betroffenen zu mehr oder weniger starken Depressionen. Insofern ist es notwendig, die Verdachtsdiagnose eines ADS/ADHS frühzeitig zu stellen und eine adäquate Diagnostik und vor allem Therapie und Förderung einzuleiten. **soziale Auswirkungen**

## Behandlung von ADS/ADHS

Die Behandlung ist ebenso wie die Diagnostik mehrdimensional. Ziel der Aufklärung und Beratung von Eltern, Kind und Lehrern wird es sein, das Wesen dieser Störung zu verdeutlichen, von Schuldzuschreibung zu entlasten und strukturelle, kommunikative und verhaltensmäßige Veränderungen anzubahnen.

Einem Übersichtsaufsatz von Remschmidt und Heiser (2004, 1992ff) zufolge ist eine kombinierte pharmakologische und verhaltenstherapeutisch orientierte Therapie bei schwereren Verlaufsformen das erfolgversprechendste Vorgehen. Dabei kann die noch zu besprechende Pharmakotherapie vor allem hinsichtlich der Kernsymptome, die psychotherapeutische Begleitung vor allem hinsichtlich zusätzlicher Symptome (z. B. aggressiver Verhaltensweisen, Sozialverhalten etc.) wirken.

**Pharmakotherapie**   Die Pharmakotherapie besteht, vor allem bei schweren krisenhaften Verlaufsformen, meist in der Gabe von Psychostimulanzien aus der Amphetamin-Reihe, beispielsweise Ritalin® oder Medikinet®. Diese Pharmaka haben bei manchen hyperkinetischen Kindern einen beruhigenden Effekt: Möglicherweise werden die kontrollierenden und damit hemmenden Instanzen unseres Gehirns von ihnen in besonderer Weise beeinflusst. Amphetamine können manche dieser Kinder beruhigen, die Impulskontrolle unterstützen und die Konzentrationsfähigkeit vorübergehend steigern. Letztlich wird, so viel kann heute schon gesagt werden, das Dopaminsystem beeinflusst, wenngleich viele Prozesse auf molekularer Ebene ungeklärt sind. Solche Medikamente heilen nicht. Auch die Intelligenz o. a. Leistungsparameter werden nicht erhöht. Die Kinder werden lediglich anpassungsfähiger und ruhiger – können also die ihnen innewohnende Leistungsfähigkeit besser nutzen.

Einerseits muss bedacht werden, dass es sich hierbei um einen Eingriff in die Hirnchemie handelt, die besonders im Kindesalter kritisch bedacht werden muss und auch in Fachkreisen durchaus unterschiedlich beurteilt wird. Andererseits können psychosoziale Schwierigkeiten hyperaktiver Kinder, ihre sekundären Entwicklungsstörungen und die damit verbundene familiäre Belastung dramatisch sein. In solchen Situationen ist eine engmaschig kontrollierte und kritisch indizierte Pharmakotherapie manchmal hilfreich. Unter engmaschiger pädiatrischer Kontrolle, der Beachtung relativer Kontraindikation (selten: Anfallsleiden, Tic-Symptomatik, Medikamentenmissbrauch im Umfeld), einer genauen Aufklärung der Eltern über eventuelle Nebenwirkungen und einem Plan, wann und in welcher Weise die Medikation reduziert werden soll, ist eine pharmakotherapeutisch unterstützte Behandlung vertretbar. Allerdings sollte sie in der Regel psychotherapeutisch und pädagogisch flankierende Maßnahmen nicht ersetzen, sondern ergänzen und ermöglichen.

Antidepressiva werden mitunter als Mittel der zweiten Wahl in Betracht gezogen, vor allem bei Vorliegen depressiver Symptomatiken. Neuroleptika und Tranquilizer sind in aller Regel nicht indiziert.

Auf die Notwendigkeit individueller Aufklärung und Beratung der Eltern wurde bereits hingewiesen. Für das Kind oder den Jugendlichen gilt es, ein gezieltes pädagogisch-psychotherapeutisches Prozedere individuell zu entwickeln, abzusprechen und durchzuführen. So können hinsichtlich möglicher Wahrnehmungs- und Steuerungsdefizite gezielte Übungsbehandlungen hilfreich sein. Dabei sollte zum einen versucht werden, noch nicht ausgereifte Hirnfunktionen mittels Training (also Übungserfahrung) nach- bzw. ausreifen zu lassen. Zum anderen kann es das Bestreben einer Übungsbehandlung sein, benachbarte zerebrale Subsysteme kompensatorisch zum Ausgleich nicht erreichbarer Funktionen zu stimulieren. Im einen Fall geht es also eher um Entwicklungsförderung, im anderen um Kompensation.

**Pädagogik und Psychotherapie**

Eine wichtige Rolle kommt dem so genannten „Selbstinstruktionstraining" zu, bei dem den Kindern auf verhaltenstherapeutischer Grundlage schrittweise ermöglicht wird, vermehrte Steuerung für ihr impulsives Verhalten zu erreichen und letztlich adäquater auf Lernanforderungen und soziale Herausforderungen zu reagieren. Auch gilt es, das Kind zur Modifikation des Problemverhaltens (so genanntes Selbstmanagement) zu befähigen.

Auffälliges Verhalten im Rahmen eines ADS ist immer auch in der Interaktion zu sehen. So können Elterntraining und Interventionen in der Familie, ggf. auch strukturelle Familientherapie, durch Einüben klarer Verhaltensweisen, Reizeindämmung und strukturierende Maßnahmen erheblich zur Entspannung beitragen. Auch Interventionen im Kindergarten bzw. in der Schule sollten synergistisch wirken. Lehrer müssen geschult werden, zur Reizreduktion beizutragen, einem vermehrten Aktivitätsbedürfnis im Unterricht Rechnung zu tragen, seriale komplexe Aufgaben in Teilschritte zu zergliedern und im Sinne eines differenzierten Unterrichts auf die Besonderheiten dieser Schüler einzugehen. Durch positives Verstärken angemessener Verhaltensweisen und eine gute Strukturierung des Unterrichtsverlaufs, direkte Kommunikation und klare Grenzsetzung kann den Bedürfnissen dieser Kinder Rechnung getragen werden. Dies setzt allerdings motivierte wie speziell geschulte Lehrer und vor allem vertretbare Klassenstärken voraus. Vor allem Letzteres ist bei weitem nicht in wünschenswertem Maße gegeben.

Beim ADS/ADHS handelt es sich also um relativ geringfügige, zu einem erheblichen Teil neurobiologisch bedingte Schwierigkeiten konzentrativer, aufmerksamkeitsbezogener und impulsregulierender Fähigkeiten – vermutlich auch durch leichte Veränderungen im dopaminergen System, die nicht als „Krankheit", sondern eher als Normvariante zu werten sind. Andererseits können sie angesichts der Anforderungen einer postindustriellen Gesellschaft zu erheblichen Auffälligkeiten, psychosozialem Leidensdruck, Beziehungsstörungen und bleibenden psychosozialen Entwicklungsstörungen führen.

Eine Frühintervention, wie sie hier nur angedeutet und u. a. bei Remschmidt/Heiser (2004), Fitzner et al. (2000) und Krowatschek (2001) erläutert wird, hat durchaus Aussicht auf Erfolg.

Unbefriedigend bleibt, dass das Aufmerksamkeitsdefizit-Syndrom und die Hyperaktivität von Kindern mitunter einseitig individualistisch gesehen wird. Vielleicht sind die Anforderungen an einen Teil unserer Kinder inadäquat. Insofern kann man sich fragen, ob der Paradigmenwechsel vom „ungezogenen Zappelphilipp" Heinrich Hoffmanns zum „entwicklungsgestörten ADS-Kind" nicht die Gefahr einer neuen, nun medikalisierten Stigmatisierung in sich trägt.

## 8.4    Heilpädagogische Herausforderungen

In einem Lehrbuch über die medizinischen Grundlagen der Heilpädagogik können genuin pädagogische Themen nicht in der eigentlich notwendigen Breite dargestellt werden. Dennoch soll zumindest in Grundzügen aufgezeigt werden, welche heilpädagogischen Ansätze für die Begleitung von Menschen mit Lernschwierigkeiten bzw. geistiger Behinderung entwickelt wurden und wie diese mit den in den bisherigen Kapiteln aufgezeigten medizinischen Aspekten verbunden werden können.

## Paradigmen der begleitenden Hilfe

Für die Begegnung, Begleitung und Förderung von Menschen mit Lernschwierigkeiten bzw. geistiger Behinderung ist es unerlässlich, sich sowohl mit dem Menschenbild als auch dem Paradigma der begleitenden Hilfen auseinander zu setzen. Will man die Gefahr einer zusätzlichen Stigmatisierung durch Überbehütung und Ausgrenzung vermeiden, Abhängigkeiten von Hilfsbedürftigem und Helfendem reduzieren und dem Klienten dazu verhelfen, ein selbstbestimmtes, menschenwürdiges und gelungenes Leben zu führen, so kommt man nicht umhin, die eigene Haltung, aber auch soziokulturell bedingte und vorherrschende Paradigmen kritisch zu hinterfragen.

Bereits in den 1960er Jahren wurde, von den skandinavischen Ländern ausgehend, zunehmend auch in der Bundesrepublik Deutschland das „Normalisierungsprinzip" nicht nur in Fachkreisen, sondern auch einer breiter interessierten Öffentlichkeit bekannt. Dieses „Normalitätsparadigma" ist, auch wenn es vielfältig modifiziert, ergänzt und um wichtige Aspekte erweitert wurde, nach wie vor ein wichtiger Grundpfeiler in der Begegnung behinderter und nicht behinderter Menschen. **Normalisierungsprinzip**

Ziel ist es, Menschen mit Lernschwierigkeiten Lebensbedingungen (hinsichtlich des Einkommens, der Arbeit, der Wohn- und Freizeitbedingungen, der Gesundheitsdienste und der Bildungsangebote) zu ermöglichen, die so gut sind wie die der anderen Bürger – Lebensbedingungen, die so weit wie möglich Verhaltensweisen von Menschen mit Lernschwierigkeiten (Fähigkeiten, Kompetenzen etc.), ihr Erscheinungsbild (Kleidung, äußere Erscheinung etc.), ihre Erfahrungen (Anpassung, Gefühle) und ihren Status und ihr Ansehen (Kennzeichnung durch andere, Einstellung durch andere) fördern und unterstützen. So ist es – jedenfalls noch – normal, dass man an einem Ort wohnt und an einem anderen arbeitet, dass man als Erwachsener eine Arbeit hat, oder wenn man keine Arbeit bekommen oder ausüben kann, finanziell unterstützt wird oder Rente bekommt.

Darüber hinaus hält Dörner (Dörner/Plog 2002) einen normalen Tagesrhythmus mit wechselnden Aktivitäten, einen normalen Jahresrhythmus einschließlich Urlaub, Reisen, persönliche Feiern etc., eine finanzielle Grundsicherung sowie zusätzliche leistungs- und fähigkeitsgerechte Arbeitsbewertung sowie das Lernen des Umgangs mit freien Geldbeträgen für wichtig.

Schließlich kann ein Mensch mit Lernschwierigkeiten erwarten, dass seine Wunsch-, Willens- und Gefühlsäußerungen in möglichem Umfang Resonanz finden und berücksichtigt werden.

Hinsichtlich der Wohnformen, der Arbeit, aber auch der Freizeitgestaltung und, wenn es um Kinder geht, der schulischen Entwicklung sollen, so wird weiterhin gefordert, Menschen mit Lernschwierigkeiten weitestgehend die gesellschaftlichen Ressourcen nutzen und in vorhandene Strukturen integriert werden. Dieses neben dem Normalisierungsparadigma ausformulierte Paradigma **Integration** der Integration beinhaltet also, dass behinderte Menschen möglichst nicht in besonderen Lebens-, Arbeits- oder Freizeitwelten leben, sondern in die vorhandenen, gesellschaftlich verankerten Strukturen integriert werden. Ein solcher Integrationsprozess ist wechselseitig – es geht nicht an, von Behinderten allein eine weitestmögliche Adaptation zu erwarten. Strukturen (z. B. in Kirchengemeinden, Sportvereinen, aber auch Schulen) müssen so verändert werden, dass unterschiedliche Zugänge zu Problemlösungen, gemeinsamen Aktivitäten oder Lernerfahrungen möglich sind, ausgetauscht werden und zu einer gegenseitigen Bereicherung führen.

B So untersuchten Schüler eines integrativen Chemiekurses die Qualität verschiedener Orangensaftprodukte. Die Realschüler des Kurses analysierten pH-Werte, Färbungsindizes und chemische Strukturen. Behinderte Schüler stellten durch Geruch, Geschmacksproben, optische Eindrücke und Zuordnung zu Verpackungen Unterschiede zwischen Nektar, Fruchtsaftkonzentrat und frisch gepresstem Orangensaft fest. Die Ergebnisse wurden miteinander verglichen und unterschiedliche Zugehensweisen als Erweiterung der Erfahrung gesehen.

**Assistenz** Ende der 1990er Jahre gewann zunehmend das Assistenzparadigma an Bedeutung. Behinderte Menschen, u. a. auch Menschen mit Lernschwierigkeiten, wurden zunehmend als „Auftraggeber" akzeptiert. Jetzt geht es nicht mehr darum, dass geschulte Pädagogen (so wohlmeinend dies geschehen mag) Richtung und Ziel einer Förderung oder Begleitung vorgeben. Vielmehr ist es der behinderte Mensch, der entscheidet, welche Pflegeleistungen, Fördermaßnahmen, Bildungsangebote, Arbeitsweisen, Wohnform u. v. m. für ihn zu einem gelungenen Leben beitragen. Heilpädagogen (u. a. Begleiter) werden von ihm beauftragt, Hilfestellung in einem solchen Prozess zu geben. Dies setzt freilich eine grundlegende Änderung des pädagogischen Selbstverständnisses voraus.

Bei einer gemeinsamen Schulung von Studenten der Heilpädagogik und den politisch gewählten Vertretern einer Einrichtung (Heimbeiräten) ging es darum, gegenseitig voneinander zu lernen. Zu diesem Zweck hielten die Heimbeiräte auch Vorträge über die von ihnen geleistete Arbeit und anstehenden Projekte. Dabei waren sie z. T. motorisch, z. T. rhetorisch auf die Hilfen der Kursleiter (zwei Diplomanden des Abschlusssemesters) angewiesen. Diese strukturierten das Gespräch, halfen bei der Aufgabenteilung, der Anfertigung von Collagen und Overheadfolien und moderierten die anschließende Diskussion. Aber es waren die behinderten Menschen, die ihr Anliegen zur Sprache brachten und eine Fachöffentlichkeit (die Studenten) informierten.

In diesem Beispiel wird bereits ein weiteres Paradigma, das der Inklusion, deutlich: Unter Inklusion (lat.: includere – einschließen) versteht man das Bemühen, ein Netz und letztlich eine Gesellschaft zu kreieren, die alle Lebensformen, alle Erfahrensformen, alle Besonderheiten der Menschen, die diese Gesellschaft ausmachen, als wichtigen, unverzichtbaren und integralen Bestandteil der Gruppe bzw. der Gesellschaft zu verstehen. **Inklusionsprinzip**

Wie in dem eben genannten Beispiel deutlich wird, können Studenten von Behinderten ebenso lernen wie umgekehrt. Zum gemeinsamen Lernen, zum Wissenszuwachs, aber auch zur Gestaltung der Lebenswirklichkeit Behinderter wie Nichtbehinderter (auch der Hochschullandschaft) ist man auf beide – u. v. a. – Gruppierungen angewiesen. Auch innerhalb des Seminars waren unterschiedliche Charaktere mit ihren jeweiligen Vorlieben und Fähigkeiten zu unterschiedlichen Zeiten gefragt. Eine ganze Zeit lang trauten sich die jüngeren Semester kaum etwas zu sagen, so neu war ihnen die Situation, während die „alten Hasen" des Heimbeirates durchaus ihr Wort zu machen wussten. Wer aufgrund der Behinderung nicht sprechen konnte, hielt Plakate und demonstrierte Bilder. Wer vorübergehend „abschaltete", konnte auch dies tun, was zu einer zwanglosen Atmosphäre beitrug. Inklusion meint also, dass jedes Mitglied einer Gruppe oder einer Gesellschaft mit den Einsichtsmöglichkeiten, Fähigkeiten und Lebenserfahrungen, die er mitbringt, nicht nur dazugehört, sondern für Gruppe und Gesellschaft unverzichtbar ist.

Diese, hier zugegeben nur kurz skizzierten Paradigmen, können eine Richtschnur für Pädagogen sein, Menschen mit Lernschwierigkeiten und geistiger Behinderung in unterschiedlichen Lebensphasen zu begleiten. In aller gebotenen Kürze sollen noch pädagogische Aspekte bei Frühförderung, Kindergarten und

Schule besprochen werden. Auch die Begleitung von Kindern und Jugendlichen in Pflegeeinrichtungen gehört zur heilpädagogischen Arbeit. Schließlich soll noch kurz auf die Lebensbedingungen erwachsener Menschen mit Lernschwierigkeiten eingegangen werden – vor allem auf die Bereiche der Beziehung, der Freizeit, des Wohnens, der Arbeit und der Weiterbildung.

## Heipädagogische Aufgabenfelder

**Elternberatung**

Die Geburt eines behinderten Kindes kann für die Eltern zunächst eine Krise bedeuten. Mitunter kann sie auch mit vorübergehender Auflehnung, Abwehr oder Verzweiflung einhergehen. In dieser Phase können die Gefühle zum Kind ambivalent sein, und es kann für die Eltern eine große Hilfe bedeuten, dies einmal aussprechen zu dürfen. Auch die Ursachen der Schädigung, die Entwicklungsprognose sowie die Information über emotionale wie rechtliche und finanzielle Hilfen können wesentlich zur Krisenbewältigung beitragen. Sie sind somit gleichfalls ein Aufgabenfeld der begleitenden Heilpädagogik. Leider sind schriftliche Informationen – Elternratgeber, Bücher u. Ä. – oft noch auf einem Stand, der der medizinischen und sozialen Entwicklung hinterherhinkt. Hier kann das Bereitstellen von Videos, Kontaktadressen zu Elternverbänden und neuerer, adäquater Literatur hilfreich sein (im Übrigen liegt hier noch ein breites Feld für hochschulbezogene Forschung und Entwicklung brach).

Eltern sind die wichtigsten Bezugspersonen für ein Kind mit Lernschwierigkeiten oder geistiger Behinderung. Dieses braucht – wie alle anderen Kinder auch – eine verständnis- und liebevolle Atmosphäre, Halt, beständige soziale Beziehungen, alters- und entwicklungsgemäße Anforderungen und Förderungen sowie die Sicherheit, so akzeptiert zu werden, wie es ist. Die Unterstützung und Entlastung der Eltern ist hier von besonderer Bedeutung.

So beschreibt Görres (1987), selbst Mutter zweier behinderter Kinder, eindrücklich belastende Situationen – z.B. beim Zahnarzt, im Cafe, bei der Suche nach einem Heim, die Enttäuschung des Kindes, nicht zu einem Kindergeburtstag eingeladen zu werden etc. Auch Therapien und Fördermaßnahmen können, wenn sie Eltern und Kind überfordern, statt einer Hilfe eine zusätzliche Belastung darstellen.

Mitunter ist soziale Entlastung, auch durch entsprechende

Dienstleistungen, dringend vonnöten: beispielsweise bei unvorhergesehenen Ereignissen wie der Erkrankung eines Elternteils oder der finanziellen, emotionalen oder zeitlichen Überforderung der Familie.

Einrichtungen wie das „Wohnnest" in Münster, das „Hotelcharakter" hat und behinderten Kindern einen mehrwöchigen Urlaub unter heilpädagogischer Begleitung bietet, ermöglicht es auch den Eltern, einmal eigene, vom Kind unabhängige Wege zu gehen. Darüber hinaus ist das „Wohnnest" eine Einrichtung zur heilpädagogischen Förderung. Jedoch wird bewusst auch der „Urlaubsgedanke" im Erleben des Kindes und seiner Familie pointiert.

Es ist zwar meist sinnvoll und möglich, dass auch schwerbehinderte Kinder ihre Kindheit in der Familie und in einem geborgenen und sie fördernden Klima verbringen. Dennoch gibt es mitunter Situationen, in denen die Aufnahme eines mehrfach- oder schwerstbehinderten Kindes in ein Heim auf Dauer nötig wird. **Heimaufnahme** Die Gründe sind individuell verschieden: Emotionale und physische Überforderung der Eltern sind ebenso zu nennen wie die Notwendigkeit einer speziellen pädagogischen Betreuung oder besonderen Pflege des behinderten Kindes. Eine solche Heimaufnahme muss von Seiten des Heimes wie auch von Seiten der Eltern gut vorbereitet werden. So ist es z. B. wichtig, dass weder das behinderte Kind noch seine Geschwister die Heimaufnahme als Bestrafung empfinden. Auch sollte vor allem durch verlässliche Kontakte der Eltern klar sein, dass sie dem Kind weiterhin verbunden sind. Bei der Auswahl eines geeigneten Heimes, die sich nicht nur nach baulichen, strukturellen und finanziellen Kriterien richten darf, können Heilpädagogen beratend eine wichtige Rolle spielen. Wichtige Kriterien (ohne Anspruch auf Vollständigkeit) sind u. a.:

- Wie groß ist die Einrichtung, wie groß die Gruppenstärke?
- Welche Alters- und Geschlechtergruppen leben zusammen?
- Für welche Zeiträume kann das Kind/der Jugendliche bleiben?
- Wie ist die räumliche Ausstattung, wie die Infrastruktur (Lage des Heims)?
- Wie viel Mitarbeiter arbeiten im Heim? Arbeiten sie gerne dort? Wie ist die Fluktuation?
- Gibt es Supervision oder externe Beratung?

- Welche speziellen Therapie- und Fördermöglichkeiten existieren?
- Wie ist der Tagesablauf strukturiert? Wie ist das Verhältnis von Arbeits- oder Schulzeit, strukturierter Freizeit und frei verfügbarer Zeit?
- Welcher Weltanschauung fühlen sich die Mitarbeiter verpflichtet?
- Sind Elternkontakte und Elternentscheidungen gerne gesehen? Wie werden Feste gefeiert, wie Urlaub verbracht?
- Kann man mit Erziehern über Themen wie Strafe, Sexualität, Heimweh etc. sprechen, oder sind diese Themen tabu?

Diese Kriterien sind nicht nur für die Auswahl eines Heimes, sondern auch die Strukturierung des pädagogischen Milieus wichtig und können damit auch als Grundlage heilpädagogischer stationärer Arbeit gesehen werden.

**Frühförderung**    Auch im Rahmen der Frühförderung, der Vorschulerziehung/ des Kindergartens und der Schule finden sich wichtige heilpädagogische Aufgabenfelder. Versteht man eine geistige Behinderung als das Ergebnis aus zentralnervöser Schädigung, Störung im Entwicklungsprozess, emotionaler und sozialer Adaptationsstörungen und unzureichender pädagogischer Förderung, so ergibt sich die Notwendigkeit einer pädagogischen Begleitung. Zwar kann insbesondere eine schwere geistige Behinderung nicht „kausal geheilt" werden, doch können der Schweregrad der Ausprägung und insbesondere die Möglichkeiten der Kompensation und Adaptation ganz wesentlich von heilpädagogischen Begleitmaßnahmen abhängen. Frühförderung findet in der Regel durch ambulante Dienste, Frühförderstellen sowie sozialpädagogische Zentren statt. Oft sind mehrere Berufsgruppen an der Frühförderung beteiligt: neben Heilpädagogen auch Krankengymnasten, Neuropädiater, Logopäden, Ergotherapeuten u. a. m. Hier ist es besonders wichtig, dass der Förderplan aufeinander abgestimmt wird und Eltern und Kind nicht überfordert werden.

Neben individuellen Gesichtspunkten spielen bei der Heilpädagogik auch systemische Sichtweisen eine besondere Rolle. Zwar fühlen sich auch andere Berufsgruppen wie Ärzte, Krankengymnasten etc. einer ganzheitlichen und mehrdimensionalen Betrachtungsweise verpflichtet, doch gilt dies für Heilpädagogen in besonderer Weise. Hier geht es nämlich auch um das Wechselspiel individueller Ressourcen und der nahen und ferneren Umwelt des Betroffenen. Dabei wird Adaptation als ein wechselseitiger Begriff verstanden.

So werden heilpädagogische Maßnahmen zur Förderung des Kindes und Unterstützung der Familie auch danach zu beurteilen sein, wie sie sich auf das Beziehungsgefüge der miteinander Interagierenden auswirken. So können beispielsweise an sich gut gemeinte und im individualistischen Denken sinnvolle, ja notwendige therapeutische oder fördernde Maßnahmen auf anderen Gebieten des zwischenmenschlichen Bereiches zunächst nicht beachtete, dennoch schädliche Auswirkungen haben. Ist z. B. eine Mutter der Hoffnung, dass die spastischen Lähmungen ihres Kindes gebessert oder sogar geheilt werden, wenn sie nur regelmäßig und energisch genug gymnastische Übungen durchführt, so kann eine solche Intervention durch übersteigerte Erwartung einerseits und Überforderung der Mutter andererseits nicht nur zu erheblichen Insuffizienzgefühlen der Mutter, sondern auch zu erheblichen familiären Beziehungsstörungen führen.

Auch wenn aus subjektiv verständlichen Gründen (im Sinne der Verleugnung und Depressionsabwehr) ein behindertes Kind von einer Fördermaßnahme zur anderen gebracht wird, ohne dass auf sein subjektives Wohlbefinden und die Gesamtsituation des Kindes und der Familie Rücksicht genommen wird, gilt es diese systemische Interaktion zu beachten. Manchmal können Rollenzufriedenheit der Eltern, gelungene innerfamiliäre Adaptation und emotionales Wohlbefinden der Familienmitglieder wichtiger sein als eine im funktionalen Sinne optimale Förderung eines behinderten Kindes zu einem bestimmten Zeitpunkt.

Im Kindergarten, insbesondere im integrativen Kindergarten, finden sich vielfältige heilpädagogische Aufgaben – vor allem wenn es darum geht, jedes Kind gemäß seines Entwicklungsstandes und seiner individuellen Bedürfnisse emotional, sozial und kognitiv zu fördern. Auch die Integration in die Gruppe behinderter wie nicht behinderter Kinder erfolgt unter heilpädagogischen Gesichtspunkten. Schließlich können rhythmisch-musische Erziehung, Training von Aufmerksamkeit und Ausdauer u. a. m. auf die Schule vorbereiten. **Kindergarten**

Die meisten Kinder mit einer geistigen Behinderung besuchen bereits ab ihrem sechsten oder siebten Lebensjahr eine Sonderschule. Diese kann auf die besonderen Bedürfnisse dieser Kinder Rücksicht nehmen. In ihr geht der Unterricht beispielsweise **Sonderschule** stark vom konkret Erfahrbaren aus und beinhaltet eine Aufgabengliederung in kleinere Schritte, häufiges Wiederholen, Hilfe zur Übertragung des Gelernten auf neue Situationen sowie das Prinzip der wachsenden Selbständigkeit. Auch lebenspraktische Erziehung (Kleidung, Essen, Beherrschen von Alltagsverrichtungen) sowie soziale Erziehung (Förderung von Hilfsbereitschaft, Kontakt- und Durchsetzungsfähigkeit, Vorbereitung auf die spätere Arbeit, Erziehung zu Körperbeherrschung) gehören zum Kanon dessen, was in der Sonderschule vermittelt wird. Eine besondere Bedeutung kommt auch der musischen, sprachlichen und sportlichen Erziehung sowie einer individuellen Förderung der Wahrnehmungsfähigkeit zu. Schließlich werden je nach Fähigkeiten auch Kulturtechniken wie Rechnen, Schreiben oder Lesen in entwicklungsgemäßer und im Einzelfall zu modifizierender Form vermittelt.

**Integrativer Unterricht**

In den 1970er Jahren wurden zunächst Konzepte entwickelt, nachdem die pädagogische Förderung hauptsächlich durch Sonderkindergärten und Sonderschulen erfolgte. Dem lag die Vorstellung zugrunde, dass geschulte Lehrerinnen und Lehrer mit spezieller Ausbildung den spezifischen Problemen, aber auch Fördermöglichkeiten ihrer Schüler besser gerecht werden können. Auch wurde die Gefahr einer sekundären Neurotisierung in „normalen Spielgruppen" und im Klassenverband vielleicht überproportional gesehen. Mitunter war die Folge aber auch eine Ausgrenzung der Betroffenen, so dass Aspekte des „Normalisierungsprinzips" und der gesellschaftlichen Partizipation zumindest von den Eltern als erschwert wahrgenommen wurden. Im Gegenzug setzten Anfang der 1980er Jahre verstärkt Bemühungen ein, auch Menschen mit geistiger Behinderung in Regelkindergärten und Grundschulen zu integrieren.

**Sexualität**

Sexualität gehört zur Selbstentfaltung des Menschen und ist damit auch ein Menschenrecht des Behinderten. Gemeinsames Arbeiten, Wohnen und das Verbringen von Freizeit von Männern und Frauen ist hier ebenso zu nennen wie die Möglichkeit des Gebens und Empfangens von Zärtlichkeit, Wärme und Geborgenheit, von Körperkontakten und sexueller Lust, die auch Menschen mit geistiger Behinderung nicht vorenthalten werden dürfen.

In einem Projekt wurde über ein halbes Jahr eine „Selbsterfahrungs-gruppe für Frauen mit Lernschwierigkeiten" angeboten. Es ging dabei u. a. um praktische Erfahrungen mit der Kosmetik, der Kleidung, der Es-senszubereitung, aber auch Reflexionen über Frauen- und Männerbilder u. v. m. Die begleitenden Studentinnen erfuhren sehr eindrucksvoll, wie stark die Wünsche nach Anerkennung als Frau, aber auch nach Sexualität, Zärtlichkeit, Familie und mitunter auch nach Kindern waren. Ebenso ein-drucksvoll wie bedrückend war beispielsweise, dass viele Frauen das von ihnen in der eigenen Kindheit erlebte und internalisierte Frauen-Rollenbild (Versorgung des Haushaltes, Erziehen eigener Kinder, Ehe etc.) aus den unterschiedlichsten Gründen in ihrem eigenen Leben nicht verwirklichen konnten. Nach unseren Erfahrungen besteht hier ein großer Gesprächs- und Handlungsbedarf (s. Büning/Pollak in Hülshoff 2004b, 200ff).

Wohnheime werden zunehmend nach dem Assistenz- und Inklu-sionsprinzip umstrukturiert. Häufig gelingt es auch, kleine Woh-neinheiten oder sogar Außenwohngruppen im Sinne des betreu-ten Wohnens zu etablieren. Auch hier sind heilpädagogische Grundhandlungen und Aufgabenfelder von großer Bedeutung. Besonders wichtig scheint mir aber, die Wünsche und Perspek-tiven der Betroffenen selbst in den Vordergrund zu stellen.

**Wohnbereich**

Hier ist vor allem der Wunsch nach und das Recht auf Intimität zu nennen: Eindrucksvoll berichteten uns Menschen mit Behinderung, was es für sie bedeutet, ein Einzelzimmer zu haben, ihre eigene Post – unbeobachtet von anderen – holen oder ungestört telefonieren zu können (s. Gröver et al. in Hülshoff 2004b, 36ff).

Auch der Freizeit- und Bildungsbereich kann zum heilpädagogi-schen Aufgabenfeld gehören. Lebenslanges Lernen ist für jeden, auch für den behinderten Menschen eine Herausforderung der heutigen Zeit. Neben extrinsischen Motivationen (der Notwen-digkeit, Bankautomaten zu bedienen, bestimmte Kulturtechni-ken zu erlernen, selbständiger zu werden) gibt es auch intrinsi-sche Motivationen. Sie sind in der Plastizität des menschlichen Gehirns und seinem Bestreben nach Erkenntnis verankert. Das menschliche Gehirn ist lebenslang lernfähig und bildet immer neue Synapsen aus. Dies gilt für behinderte wie nicht behinderte Menschen gleichermaßen. Jede Wahrnehmung, jeder Erkennt-nisprozess ist mit der Bildung neuer Synapsen und biochemischer Vorgänge verbunden. Sie gehen in der Regel mit Glücksgefühlen durch ein biochemisch getriggertes „Belohnungssystem" einher – jedenfalls dann, wenn es uns gelingt, bis dato Unverständliches zu erkennen und in unser Wissens- und Handlungsrepertoire zu in-

**Freizeit**

tegrieren. Wir sprechen dann von „Aha-Erlebnissen", die in der Regel als beglückend erlebt werden.

Wie bereits beschrieben, kann die Lust an Erkenntnis auf jeder Ebene, in unterschiedlichen Situationen und vor allem als Zuwachs des bisherigen Erkenntnisrepertoires erfahren werden. Insofern ist niemand so behindert, dass er sich nicht auf lebenslanges Lernen und neue Erfahrungen einlassen könnte. So wird eine dem Normalisierungsprinzip verbundene Heilpädagogik und Erwachsenenbildung versuchen, technische und soziokulturelle Veränderungen so aufzuarbeiten, dass sie „barrierefrei" werden, d. h. auch im weitestmöglichen Maß behinderten Menschen zur Verfügung stehen.

Eine Fortbildung für Menschen mit Diabetes und Lernschwierigkeiten vermittelte den Teilnehmern durch eine adäquate und individuelle Didaktik die Grundlagen des Diabetes mellitus, der Blutzuckerkontrolle, der individuell adaptierten Ernährung und des Spritzens von Insulin. Beispielsweise wurde eine menschliche Zelle durch eine mit Zucker zu füllende, halbierbare Styroporhohlkugel symbolisiert, die mit Hilfe eines Stiftes zu öffnen war – der Stift symbolisierte das Insulin. In einem anderen Beispiel symbolisierte ein trockener Schwamm die insuffiziente Bauchspeicheldrüse, die kein Insulin mehr herzustellen in der Lage ist. Eindrücklich war, wie einige Teilnehmer sehr emotional reagierten, als sie diese Zusammenhänge verstanden und auf sich bezogen.

Aber auch Kurse wie „Fit in den Frühling", die Themen wie Sport, Fitness und Ernährung beinhalteten, wiesen uns auf ein großes Interesse behinderter erwachsener Menschen nach Weiterbildung hin.

Hier wurden u. a. Ernährungs- und Bewegungsgewohnheiten zum Thema gemacht und mit großer Motivation gekocht und Sport getrieben. Auch hier bestand die heilpädagogische Komponente der Maßnahmen in einer auf die Klientel bezogenen Methodik und Didaktik (s. Fip et al. in Hülshoff 2004b, 180ff).

**geistige Behinderung im Alter**

Für den behinderten Menschen im Alter – wobei anzumerken ist, dass der Alterungsprozess früher eintreten kann – ist es besonders wichtig, zu wissen, wo sein Zuhause ist: Wie andere alte Menschen auch, möchte er in vertrauter Umgebung, in Kontakt mit anderen, so unabhängig wie möglich leben. Der Alterungsprozess kann bei Menschen mit geistiger Behinderung erschwerend auf die Sinneswahrnehmung, körperliche Leistungsfähigkeit und die intellektuelle Flexibilität auswirken. Daher gilt es, dies in Rechnung zu stellen und die Bedürfnisse des Behinderten im Alter nach Muße, längeren Ruhepausen, konstanter und vertrauter Umgebung etc. zu respektieren. Schließlich kann eine heilpädagogische Aufgabe darin bestehen, an biografischen Erlebnissen anzuknüpfen und eine Lebensbilanz zu ziehen, die zu neuer Selbsterkenntnis und Selbstwertgefühl führen kann.

Unter anderem wurden in einem entsprechenden Projekt „Klön-Abende" durchgeführt, in denen ältere behinderte Menschen, angeregt durch epochenspezifische Lieder, Fotografien, Besuch der ehemaligen Schule, Ausprobieren elterlicher Kochrezepte u. v. m. über ihre eigene Geschichte nachdachten und davon erzählten. Mehrere Diplomarbeiten befassten sich mit einzelnen Lebensgeschichten, in denen Kindheit und Lebensweg in einem „Erinnerungsbuch" aufgeschrieben wurden. Neben dem individuellen Respekt vor der eigenen Lebensleistung auch behinderter Menschen ging es u. a. auch darum, wichtige Erfahrungen einer Allgemeinheit zugänglich zu machen und sie nicht dem Vergessen anheim fallen zu lassen – u. a. beispielsweise die Verfolgung in der Nazizeit, die teilweise schwierigen Lebensbedingungen in den 1950er Jahren, die oft genug durch 16-Bettzimmer in Großeinrichtungen u. a. m. gekennzeichnet waren, und die gesellschaftspolitischen Änderungen, die in dieser Lebensspanne vollzogen und individuell erlebt wurden. Es ist allerdings darauf zu achten, dass eine solche biografische Arbeit behutsam geschieht und der heilpädagogische Assistent in der Lage ist, emotionale Krisen aufzufangen (Näheres hierzu bei Hülshoff 2004b, 66ff; Bitmon 2004, 100ff).

Es sollte deutlich geworden sein, dass Menschen mit Lernschwierigkeiten und geistiger Behinderung ein erfülltes, normales, in der Gesellschaft verankertes Leben führen können. In ihren unterschiedlichen Lebensphasen kann eine heilpädagogische Begleitung hilfreich oder notwendig sein. Insofern bieten pädagogische Früherziehung, Kindergarten und Schule, die Begleitung hinsichtlich des Wohnens, des Arbeitens, der Freizeitgestaltung und der Weiterbildung sowie die Beratung der Angehörigen ein breites heilpädagogisches Aufgabenfeld. Darüber hinaus berücksichtigt es soziokulturelle und politische Gegebenheiten. Bei diesem eindeutig pädagogisch orientierten Handlungsfeld können medizinische und neurophysiologische Grundlagen, wie sie am Anfang dieses Kapitels vermittelt wurden, hilfreich sein.

## 8.5    Übungsfragen und Literaturhinweise

 Überprüfen Sie Ihr Wissen!

**28.** Erläutern Sie am Beispiel der Entwicklung unterschiedlicher Gedächtnisfunktionen das Zusammenwirken biologischer Reifungsprozesse und individueller Lernerfahrungen.

**29.** Worin besteht die Problematik des Begriffes „geistige Behinderung"?

**30.** Äußern Sie sich zur Gefahr einer sekundären Neurotisierung beim Aufmerksamkeitsdefizit- und Hyperaktivitätssyndrom.

**31.** Welche heilpädagogischen Arbeitsfelder in der Förderung und Begleitung von Menschen mit Lernschwierigkeiten bzw. „geistiger Behinderung" kennen Sie?

 Literaturhinweise

BIFOS e. V. (Hrsg.) (2001): Wir vertreten uns selbst. Wörterbuch für leichte Sprache.
*Das „Wörterbuch für leichte Sprache" enthält Tipps für eine auch für Menschen mit Lernschwierigkeiten leichter verständliche Sprache sowie Worterklärungen und eine CD-ROM mit Bildern und Kopiervorlagen.*

Fornefeld, B. (2003): Einführung in die Geistigbehindertenpädagogik. 3. Aufl. München/Basel
*Das Buch führt anschaulich in das komplexe Gebiet der Geistigbehindertenpädagogik ein und gibt einen Einblick in die zentralen Themen und die vielfältigen Aufgabenfelder der Geistigbehindertenpädagogik, die von der Frühförderung über schulische und nachschulische Erziehung, Arbeit, Wohnen und Freizeit bis hin zur Begleitung im Alter reichen.*

Görres, S. (1987): Leben mit einem behinderten Kind. München u. a.
*Die Psychologin und Mutter zweier behinderter Kinder gibt in ihrem gut zu lesenden und empathisch geschriebenen Buch wichtige Eindrücke aus dem Alltag betroffener Familien. Ein Buch, das Betroffenen wie professionellen Helfern nur wärmstens empfohlen werden kann.*

Greving, H., Gröschke, D. (Hrsg.) (2003): Geistige Behinderung. Anmerkungen zu einem Phantom. Stuttgart
*Namhafte Autoren und Autorinnen setzen sich kritisch mit dem Begriff der so genannten „geistigen Behinderung" auseinander.*

Hülshoff, Th. (Hrsg.) (2004): Neue Erfahrungen. Bildungs- und Freizeitangebote für Menschen mit Behinderung. Freiburg i. Br.
*Theoretische Ansätze und praktische Erfahrungen in zweijähriger Projektarbeit in der Rehabilitationspädagogik werden vorgestellt.*

Neuhäuser, G., Steinhausen, Ch. (Hrsg.) (19992): Geistige Behinderung. Stuttgart
*Umfassendes, sehr informatives Standardlehrbuch zum Thema „Geistige Behinderung", das auf die wesentlichen pädagogischen, medizinischen und soziologischen Grundlagen eingeht.*

Spitzer, M. (2002): Lernen. Gehirnforschung und die Schule des Lebens. Heidelberg/Berlin
*Das populärwissenschaftlich geschriebene Buch geht auf neuere Erkenntnisse neurophysiologischer Grundlagen des Lernverhaltens ein, wobei auch bildungspolitische Schlussfolgerungen gezogen werden.*

# 9    Emotionen

## 9.1    Grundlagen des emotionalen Erlebens

Menschliche Emotionen entstehen im Grenzbereich von Zwischenhirn- und Großhirnstrukturen und beinhalten, wie wir noch sehen werden, eine enge Verknüpfung von somatisch-vegetativem Erleben, intrapsychischem Erleben und der Möglichkeit, Gefühle bewusst wahrzunehmen.

**Limbisches System**    An der Grenze von Zwischenhirn zu Großhirn befindet sich eine saumförmige Region, die als „Limbisches System" (lat.: limbus – der Saum) bezeichnet wird. Die wichtigsten Strukturen dieses Systems, das auch Teile des Riechhirns und des unteren Frontalhirns enthält, sind die Amygdala (Mandelkern) und der Hippokampus (Seepferdchen). Diese wie andere Bezeichnungen verdanken ihre Entstehung einer beschreibenden Anatomie vergangener Jahrhunderte und haben insofern keine tiefere Bedeutung.

Das Limbische System und vor allem die Amygdala können als „Mischpult der Gefühle" bezeichnet werden und dienen dazu, alle eingehenden Informationen emotional zu färben. Als Menschen können wir kein Ereignis „objektiv", d.h. emotionslos wahrnehmen, da der Mandelkern mehr oder weniger immer beteiligt ist. Ob wir angesichts eines sensorischen Eindrucks ängstlich, wütend oder libidinös gestimmt sind, entscheiden wir nicht bewusst selbst. Dies wird an anderer Stelle, nämlich im Limbischen System, entschieden. Mitunter kann es hilfreich sein, sich dies klar zu machen, weil Schuldgefühle angesichts entstehenden Ärgers oder erotischen Empfindens folglich fehl am Platz sind. Wie wir gleich sehen werden, können solche Gefühle allerdings in einem gewissen Rahmen gesteuert und kontrolliert werden, wenn wir unsere Großhirnrinde dazu einschalten.

**Amygdala**    Auf der basalen Ebene der Amygdala kommt es aber zunächst zu einer emotionalen Einteilung aller Wahrnehmung in „lustvoll oder unlustvoll getönt". Insofern ist diese von der Amygdala vorgenommene Einteilung zwar relativ archaisch und primitiv, andererseits ungeheuer wirksam und verhaltenssteuernd. An anderen Stellen der Amygdala, die in Verbindung mit dem Großhirn steht, können bereits primäre Gefühle wie Wut, Angst, Freude, Trauer, Ekel oder Interesse sowie erotische Gestimmtheit differenziert werden.

Der Hippokampus steht in engem Verhältnis zur Amygdala **Hippokampus** und wird auch als „Pforte des Gedächtnisses" bezeichnet. Er kann nämlich die von der Amygdala erkannte und emotional gefärbte Information in einem rekursiv-schleifenartigen Prozess aufnehmen und an Großhirnareale des Temporallappens weiterleiten, wo sie als Erinnerung im Gedächtnis gespeichert werden. Ist der Hippokampus beidseitig verletzt, lebt der Betroffene im „Hier und Jetzt", kann sich also keine neuen Gedächtnisinhalte merken, erinnert sich aber an einmal im Gedächtnis Gespeichertes weiter.

Wenn Sie sich also an ein unangenehmes Bewerbungsgespräch erinnern, so sind es der Hippokampus und das Gedächtnis, die Ihnen ermöglichen, Ihren Freunden besonders unangenehme Episoden, aufdringliche Fragen des Personalchefs o. a. m. wiederzugeben. Die Amygdala hingegen erinnert sich an Angstschweiß, unangenehme Gerüche, dumpfe Stimmung u. a. basale, eher emotional gefärbte Aspekte.

Vom Limbischen System ziehen entwicklungsgeschichtlich früh angelegte Bahnen zu untergeordneten Strukturen des Stammhirns sowie zur Hypophyse, unserer obersten Hormondrüse. So kann beispielsweise im Rahmen von Stress, der gefühlsmäßig mit der Emotion Angst besetzt ist, die so genannte „flight and fight **flight and fight** reaction" ausgelöst werden. In solchen ängstigenden Gefahrensi- **reaction** tuationen kommt es dazu, dass blitzschnelle Flucht- und Abwehrprogramme eingeschaltet werden: Das Stresshormon Adrenalin wird ausgeschüttet, die Haarbälge richten sich auf, Kreislauf und Blutdruck passen sich der Stresssituation an, der Atem wird schneller (weil mehr Sauerstoff gebraucht wird), die Blutgerinnung wird erhöht (weil möglicherweise Verletzungsgefahr droht), die Pupillen erweitern sich (weil auch noch das letzte Quäntchen Licht geortet werden soll) und was dergleichen Reaktionen mehr sind. Solche Stress- und Angstreaktionen lassen uns bereits motorisch reagieren, bevor wir uns der detaillierten Gefahrensituation überhaupt bewusst sind.

**B**

Stellen Sie sich vor, sie würden aus dem Augenwinkel eine gewundene, grüne Struktur am Rasen erahnen und gleichzeitig registrieren, dass Sie barfuß sind. Instinktiv wird die o. g. Stressreaktion ausgelöst und führt dazu, dass sie vor Schreck zur Seite springen. Erst näheres Hinsehen und das Benutzen Ihres Großhirns führt zu der Erkenntnis, dass es sich nicht um eine Schlange, sondern um einen Gartenschlauch handelte. Erleichtertes Gelächter und der Abbau der o. g. Stressparameter sind die Folge.

Wir haben also zwei unterschiedliche Reaktionsformen mit den ihnen zugrunde liegenden neuronalen Systemen: Wesentlich älter, archaischer und schneller arbeitet unser Limbisches System, das in enger Verbindung zu Vegetativum und Motorik steht. Es arbeit ungenau, wenig präzise und steckt voller Vorurteile, war aber offensichtlich über mehrere Millionen Jahre dem Überleben dienlich, weswegen wir es heute noch besitzen. Wesentlich langsamer arbeiten Bahnen, die zum Großhirn, insbesondere der präfrontalen Region ziehen und dort eine genauere und adäquatere Analyse ermöglichen. Das Überwinden der Panik und die situationsangemessene Reaktion sind die Folge, brauchen aber Zeit.

**Mehr-dimensionalität**

Gefühle werden zwar im Wesentlichen im Limbischen System generiert, weisen aber gleichzeitig mehrere Dimensionen auf: Am Beispiel der Angst wurde bereits gezeigt, dass zahlreiche vegetative Prozesse ablaufen, die uns die Angst körperlich erleben lassen: Die Kehle fühlt sich wie zugeschnürt an, wir verspüren Herzjagen, die Darmmobilität verändert sich, Schweißreaktionen u. v. m. sind zu beobachten und vor allem psychisch zu erleben. Dies kann sich auch verselbständigen, so dass wir dann von Panikattacken reden. Auch Wut, Trauer und Depression, Freude oder Interesse haben ähnliche körperliche Korrelate. Zudem kommt es automatisch und ohne unser willentliches Dazutun zu entsprechendem Ausdrucksverhalten in Stimmklang und Mimik, was mitunter verräterisch sein kann: Zwar können wir bewusst und gewollt lächeln, aber dieses willentlich herbeigeführte Lächeln unterscheidet sich vom „felt-smile" unseres Limbischen Systems dadurch, dass bei Letzterem die Augenmuskulatur verändert wird. Dies hat „strahlende, glänzende Augen" zur Folge und ist willentlich nicht herzustellen. Das „keep-smiling" von Schlagerstars und Politikern, die sich um die Gunst ihres Publikums bemühen, wird oft intuitiv als aufgesetzt erkannt.

**Frontalhirn**

Da vom Limbischen System wichtige Leitungsbahnen zum Frontalhirn, insbesondere zur periokulären Region (in Augennähe) gehen, ist dieser vordere Teil unseres Großhirns maßgeblich an der Bewusstwerdung, Kontrolle und Steuerung emotionalen Erlebens beteiligt. Hier wird Wut beispielsweise in Rache, Eifersucht, heiligen Zorn o. a. m. differenziert; hier findet eine Kosten-Nutzen-Abwägung statt; und hier wird, möglicherweise unter Hinzuziehung des episodischen Gedächtnisses und damit früher gemachter Erfahrungen, entschieden, ob der Ärger heruntergeschluckt oder ausagiert werden sollte.

Emotionen haben ihre zielgerichtete, ultimate Notwendigkeit, sonst hätten sich die mit ihnen befassten Strukturen nicht evolutionär ausbilden bzw. halten können:

**ultimate Notwendigkeit**

- *Angst* schützt vor Gefahren und ermöglicht es dem Individuum, sich in Sicherheit zu bringen, bevor Schmerzen oder Schädigungen eintreten.
- *Wut* hilft dem Individuum, sich abzugrenzen und notwendigerweise durchzusetzen, Rivalitäten durchzustehen, sich und die Seinen zu schützen, knappe Ressourcen zu gewinnen und sich zu behaupten.
- *Trauer* ist eine Bindungsreaktion, die uns vor leichtfertigen Verlusten schützt, gleichzeitig aber auch nach entstandenen Verlusten dafür sorgt, dass wir uns zurückziehen und damit schonen. Erst wenn unsere seelischen und körperlichen Wunden so weit geheilt sind, dass wir innere Kräfte aufgebaut haben, verschwindet die Trauer und lässt uns erneut auf die Welt zugehen.
- *Interesse* lässt uns Mitmenschen begegnen, auf sie zugehen und neue Erfahrungen machen.
- *Ekel*, eine sehr elementare emotionale Reaktion, schützt vor Infektionen und Vergiftungen. Sie geht schon im Säuglingsalter mit typischem Ekelgesicht und Würgereiz einher, wenn man dem Säugling beispielsweise Bitterstoffe auf die Zunge träufelt, Überformt kann das „Ekelgesicht", das Herausstrecken der Zunge oder das Anspucken des Gegenübers als aggressiver Akt universell verstanden werden, da jeder bereits Ekelgefühle selbst empfunden hat.
- *Freude* ist dem persönlichen Wachstum und Tatendrang dienlich und führt dazu, dass wir uns mitteilen und teilweise auch den Grund unserer Freude, z. B. unsere Habe, teilen: Das Bonbonwerfen in Karnevalssessionen oder das Werfen von Münzen bei Hochzeiten erinnern an diese Zusammenhänge. Vor allem ist Freude ein willentlich nicht herzustellendes Gefühl,

das sich nach gelungenen Bewältigungen von Aufgaben und befriedigenden Erlebnissen einstellt.

■ *Erotische Gefühle* und *Liebe* sind, wie unmittelbar einsichtig, der Sexualität und Fortpflanzung dienlich, auch wenn sie mitunter durchaus zu „Leiden der Liebe" führen können.

Selbst höhere, kognitiv-emotionale Empfindungen, die über reine Emotionen hinausgehen, scheinen zumindest teilweise biologisch mit verankert zu sein: Zwar ist es kulturell abhängig, wessen wir uns schämen, aber das Schamgefühl an sich ist den Menschen aller Kulturen zu eigen und schützt vermutlich die Wahrung der Intimität. Analoges gilt für das Sozialbeziehungen mitregulierende Schuldgefühl. Es ist also weder sinnvoll noch möglich, „unangenehme" Gefühle wegzutherapieren, sei es pharmakologisch, sei es psychotherapeutisch. Alle hier genannten Emotionen gehören zur menschlichen Grundausstattung, zur Conditio humana, ohne die wir nicht überleben könnten.

Allerdings können Ängste so übermächtig werden, dass sie dysfunktional wirken und zu einem Entwicklungsstillstand führen. Dies gilt ebenso für Trauerreaktionen, die in Depressionen umschlagen und im Extremfall sogar zur Suizidalität führen können. Auf diese emotionalen Störungen wird im übernächsten Kapitel noch näher eingegangen. Auch destruktive Aggression kann zu erheblichen psychosozialen Problemen führen. Erst die inadäquate, überbordende und sich nicht mehr flexibel anpassende emotionale Reaktion erzeugt also den Leidensdruck einer psychosozialen Krise oder psychiatrisch relevanten Erkrankung.

## 9.2    Die emotionale Entwicklung

Primärgefühle, so haben wir gesehen, sind eng mit dem Limbischen System verbunden, dessen „Hauptvertreter" die Amygdala (Mandelkern) und der Hippokampus (Seepferdchen) darstellen. Wie wir weiter gesehen haben, gibt es eine „untere emotionale Verarbeitungsbahn". Emotionale Informationen steuern dabei vom Limbischen System ausgehend den Erregungszustand des gesamten Körpers – dies geschieht über Neurotransmitter, Hormone und das vegetative Nervensystem.

**Gyrus cinguli**
**Gyrus orbito-frontalis**

Die „obere Fraktion" des Limbischen Systems führt zu zwei Strukturen im Frontalhirn: zum einen zum Gyrus cinguli anterior, zum anderen zum Gyrus orbito-frontalis. Das Wirken des so genannten Gyrus cingulī ist wesentlich an der emotionalen Antriebskraft eines Menschen beteiligt. Im Gyrus orbito-frontalis sind hingegen das soziale Urteilsvermögen, die bewusste Wahrnehmung unseres emotionalen Befindens und eine gewisse Steuerung unseres emotionalen Verhaltens verankert. Darüber hinaus werden aber weitere Hirnareale ins Gefühlsleben integriert – insbesondere werden Gedächtnisinhalte „zu Rate gezogen", um eine affektive Situation adäquat zu interpretieren.

Was bedeutet dies nun für die emotionale Entwicklung des Kindes? Wie die meisten anderen Hirnregionen entwickelt sich auch das Limbische System „von unten nach oben". Bei der Geburt besitzt das Neugeborene, wie Eliot (1999, 423ff) bemerkt, etwa die Hälfte seiner emotionalen Strukturen – nämlich die untere Hälfte des Limbischen Systems. Der Mandelkern, Sitz unserer basalen Emotionen, ist gut ausgebildet. Das Gleiche gilt für die von ihm ausgehenden Bahnen zum Hypothalamus (unserer obersten Hormondrüse) sowie zum Stammhirn. Damit ist der Säugling prinzipiell in der Lage, emotional zu reagieren, wobei ihm das volle vegetative und mimische Repertoire (beide unbewusst gesteuert) zur Verfügung stehen. Das erklärt, dass Neugeborene auf unangenehme Reize ähnlich wie Erwachsene mit beschleunigter Atmung, erhöhter Pulsfrequenz, Blutdrucksteigerung, Pupillenerweiterung, motorischer Aktivität und vor allem einer angeborenen Mimik reagieren.

von unten nach oben

So zeigen Neugeborene ein „Ekelgesicht", das sich mit Würgereflex, Herausstrecken der Zunge und trogförmiger Ausstülpung des Mundes manifestiert, wenn man ihnen eine bittere Flüssigkeit auf die Zunge träufelt. Aber auch das zufriedene Lächeln als Ausdruck tief empfundener Freude ist als mimisches Programm angelegt und kann bereits im ersten Lebensmonat beobachtet werden. Analoges gilt auch für andere „mimische Programme" und die damit verbundenen Ausdrucksweisen.

Eliot weist aber zu Recht darauf hin, dies bedeute nicht, dass ein Baby tatsächlich genauso „fühlt" wie ältere Kinder oder Erwachsene. Das Bewusstsein für die eigene Emotion ist wesentlich auf die Ausreifung des „oberen Teils des Limbischen Systems" angewiesen – insbesondere die Bahnen, die zum Frontalhirn führen. Diese reifen aber, ebenso wie die eingangs erwähnten Gyri, erst im Laufe der folgenden Lebensjahre. Wir sind also von Anfang an in der Lage, Gefühle zu haben. Dagegen ist die differenzierte Empfindung und Steuerung ein Prozess fortschreitender Hirnreifung in prägenden Entwicklungsphasen, die ihrerseits kulturell (und erzieherisch) überlagert und geformt werden. Bereits in der zweiten Hälfte des ersten Lebensjahres übernimmt der Gyrus orbito frontalis immer mehr die Kontrolle über das Gefühlsleben des Kindes, das nun beginnt, sich seiner Gefühle bewusster zu werden (was sich u. a. in seiner Fähigkeit äußert, auf fremde Gesichter „fremdelnd" zu reagieren). Die vollständige Reifung des präfrontalen Hirnrindenareals ist allerdings erst in der Pubertät abgeschlossen.

**bewusste Erinnerung**

In diesem Zusammenhang ist noch zu erwähnen, dass die Leitungsbahnen vom Hippokampus (Pforte des Gedächtnisses) zum episodischen Gedächtnis des Temporallappens etwa drei bis vier Jahre brauchen, um zu myelinisieren. Das ist die Erklärung dafür, warum bewusste episodische Erlebnisse erst ab diesem Zeitpunkt erinnert werden können. Während also emotionale Prägungen unbewusst und stimmungsmäßig durchaus lebenslange Wegbegleiter sein können, setzt die bewusste Erinnerung an prägende Ereignisse erst im vierten Lebensjahr ein.

Bei der Geburt sind also die unteren Strukturen des Limbischen Systems bereits funktionsfähig und ermöglichen grundlegende Wahrnehmung von Lust und Unlust, gepaart mit reflexhaftem Schreien und den Grundzügen mimischen Ausdrucks. Bereits nach einem Monat können erfahrene Eltern an der Modulation des Schreiens erkennen, ob der Säugling hungrig ist (das Schreien äußert sich rhythmisch und wiederholend), zornig ist (lautes und langes Schreien) oder Schmerzen hat (jäh einsetzend, unterbrochen durch Atemanhalten). In einem reziproken Prozess lernt das ein bis zwei Monate alte Kind, die eigene Mimik und den Stimmklang mit dem der Mutter oder einer anderen Bezugsperson in Einklang zu bringen. So unvollständig sein Sehsinn ist (s. Kap. 5.3), so erkennt es in Grundzügen doch eine freundlich zugewandte Mimik. Analoges gilt für die Interpretation einer freundlichen Sprachmelodie.

**Urvertrauen**

Das Nachahmen von Gesichtsausdrücken und der reziproke Kommunikationsprozess führen nicht nur zu einer beginnenden Fähigkeit von Empathie (also der Fähigkeit, Gefühle anderer Menschen wahrzunehmen), sondern sind auch ein wichtiger Bestandteil des sich im ersten Lebensjahr bildenden Urvertrauens in eine Geborgenheit gebende soziale Umwelt. Dass zusätzlich der Tastsinn, das Wärmeempfinden und der Geruchssinn Spuren im unbewussten Gedächtnis hinterlassen, wurde in Kap. 3.2

schon erläutert. Im Übrigen beeinflusst der Säugling bereits seine soziale Umwelt: Mit etwa sechs Wochen ist er in der Lage, nicht nur sporadisch, sondern gezielt das Lächeln einzusetzen – ein Vorgang, der als „soziales Lächeln" bezeichnet wird und für die Eltern sehr beglückend ist. Dies ist allerdings ein Zeichen reifender Hirnstrukturen und nicht primär eines Lernprozesses. Das zeigt sich daran, dass blinde Kinder ebenfalls mit sozialem Lächeln reagieren und Frühgeborene sechs Wochen nach ihrem errechneten (nicht tatsächlichen) Geburtstermin zum sozialen Lächeln in der Lage sind. Vermutlich hängt dies mit einer Reifung der Basalganglien zusammen, die wesentlich an automatisiert-motorischen Programmen beteiligt sind, wie in Kap. 6.2 schon gezeigt wurde.

Ein weiterer Meilenstein der sozialen Entwicklung ist der Beginn der verbalen Interpretation, die sich im Lautieren des zwei bis drei Monate alten Kindes manifestiert. In einem engen und reziproken Kommunikationsprozess, bei dem die Mutter o. a. Bezugspersonen ausreichend Pausen lassen und ihre Sprachmelodie intuitiv der des Kindes anpassen, entwickelt sich eine emotionale Kommunikation zwischen lautierendem Kind und seinem „Gesprächspartner". Dieser legt die emotionale Basis für spätere verbale Kommunikationsprozesse. **Kommunikation**

Mit sechs bis acht Monaten ist der Säugling, wie in Kap. 6.2 beschrieben wurde, auf dem Weg der motorischen Verselbständigung. Zunehmende Fähigkeiten des sich Aufstützens und Aufrichtens, des Blickkontakts oder des Handgebrauchs weisen darauf hin, dass der Säugling in wenigen Monaten „selbständig und gehfähig wird". Auch die Reifung der Wahrnehmungsstrukturen schreitet zügig voran. Ein acht Monate alter Säugling hat gelernt, zwischen fremden und bekannten Gesichtern zu unterscheiden: Lächelt ein drei Monate altes Baby jedes Gesicht, auch eine Pappattrappe an, so ist der acht Monate alte Mensch sehr wohl in der Lage, zwischen fremden und bekannten Gesichtern zu unterscheiden und reagiert entsprechend mit Fremdeln. Aber auch die „Höhenangst" wird möglich. Ein acht Monate altes, krabbelndes Baby weigert sich in der Regel, über eine Glasplatte zu krabbeln, wenn es darunter den „Abgrund" erkennt – zwei Monate vorher wäre es hierzu nicht in der Lage gewesen. **Verselbständigung**

Die zunehmende „Verselbständigung" korreliert auf der anderen Seite mit einer starken Bindungsreaktion zur engsten Bezugsperson, häufig der Mutter. Der Stirnlappen ist so weit heran-

**Bindung**

gereift, dass emotionale Bindungen entstehen können und Gefühle nahe stehender Personen (der Mutter) wahrgenommen werden. Dies ist für den heranreifenden Säugling eine außerordentlich wichtige und Sicherheit gebende Erfahrung, so dass Kinder im folgenden Jahr ganz wesentlich den Kontakt zur Mutter oder einer anderen Bezugsperson suchen.

Eliot (2001) weist darauf hin, dass es hier Parallelen zum Prägeverhalten anderer Spezies geben mag – erinnert sei an die Graugans-Versuche von Konrad Lorenz: Ein junges Individuum, das selbständig wird, ist wesentlich auf prägende Bindung Schutz gebender elterlicher Instanzen angewiesen. Diese Bindung an eine Bezugsperson ist beim Menschen vor allem vom 6. bis 18. Lebensmonat besonders intensiv. Im zweiten Lebenshalbjahr äußert sie sich vor allem in dem Phänomen, dass Angst vor Fremden durchaus in Interesse umschlagen kann, wenn man sich auf dem Arm der Mutter sicher weiß. Im zweiten Lebensjahr, in dem das Kind bekanntlich zu stehen, laufen und greifen in der Lage ist, kommt es zu vielfältigen vorübergehenden „Trennungs- und Wiederkehrerlebnissen". Diese können als Polarität von Autonomie vs. Suche nach Bindung bezeichnet werden. Nicht umsonst erfreuen sich in diesem Alter Kinderlieder (Hänschen klein ging allein – kehrt zurück) und Tiergeschichten (das kleine Pony erlebt alleine Abenteuer und kehrt zur Mutter zurück) größter Beliebtheit, die eigenständiges Erkunden der Welt und die Rückkehr zur Mutter beinhalten.

Die Bedeutung einer Sicherheit gebenden, verlässlichen emotionalen Bindung in dieser Lebensphase kann nicht genug hervorgehoben werden. Hierbei kommt es weniger darauf an, dass dies unbedingt die Mutter ist, wenngleich ein kontinuierlicher Bindungsprozess von der Geburt bis ins Kleinkindalter durchaus erstrebenswert ist. Auch der Vater, die Oma oder eine andere primäre Bezugsperson können durchaus diesen emotionalen Halt geben. Auch ist darauf hinzuweisen, dass eine solche primäre Bezugsperson keineswegs „rund um die Uhr" zur Verfügung stehen muss: Das emotionale Wissen um verlässliche Versorgung durch die Mutter, regelmäßige, immer wiederkehrende und innige, zutiefst freundliche Beziehungen zwischen Mutter und Kind ermöglichen es durchaus, vorübergehende Zeiten zu akzeptieren, indem man beispielsweise wegen mütterlicher Berufstätigkeit in anderer freundlicher Obhut ist. Allerdings ist in dieser Phase die Qualität der „Fremdbetreuung" von entscheidender Bedeutung:

Die weitere Bezugsperson sollte emotional zugewandt, empathisch, gelassen und nicht überfordert sein.

Eine Voraussetzung für die hier beschriebenen Bindungsprozesse ist übrigens die Fähigkeit des sechs Monate alten (und älteren) Kindes, Dinge und Menschen als existent wahrzunehmen, auch wenn sie vorübergehend nicht zu sehen sind. Man bezeichnet dies als „Objektpermanenz". **Objektpermanenz**

Im Laufe der Kindheit und Pubertät werden unsere Gefühlsmodalitäten ausdifferenziert. Während, wie bereits geschildert, der Säugling auf unangenehme Reize mit Schreien reagiert, lassen sich nach einem Monat erstmals positive Gefühle im sozialen Lächeln erkennen. Erfahrene Eltern können an den Lauten und Reaktionen ihrer Säuglinge bereits ab dem zweiten Lebensmonat Lust, Ärger, Abscheu und Furcht erkennen, und Fröhlichkeit und Zuneigung sind im zweiten Lebenshalbjahr zu beobachten. Das Säuglingsalter ist also als Phase der Kontaktaufnahme zu verstehen, in der sich Urvertrauen (und bei Nichtgelingen Urmisstrauen) manifestieren kann. **Gefühls-differenzierung**

Das zweite Lebensjahr beinhaltet als Kleinkindphase vor allem die zunehmende Autonomie, gepaart aber auch mit ersten Scham- und Zweifelerlebnissen. Sie ermöglicht dem Kind im Übrigen auch die Fähigkeit, auf andere, beispielsweise Geschwisterkinder, eifersüchtig zu sein. **Kleinkindphase**

Das Kindergarten- und Vorschulalter ermöglicht ein immer differenzierteres Erleben eigener Gefühle und der von anderen Mitmenschen, z. B. Spielkameraden, was u. a. auch einer Überprüfung der Realität dienlich ist – allerdings immer wieder gepaart mit „magischen Inseln", auf die sich das Kind zurückziehen kann: Schwere Misserfolgserlebnisse können beispielsweise durch Tagträume, in denen man sich als großartiger Held fühlt, kompensiert werden. Allerdings kann diese Entwicklungsphase auch zur „magischen Hybris" führen, wenn man sich z. B., fälschlich, für Streit in der Beziehung der Eltern verantwortlich fühlt. Im Übrigen ist diese Phase auch mit der Internalisierung elterlicher Maximen verbunden – das Gewissen reift heran. So können einerseits Initiativen des Kindes, andererseits Schuldgefühle bei Gebotsübertretungen beobachtet werden. **Kindergarten-/ Vorschulalter**

In der „Latenzphase" des Grundschulalters und der Jahre bis zur Pubertät werden nicht nur motorische, sprachliche und kognitive, sondern auch emotionale und soziale Fähigkeiten gefestigt und in einem zunehmenden (z. B. schulischen) Sozialisationspro- **Emotionen in der Latenzphase** zess erprobt. Kinder lernen, ihre Affekte in Hinsicht auf weiter gesteckte Ziele zu regulieren, und nehmen aktiv Kontakt zu außerfamiliären Gruppen auf. So kann dieses Stadium auch als das der „Sozialen Einordnung" bezeichnet werden. Dass diese Einordnung in soziale Bezugsgruppen und ihre Beziehungsgestaltung auch Belastungen für das Kind mit sich bringen kann, wird im Folgekapitel noch weiter beschrieben.

**Pubertät**

Schließlich wird das emotionale Erleben in der Pubertät ganz neue emotionale Dimensionen eröffnen. Sie geht mit erheblichen hormonellen Umstellungen auf biologischer Ebene und sozialer Neueinordnung auf psychosozialer Ebene einher. Emotionen haben außerordentlich wichtige Funktionen in dieser Entwicklungsphase: Aggressionen helfen dem Jugendlichen beispielsweise bei der notwendigen Abgrenzung von Autoritäten (z. B. Eltern), können aber auch in dysfunktionale Aggressions- und Protestkrisen führen. Erotik, Liebe und Leidenschaft haben ebenfalls entwicklungserweiternde – und mitunter beängstigende – Dimensionen. Die Angst Jugendlicher (die sich allerdings auch krisenhaft zuspitzen kann) schützt ihn vor allzu schnellen Autonomie- und Trennungsbestrebungen, während Freude und Begeisterungsfähigkeit gerade die Fähigkeit eigenständiger Initiative fördern. Trauer wird in einer völlig neuen Tiefe und Dimension erlebt, was sich vor allem im Liebeskummer manifestiert. Schuld- und Schamgefühle können einerseits die soziale Einordnung hilfreich begleiten, andererseits zu Identitätskrisen beitragen.

**Gefühls-differenzierung**

Alle menschlichen Emotionen sind, wie wir gesehen haben, von ihrer Grundstruktur her bereits im Neugeborenen angelegt. Sie werden aber im Laufe eines mehrjährigen Entwicklungsprozesses ausdifferenziert und bewusst erlebbar.

■ *Freude:* So manifestiert sich die Freude eines einmonatigen Säuglings im entspannten Lächeln, die eines sechs Monate alten Säuglings im freudigen sozialen Lächeln und Wiedererkennen der Mutter, die des Kleinkindes in freudiger motorischer Unruhe (Hopsen, Springen). Die Freude des Vorschulkindes offenbart sich in begeisterndem Spiel, Singen und Lachen und die des Jugendlichen bzw. erwachsenen Menschen u. a. auch (neben den bisher genannten Verhaltensweisen) im Teilen und Mitteilen freudiger Erlebnisse.

■ *Liebe:* Auch Bindung, Sexualität und Liebe macht einen solchen Prozess durch. Die Fähigkeit, Bindung einzugehen, Körperkontakt, Geruch, Intimität u. v. a. m. positiv zu erleben und zu erwidern, wird bereits im ersten Lebensjahr gelegt. Bindung, Anhänglichkeit, Zärtlichkeit und reziproke Fürsorglichkeit begleiten – bei einer geglückten Erziehung – die gesamte Kindheit. Dennoch werden unter hormonellen Einflüssen Liebe und Erotik ab der Jugendzeit anders erlebt. Sie ermöglichen sowohl orgiastische Erlebnisse als auch Intimitäts- und Liebeserfahrungen auf einer Ebene, die dem Kind nicht möglich sind.

- *Ärger:* Ebenso gehören Ärger, Wut und Zorn gehört zu unserem archaischen „Gefühlsrepertoire". Sie äußern sich in mehreren, unterschiedlichen mimischen Faktoren: Sowohl der zornige Gesichtsausdruck, als auch der Ausdruck von Ekel kann auf Abneigung, Widerwillen und Ärger hinweisen. Der Säugling ist in der Lage, Ärger und Unlust durch ein zorniges Schreien – mit allen erkennbaren Parametern der Wut – zu verdeutlichen. Das zweijährige Kind, fähig, sich seiner eigenen Persönlichkeit bewusst zu werden, benutzt Ärger und Zorn, um sich abzugrenzen, autonomer zu werden und damit emotional zu Eigenständigkeit und Selbstbewusstsein zu kommen – eine Entwicklungsphase, die als „Trotzphase" den Eltern einige Kraft abverlangen kann.

- *Scham:* Schamgefühle sind ebenfalls abhängig vom Entwicklungsstand der Persönlichkeit. Mit zunehmendem Alter wird sich das Kleinkind „peinlicher" Situationen bewusst, insbesondere dann, wenn es den eigenen Ansprüchen oder denen seiner Bezugspersonen nur unvollständig genügt. So wird das zweite Lebensjahr nicht nur als Phase der motorischen Integration beschrieben, sondern auch als eine Zeit, in der Autonomie einerseits, Scham und Zweifel bei Nichtgelingen andererseits eine wichtige Rolle spielen. In der Überwindung der Scham und des gelingenden Neuversuchs entwickelt das Kind zunehmendes Vertrauen in die eigenen Fähigkeiten sowie ein realistisches Selbstbewusstsein.

- *Schuldgefühle:* Schuldgefühle treten bereits im Kleinkindesalter auf, wenn das Kind Fehler macht, Grenzen überschreitet oder Ge- oder Verbote zum Missfallen seiner Umgebung (Eltern) übertritt. Ab der Trotzphase bis zur Pubertät ist die Polarität von Eigenständigkeit – durchaus auch gepaart mit Aggression im Sinne der Abgrenzung gegenüber anderen Erwartungen – und auf der anderen Seite der Regung unseres Gewissens mit möglicherweise damit verbundenen Schuldgefühlen, sollten wir verinnerlichte Grenzen überschritten haben, zu beobachten.

- *Trauer:* Trauer (und ihre Extremform, die Depression, auf die in Kap. 9.3 detailliert eingegangen wird) zeigt sich in Kindheit und Jugend anders als bei Erwachsenen: Die kindliche Psyche ist noch nicht so ausgereift, um das uns geläufige „Reifebild der Trauer" aufweisen zu können. Vereinfacht kann man sagen, dass, je kleiner die Kinder sind, umso mehr somatische und psychosomatische Symptome im Vordergrund stehen. Je älter die Kinder bzw. Jugendlichen werden, desto mehr gleicht sich das Bild von Trauer und Depression dem der Erwachsenen an.
- *Angst:* Wie im Folgekapitel erläutert wird, kann auch am Beispiel der Angst aufgezeigt werden, dass sich Gefühle entwicklungsspezifisch manifestieren: Der typischen Achtmonatsangst beim erstmaligen Erkennen fremder Gesichter folgen Trennungsängste des Kleinkindes – und z. T. magische Umweltängste (Gespenster) des Vorschulalters. Im Grundschulalter finden sich Sozialisationsängste, als Schulängste z. B. vor Leistungsversagen oder Außenseiterposition, in der Vorpubertät Realängste (inzwischen können Krankheiten in ihrer Dimension erkannt und die Endgültigkeit des Todes begriffen werden) und in der Pubertät Reifungsängste, die eng mit den sich nun anbahnenden Veränderungen assoziiert sind. Im Erwachsenenalter sind wir schließlich in der Lage, Existenzangst zu empfinden.

So wichtig alle menschlichen Emotionen sind – ein inadäquates Verharren in Aggression, Ängsten oder Depression oder ein Ausufern solcher Gefühlszustände kann mitunter Ausdruck einer seelischen Entwicklungskrise oder emotionalen Störung sein. Hiermit befasst sich das folgende Kapitel.

## 9.3    Emotionale und psychosoziale Störungen bei Kindern und Jugendlichen

Nachdem die biologischen Grundlagen menschlicher Emotionen sowie deren Entwicklung im Kindesalter und Pubertät vorgestellt wurden, soll nun auf einige emotionale und psychosoziale Störungen bei Kindern und Jugendlichen eingegangen werden. Von der Vielzahl möglicher Symptome und Verhaltensauffälligkeiten wurden diejenigen ausgewählt, die zum einen außerschulisch arbeitenden Heilpädagogen in Frühförderung, Kindertagesstätte und Elternberatung besonders häufig begegnen. Zum anderen sollten Störungen des Kindes- und Jugendalters berücksichtigt werden, mit denen Lehrer, insbesondere aber Lehrer der Sonderschulen für Erziehungshilfe in besonderer Weise konfrontiert werden.

So wird mit dem Beispiel des Einnässens exemplarisch auf psychosomatische Auffälligkeiten eingegangen. Auf Gewalterfahrungen von Kindern und Jugendlichen geht ein Abschnitt ein, der sich etwas intensiver mit Kindesmisshandlung und sexuellem Missbrauch befasst. Sodann werden Angstsyndrome im Kindes- und Jugendalter vorgestellt. Depressionen von Kindern und Jugendlichen sind in besonderer Weise eine Herausforderung für Heilpädagogen, denen die Förderung der emotionalen Entwicklung von Kindern und Jugendlichen ein Anliegen ist. Eng damit zusammen hängen suizidale Krisen, die gesondert beschrieben werden, da sie eine hohe Verantwortung begleitender Pädagogen beinhalten. Schließlich soll auf Pubertätskrisen, am Beispiel der Anorexie etwas näher erläutert, eingegangen werden.

Alle im Folgenden vorgestellten „Auffälligkeiten" können mit Fug und Recht als Auffälligkeiten des Verhaltens in einem systemischen, pädagogisch zu betrachtenden Kontext gewertet werden. Insbesondere wird darauf einzugehen sein, ob nicht anderenfalls die Gefahr besteht, Auffälligkeiten in einem interaktionalen Prozess als „Symptome einer Krankheit" umzudeuten oder zu etikettieren. Man kann sich fragen, ob hier nicht einer Medikalisierung primär pädagogischer Phänomene und Probleme Vorschub geleistet werden könnte.

Andererseits sind viele der gleich zu erläuternden Phänomene eben auch (wenn auch nicht in erster Linie) auf einer biologisch-psychologisch-sozialen Ebene zu betrachten. Die Medizin, und insbesondere die Kinder- und Jugendpsychiatrie, aber auch die Kinder- und Jugendpsychotherapie sowie angrenzende Disziplinen wie z. B. die Familientherapie können hier mit ihren spezifischen Sichtweisen einiges zum Verständnis dieser Verhaltensauffälligkeiten beitragen. Wenn also im Folgenden verstärkt auf medizinische und therapeutische Aspekte hingewiesen wird, soll dies keineswegs leugnen, dass vielfach pädagogische Sichtweisen und Handlungsstrategien die entscheidenden und richtungsgebenden Ansätze zur Förderung solcher Kinder sind.

## Enuresis als Beispiel psychosomatischer Auffälligkeiten

Unter **psychosomatischen Störungen** verstehen wir solche, die sowohl körperlicher als auch seelischer Natur sind. In einem weit gefassten Rahmen kann man letztlich jede Störung oder Krankheit als eine psychosomatische begreifen – bleibt die primär auf biologischen Faktoren beruhende Krebserkrankung doch nie ohne Folgen für das psychische und soziale Wohlbefinden, wie umgekehrt z. B. eine primär seelisch bedingte Depression unmittelbar auch körperliche Folgen zeigt. Eine etwas eingrenzendere Definition versteht unter psychosomatischen Krankheiten solche, bei denen primär seelische Konflikte zu organischen Funktionsstörungen führen: Dies kann bei manchen Formen des Asthmas oder des Einnässens sein. Oder sie versteht darunter solche, bei denen es im Gefolge psychischen Stresses zu sekundären Organschädigungen kommt: Dies wird bei manchen, keineswegs bei allen Formen des Magengeschwüres diskutiert.

**Konversion**

Schließlich kann der Begriff der „Psychosomatik" auch enge Beziehungen zur Konversion aufzeigen: Von Konversion spricht man, wenn ein meist unbewusster, mit dem Selbstbild nicht verträglicher Konflikt in einer körperlichen Störung symbolisch geäußert wird: So können beispielsweise psychogene Lähmungen signalisieren, dass die geforderte Selbständigkeit (im wahren Sinne des Wortes) psychische Probleme macht.

Welchen mehr oder weniger eng gefassten Begriff von Psychosomatik man auch bevorzugt – neuere Erkenntnisse der Neuropsychoendokrinoimmunologie (s. Kap. 2.1) verdeutlichen, dass zwischen körperlicher Befindlichkeit und seelischem Erleben enge Zusammenhänge bestehen, auf die hier nicht näher eingegangen werden soll. Stattdessen soll am Beispiel der Enuresis (des Einnässens) aufgezeigt werden, dass manche psychosomatisch anmutenden Symptome im Kindesalter – hier das Einnässen – sehr unterschiedliche Ursachen und Bedeutungen haben können und im Einzelfall durchaus auch auf einen seelischen Konflikt hinweisen können.

**Häufigkeit von Enuresis**

Von dem gelegentlichen und inadäquaten Einnässen, der Enuresis, sind etwa 10% aller Kinder unseres Kulturkreises vorübergehend betroffen. Mit und ohne Behandlung sinkt diese Zahl auf 1% nach der Pubertät. Andererseits können die psychosozialen Probleme im Gefolge des Einnässens so gravierend sein, dass eine pädagogische Begleitung oder Therapie häufig sinnvoll erscheint.

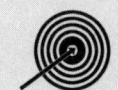

Von **Einnässen** oder Enuresis sollte erst gesprochen werden, wenn ein Kind jenseits des vierten Lebensjahres mehrfach wöchentlich in erheblichem Maße tags oder nachts einnässt. Kinder unter vier Jahren sind noch nicht in der Lage, verlässlich die Blasenfunktion zu steuern. Gelegentliches Einnässen sollte daher in diesem Lebensalter nicht als Enuresis bezeichnet werden, sondern ist eher als normales Durchgangsstadium anzusehen. Von der Enuresis ist die Inkontinenz abzugrenzen: Bei Letzterer handelt es sich um eine organisch bedingte Unfähigkeit, die Blasenfunktion zuverlässig zu steuern und zu kontrollieren.

Wenden wir uns nun dem Aufbau der ableitenden Harnwege zu. Von den Nierenbecken, in denen der Urin angesammelt wird, gelangt er über die Harnleiter in die Blase. Klappen sorgen dafür, dass im Regelfalle der Urin nur von oben nach unten transportiert werden kann. Entzünden sich oder vernarben diese, so kann prinzipiell Urin nach oben bis in die Nierenbecken gelangen und dieselben verunreinigen. Wir sprechen von einem Reflux, der zu Entzündungen führen kann. Aber auch die Blase selbst kann entzündlich verändert sein. Mitunter schmerzhaft, manchmal auch kaum bemerkt, kann dies eine Ursache einer zunehmenden Inkontinenz darstellen. Auch Veränderungen an der Harnröhre (der Urethra), z. B. Fehlbildungen, Entzündungen, Narben etc., können zu Inkontinenz oder zur relativen Unfähigkeit, Urin abzulassen (mit der Folge einer „Überlaufblase"), führen. Dies alles ist ebenso wenig Ausdruck einer Enuresis – sondern vielmehr einer Inkontinenz – wie neurogene Blasenstörungen. In diesem Fall sind beispielsweise aufgrund einer Querschnittslähmung oder einer Multiplen Sklerose die Nervenbahnen, die die Blase steuern, gestört oder zerstört.

Eine gründliche neurologische und urologische Diagnostik ist also in jedem Fall vonnöten, bevor die Diagnose einer „Enuresis" gestellt wird. Dabei wird zumindest der Urin auf Bakterien, Eiweiß und Blut untersucht. Auch sollte die Blase sonografisch untersucht werden und eine gründliche neurologische Untersuchung stattfinden. Bei Anhaltspunkten für eine der o. g. Störungen können sich Kontrastmittelaufnahmen der Nieren und ableitenden Harnwege (nicht immer ganz ungefährlich) sowie retrograde Kontrastmitteldarstellungen der Blase (durch die Harnröhre, vor

**Harnwege**

allem bei Jungen schmerzhaft) erforderlich sein. Weitere Untersuchungsmethoden sind in der Sekundärliteratur angegeben. Heilpädagogen sollten sich aus zwei Gründen über die zuvor stattgefundene medizinische Diagnostik informieren: Zum einen bekunden sie damit Interesse auch gegenüber der biologischen Differenzialdiagnose, und es wäre fatal, beispielsweise eine Blasenentzündung zu „psychotherapieren". Zum anderen haben einnässende Kinder und ihre Eltern mitunter eine längere medizinische Leidensgeschichte hinter sich, die es zu verstehen und zu respektieren gilt.

**Formen der Enuresis**   Handelt es sich um eine Enuresis (und nicht um eine Inkontinenz), so kann zwischen primärer und sekundärer Enuresis sowie einer Enuresis diurna bzw. nocturna unterschieden werden. Eine *Enuresis diurna* liegt vor, wenn Kinder sowohl am Tag als auch in der Nacht einnässen, tagsüber vor allem in Leistungssituationen oder beim konzentrierten Spiel. Das alleinige Einnässen in der Nacht wird als *Enuresis nocturna* bezeichnet und hängt eng mit Tiefschlafphasen zusammen (s. u.). Die *primäre* Enuresis besteht von Anfang an, das Kind wurde nie richtig „trocken". In aller Regel handelt es sich um Schwierigkeiten bei der Reinlichkeitserziehung. Dabei gilt es insbesondere zu beachten, dass Kinder erst am Ende des zweiten Lebensjahres eine gewisse Reife ihres die Blase kontrollierenden Nervensystems erlangen. Bei der *sekundären* Enuresis beginnt ein Kind wieder einzunässen, das bereits „trocken" war.

**vegetative Blasensteuerung**   Unsere Blase wird von unterschiedlichen zentralnervösen Anteilen gesteuert. Zum einen wird der Musculus detrusor vesicae, der „Zusammenzieher der Blase", vom Nervus vagus gesteuert und ermöglicht das Urinieren. Seine muskulären Gegenspieler sind der äußere und innere Schließmuskel, die vom Symphatikus und vom Vagus gesteuert werden. Ein Zusammenspiel des erregenden vegetativen Nervensystems sowie des parasympathischen, hemmenden Nervensystems ist erforderlich, um den Blasentonus wahrzunehmen und zielgerichtet urinieren zu können. Der „letzte Anstoß" für das Halten des Urins oder das gezielte Urinieren kommt von den willentlich steuernden Großhirnarealen.

**Reifung zur Blasenkontrolle**   Das neugeborene Kind hat praktisch keine Blasenkontrolle, bis zu zwanzigmal täglich uriniert es spontan. Mit zunehmender Reifung wird die Frequenz des Wasserlassens bis zum vierten Lebensjahr auf etwa vier- bis sechsmal am Tag sinken. Zwar ist es im Prinzip möglich, schon Ein- bis Zweijährige mehr oder weniger verlässlich daran zu gewöhnen, den „Topf aufzusuchen", doch ist dies nur unter gewaltigen erzieherischen Anstrengungen auf Seiten der Eltern und erheblichem Druck auf Seiten des Kindes möglich – und zu einer wirklich verlässlichen Blasenfunktionskontrolle kommt es in der Regel nicht. Erst jenseits des vierten Lebensjahres, zu einer Zeit also, wo die Kinder viele Funktionen der motorischen Integration bereits beherrschen, können sie verlässlich ihre Blasenkontrolle steuern. Zum Zeitpunkt der Einschulung sind sie in der Lage, auch über längere Zeiten auf das Urinieren zu verzichten.

Eine adäquate „Sauberkeitserziehung" berücksichtigt diese Zusammenhänge und ermöglicht es Eltern, in einer spielerischen Gelassenheit zwischen dem zweiten und vierten Lebensjahr das Benutzen des Topfes oder der Toilette anzubahnen. Dabei gelingt es ihnen dann, diesem Geschehen keine allzu überwältigende Bedeutung zuzumessen. Sind Eltern aber faktisch (weil z. B. der Kindergarten ein Kind erst aufnimmt, wenn es nicht mehr einnässt) oder subjektiv (weil z. B. großelterliche Erziehungserwartungen dominieren) unter Druck, so überträgt sich dieser mitunter auch auf die Kinder. In einem Circulus vitiosus können Erwartungen der Eltern und Reaktionen der Kinder immer mehr divergieren und letztlich zu einer primären Enuresis führen.

Eine sekundäre Enuresis liegt wie gesagt vor, wenn ein Kind, **Sekundäre Enuresis** das bereits zuverlässig trocken war, sekundär wieder einzunässen beginnt. Oft handelt es sich hier um eine Regression, bei der ein Kind in einen früheren Entwicklungszustand zurückkehrt. So kann z. B. die Geburt eines Geschwisterkindes, um das sich die Eltern vermeintlich mehr und liebevoller kümmern, unbewusst bei dem älteren Kind dazu führen, ebenso frühkindlich versorgt werden zu wollen. Oft nässen die Kinder dann nicht nur ein, sondern wollen wieder die Flasche haben, verfallen in frühkindliche Sprachäußerungen u. v. m. Hier gilt es, die berechtigten Interessen nach vermehrter Zuwendung zu erkennen, aber auf einem entwicklungsgemäßen Niveau zu befriedigen. Beispielsweise können reservierte Zeiten nur für das „große Kind", gemeinsame Gespräche, Spiele oder Spaziergänge aus dem seelischen Belastungsstress führen, der zuvor nur durch die Enuresis geäußert werden konnte.

Weitere Gründe für ein sekundäres Einnässen können in einer Ambivalenz zwischen Leistung und Wunsch nach unverpflichtendem Entspanntsein begründet sein. Hierbei handelt es sich meistens um Grundschulkinder. Ihre entwicklungsbedingte Aufgabe liegt zum einen in der sozialen Anpassung im Klassenverband, zum anderen in den zunehmend steigenden Leistungsanforderungen kognitiver, sozialer und sportlicher Art. Einerseits wollen Kinder in all diesen Bereichen etwas leisten und haben, günstige Verhältnisse vorausgesetzt, auch Spaß an ihren zunehmenden Fähigkeiten. Andererseits können sie sich subjektiv überfordern oder von Lehrern und insbesondere Eltern und deren Erwartungen überfordert werden. Haben Kinder nun internalisiert, dass sie ihre nächsten Bezugspersonen nicht enttäuschen dürfen, oder die in sie gesetzten Leistungserwartungen sich selbst zu eigen gemacht, so können unbewusste Wünsche, sich gehen zu lassen, zunächst nicht registriert, geschweige denn zur Sprache gebracht werden. Ein mögliches „Ventil" findet sich dann auf körperlicher Ebene, wenn zumindest auf dem basal-vegetativen Bereich der Blasenfunktionssteuerung nun eine gewisse Entlastung stattfinden kann. Die Therapie bestünde in einem solchen Fall darin, anderweitig Entspannung, Gelassenheit, Muße und Spiel zu erfahren bzw. anzubahnen.

Auch relative Unreife des Vegetativums, motorischer Steuerung und sensorischer Wahrnehmung, beispielsweise auch im Rahmen eines Aufmerksamkeitsdefizit-Syndroms (s. Kap. 8.3), können einen Ursachenkomplex für das Einnässen darstellen. Man sollte also darauf achten, ob es sich vielleicht um unruhige, zappelige, anderweitig impulsive und weniger kontrolliert-gesteuerte Kinder handelt. Auch vegetative Labilität, Blutdruckschwankungen, Schlafstörungen u. a. m. können Hinweise sein.

**Deprivation**  Schließlich kann Einnässen auch Ausdruck von Deprivation (Vernachlässigung) oder kindlicher Depression sein. Wie im Folgeabschnitt „Kinder mit Gewalterfahrungen" noch gezeigt wird, können vor allem kleinere Kinder mitunter Schwierigkeiten haben, auf ihnen zugefügtes Leid aufmerksam zu machen. Das Sichzurückziehen, der stille Kummer, das Schweigen oder die Spielunlust einer Depression im Vorschul- und Grundschulalter kann begleitet sein durch die körperlichen Symptome eines Einnässens. Dieses manchmal als „Weinen durch die Blase" apostrophierte Symptom kann also ein wichtiger Hinweis auf seelischen Kummer und schwere Vernachlässigung sein. Wenngleich die meisten enuretischen Kinder nicht vernachlässigt sind, ist es in jedem Fall wichtig, auch diese Differenzialdiagnose zu berücksichtigen. Ansonsten würde ein vorschnelles Behandeln der Enuresis

(z. B. mit Medikamenten) diese Kinder einer wichtigen Möglichkeit berauben, auf ihr Leid aufmerksam zu machen.

Schließlich kann das Einnässen vereinzelt auch auf ein dysfunktionales Familiensystem oder Kommunikationsstörungen innerhalb der Familie hinweisen: Einnässen kann, wie andere Symptome von Kindern, auch stellvertretende Funktionen für eine Familienproblematik haben. So können Eltern ihre gemeinsame Sorge um das enuretische Kind zum Ausdruck bringen und dabei Probleme in der Paarbeziehung umgehen – das Kind hilft ihnen also (unbewusst und unwillentlich), von als bedrohlich erlebten Konflikten abzulenken. **Familienproblematik**

Die Enuresis stellt ein unspezifisches Symptom dar, das nicht zwangsläufig mit einer der eben genannten Ursachen in Verbindung gebracht werden muss. Deshalb kommt der Diagnostik eine besondere Bedeutung zu. Anamnese, projektive Testverfahren wie der Satzergänzungstest (s. Abb. 9.1), Ausschluss einer Inkontinenz, Begutachtung der psychosozialen Situation auch unter systemischen Gesichtspunkten u. a. sind hier zu nennen. **Diagnostik**

So konstruierte beispielsweise ein Kind im Szeno-Test eine „Taufszene", bei der ein als Rivale erlebtes Geschwisterkind im Taufbecken ertränkt werden soll. Hinweise auf depressive Ursachen finden sich auch in den Zeichnungen der Abb. 9.3 a und b (s. u.: Abschnitt „Depressionen im Kindes- und Jugendalter"). Die Äußerungen eines 9-jährigen Mädchens im Satzergänzungstest (vgl. Abb. 9.1) kreisen in vielfältiger Weise um das als belastend erlebte Einnässen und können auf seelische Not hinweisen.

Diese zeichnerischen und projektiven Tests beweisen nicht das Vorliegen einer Depression oder Vernachlässigung, können aber im Zusammenhang mit der Enuresis u. a. diagnostischen Maßnahmen Wegweiser sein.

So vielgestaltig wie die möglichen Ursachen und die Diagnostik ist auch die Therapie der Enuresis. Auf biologischer Ebene kann zunächst das Blasentraining, das gezielte und geübte Einhalten und Loslassen von Urin, eingeübt werden. Es stärkt zum einen die Steuerung der Blasenfunktion, kann zum anderen zu einem vermehrten Selbstwertgefühl im Sinne des „aktiv etwas zur Blasenkontrolle beitragen" führen. Mitunter kann es hilfreich sein, ein Kind einmal in der Nacht zu wecken – nämlich dann, wenn es immer um die gleiche Zeit, oft in Tiefschlafphasen, einnässt. Mehrmaliges Wecken in der Nacht ist allerdings kontraindiziert. **Therapie**

21. Hoffentlich   *höre ich auf pipi zu machen*

22. In meiner Freizeit   *mache ich aber nicht pipi*

23. Man darf nicht   *in die Hose pipi machen*

24. Am liebsten würde ich keinem sagen, dass   *ich pipi mache*

25. Es soll keiner wissen, dass   *ich in die Hose mache*

26. Die meisten Mädchen   *spielen mit mir*

Abb. 9.1:
Satzergänzungstest

Ebenfalls kontraindiziert ist eine Reduzierung der Flüssigkeitsmenge, da eine ausreichende Flüssigkeitsmenge für die körperliche Entwicklung des Kindes unerlässlich ist.

**Pharmakotherapie**   Mit dem Medikament Tofranil® steht prinzipiell ein Präparat
zur Verfügung, das auf dreierlei Weise wirkt: Über die Beeinflussung des vegetativen Nervensystems kann es zu einer Besserung
der Äquilibrierung zwischen sympathischen und parasympathischen Anteilen kommen, so dass diesem Medikament eine Verbesserung der Blasenfunktion zukommt. Andererseits gehört dieses Medikament zur Gruppe der Imipramine und ist damit ein
Antidepressivum. Das kann möglicherweise ebenfalls therapeutische Qualitäten bei bestimmten Formen der Enuresis haben. Und
schließlich tritt möglicherweise auch ein Placebo-Effekt zutage:
Allein die Tatsache, dass Medikamente verschrieben werden,
führt zu einer „Krankschreibung" des Kindes, möglicherweise
konsekutiv auch zu einer subjektiven Entlastung des bis dato als
„unwillig" etikettierten Kindes und seiner sich erzieherisch überfordert fühlenden Eltern.

**Klingelhose/**   Das „Klingelhöschen" oder die „Klingelmatratze" beruhen
**-matratze**   auf dem Prinzip, dass ein schwacher Stromkreis geschlossen
wird, wenn eine zuvor isolierte Schicht durch den Urin benetzt
und dadurch leitfähig wird. Im Gefolge wird ein elektrischer
Summer betätigt, der das Kind auf das Einnässen aufmerksam
macht bzw., sollte es schlafen, weckt. Reflektorisch soll es nun
den Urin anhalten und die nächste Toilette aufsuchen. Dieses
Verfahren hat eine hohe Erfolgsquote, ist allerdings rein symp-
tomorientiert und berücksichtigt nicht tiefer liegende, psychologische Momente.

Besteht der Verdacht auf eine psychosoziale Störung des Kindes, sind Familiengespräche, Familienberatung (bei Problemen in der Reinlichkeitserziehung) oder systemische Familientherapie (bei dysfunktionalen Familienkonstellationen oder verzerrten Kommunikationsformen) hilfreich. Depressive Kinder können, je nach Alter, von einer Spieltherapie oder einer Einzel-Psychotherapie (Gesprächstherapie) profitieren. Im Übrigen können heilpädagogische und sozialtherapeutische Maßnahmen nötig und Erfolg versprechend sein, wenn Kinder Gewalt erfahren, vernachlässigt werden oder schwere Traumen zu erleiden hatten. Im Einzelfall, vor allem bei schwerer Vernachlässigung- und Gewaltsymptomatik, sind auch gezielte soziale Interventionen notwendig.

**Beratung und Psychotherapie**

Zusammenfassend können wir festhalten, dass es sich beim Einnässen um ein unspezifisches, körperliches Symptom handelt, das viele Ursachen bzw. Teilursachen hat und häufig auch ohne gezielte Therapie und Intervention wieder verschwindet. Dennoch ist es sinnvoll, solche körperlichen Symptome auch als Ausdruck seelischer Befindlichkeitsstörungen ernst zu nehmen. Sie können nämlich mitunter die einzigen (oder einige von wenigen) Anzeichen für seelische Not im Kindesalter sein. Auf eine besonders schwerwiegende Notsituation, und zwar Gewalterfahrungen, soll im Folgenden eingegangen werden.

## Kinder mit Gewalterfahrungen

Der neunjährige Kevin (Name und Rahmendaten geändert) wird wegen massiven Einnässens, Schulschwänzens, aggressiver Verhaltensweisen und Sprachentwicklungsstörungen in eine Kinder- und Jugendpsychiatrische Klinik überwiesen. Er zeigt sich still und verschlossen, provoziert mitunter in erheblichem Ausmaße, macht aber vor allem einen „verlorenen" und eher traurigen Eindruck. Sein Vater und seine Stiefmutter berichten, dass es hinsichtlich seines Einnässens kaum auszuhalten sei. Deswegen habe er das gemeinsame Kinderzimmer räumen müssen und schlafe jetzt in einer Abstellkammer. Hat er des Nachts eingenässt, so wird von ihm erwartet, dass er sein Bettzeug (nachts) in die Waschküche bringt.

Das Erziehungsverhalten ist von massiven Vorwürfen, kühler Distanz und Ablehnung geprägt. Vereinzelt kam es auch zu körperlichen Bestrafungen, doch fanden sich keine Hinweise einer massiven körperlichen Kindesmisshandlung. Der Junge fühlt sich von Vater und Stiefmutter abgelehnt, sein Lieblingsmärchen ist „Hänsel und Gretel". Der Vater, der von einer harten und entbehrungsreichen Kindheit berichtet und über keinen

Schulabschluss verfügt, verlor wegen Alkoholproblemen eine statusträchtige Anstellung als Fernfahrer und arbeitet mit großer Unzufriedenheit seither als angelernter Lagerarbeiter. Von Kevins Mutter, die er verächtlich der Promiskuität bezichtigt, wurde er wegen „eines Ausländers" verlassen, was offensichtlich eine schwere Kränkung für ihn bedeutet.

Es ist für ihn völlig uneinsichtig, dass sich der Junge nach seiner Mutter sehnt und sie (vergeblich) mehrfach heimlich zu besuchen versuchte. Seine jetzige Frau, die bei alkoholkranken Eltern aufwuchs und ebenfalls von schweren traumatischen Erfahrungen berichtet, bringt aus erster Ehe (mit einem alkoholkranken Mann) einen zwei Jahre älteren und von beiden Partnern als „unproblematisch" bezeichneten Jungen mit. Sie sind sehr auf familiärer Harmonie bedacht, zeigen durch ihr Äußeres und ihre Verhaltensweisen, dass es keinerlei Streit in der Familie gibt (und geben darf) und die Welt wunderschön sei – gäbe es da nicht das Problemkind Kevin. Man gewinnt den Eindruck, dass Schulterschluss und unproblematische Harmonie für beide Partner einen emotionalen Rettungsanker bedeuten, der für die Stabilisierung ihres Selbstwertgefühls unerlässlich ist. In dieser Situation stellt das „auffällige Verhalten" von Kevin eine akute Gefährdung dieser als lebenswichtig erachteten Harmonie dar. Die Abweisung, Härte in der Erziehung und gelegentliche körperliche Züchtigung sind vor diesem Hintergrund einzuordnen.

Unter **körperlicher Kindesmisshandlung** versteht man eine nicht zufällige, physische Schädigung eines Kindes, die zu Verletzungen, Entwicklungshemmungen oder zum Tode führen kann und das Wohl und die Rechte des Kindes beeinträchtigt oder bedroht.

Eine besonders schwere Form wiederholter und chronischer körperlicher Kindesmisshandlung führt zum „battered-child"-Syndrom, worunter man die Folgen eines chronisch und körperlich misshandelten Kindes versteht. Die Übergänge zur seelischen Kindesmisshandlung sind fließend: Hierbei handelt es sich oft um entwürdigende und das Selbstwertgefühl des Kindes herabsetzende sowie verängstigende Erziehungsmethoden, bei denen ein chronisches Klima von Angst und Herabsetzung innerhalb der Familie entsteht (s. das Fallbeispiel).

In Abgrenzung hierzu ist die Deprivation (lat.: deprivare – berauben) Ausdruck einer Vernachlässigung, die früher als „Verwahrlosung" bezeichnet wurde. Kindern wird dabei die ihnen entwicklungsgemäße emotionale Zuwendung, mitunter aber auch Pflege, Ernährung, körperliche und kognitive Förderung vorenthalten. Eine gewisse Sonderstellung nimmt der sexuelle

Missbrauch ein, auf den weiter unten noch eingegangen wird. Allerdings lassen sich körperliche und seelische Kindesmisshandlung nicht immer eindeutig voneinander trennen, gehen doch körperliche Züchtigungen auch mit seelischen Traumen einher und können seelische Traumen auch zu körperlichen Retardierungen führen.

Körperliche Hinweise für das Vorliegen einer Kindesmisshandlung können Veränderungen und Verletzungen der Haut sein: Hämatome, Striemen, Schlagspuren, Verbrühungen, Bissverletzungen u. a. m. sind hier zu nennen. Bei den Hämatomen ist die Ausprägung und die Lage von Bedeutung: Schulkinder (insbesondere Jungen) haben des Öfteren Hämatome am Unterschenkel, die auf kleinere Verletzungen und Unfälle hinweisen. Blaue Flecken an Brust, Rücken und Gesicht lassen demgegenüber eher an eine Kindesmisshandlung denken. Abdrücke von Schlagutensilien (Striemen etc.) sind praktisch nur durch körperliche Züchtigung zu erklären. Verbrennungen (Pressen des einnässenden Kindes gegen einen Heizkörper) oder Verbrühungen (im Mundbereich bei gewaltsamer Fütterung kleinerer Kinder) können mehr oder weniger diskrete Hinweise sein.

Im Kleinkindesalter kann es durch Ungeduldsreaktionen der Eltern zum Schütteltrauma kommen: Das schreiende Kind wird an den Armen gepackt und hin und her geschüttelt. Neben mitunter typischen Griffmarken an den Armen (die unbedingt Beachtung finden müssen) drohen zerebrale Symptome: Die verletztlichen Blutgefäße der Hirnhäute können durch das Schütteltrauma reißen. Das im Gefolge entstehende subdurale Hämatom kann, falls erst spät erkannt, zu Hirnschädigungen führen. **Schütteltrauma**

Frakturen (Brüche) im Rippenbereich, am Schädel oder an den Röhrenknochen können letztlich erst im Röntgenbild „bewiesen" werden. Insofern ist bei Verdacht auf Vorliegen einer körperlichen Kindesmisshandlung das Kind vom Kinderarzt genau zu untersuchen – und zwar unbekleidet. Eine Röntgenaufnahme gefährdeter und exponierter Stellen ist manchmal nicht nur direkt nach der Verdachtsstellung, sondern möglicherweise auch noch einmal nach einem gewissen Zeitintervall erforderlich – bei kleinen Brüchen können erst die nach drei Wochen entstehenden Verkalkungen röntgenologisch dargestellt werden. Mitunter kann die Röntgenuntersuchung eine wiederholte Traumatisierung im Rahmen eines „battered-child"-Syndroms zutage fördern. **Frakturen**

Drei Berufsgruppen befassen sich primär mit der Problematik

misshandelter Kinder: Sozialarbeiter, Ärzte und Lehrer. Letzteren kommt eine nicht zu unterschätzende Verantwortung bei der Erkennung von Kindesmisshandlung und dem Einleiten der nun notwendigen sozialen, medizinischen und therapeutischen Schritte zu. Von daher ist zum einen eine interdisziplinäre Zusammenarbeit der eben genannten Berufsgruppen, zum anderen eine genauere Kenntnis über Warnsymptome erforderlich.

**Verhaltensweisen der Eltern**

Von Seiten der Eltern können folgende Verhaltensweisen auf eine Kindesmisshandlung hinweisen (wenngleich dies nur Anhaltspunkte sind):

- Ein häufiges *Alleinlassen der Kinder* kann ebenso wie eine „Isolierhaltung" der Familie mit seltenen außerfamiliären Sozialkontakten oder eine Abschirmung der Kinder ein möglicher Hinweis sein.
- *Mangelnde Inanspruchnahme medizinischer Versorgung*, verspätetes Aufsuchen eines Arztes, Nichtteilnahme am Sportunterricht, unregelmäßige Schulbesuche u. a. m. können ebenfalls erste Anhaltspunkte sein.
- Manchmal fallen bei Vorliegen einer Kindesmisshandlung *widersprüchliche Berichte* über das angebliche Unfallgeschehen auf. Mitunter wird deutlich, dass der geschilderte Unfallhergang unter Berücksichtigung des Alters des Kindes unmöglich oder zumindest nicht plausibel ist. Häufig finden sich auch wortreiche Anklagen gegen das Kind, die nicht unbedingt im Zusammenhang mit der Verletzung stehen.

So berichtete der Vater eines siebenjährigen Jungen, der seinen Sohn wegen eines „Schlags" in die kinderärztliche Ambulanz brachte, der Junge habe sich den Schlag geholt, nachdem er das elterliche Radio (das unter Strom gestanden habe) auseinander genommen habe. Nachdem die durchgeführten Untersuchungen keinerlei Hinweise auf einen Stromschlag ergaben, berichtete der Junge unter vier Augen, dass es sich bei diesem Schlag um eine heftige, väterliche Ohrfeige gehandelt habe, die zudem zu kurzfristiger Bewusstseinstrübung geführt habe.

**Ambivalenz**

Misshandelte Kinder weisen oft eine starke Ambivalenz ihren Eltern gegenüber auf: Einerseits haben sie Angst und lehnen das gewalttätige Verhalten der Eltern ab. Andererseits zeigen sie starke Anhänglichkeiten, stehen oft unter Loyalitätskonflikten und akzeptieren nicht selten, selbst schuld an ihrer Misere zu sein. Offensichtlich ist es manchmal einfacher und subjektiv notwendig, die Eltern zu entlasten und das Familiensystem zu stabilisieren.

Die meisten Kinder zeigen sich ängstlich, scheu, zurückgezogen und still. Unter „frozen watchfullness" versteht man eine „eingefrorene Wachsamkeit", bei der die Kinder mit ängstlich starrem Gesichtsausdruck kommenden Unbills harren. Eine solche, von Angst bestimmte Atmosphäre ist weder dem freien Spiel noch dem kindgemäßen Lernen förderlich. Wer permanent damit rechnen muss, wieder misshandelt zu werden, kann sich nicht freuen und neuen Lernerfahrungen hingeben. Die Folgen sind häufig Entwicklungsrückstände, Sprachentwicklungsstörungen und die Einbuße bzw. das Nichterlernen kognitiver Fähigkeiten. Eine größere Anzahl so genannter „Lernstörungen und Lernschwierigkeiten" bzw. Lernbehinderungen geht vielleicht auch auf das Konto sozialer Deprivation und drohender latenter Misshandlungssituationen. **frozen watchfullness**

Aber nicht nur depressive und regressive Rückzugstendenzen, sondern auch aggressiv getöntes, provoziertes oder überaktives Verhalten kann Folge chronischer Kindesmisshandlung sein. Solche Kinder zeigen dann sekundäre, von der Umwelt nicht akzeptierte Verhaltensweisen, die im Sinne eines Teufelskreises zu neuen „Strafen" Anlass geben. Es ist besonders wichtig, diese Zusammenhänge zu erkennen und hinter den vermeintlich aggressiven Kindern gestörte, depressive und selbst zutiefst vernachlässigte Kinder zu sehen, um sie von vermeintlicher Verantwortung zu entlasten. **Aggressionen**

Kindesmisshandlung kommt in allen gesellschaftlichen Schichten vor. Dabei kann eine gewisse Häufigkeit in low-income-groups zum einen mit räumlicher Enge, materieller und finanzieller Not, Kommunikationsstörungen und vor allem subjektiv empfundener Perspektivlosigkeit zusammenfallen. Zum anderen fallen solche Familien möglicherweise häufiger als Adressaten sozialer Arbeit auf als Mittel- und Oberschichtfamilien, obwohl es auch dort durchaus zu (mitunter versteckten) Gewalttaten kommt. Viele Eltern haben in ihrer eigenen Kindheit Erfahrungen mit Gewalt und Vernachlässigung gemacht. Diese haben sie so sehr traumatisiert, dass sie sich derer nicht mehr bewusst werden, sondern sie verdrängt haben. Letztlich besteht eine wirksame Therapie in der Aufarbeitung solcher Traumen, was aber oft als so schmerzhaft empfunden wird, dass hier massive Widerstände wach werden. **Ursachen**

Aber auch ungeklärte oder überfordernde Wünsche an das

Kind, das diese nicht erfüllen kann, können zu elterlicher Frustration und Enttäuschung und im Gefolge zu Ungeduld und Misshandlung führen. So wird möglicherweise berichtet, dass das Kind noch nicht richtig laufen könne, zu viel schreie, unglücklich aussehe, den Eltern keine Freude mache oder in irgendeiner anderen Weise ungenügend sei. Auch hier liegt die Ursache nicht beim Kind, sondern in der überzogenen und auf eine tiefe intrapsychische Problematik der Eltern hinweisende Erwartungshaltung.

Auch Kinder, die aus einer früheren Beziehung eines der Partner stammen, vor allem, wenn die Ablehnung/Enttäuschung durch die Rivalität noch nicht verarbeitet werden konnte, sind mitunter gefährdet. Vermeintliche oder tatsächliche Belastungen eines nicht (oder zu diesem Zeitpunkt noch nicht) erwünschten Kindes können ebenfalls Ausgangssituation einer Misshandlung sein. Schließlich sei darauf hingewiesen, dass ein Großteil von Misshandlungstaten unter Einfluss von Alkohol entsteht.

**Beratung und Begleitung**

Auf das diagnostische und therapeutische bzw. sozialpädagogische Vorgehen bei Vorliegen einer Kindesmisshandlung kann hier nicht näher eingegangen werden. Nur die Grundprinzipien seien genannt: Zunächst ist festzuhalten, dass die Begleitung misshandelter Kinder und misshandelnder Eltern eine gewisse Ambivalenz beinhaltet. Primär und vorrangig geht es darum, weitere Gewalt zu verhindern, eindeutig Stellung zu beziehen und das Kind zu schützen. Auf der anderen Seite darf nicht verkannt werden, dass auch Gewalt anwendende Eltern bemüht sind, „gute Eltern" zu sein, und für ihre Kinder das vermeintlich Beste wollen. Es ist also wichtig, Verständnis für die psychische und soziale Notlage und den subjektiven Druck der Eltern zu entwickeln. Die Schwierigkeit besteht darin, ihnen mit Akzeptanz und Verständnis für ihre Situation zu begegnen, ohne dass ihre gewaltsamen Interventionen akzeptiert werden.

Eine pädagogische Begleitung und Therapie wird also die gesamte Familie in den Blick nehmen. Es können, vor allem bei chronischer Kindesmisshandlung, kindbezogene Einzeltherapien und Fördermaßnahmen wie Spieltherapie, Gesprächspsychotherapie oder heilpädagogische Förderung notwendig sein. Darüber hinaus sind häufig auch Interventionen einer systemischen Familienberatung oder einer Familientherapie indiziert. Meist sind dabei die Kommunikationsformen und die Halt gebenden Strukturen innerhalb der Familie Gegenstand der Beratung. Selbst wenn es (in seltenen Konstellationen) notwendig ist, das Kind von seinen Eltern zu trennen, erübrigt sich eine systemische Familienberatung nicht.

So musste der neunjährige Sohn einer chronisch psychosekranken Mutter und eines emotional überforderten, dem Alkohol zusprechenden und mitunter schlagenden Vaters in ein „Pflegenest" wechseln, nachdem klar war, wie sehr seine Eltern mit seiner Erziehung überfordert waren. Der inzwischen verhaltensauffällige und aggressive sowie schulschwänzende Junge gab auf Befragungen an, „ins Heim zu müssen", weil er so aggressiv und wenig liebenswert sei. In einem „Abschiedsgespräch" gelang es den Eltern nach anfänglichen Vorwürfen ihrem Sohn gegenüber, von ihren Enttäuschungen und der Trauer über ihre eigene Problematik zu sprechen, was von dem Jungen kaum auszuhalten war. Dennoch war es wichtig, hinter den Vorwürfen und aggressiven Verhaltensweisen die tiefe Trauer dieser drei Menschen zuzulassen, wahrzunehmen, zu zeigen und auszusprechen. Trauern, so wurde anschließend aufgezeigt, kann man aber nur über etwas bzw. jemanden, den man liebt. Diese Erfahrung war Ausgangspunkt intensiver weiterer Begegnungen zwischen Eltern und Kind. Diese konnten zwar nicht die gesamte Erziehung des Kindes übernehmen, doch waren über viele Jahre gemeinsame Wochenendausflüge und Sommerurlaube ein Zeichen gegenseitiger Liebe und Verbundenheit.

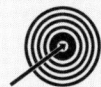

Kommen wir kurz zu einer Sonderform der Gewaltanwendung gegen Kinder und Jugendliche, dem **sexuellen Missbrauch**. Hier wird gegenüber einem Kind ein sexuelles Verhalten erzwungen, oder es kommt zu sexuellen Aktivitäten zwischen Kind und deutlich älterem Menschen. Dabei wird die Abhängigkeit und relative seelische Unreife des Kindes ausgenutzt, das noch nicht zu einer abgewogenen Zustimmung zu diesen sexuellen Verhaltensweisen in der Lage ist.

Sexueller Missbrauch kann sich in verschiedenen Formen zeigen: Zurschaustellung sexueller Handlungen, Pornografie, Berührung kindlicher Genitalien, Aufforderung zur Masturbation, Vaginal-/ Oral-/Analverkehr und Vergewaltigung sind hier zu nennen. Mehr oder weniger spielt auch Gewalt eine Rolle. Selbst wenn es nicht zu deutlichen Zeichen des Zwangs kommt, sind doch oft versteckte oder offene Drohungen und zumindest das Ausnutzen kindlicher Loyalitätsbedürfnisse zu finden. Die Verantwortung liegt eindeutig stets beim Täter (in der überwiegenden Mehrzahl Männer des näheren Beziehungsgefüges), auch wenn diese mitunter dem Opfer eine Mitschuld zuschreiben wollen.

Körperliche Symptome, die auf einen sexuellen Missbrauch **Symptome** hinweisen können, sind rektale oder genitale Verletzungen, Fremdkörper im Urinal-, Genital- oder Rektalbereich sowie Körperverletzungen an Brüsten oder Gesäß, Schenkel oder Geschlechtsteilen. Auch Pruritus (Juckreiz), Genitalpilz oder Geschlechtskrankheiten können Hinweise sein.

Noch unspezifischer als körperliche Symptome sind Verhaltensauffälligkeiten. Sie können auf einen sexuellen Missbrauch hinweisen, durchaus aber auch andere Gründe haben: z. B. Trennungsängste, Regression, Depression, Weglaufen, Suizidalität, beginnende Promiskuität, Drogengefährdung u. v. m. Letztlich sollte bei einbruchsartigen Verhaltensauffälligkeiten, Ängsten, Depressionen und Leistungseinbrüchen, aber auch bei Pubertätskrisen wie beispielsweise der Anorexia nervosa oder pubertären Psychosen u. a. auch an eine mögliche sexuelle Missbrauchssymptomatik gedacht werden, obwohl auch viele andere Ursachen in Frage kommen könnten.

**Diagnostik**

Wegen der Vielgestaltigkeit der körperlichen und vor allem psychosozialen Symptome gestaltet sich die Diagnostik außerordentlich schwierig. Sexuell missbrauchte Kinder und Jugendliche stehen mitunter in einem heftigen Loyalitätskonflikt oder werden massiv seelisch unter Druck gesetzt. Dazu kommen Scham- und Schuldgefühle, die zwar ungerechtfertigt, nichtsdestotrotz sehr wirksam sind. Sie können dazu führen, dass die Kinder bzw. Jugendlichen nur sehr zögernd, mitunter gar nicht über ihre Not sprechen können. Nicht selten können sie erst nach einer langen, mitunter mehrmonatigen Anlaufzeit einer Person ihres Vertrauens, beispielsweise einem Lehrer, andeutungsweise über ihre Not berichten – oft symbolisch verkleidet.

So kommen zögerlichen Fragen, Bildern, verdeckten Hinweisen oder Verhaltensauffälligkeiten mit Symbolcharakter (z. B. sexualisierter Sprache) besondere Bedeutungen zu. Es ist wichtig, auf solche zaghaften Kommunikationsversuche einzugehen. Berichten Kinder von sexuellem Missbrauch, ist es besonders wichtig, ihnen zu glauben und glaubhaft zu vermitteln, dass man auf ihrer Seite steht. Tut man dies nicht, ist eine wesentliche Chance im Vertrauensverhältnis zwischen Kind und Pädagoge vertan.

**Beratung und Therapie**

Sexueller Missbrauch kann zum einen von Fremden begangen werden – dann handelt es sich meistens um Einzeltaten, die strafrechtlich verfolgt werden müssen und möglicherweise einer kurzfristigen psychotherapeutischen Behandlung des Kindes oder Jugendlichen bedürfen. Sehr viel schwerwiegender sind aber die

häufiger vorkommenden Missbrauchssituationen im familiären
Umfeld oder Freundes- bzw. Lebenskreis des Kindes. Unter Ausnutzung kindlicher Loyalitätskonflikte kommt es dann häufig zu
lang andauernden, auf Seiten der Täter fast suchtähnlich verlaufenden Misshandlungssituationen. Wurde beispielsweise initial
das Kind „nur" verführt, pornografische Bilder anzuschauen, so
werden später die damit verbundenen Scham- und Schuldgefühle
gezielt genutzt, um das Kind schrittweise zu genitalen Manipula-
tionen u. a. sexuellen Praktiken auszunutzen. Isolationstendenzen, Geheimhaltungsbestrebungen und der Aufbau massiven
emotionalen Drucks tragen dazu bei, dass der sexuelle Missbrauch lange Zeit unentdeckt bleibt.

Pädagogen, die von einem sexuellen Missbrauch erfahren, ste- **interdisziplinäres**
hen in der Verantwortung, zu einer Beendigung dieses kriminel- **Setting**
len und entwicklungszerstörerischen Verhaltens beizutragen.
Dies bedeutet aber nicht, dass man schnellstmöglich eine Lösung
herbeiführen und in hektische Betriebsamkeit verfallen sollte.
Viel wichtiger ist es, ein tragfähiges, mitunter interdisziplinäres
Setting zu schaffen, in dem der sexuelle Missbrauch besprochen
und die notwendigen Interventionen durchgeführt werden können. So gilt es herauszufinden, welche psychotherapeutischen
Hilfen für das betroffene Kind oder den Jugendlichen zur Verfügung stehen, wer ggf. Rechtsberatung leisten kann, welche Gynä-
kologin zu Rate gezogen werden kann u. v. m.

In der erst dann stattfindenden Intervention gilt es, den sexuel- **Intervention**
len Missbrauch unmissverständlich aufzudecken. In der Regel
versuchen die Täter, zunächst zu leugnen. Gelingt dies nicht
mehr, wird die Häufigkeit oder die Art des sexuellen Missbrauchs
heruntergespielt. Schließlich wird möglicherweise versucht, den
Therapeuten oder Berater „auf die Seite des Täters" zu ziehen,
indem um Empathie geworben wird. Zwar sind die Täter möglicherweise durchaus ihrerseits belastet (z. B. können sich in ihrer
Vorgeschichte Misshandlung, Deprivation, Alkoholkrankheit
oder schwere Sexual- und Beziehungsstörungen finden), doch ist
dies keine Entschuldigung für ihre Straftat. Natürlich brauchen
sie ggf. auch therapeutische Hilfe, in jedem Fall aber tragen sie die
volle und alleinige Verantwortung für den sexuellen Missbrauch.
Das muss allen Familienmitgliedern unmissverständlich deutlich
gemacht werden.

Sinnvollerweise wird es zumindest vorübergehend zu einer
Trennung von missbrauchtem Kind und Mutter einerseits und

dem Täter andererseits kommen. Erst wenn die familiären Strukturen und Offenheit der Kommunikation gewährleisten, dass definitiv jede weitere Form von sexuellem Missbrauch ausgeschlossen ist, kann möglicherweise eine Familienrekonstruktion erfolgen. Mitunter sind die Täter aber uneinsichtig oder nicht Willens zur Veränderung, so dass eine Trennung und ggf. auch strafrechtliche Maßnahmen notwendig sind.

**Folgen sexuellen Missbrauchs**

Lang andauernder, nicht erkannter und spät bzw. unzureichend psychotherapeutisch aufgearbeiteter sexueller Missbrauch zeitigt erhebliche emotionale Folgen: Ein nicht unerheblicher Teil in der Prostitution arbeitender Menschen, aber auch Menschen mit psychotischen Entwicklungen, schweren Depressionen oder Suizidalität und vor allem Drogenabhängigkeit leiden mitunter unter den emotionalen Spätfolgen von lange Zeit verdrängten und durch emotionale Abspaltung nur unzureichend verarbeiteten Missbrauchserfahrungen.

## Angstsyndrome im Kindes- und Jugendalter

Wie bereits in Kap. 9.2 gezeigt wurde, ist Angst eine lebensnotwendige Emotion, die uns zur Flucht befähigt und uns vor Gefahren schützt. Außerdem gehört sie zur Conditio humana, weil sie als Begleiterscheinung bei der Antizipation ängstigender zukünftiger Ereignisse auftritt. Sie äußert sich auf biologischer Ebene mit den typischen Parametern der „flight and fight reaction", wird auf intrapsychischer Ebene als Enge- und Ohnmachtsgefühl erlebt und äußert sich im sozialen Miteinander u. a. in Hilflosigkeit und zunehmender sozialer Dysfunktionalität. Einerseits gehören die Realangst als sinnvoller emotionaler Schutzmechanismus und die Existenzangst als unausweichliche Begleiterscheinung des menschlichen Bewusstseins letztlich zum Leben. Andererseits können Ängste überwältigend, dysfunktional und entwicklungshemmend werden, vor allem, wenn sie als Ausdruck nicht gelöster Entwicklungsaufgaben oder unbearbeiteter seelischer Konflikte auftreten.

**Angstentwicklung**

Aus der Abb. 9.2 wird ersichtlich, dass sich Ängste in unterschiedlichen Altersstufen verschieden zeigen. So ist beispielsweise das Fremdeln des acht Monate alten Kindes Ausdruck seiner reifungsbedingten Fähigkeit, fremde Gesichter von vertrauten zu unterscheiden – zuvor war ihm dies noch nicht möglich.

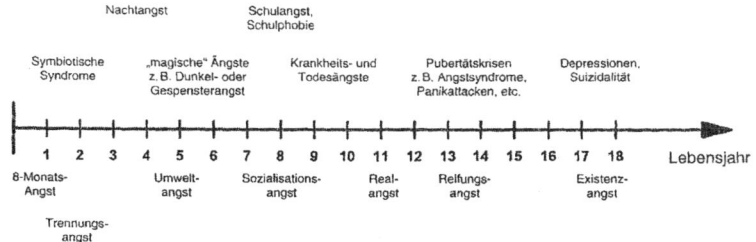

Abb. 9.2:
Altersabhängige
Angstentwicklung
und auffällige
Angstsyndrome
im Kindes- und
Jugendalter
(Hülshoff 2001, 65)

Die Folge ist, dass fremde Gesichter zunächst Unbehagen und Erschrecken auslösen. Von dem Sicherheit gebenden mütterlichen Arm ausgehend kann aber das Kind möglicherweise seine Angst überwinden und dem Fremden Interesse entgegenbringen.

**Separationsangst**

Im zweiten und dritten Lebensjahr kommt es zu Separationsangst: Die Fähigkeit des Kleinkindes, eigenständig die Welt zu erobern, geht mit Misserfolgserlebnissen und der Furcht einher, Sicherheit gebende Partner zu verlieren. So kann man beobachten, dass sich spielende Kinder immer wieder der Gegenwart ihrer Mütter oder Väter vergewissern. In diesem Alter können die eben beschriebenen entwicklungsbedingten Ängste in symbiotische Ängste umschlagen, bei denen Eigenständigkeit zunehmend zum beängstigenden Problem wird.

Im Vorschulalter wird das Kind zunehmend in die Lage versetzt, sich mit der Umwelt auseinander zu setzen, was andererseits zu Umweltängsten führen kann. Im Extremfall können Dunkel- oder Gewitterängste, magische Ängste vor Geistern oder bösen Kräften u. a. m. die Folge sein. So leben Vorschulkinder zeitweilig in Tagträumen und magischen Welten, die ihnen helfen, Misserfolgserlebnisse zu verarbeiten. Andererseits macht sie dies aber auch möglicherweise empfänglich für magische Ängste – Strafandrohung durch den Knecht Ruprecht oder einen imaginären „Schwarzen Mann" können durchaus als real angenommen werden.

**Umweltängste**

Typische Ängste im Grundschulalter sind Sozialisationsängste. Die wesentliche Aufgabe dieses Entwicklungsstadiums ist, sich im Klassenverband sozial einzuordnen und zurechtzufinden. Das ist mitunter nicht einfach und kann zur Angst führen, „nicht dazuzugehören", ausgelacht zu werden oder anderweitige soziale Probleme zu haben.

**Sozialisationsängste**

Gleichzeitig besteht die Aufgabe dieser Entwicklungsphase

darin, seine eigene Leistung zu erproben, die Leistungsfähigkeit zu steigern und sich ihrer zu erfreuen – also Leistungsbereitschaft zu entwickeln. Dies gilt sowohl für den sportlichen als auch für den kreativen und insbesondere für den kognitiven Bereich. Sind die selbst gesteckten Erwartungen des Kindes, die impliziten Erwartungen der Eltern oder explizite Erwartungen der Lehrer inadäquat, kann dies zu Leistungsängsten führen: z. B. wenn im Sport, in der Mathematik, beim Lesen oder Schreiben vermeintlich oder tatsächlich nicht ausreichende Leistungen erbracht werden oder werden können. Häufige Demütigungen und Misserfolgserlebnisse können nachhaltig und auf Dauer den Spaß am Sport verderben, letztlich aber auch den Aufbau eines gesunden Körpergefühls verhindern. Analoges gilt für kognitive Fächer: Manchem, der in der späteren Schul- und Berufslaufbahn mit Mathematik oder Sprachen nicht zurechtkommt, fehlt es weniger an kognitiven Fähigkeiten als vielmehr am Selbstvertrauen – Resultat einer möglicherweise belastenden und beängstigenden schulischen Situation. Dabei ist es mitunter notwendig, auch elterliche Erwartungen und Delegationen aufzudecken bzw. zu relativieren.

Hinter dem Wunsch „Du sollst es einmal besser haben." steht mitunter der Wunsch „Du sollst es einmal besser machen als ich." – die Reife, das Kind auch leistungsmäßig so anzunehmen, wie es ist, setzt mitunter die elterliche Fähigkeit voraus, sich mit der eigenen schulischen Biografie und Leistungsfähigkeit noch einmal auseinander zu setzen.

**Schulangst vs. Schulphobie**

Es gibt wesentliche Unterschiede zwischen Schulangst und Schulphobie: Bei der Schulangst liegen im Wesentlichen Sozialisations- und Leistungsängste vor. Die Kinder wollen nicht zur Schule gehen, weil sie gehänselt oder gedemütigt werden, den impliziten oder expliziten Leistungsanforderungen nicht gerecht werden o. a. beängstigende Situationen erleben.

Bei der Schulphobie hingegen handelt es sich um ein „Stellvertreter-Syndrom": Bei genauer Diagnostik zeigt sich, dass die Kinder weder soziale noch leistungsbezogene Probleme in der Schule haben. Sie haben weniger Angst vor dem Schulbesuch als vielmehr davor, das Elternhaus zu verlassen. Die Ursachen liegen also auf einer anderen, ihnen meist nicht bewussten Ebene. So kann beispielsweise eine als bedrohlich empfundene Geschwisterrivalität oder eine fragliche Trennung der Eltern als so bedrohlich erlebt werden, dass man die Familie besser nicht verlässt. Andererseits kann dieser Konflikt nicht zur Sprache gebracht, möglicherweise noch nicht einmal als solcher erlebt werden. Dann verschiebt sich die Angst auf ein Ausweichobjekt, hier die Schule, und wird als vermeintliche Schulangst geäußert.

Wenn Kinder in der frühen Pubertät sich einerseits mit dem Körper, seinen Funktionen und möglichen Krankheiten beschäftigen, ihnen andererseits auch die Endgültigkeit des Todes bewusst wird, kann es zu Realängsten (im physiologischen Sinne) **Realangst** und übersteigerten Krankheits- und Todesängsten als Ausdruck eines Angstsyndroms kommen.

In der Kernphase der Pubertät treten Ängste als Begleitum- **Pubertätsängste** stände verschiedener Übergangsphasen auf. Wie schon in Kap. 9.2 erläutert, kommen auf Jugendliche eine Reihe biologischer, psychischer und sozialer Aufgaben zu. Unter anderem geht es darum, die körperliche Veränderung sowie sexuelle Erlebnisse in das Selbstbild zu integrieren, sich auf die eigene Verantwortung für ein gelingendes Leben vorzubereiten, sich emotional von den Eltern zu lösen und seine Rolle in der Sozietät, zunächst in der Gruppe Gleichaltriger (Peers) zu finden. Für all diese (und noch weitere) Aufgaben gibt es nur bedingt Lösungsmuster und Coping-Strategien aus der früheren Kindheit. Folglich sind solche Übergänge mit „Übergangskrisen" und sie begleitenden pubertären Ängsten besetzt. Dies ist normal. Im Extremfall können solche Ängste aber überborden und zu schweren Angstsyndromen im Sinne einer Pubertätskrise führen.

Am Auftreten einer akuten Angstsymptomatik sind in der Regel **Angstkrisen** eine ganze Reihe von Faktoren beteiligt: Häufig sind dies eine Reihe entwicklungsbedingter, kulturbedingter und sich aus einem Lebensereignis ergebender Krisen. Zwar führen überstandene Krisen zu einem höheren Entwicklungsniveau, doch in der Krise selbst fehlen zunächst bewährte Lösungsmuster. Somit treten überbordende Ängste an der Übergangsschwelle zu einer neuen Entwicklungsstufe relativ häufig auf. Die Familie spielt hier eine doppelte Rolle: Zum einen ist sie immer wieder ein Ort der emotionalen Stabilisierung, des Schutzes, der Krisenbewältigung, der Unterstützung und damit der Angstreduktion. Andererseits kann auch für Eltern und Geschwister die Individuation, die Verselbständigung eines Jugendlichen in der Pubertät angstbesetzt sein, da sich das gesamte Familiensystem damit ändert. Es ist also nicht nur die Aufgabe des Jugendlichen, trotz seiner Ängste die nächsten Entwicklungsschritte zu vollziehen, sondern auch die der Eltern, trotz ihrer Ängste die Jugendlichen diese Schritte auszuprobieren zu lassen.

Die doppelte Aufgabe des Helfens bei akuter Überforderung einerseits, des aber auch vertrauensvoll Gewährenlassens und damit des Eingehens von gewissen Risiken ist eine Aufgabe jeder Familie. Sie kann aber bei problematischen Familienstrukturen oder schwierigen Vorerfahrungen mitunter angstbesetzt sein. Schließlich orientiert sich die Fähigkeit und Bereitschaft von Kindern und Jugendlichen, Ängste auszuhalten und dann zu überwinden, auch an elterlichen Vorbildern. Kinder brauchen keine Eltern, die angstfrei leben (was unmöglich ist). Stattdessen ist es hilfreich, erleben zu dürfen, dass Eltern trotz eigener und eingestandener Ängste mutig voranschreiten und die ihnen gestellten Aufgaben so gut sie es können erfüllen.

**generalisierte Angst**    Ängste im Kindes- und Jugendalter können unterschiedliche Formen annehmen. Unter einer generalisierten Angst verstehen wir frei flottierende Ängste, für die es subjektiv wie objektiv zunächst keine Gründe zu geben scheint. Die Jugendlichen wachen bereits angstvoll auf, und die Angst zieht sich wie ein roter Faden durch das Tagesgeschehen. Mitunter kann es zusätzlich zu heftigsten, überbordenden und das gesamte emotionale und kognitive Erleben bestimmenden Panikattacken kommen. In diesen leiden die Jugendlichen unter massiven Vernichtungsängsten und völligen Ohnmachtsgefühlen. Panikattacken werden als außerordentlich bedrohlich erlebt.

**Phobien**    Sind Ängste zielgerichtet und auf bestimmte Objekte oder Ereignisse bezogen, so sprechen wir von Phobien (griech.: phobos – die Furcht). Neben den relativ häufigen, oft harmlosen und das Leben nicht sonderlich beeinträchtigenden Tierphobien finden wir Xenophobien (Frucht vor Fremden und Fremdem) und Akrophobien (Furcht vor Höhe, möglicherweise auch Furcht vor dem „Sog des Abgrundes", weil man suizidale Tendenzen befürchten könnte). Eine Agoraphobie (Platzangst; griech.: agora – der Markt) ist oft Ausdruck sozialer Unsicherheit und der Angst vor beschämenden Ereignissen, aber auch vor potenziellen Verführungssituationen. Die Klaustrophobie (Angst vor der Enge), die sich beispielsweise in Fahrstühlen zeigen kann, resultiert vor allem aus Ängsten, Situationen nicht kontrollieren und steuern zu können.

Phobien haben mitunter „Stellvertreter-Charakter". Oft sind es unbewusste, unteroptimal gelöste Konflikte. Deren emotionale Qualität wird als Angst erlebt, die nicht so recht zugeordnet werden kann. Erst das Aufdecken des zugrunde liegenden Konflikts entlarvt die Verschiebung der damit zusammenhängenden Ängste auf das Objekt der Furcht.

Eine Sonderform der Angstsymptomatik ist das Hyperventilationssyndrom. In subjektiv erlebter Luftnot wird heftig ein- und ausgeatmet (hyperventiliert), wodurch der Blut-Sauerstoffgehalt zugunsten des $CO_2$-Gehaltes verringert wird. Dies führt im Extremfall zu Taubheitsgefühlen, Kribbeln, manchmal auch kleinen Lähmungserscheinungen an den Händen und im Gesicht (besonders im Perioralbereich). Es kann aber auch zu Bewusstseinstrübung und Ohnmachtsanfällen führen. Diese Symptome tragen ihrerseits zu einer Verstärkung der Angst bei. Relativ einfach sind solche Hyperventilationssymptome zu durchbrechen, wenn man in eine Plastiktüte ein- und ausatmet. Hierbei reichert sich $CO^2$ an, so dass der Sauerstoffgehalt sinkt und die Symptomatik verschwindet. Andererseits kann bei subjektivem Erstickungsgefühl das gewaltsame Vorhalten einer Plastiktüte als bedrohlich erlebt werden. Deshalb sind mitunter imperative Aufforderungen zum Ein- und Ausatmen in längeren regelmäßigen Abständen (15 Atemzüge pro Minute) manchmal erfolgversprechender.

**Hyperventilationssyndrom**

Die Therapie von Angstsyndromen im Kindes- und Jugendalter ist in der Regel mehrdimensional. Zum einen können symptomreduzierende Maßnahmen hilfreich sein: Hierzu zählen entspannende und übende Verfahren, etwa das autogene Training und vor allem Verfahren der Verhaltenstherapie. Eine Desensibilisierung und stufenweise Konfrontation mit Angst auslösenden Objekten oder Situationen kann zur Gewöhnung und schließlich Überwindung der Angst führen.

**Therapie**

So scheiterte zunächst die Bewerbung für eine Lehrstelle eines 16-jährigen Realschülers mit erheblicher, z. T. biografisch bedingter und familiär gestützter Angstsymptomatik sowie Angst vor sozialen Kontakten. Der Grund war, dass er sich einfach nicht vorstellen konnte, als Auszubildender akzeptiert zu werden. Folglich wollte er es gar nicht erst versuchen. Er war in dieser Phase auf stützende und begleitende Hilfe angewiesen. So musste er sich zunächst im Rollenspiel beim Therapeuten bewerben, später bei einem eher schroff wirkenden Mitarbeiter und schließlich beim Chefarzt der Klinik. Dann wurden ihm die realen Bewerbungen „draußen" zugemutet, wobei er bis zum Vorzimmer des Personalchefs (und nicht weiter) begleitet wurde. Ebenso wichtig wie eine solche Angst mindernde Trainingsmaßnahme war die nach seiner erfolgreichen Anstellung erfolgte Auswertung des Gesamtprozesses. Sie führte zu einer Umstrukturierung seines Erlebens und der Erkenntnis, dass er trotz Angst und in Überwindung seiner Angst eine Lösung existenzieller Schwierigkeiten herbeiführen kann.

Entspannende und meditative Verfahren lassen nicht nur Körperentspannung spüren, sondern regen zur Imagination beruhigender und lustvoller Vorstellungen an – diese aber sind mit dem Gefühl der Angst nicht zu vereinbaren. In der sozialen Interaktion kann der unter Ängsten Leidende erfahren, wie Therapeuten oder Gruppenmitglieder trotz eigener Ängste mutig Angst auslösende soziale Situationen zu meistern versuchen. Man bezeichnet dies als „Modelllernen". Aber auch soziale Imitationen spielen in solchen Gruppenprozessen eine Rolle. Ebenso kann die Erfahrung, in ängstigenden Situationen nicht allein zu sein, sondern Solidarität und Unterstützung zu bekommen, ein wichtiges gruppentherapeutisches Erlebnis sein.

**unterstützende Maßnahmen**

Unterstützende und sozialtherapeutisch orientierte Maßnahmen versuchen zunächst, Jugendliche in Krisensituationen vor zu großer Überlastung zu schützen. Dadurch können beispielsweise Panikattacken überwunden werden. Die Erfahrung, solche Krisen gemeistert zu haben, sollte aber im Sinne erweiterten sozialen Lernens genutzt werden. So wichtig die Unterstützung in der ersten Krisenphase ist, so wichtig ist es anschließend, eigene Schritte bei der Überwindung von Ängsten zu unternehmen und diese sich zuzumuten.

**konflikt-bearbeitende Maßnahmen**

Neben eher supportiv-unterstützenden Maßnahmen kommen auch konfliktbearbeitende und rekonstruktive Maßnahmen zur Anwendung, die den psychodynamischen Ursprüngen von Ängsten nachgehen. Hierzu eignen sich einerseits die Psychoanalyse, andererseits auch bestimmte Verfahren der Familientherapie. Bei Letzterer werden beispielsweise ängstigende Erlebnisse in früheren, prägenden Entwicklungsphasen im Rollenspiel, in der Skulptur o. a. geeigneten Verfahren rekonstruiert (Näheres dazu s. Hülshoff 2000). Im Erleben dieser Ängste, jetzt allerdings als älterer (z. B. 15-jähriger) Mensch kann man die ängstigende Situation emotional noch einmal erfahren, kognitiv aber neu bewerten.

**Tranquilizer**

Eine medikamentöse Behandlung mit Angst reduzierenden Beruhigungsmitteln (Tranquilizer), beispielsweise Valium®, ist in der Regel bei Kindern und Jugendlichen kontraindiziert. Sie sollten jedenfalls nicht länger als 14 Tage gegeben werden, nie ohne eine gleichzeitig stattfindende Psychotherapie und Veränderung der beängstigenden sozialen Situationen. Die Hauptgefahr bei Tranquilizern besteht darin, dass sie innerhalb kurzer Zeit zur Sucht führen können, weil sie an ähnlichen Rezeptoren wie die körpereigene Gamma-Aminobuttersäure (die zur Erregungs-hemmung dient) andocken. Innerhalb von wenigen Wochen kann sich die Hirnchemie unter Tranquilizer-Gabe grundsätzlich än-dern. Die emotionale „rosarote Brille" führt im Übrigen dazu, dass Probleme nicht mehr als belastend und beängstigend wahrgenom-men und folglich auch nicht gelöst werden – umso gravierender treten sie nach Absetzen des Medikaments in Erscheinung.

Schließlich sollte daran gedacht werden, das Umfeld des Kin-des (Schule, Familie) nach beängstigenden und entwicklungs-hemmenden Strukturen und Faktoren zu untersuchen. Mitunter ist die Beratung von Lehrern, Eltern u. a. Bezugspersonen ebenso wichtig wie die Behandlung des Kindes bzw. des Jugendlichen.

Zu guter Letzt soll noch einmal daran erinnert werden, dass eine wie auch immer geartete Therapie von Ängsten im Kindes- und Jugendalter nicht zum Inhalt haben kann, Ängste zu verhin-dern. Realangst ist, wie wir gesehen haben, eine wichtige emotio-nale Grundausstattung des Menschen, und die Existenzangst kommt mit zunehmend reifendem Gehirn – und zunehmender Lebenserfahrung – auf jeden Menschen zu. Beides ist nicht „weg-zutherapieren". Lediglich die dysfunktionalen, entwicklungs-hemmenden und inadäquaten (und insofern unverhältnismäßi-gen) Ängste und ihre Auswirkungen bedürfen mitunter einer therapeutischen Intervention. Deren Ziel ist es, Angst als Grund-phänomen des menschlichen Lebens anzunehmen. In der Über-windung der Angst und der mutigen Bewältigung anstehender Entwicklungs- und Lebensschritte sollen Kompetenz und Zuver-sicht gewonnen werden, um so trotz auftretender gelegentlicher Ängste ein sinnvolles, zufrieden stellendes und entwicklungsfähi-ges Leben zu führen.

## Depressionen im Kindes- und Jugendalter

Wie wir gesehen haben, tritt Trauer auf, wenn Menschen von Ver-lusten betroffen sind. So kann der Verlust eines nahen Angehöri-gen, aber auch der Verlust von Gesundheit, die Enttäuschung einer lang gehegten Erwartung oder der Verlust einer Illusion mit Trauer einhergehen. Trauer äußert sich zunächst körperlich: Eine gedrückte Haltung, traurige Mimik, Verlust von Elan und Vitalität, Müdigkeit und Erschöpfung sind typische psychosomatische Zeichen einer Trauerreaktion. Das innere Erleben ist von Niedergeschlagenheit, Interesselosigkeit und niedergedrückter Stimmung (lat.: demprimere/depressio – herunterdrücken) gekennzeichnet. Trauer schützt uns vor Überforderung, lässt uns innehalten und Ruhepausen einlegen. Wir werden erst wieder aktiv, wenn die körperlichen wie seelischen Wunden verheilt sind, der Verlust überwunden und die Trauer verarbeitet ist. Insofern handelt es sich um eine wichtige menschliche Emotion, die uns einerseits zur Schonung und Regeneration anhält, andererseits davor bewahrt, Bindungen leichtfertig aufs Spiel zu setzen (was vermehrt zu Trauererlebnissen führen würde). Schließlich hat Trauer auch soziale Bindungsfunktionen: Wer gemeinsam trauert, fühlt sich miteinander solidarisch verbunden – „Geteiltes Leid ist halbes Leid", sagt der Volksmund.

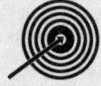

So sinnvoll die Trauer ist: Sie kann umschlagen und eine entwicklungshemmende, dysfunktionale Dimension annehmen. In diesem Fall sprechen wir von **Depression**. Depressionen sind deutliche und schwere Störungen des affektiv-emotionalen Erlebens, bei der die Stimmung und der Antrieb herabgesetzt sind.

Dabei kann eine Depression nicht einfach als besondere oder schwere Form von Trauer verstanden werden. Vielmehr kann bei Depressionen mitunter noch nicht einmal mehr geweint oder Trauer empfunden werden. Das Leben erscheint sinn- und freudlos. Die Betroffenen haben kaum noch Interesse für Gegebenheiten ihres Alltags, klagen mitunter über verminderte Konzentrationsfähigkeit und ein gestörtes Gedächtnis oder sind kaum in der Lage, Entscheidungen zu fällen. Immer wieder kreist ihr Denken grüblerisch um einige wenige, hoffnungslos besetzte Themen, beispielsweise um Krankheit, um vermeintliche Schuld oder um die Sorge, seine Existenz nicht mehr sichern zu können.

Auch psychosomatische Störungen können so gravierend sein, dass sie ganz im Vordergrund stehen und zunächst eine Depression verdecken: Kopfschmerzen, Gewichtsverlust, Appetitlosigkeit, Schlaflosigkeit und eine Reihe von vegetativen Syndromen sind hier zu nennen. Vor allem scheint die „innere Werdenszeit" auf eine dem Gesunden zunächst nicht vorstellbare Weise gestört zu sein: Depressive Menschen sind zutiefst davon überzeugt, dass sich an ihrem Zustand nichts ändern kann. Sie fühlen sich mitunter emotional wie „eingefroren", was die Hoffnungslosigkeit noch verstärkt.

Bei Kindern und in der Jugend können sich Depressionen anders zeigen: Die kindliche Psyche ist noch nicht so ausgereift, um das eben skizzierte Vollbild einer Depression im Erwachsenenalter aufzeigen zu können. Vereinfacht kann man sagen: Je kleiner die Kinder sind, umso somatischer äußern sich die Symptome einer Depression.

**Symptomatik bei Kindern**

So können im Säuglings- und Kleinkindesalter vermehrtes Schreien, Apathie und Interesselosigkeit, Störungen der körperlichen Entwicklung und vermehrte Infektanfälligkeit Hinweise auf eine Verkümmerung sein, wenngleich sie es natürlich nicht zwangsläufig sind.

Im Kleinkindes- und Vorschulalter sind Schlafstörungen, Appetitstörungen, Wein- und Schreikrämpfe und manchmal auch das Einkoten (Enkopresis) Hinweise auf eine zugrunde liegende Depression. Vor allem Jaktationen, das Schaukeln mit dem Kopf oder dem gesamten Körper, können somatische Ausdrucksformen einer Depression sein, wenn durch diese Stereotypien sonst nicht zu erreichender Lustgewinn gesucht wird. Erregung, vor allem aber eine depressiv-dysphorische Grundstimmung sowie Spielhemmung sind uncharakteristische, nichtsdestotrotz ernst zu nehmende Zeichen, die auf eine kindliche Depression hinweisen können. Es ist auffällig, wenn Vorschulkinder wenig lachen und nicht selbstvergessen spielen können.

Bei jüngeren Schulkindern stehen psychosomatische Symptome ebenfalls noch im Vordergrund: Die Enuresis, auf die bereits eingegangen wurde, kann Ausdruck einer Depression sein. Ähnliches gilt für Nachtängste sowie Wein- und Schreikrämpfe. Zunehmend wirken die Kinder gereizter und unsicherer, zu der Spielhemmung gesellt sich auch eine Lernhemmung. Wenn Kinder außergewöhnliche Kontaktschwierigkeiten in der Schule haben und keine Freude an der Entwicklung ihrer kognitiven und emotionalen Fähigkeiten zeigen, also im Lernen gehemmt sind, kann dies auf eine kindliche Depression hinweisen. Zu Unrecht werden sie dann mitunter als „faul und interesselos" etikettiert, wobei die wahre emotionale Ursache übersehen wird. Das gilt auch für kindliche Aggressionen sowie Aggressionen im Jugendalter: Nach neueren Untersuchungen sind etwa die Hälfte aller

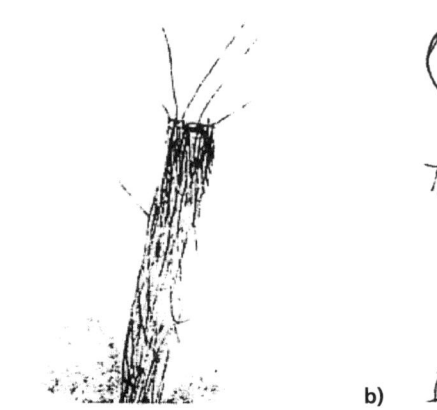

Abb. 9.3 a und b:
Baumzeichnung
eines Mädchens
mit depressiven
Symptomen a),
der „Tränenstrom"
eines schwer
verkümmerten
Jungen b), (Hülshoff
2001, 91).

a)                                                                    b)

vordergründig aggressiven Kinder und Jugendliche letztendlich zutiefst depressiv und agieren einen Teil ihrer emotionalen Befindlichkeit aggressiv aus.

**Symptomatik im Jugendalter**

Je älter die Kinder bzw. Jugendlichen werden, desto mehr gleicht sich das depressive Bild dem der Erwachsenen an: Auf der körperlichen Seite finden wir Kopfschmerzen und die o. g. somatischen Zeichen einer Depression. Auf der psychischen Seite kann man bei Jugendlichen Grübeln, suizidale Tendenzen (wie sie weiter unten noch beschrieben werden), Bedrückung und Minderwertigkeitsgefühle, die zunehmend ausgesprochen werden, beobachten.

**Diagnostik**

Die Diagnostik von Depressionen erfordert also eine Berücksichtigung des Entwicklungsstandes, eine Beobachtung des Kindes, eine längere Kontaktaufnahme im Gespräch sowie eine Analyse der familiären und schulischen Situation. Darüber hinaus können projektive Verfahren – Satzergänzungstest, Lebenslauf, Baumzeichentest (s. Abb. 9.3a), Mensch-Zeichentest (s. Abb. 9.3b), das Spiel mit Puppen u. v. m. – zwar keine beweisende, wohl aber richtungsweisende Anzeichen einer Depression zutage fördern.

**Ursachen**

Die Ursachen möglicher Depressionen sind vielgestaltig. Sicher spielt auch eine biologische Komponente eine Rolle. Wie wir in Kap. 1.3 gesehen haben, sind vor allem die Neurotransmitter Noradrenalin und Serotonin für das emotionale Wohlbefinden von einer gewissen Bedeutung. Somit kann ein biochemisches Ungleichgewicht dieser Substanzen mit zu einer Depression beitragen.

Darüber hinaus finden sich aber regelmäßig bei depressiven Kindern Verkümmerungstendenzen – die Worte „kümmern" und „Kummer" hängen etymologisch eng miteinander zusammen. So können frühkindliche Beziehungsstörungen und vor allem eine emotionale Mangelversorgung zu einem erschwerten Aufbau des Urvertrauens führen. Wer nicht die Erfahrung hat machen können, dass er – so wie er ist – geliebt, akzeptiert und gewollt ist und in Zeiten des Kummers und der Hilflosigkeit unbedingte und sofortige Hilfe bekommt, trägt möglicherweise ein schweres emotionales Päckchen mit sich. Er ist in späteren Krisensituationen in besonderer Weise depressionsgefährdet. Aber auch Beziehungsabbrüche, Life-Events und Trennungs- sowie Verlusterlebnisse in prägenden Kindheitsphasen können zunehmend in Richtung Depression vulnerabilisieren. **Verkümmerungstendenzen**

Die Behandlung von Depressionen im Kindes- und Jugendalter ist mehrdimensional und umfasst biologische, psychische und soziale Aspekte. Außerdem muss der Entwicklungsstand der Kinder berücksichtigt werden. **Therapie**

Auf der somatischen Ebene können mitunter, wenn auch nur kurzzeitig und unter genauer Indikationsstellung, den Serotoninspiegel stabilisierende Antidepressiva hilfreich sein. Vor allem aber sind Tagesstrukturierung, ausreichender Schlaf, gesunde Ernährung und altersentsprechende Aktivitäten, insbesondere Spiel und Sport, von besonderer Bedeutung. Wie neuere Untersuchungen gezeigt haben, kann insbesondere eine altersangemessene sportliche Betätigung einen wichtigen Beitrag zur Depressionsprophylaxe leisten. **altersangemessener Sport**

In psychotherapeutischer Hinsicht sind Spieltherapie, Musiktherapie, bei älteren Kindern Gesprächstherapie oder Gruppentherapie hilfreich. Familientherapeutisch geht es oft darum, Depressionen anderer Familienmitglieder zur Sprache zu bringen, die Bedeutung von Trauer und Depression als Bindungsemotion zu relativieren u. a. Gefühle, insbesondere Sehnsucht, Liebe und Aggression, zuzulassen und zu akzeptieren. Oft bedürfen die näheren Bezugspersonen ebenfalls therapeutischer Gespräche.

Die Bedeutung sozialtherapeutischer Maßnahmen ist nicht zu unterschätzen: Häufig haben depressive Kinder Regressionstendenzen, so dass sie abgeholt werden müssen, wo sie sich gerade befinden. Das Lesen nicht altersentsprechender Comics, Regressionsspiele oder mehr der Umgang mit wesentlich jüngeren Kin- **Sozialtherapie** dern sind mitunter Ausdruck eines wenig gefestigten Selbstwertgefühls. Auch Tendenzen des Helfenwollens (Stichwort: Helfersyndrom) sind nicht selten zu beobachten.

So lernte ich einige Kinder und Jugendliche kennen, die entweder mit kleineren und wesentlich hilfloseren Kindern Kontakt aufnahmen oder sich im Tierheim um verlassene oder verletzte Tiere kümmerten. Solche sozialpädagogisch geförderten Aktivitäten können ein erster Schritt zur Stabilisierung des Selbstwertgefühls sein, wenngleich man an solchen Entwicklungsstufen nicht stehen bleiben darf.

Wichtig ist es auch, die Fähigkeiten und Interessen von Kindern und Jugendlichen herauszufinden und gezielt zu fördern.

Einem Jugendlichen gelang es zunächst über sein „einziges Hobby", Computeraktivitäten, Kontakt zu anderen Jugendlichen zu knüpfen, indem er für sie einen Computerkurs veranstaltete. Später gelang es ihm, weitere (zunächst noch durch die Technik Distanz wahrender) Kontakte zu Gleichaltrigen aufzunehmen, indem er auf Feten Musik- und Lichtanlagen installierte und wartete, später als Disc-Jockey fungierte (und somit sichere Distanz vor potenziellen Tanzpartnerinnen hatte).

**Prognose**   Die Behandlung kindlicher Depressionen ist umso erfolgversprechender, je früher sie einsetzt und je mehrdimensionaler sie angelegt ist. Mitunter ist die Verletzlichkeit so weit fortgeschritten, dass Menschen in Krisensituationen immer wieder eher depressiv reagieren (so wie andere Menschen mit psychosomatischen, psychotischen, ängstlichen o. a. Symptomen reagieren). Trotzdem ist eine Behandlung sinnvoll und aussichtsreich: Jugendliche, die Anzeichen einer Depression erkennen, können sich der momentanen emotionalen Krisensituation bewusst werden, gezielt Hilfe suchen und die Krise überwinden. Möglicherweise haben sie öfter mit depressiven Verstimmungen zu tun, können diese aber zeitlich und hinsichtlich der Intensität begrenzen und im Übrigen ein emotional ausgeglichenes Leben führen.

## Suizidalität im Kindes- und Jugendalter

Das Erkennen einer suizidalen Gefährdung sowie eine schnelle und adäquate Krisenintervention ist mit einer der verantwortungsvollsten Aufgaben von Heilpädagogen.

Mit etwa 12.000 bekannt gewordenen Suizidversuchen (und

einer erheblich höheren Dunkelziffer) sowie 1.200 Todesfällen **Häufigkeit**
jährlich gehört die Suizidalität zu den häufigsten Todesursachen
im Jugendalter. Sie stellt darüber hinaus auch wegen der damit
verbundenen sozialen und familiären Problematik eine pädagogische Herausforderung dar.

Suizide können Appellcharakter haben, gleichzeitig aber auch
Ausdruck des ernsthaften Wunsches nach der Beendigung des
Lebens sein. Dabei kann in der Regel nicht eindeutig zwischen
„appellativem" und „ernst gemeintem" Suizidversuch unterschieden werden.

Das Wissen um die Endgültigkeit des Todes ist bei Kindern vor
der Pubertät nur bedingt ausgereift. Ein Neunjähriger kann
durchaus unter dem Tod einen schlafähnlichen Zustand verstehen oder im Tod eine Wiedervereinigung mit einem verstorbenen
Angehörigen antizipieren. Erst mit dem 12. oder 13. Lebensjahr
reift die Erkenntnis, dass das Leben mit dem Tod definitiv beendet ist. Kindern, manchmal auch Jugendlichen, fehlt mitunter
auch das Bewusstsein für Gefahren, Wirkungen und Nebenwirkungen von Medikamenten.

So hatte ein Suizidversuch, bei dem ein Jugendlicher Herzmittel seines
Vaters und Schlafmittel seiner Mutter gleichzeitig einnahm, eher appel-
lativen Charakter. Beide Medikamente an sich wären möglicherweise nicht
so gefährlich gewesen, aber ihre synergistische Wirkung führte zu einem
lebensbedrohlichen Koma, das nur nach intensivmedizinischer Behandlung überwunden werden konnte.

Andererseits kann eine versehentliche „Unterdosierung" ka- **Suizidversuche**
schieren, dass es sich um einen sehr ernsthaften Wunsch, das Leben zu beenden, handelt. Auch die Art beigefügter Verletzungen
ist nur bedingt aussagefähig: Das so genannte „Ritzen", beispielsweise senkrechte Verletzungen an der Handschlagader, führt in
der Regel wegen der sofortigen Blutgerinnung nicht zum Tode,
im Gegensatz zur längsseitigen Eröffnung des Blutgefäßes. Da
diese Zusammenhänge den meisten Jugendlichen nicht sofort
einsichtig sind, kann es hier ebenfalls zu Fehlinterpretationen
kommen. Schließlich können einige Suizidversuche als „eine Art
russisches Roulette" verstanden werden, bei denen die Grenzen
zwischen Mutprobe, Unfall und Suizid durchaus verwischen können: Das immer wieder epidemiologisch auftretende „sich an
eine U-Bahn Heranhängen" mit mitunter fürchterlichen Verletzungen und Todesfolgen wäre ein solches Beispiel.

**Krisen als Auslöser**    Suizidale Jugendliche sind Menschen in schwersten Krisen und Ausnahmesituationen. In solchen Situationen kann nicht erwartet werden, dass Menschen genau wissen, was sie wollen, und zielgerichtet danach handeln. Neben der Möglichkeit, sein Leben zu beenden, haben Suizidversuche aber immer auch Appellcharakter, beispielsweise wenn auf seelische Not, unzureichende Geborgenheit, Lieblosigkeit, Beziehungslosigkeit oder existenzielle Krisen aufmerksam gemacht werden soll. Manche Jugendliche geben später an, eigentlich nicht ihr Leben beendet haben zu wollen, sondern lediglich „so nicht weiterleben zu wollen".

Suizidalität hat zum einen eine stark autoaggressive, mitunter aber auch eine heteroaggressive Komponente. Autoaggression zeigt sich darin, dass sich depressive und aggressive Tendenzen gegen das eigene Ich und das eigene Leben wenden. Anstatt mitunter berechtigte Wut an andere zu richten, wird sie, auch als Ausdruck von Aggressionshemmung, gegen sich selbst verwandt. Andererseits implizieren Suizidversuche mit den damit verbundenen Schuldgefühlen naher Angehöriger (z. B. Eltern) auch eine indirekte, versteckte Aggression: „Das hast du jetzt davon …"

**Anlässe und Ursachen**    Die auslösenden Anlässe eines Suizidversuchs sind in der Regel nicht identisch mit tiefer liegenden Ursachen für die Suizidalität. Mitunter sind es den Erwachsenen eher harmlos vorkommende Anlässe: Die vermeintliche Zurücksetzung durch Lehrer oder Eltern, eine abfällige Bemerkung über das äußere Erscheinungsbild, temporärer Liebeskummer u. a. m. Man muss sich aber klar machen, dass solche, uns abgeklärten Erwachsenen nicht so dramatisch vorkommende, Erlebnisse in der subjektiven Welt des betroffenen Jugendlichen anders aussehen können: So kann ein depressives Verstimmtsein als „endlos" erlebt werden, und auch das Wissen um die Vergänglichkeit von Liebeskummer ist bei Jugendlichen nicht immer schon ausgereift – „The first cut is the deepest".

**Ausweglosigkeit**    Im Vorfeld eines Suizids kommt es oft zu einer situativen und dynamischen Einengung: Situativ, weil der Jugendliche in seiner persönlich erlebten Situation keinen Ausweg mehr sieht – dynamisch, weil es in den Beziehungsmustern und dem kognitiv-affektiven Prozess des Erlebens kein flexibles Umgehen mit dem vorherrschenden Problem zu geben scheint. Ein strenges und rigides Über-Ich, ein hohes Ideal mit entsprechenden Anforderungen, eine schnelle Verunsicherung des Selbstwerterlebens und noch unsichere, ambivalente soziale Beziehungen können weitere Risikofaktoren sein.

So habe ich einige Jugendliche kennen gelernt, die nach kleineren Kaufhausdiebstählen, einem Jugendgerichtsverfahren und der Aufforderung, Sozialstunden abzuleisten, suizidal reagierten. Zugrunde lag regelmäßig, dass bereits der Kaufhausdiebstahl als eine Art „Mutprobe" gesehen wurde, mit der man bei anderen Ansehen und vor sich selbst Selbstwertgefühl erreichen wollte. Mit der Erkenntnis, hier kläglich gescheitert zu sein und gegen soziale Regeln verstoßen zu haben, gesellte sich dann meist ein subjektiv als unerträglich empfundenes Schuldgefühl und vor allem Scham. Das instabile Selbstwertgefühl kam vollends ins Schwanken und führte zu einer subjektiv empfundenen Krise, aus der es vermeintlich keinen anderen Ausweg mehr gab.

Aber auch Angst vor Verlassenheit, das Gefühl, keine familiären und sozialen Hilfen mehr zu haben und mit der Situation vollends überfordert zu sein, kann als Risikofaktor angesehen werden.

So versuchte ein Jugendlicher vordergründig sein Leben zu beenden, weil er „vom Lehrer fertig gemacht" und von „seiner Freundin verlassen" worden sei. Lange Zeit unerwähnt blieb, dass ein gemeinsam mit dem Vater begangener Diebstahl nun gerichtliche Folgen zeitigte. Dabei fiel es dem Vater schwer, Verantwortung zu zeigen und seinem Sohn öffentlich beizustehen. Erst das Gefühl, allein gelassen zu sein und in dieser scham- und schuldbesetzten, existenziell erlebten Krise keine Unterstützung mehr zu haben, erklärte das weitere Bedingungsgefüge im Vorfeld des Suizidversuchs.

Anlässe und Ursachen für eine suizidale Gefährdung sind vielschichtig und heterogen. Häufig anzutreffende Teilfaktoren eines suizidalen Bedingungsgefüges sind Broken-home-Situationen, Delinquenz und Strafandrohung (s.o.), quälende Insuffizienzund Schuldgefühle, soziale Stigmatisierung und vor allem Identitäts- und Selbstwertkrisen, wie sie gerade im mittleren Jugendalter nicht selten anzutreffen sind. Dazu kommt oft ein Versagen bisheriger Problemlösungsstrategien (Coping-Strategien) und das subjektive Gefühl, die als völlig neu erlebte Krise nicht mehr aus eigener Kraft und auch nicht mit Hilfe sozialer Unterstützung lösen zu können.

Warnsymptome für eine suizidale Gefährdung sind u.a. selbstabwertende Gedanken, gezielte oder ungezielte Suiziddrohungen (Merke: Jede Suizidankündigung muss ernst genommen werden), Suizidphantasien oder Vorbereitungen suizidaler Art. Aber auffällig ist auch eine plötzliche, scheinbare Gelassenheit, die „Ruhe vor dem Sturm", obwohl sich an der Problemlage nichts geändert hat.

**Warnsymptome**

Die 16-jährige Sonja (Namen und Rahmendaten verändert) wird von ihrer Freundin gegen Mitternacht in die chirurgische Ambulanz gebracht, nachdem sie versucht hat, sich die Pulsadern aufzuschneiden und ihr Leben zu beenden. Die Chirurgen nehmen wegen der insuffizienten Schnittführung den Suizidversuch nicht allzu ernst, bitten jedoch um ein jugendpsychiatrisches Konsil. Es stellt sich heraus, dass Sonja bereits mehrfach, vor allem durch Ohnmachtsanfälle, auf ihre ausweglose Situation aufmerksam gemacht hat, allerdings von Notärzten und Familienangehörigen nicht ernst genommen wurde.

Seit einiger Zeit lebt sie mit ihrer depressiven Mutter und zwei älteren Brüdern in einer Schlichtwohnung, nachdem der alkoholabhängige und gewalttätige Vater zur Trennung aufgefordert wurde – nun aber auch nicht mehr als finanzieller Unterstützer zur Verfügung steht. Die Depression der Mutter ist weit fortgeschritten, so dass sie oft den ganzen Tag im Bett liegt und Sonja den Haushalt führen muss. Aufgrund ihrer emotionalen und sozialen Schwierigkeiten hat sie den Hauptschulabschluss nicht geschafft und befindet sich nun in einer Berufsvorbereitungsklasse der Berufsschule, in der sie sozial nicht Fuß gefasst hat und sich ihren Klassenkameradinnen (die u. a. über sexuelle Erlebnisse berichten) unterlegen fühlt.

Sonja ist ein außerordentlich hilfsbereites und sich sozial aufopferndes Mädchen, das im Wesentlichen gelernt hat, anstehende soziale Probleme durch Einsatz, Hilfe und Entgegenkommen zu lösen. So versorgt sie nicht nur ihre Mutter, sondern auch ihre Brüder, „erkauft" sich Freundschaften durch kleine Geschenke und hat nicht in ausreichendem Maße gelernt, sich selbstbewusst und mitunter auch aggressiv zu behaupten. Von ihrem 18-jährigen Freund erhofft sie sich eine gemeinsame Beziehung, die ihren desolaten Zustand beendet. Mit ihrem ersparten Geld möchte sie eine gemeinsame Reise finanzieren. Als der Freund eine Dreierbeziehung vorschlägt und einige andere für sie unzumutbare Ansinnen äußert, gerät sie in eine existenzielle emotionale Krise, aus der sie sich nicht mehr zu helfen weiß.

In späteren psychotherapeutischen Gesprächen wird es Sonja zunehmend deutlich, dass die bisherigen Problemlösungsstrategien in der jetzigen Krise und auch hinsichtlich ihres weiteren Lebens nur bedingt tragfähig sind. Dabei ist ein erstes, schulisches Problemfeld relativ schnell zu lösen. Aussprachen mit der Vertrauenslehrerin, aber auch einigen Klassenkameraden (die neugierig und empathisch zu Besuch kommen) führen sehr schnell zu einer Lösung wichtiger innerschulischer sozialer Probleme, so dass im Folgejahr der Schulabschluss erreicht und eine Lehrstelle angenommen werden kann. Schwieriger gestaltet sich der Umgang mit dem Liebeskummer. Aber nach einiger Zeit gelingt es Sonja in einem für sie dramatischen und aggressiven Akt, sich endgültig von ihrem Freund zu trennen und sich ihrer Ansprüche Männern gegenüber bewusster zu werden. Am schwierigsten gestaltet sich der Umgang mit der familiären Problematik. Nach intensiven Round-Table-Gesprächen zwischen Sonja, Therapeut, Lehrerin und Sozialarbeiter scheint es sinnvoll, dass Sonja in eine sozialpädagogische Wohngemeinschaft zieht.

Der entscheidende Punkt der Krisenintervention besteht zunächst darin, den Betroffenen zu entlasten und ihm zu helfen, Distanz von der als krisenhaft erlebten Situation zu gewinnen. Dabei kann es durchaus notwendig sein, vorübergehend hilfreich-autoritär und damit entlastend aufzutreten, anstehende Probleme zunächst von Helfern lösen zu lassen und eine akute Gefährdung zu verhindern (was möglicherweise auch eine vorübergehende stationäre Aufnahme erfordert). In einem zweiten Schritt allerdings sollten zunächst einfachere, später komplexere Probleme mit dem Klienten zusammen und zunehmend durch den Klienten alleine gelöst werden. Nach jedem einzelnen Schritt ist mit dem Jugendlichen zu überlegen, welche neuen Erfahrungen er gemacht hat und was daran neue Lösungsstrategien beinhaltet. Auch kleine Fortschritte können gebührend gewürdigt und positiv konnotiert werden. **Krisenintervention**

Oft ist es hilfreich, familientherapeutisch oder beratend das Familiensystem mit einzubeziehen: zum einen, weil hier wichtige Ressourcen zur Weiterentwicklung des Jugendlichen zu sehen sind. Zum anderen aber auch, weil mitunter die bisherige Kommunikationsstruktur o. a. familiäre Faktoren einen Beitrag zur Suizidalität leisteten. Manchmal glauben Jugendliche, sich nur mit solch drastischen Aktionen wie einem Suizidversuch Gehör verschaffen zu können. Dies gilt insbesondere für Familien, in denen bereits andere Angehörige Suizidversuche unternommen haben. **Familieneinbeziehung**

Am Ende einer Krisenintervention und psychotherapeutischen Behandlung sollte auch eine Bilanzierung des suizidalen Vorfalls und der sich daran anschließenden Phase erfolgen: Welche Vor- und Nachteile hatte der Suizidversuch, was hat sich seither geändert? Zu dieser Bilanzierung gehört auch, sich klar zu machen, dass nicht nur der Tod, sondern auch bleibende Behinderung oder Verstümmelung Folge eines Suizidversuchs sein kann. Der Preis, der für die vermeintliche Problemlösung durch Suizidversuch zu zahlen ist, ist zu hoch – und dies sollte dem Jugendlichen nicht nur kognitiv, sondern auch emotional bewusst sein. Die Erfahrung, pädagogische Hilfe gefunden zu haben, noch mehr aber auch die Erfahrung, teilweise aus eigener Kraft Lösungswege gefunden zu haben, ermöglicht es den meisten ehemals suizidalen Jugendlichen, zukünftige Krisen auf andere, adäquate Weisen zu bewältigen. **Bilanzierung**

### Anorexia nervosa (Pubertätsmagersucht)

Als Beispiel einer psychosomatischen Erkrankung im Jugendalter soll etwas detaillierter auf die Pubertätsmagersucht, die Anorexia nervosa, eingegangen werden. Diese Störung hat einen Häufigkeitsgipfel bei Mädchen in der mittleren Pubertät (13–18 Jahre), wenngleich auch schon Kinder in der Frühphase der Pubertät betroffen sein können und die Anorexie bis weit in das dritte Lebensjahrzehnt reichen kann. Außerdem ist zu bemerken, dass Veränderungen der Schönheitsideale, Gabe von Anabolika und der Trend zu „muskulärem Outfit" zunehmend auch bei männlichen Jugendlichen zu anorexieähnlichen Störungen führt.

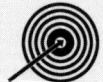

Die **Anorexia nervosa** kann sowohl als psychosomatische Störung, als Essstörung, oder als Ausdruck einer Pubertätskrise verstanden werden. Als Essstörung bildet sie den einen Pol einer Achse, deren anderer Pol von der „Esssucht" (Adipositas) eingenommen wird: Auch hier handelt es sich um eine süchtige und inadäquate Störung des Essverhaltens, wenngleich diese zu erheblicher Gewichtszunahme mit körperlichen Begleitsymptomen (orthopädischer und kreislaufstörender Art) sowie depressiven und sozialen Anpassungsstörungen führen kann. Eine Mittelstellung nimmt die Bulimie ein, die mit der Esssucht die Heißhungerattacken, mit der Anorexie das Schlankheitsideal und das Induzieren von Erbrechen zum Zweck der Gewichtsreduktion gemein hat.

**Pubertätskrise**

Aber auch für die Subsumierung der Anorexia nervosa unter die Pubertätskrisen spricht einiges: Wie wir in Kap. 9.2 bereits gesehen haben, geht die Pubertät mit einigen spezifischen Aufgaben einher, deren Bewältigung mitunter schwer fällt und zu Pubertätskrisen führen kann.

■ So müssen sich Jugendliche mit den *Veränderungen ihres Körpers* auseinander setzen und versöhnen. Im Fall der Pubertätsmagersucht bestehen die Schwierigkeiten darin, die neu zu beobachtenden Rundungen an Brust, Gesäß und Taille und die damit verbundenen optischen und sensorischen Veränderungen zu integrieren. Wer Schwierigkeiten mit diesem Gestaltwandel hat, kann möglicherweise (wenn auch unbewusst) durch massives Hungern in einem präpuberalen Zustand verharren und auf der körperlichen Ebene quasi „geschlechtsneutral" bleiben.

- Auch die Auseinandersetzung mit der *eigenen Geschlechtlichkeit*, den damit verbundenen Lustgefühlen sowie der sexuellen Reife (und den möglichen Gefahren einer ungewollten Schwangerschaft, Geschlechtskrankheiten etc.) kann zu massiven Problemen führen. Somit kann auch hier unbewusst ein präpuberaler Entwicklungsstillstand vordergründig hilfreich erscheinen: Eine sekundäre Amenorrhoe, das Wiederausbleiben der Monatsblutung, tritt bei Anorektikerinnen oft lange vor dem Zeitpunkt ein, an dem ihr Körper biologisch erschöpft ist.

- Ebenso gehört die *geschlechtsspezifische Rollenübernahme* zu den Aufgaben in der Pubertät. Mitunter sind aber die von gesellschaftlichen Normen und Idealen vorgegebenen Frauenrollen sowie die in der näheren Umgebung erlebten Rollen von Mutter, Großmutter oder Schwester so negativ besetzt oder bedrohlich, dass hier ein weiterer Grund für das Entstehen eines Entwicklungsstillstandes zu suchen ist.

- Mitunter können *negative sexuelle Erfahrungen* im Rahmen eines sexuellen Missbrauchs und die nur zu berechtigte Angst, weiteren Übergriffen ausgeliefert zu sein, weitere Gründe für das Entstehen einer Anorexie sein.

- Schließlich sind auch *gesellschaftliche und kulturelle Ideale* zu berücksichtigen: Jugendliche, insbesondere in einer emotionalen Ablösung von den Eltern, orientieren sich mitunter sehr stark an extrinsischen Vorbildern. Fehlgeleitete und kommerzialisierte Schlankheitsideale, Rollenklischees von „Models" u. a. m. können also ebenfalls zu einer Anorexie beitragen.

- Auch *Idealisierungstendenzen* sind Ausdruck pubertärer Entwicklung: In dem entwicklungsspezifischen Bemühen, sich eine eigene Weltanschauung und ein tragfähiges Selbst- und Weltkonzept zu erarbeiten, können Jugendliche temporär in idealistische Tendenzen verfallen, die sie überfordern. Die Askese, die regelmäßig mit einer Pubertätsmagersucht einhergeht, d. h. der Verzicht auf lustbetontes Essen, weil man über diesen Dingen steht, kann hierzu gezählt werden. Oft sind solche Verhaltensweisen mit einer extrem hohen Leistungsbereitschaft, manchmal auch Aufopferung für andere Menschen gepaart.

- Und schließlich kann die Pubertätsmagersucht auch als ein dysfunktionaler *Auseinandersetzungsprozess zwischen Jugendlichem und Erwachsenem* zu verstehen sein. Diese emotionale

Abkopplung vom Elternhaus – essenzielle Aufgabe in der Pubertät – ist, wie wir in Kap. 9.2 gesehen haben, für Eltern wie Kinder nicht einfach. Ängste vor Versagen, aber auch vor den mit den Auseinandersetzungen mitunter verbundenen Aggressionen können dazu führen, dass ein pseudoharmonischer Status quo innerhalb gebundener Familien länger als sinnvoll erhalten bleibt. Dann führt die Pubertätsmagersucht zu einigen paradoxen Effekten: Zum einen wird durch die Krankheit erreicht, dass sich das Augenmerk der Familie in extremer Weise um das Wohlergehen der Patientin dreht, der Bindungsmodus also verstärkt wird. Auf der anderen Seite entstehen bei Tochter wie Eltern heftige Aggressionen, die durchaus zentrifugale Kräfte wecken können. Letztendlich bedeutet die Überweisung in eine Klinik (mitunter lebensnotwendig) eine Trennung und Separation, allerdings unter besonderen und manchmal durchaus problematischen Voraussetzungen.

Die hier besprochenen Pubertätskrisen betreffen nicht nur die Indexpatientin, die Jugendliche, sondern auch ihr Umfeld, die Familie. Deshalb verwundert es nicht, dass in einigen Konstellationen die Pubertätsmagersucht der Indexpatientin auch auf einen tiefer liegenden Konflikt im Familiensystem hinweisen kann.

**Symptome**   Die Pubertätsmagersucht äußert sich zunächst in einer extremen Nahrungsverweigerung, die mit einer ebenso drastischen Gewichtsabnahme einhergeht. Die Mädchen sind sehr kalorienbewusst und wissen genau, welche Speisen dem Abnehmen förderlich sind. So bevorzugen sie oft kalorienarme, aber stark gewürzte und geschmacksintensive Speisen. Das mühsame Essen sehr weniger Nahrung während der gemeinsamen familiären Mahlzeiten kann zu einem belastenden Ritual voller versteckter Aggressionen werden.

Gelegentliche Heißhungerattacken werden damit beantwortet, dass man durch induziertes Erbrechen den „Fehlschritt" ungeschehen zu machen versucht. Auch die Einnahme von Amphetaminen (Muntermachern) und Laxanzien (Abführmitteln) dient der Gewichtsreduktion und kann erhebliche Nebenwirkungen, beispielsweise Elektrolytstörungen im Fall des Laxanzienabusus, zur Folge haben.

Die Mädchen empfinden sich subjektiv als zu dick, obwohl sie objektiv möglicherweise bereits erheblich abgemagert sind. Ihr Körperimago ist deutlich verändert.

So wurden einige Mädchen aufgefordert, gegenseitig ihre Silhouetten auf Tapetenpapier zu zeichnen und die eigene Silhouette später zu identifizieren. Dies gelang den anorektischen Mädchen in der Gruppe in signifikanter Weise nicht oder sehr schwer. Auch bei linsenverzerrten Fotos oder Abbildungen in Hohlspiegeln gelang es ihnen nicht, ihr „zu dickes, zu dünnes oder der Realität entsprechendes Bild" eindeutig herauszufinden.

An körperlichen Symptomen sind die oben schon besprochene sekundäre Amenorrhoe, eine extreme Abmagerung, bei Kälte eine Blaufärbung der Extremitäten, die auf fehlendes Unterhautfettgewebe zurückzuführen ist, sowie Kreislauf-Dysregulations-Störungen mit Blutdruckschwankungen und gelegentlichem Schwindel zu nennen. Allerdings sind die Mädchen über lange Zeit erstaunlich leistungsfähig, und es kommt erst sehr spät zu einem möglichen Zusammenbruch der Kreislauffunktionen und des Elektrolythaushaltes. Dann allerdings kann die Anorexie lebensgefährlich sein und zum Tode führen. Deswegen muss grundsätzlich gefordert werden, dass einer pädagogischen Begleitung bzw. psychotherapeutischen Behandlung immer auch eine medizinisch-internistische Behandlung korrespondierend angeschlossen ist.

In psychischer Hinsicht sind mitunter soziale Abkapselung, manchmal aber auch helfendes und aufopferndes Verhalten, sehr häufig extrem hohe Leistungsbereitschaft auf sozialem, intellektuellem und sportlichem Gebiet zu nennen (wobei sich die Mädchen von extremen sportlichen Aktivitäten eine weitere Gewichtsreduktion versprechen). Regressive Tendenzen, soziale und familiäre Beziehungsstörungen und symbiotische Konflikte weisen häufig darauf hin, dass die Mädchen emotional regredieren und mit den o.g. Aufgaben der Pubertät in unterschiedlicher Weise überfordert sind.

Ziel einer psychotherapeutischen Behandlung, ist es, die typischen Probleme und Entwicklungsaufgaben der Pubertät erleben, aushalten und bewältigen zu lassen. Die Jugendlichen sollen dabei begleitet werden, die damit verbundenen Gefühle und Veränderungen in ihr Eigen- und Weltbild zu integrieren. Neben der bereits erwähnten und immer indizierten medizinisch-internistischen Begleitung sind psychotherapeutische Einzelgespräche, oft aber auch systemisch orientierte Familienberatung oder Familientherapie hilfreich, wenn es um die Anbahnung neuer Erfahrungen und Kommunikationsmuster sowie den Zugang zu emotionalem Erleben geht.

**Therapie**

**pädagogische Interventionen**

Schließlich sind neben therapeutischen Maßnahmen im engeren Sinne auch pädagogische Interventionen notwendig und sinnvoll. Die Betroffenen sind nicht nur „Anorektikerinnen", sondern zur selben Zeit auch Schülerinnen, Töchter, Freundinnen, verliebt – kurz: Jugendliche in ihrer typischen Lebenswelt. Die entwicklungsspezifischen Bedürfnisse, Fähigkeiten und Aufgaben von Jugendlichen zu beachten und diese darin zu bestärken, sich nicht nur in ihrer Krankenrolle, sondern vor allem in den anderen Aspekten ihres Seins zu sehen, ist eine wesentliche Aufgabe der Sozial- und Heilpädagogik.

Damit sind wir am Ende unserer Betrachtungen emotionaler Prozesse und Krisen im Kindes- und Jugendalter angelangt. Wenn auch medizinische bzw. kinder- und jugendpsychiatrische Maßnahmen bei schwereren emotionalen Störungen notwendig sind, so bleibt doch die Begleitung der emotionalen Entwicklung von Kindern und Jugendlichen, oft auch der Beistand in emotionalen Krisen, eine genuin pädagogische Aufgabe. Diese stellt nicht nur, aber insbesondere Heilpädagogen vor verantwortungsvolle wie interessante Herausforderungen.

## 9.4 Übungsfragen und Literaturhinweise

Überprüfen Sie Ihr Wissen!

**32.** Welche Rolle spielt das Limbische System bei der Entstehung von Emotionen?

**33.** Erläutern Sie anhand von Beispiel9en, dass die Erscheinungsformen von Ängsten sowie Trauer und Depressionen alters- und entwicklungsabhängig sind.

**34.** Erläutern Sie, dass wichtige Entwicklungsaufgaben der Pubertät von emotionalen Prozessen begleitet werden.

# Literaturhinweise

Damasio, A. R. (1999): Decartes' Irrtum. Fühlen, Denken und das menschliche Gehirn. München
*In seinem sehr fundierten, mitunter nicht einfach zu lesenden Buch informiert der Autor über den neuesten Erkenntnisstand der Hirnforschung.*

Eggers, C., Lempp, R., Nissen, G., Strunk, P. (1994[7]): Kinder- und Jugendpsychiatrie. Berlin u. a.
*Ein Lehrbuch, das alle relevanten Störungen des Kindes- und Jugendalters unter psychiatrischer Sicht behandelt.*

Hillenbrandt, H. (2002[2]): Einführung in die Verhaltensgestörtenpädagogik. München/Basel
*Ein einführender Überblick über das Fachgebiet der Pädagogik bei Verhaltensstörungen.*

Hülshoff, Th. (2001[2]): Emotionen. Eine Einführung für beratende, therapeutische, pädagogische und soziale Berufe. München/Basel
*Ein Lehrbuch, das die Erkenntnisse auf dem Gebiet der Emotionspsychologie einführend zusammenfasst.*

Izard, C. E. (1999[3]): Die Emotionen des Menschen. Weinheim/Basel
*Izard gehört zu einer der Hauptvertreterinnen der differenziellen Emotionstheorie und legt hier ein grundlegendes Lehrbuch der Emotionspsychologie vor.*

# Glossar

**Acetylcholin:** für Muskelaktivität und Gedächtnisprozesse wichtiger Neurotransmitter

**Adaptation:** Anpassung

**Adipositas:** erhebliche Übergewichtigkeit

**Adoleszenz:** Jugendzeit

**Adrenalin:** bei Stress aktivierendes Hormon

**Affekt:** heftig empfundenes Gefühl

**Agnosie:** Unfähigkeit, sensorische Reize zu erkennen

**Agoraphobie:** Furcht vor weiten Räumen

**Agrammatismus:** schwere Störung des grammatikalischen Ausdrucks und Verstehens

**Ahedonie:** Unlust

**Akinesie:** Fehlen von Bewegungen

**Akkommodation:** Anpassung (z. B. des Auges an Feinsicht; kindliche Denkstrukturen)

**Akrophobie:** Furcht vor Höhe

**Allel:** von zwei Elternteilen stammende zueinander gehörende Gene

**Ambivalenz:** Zwiespältigkeit

**Amenorrhoe:** Ausbleiben der Monatsblutung

**Amnesie:** Gedächtnisverlust

**Amphetamine:** aufputschende Medikamentengruppe

**Amygdala:** Mandelkern, emotionsrelevanter Teil des Limbischen Systems

**Analgetikum:** Schmerzmittel

**Anorexia nervosa:** Pubertätsmagersucht

**Antagonist, antagonistisch:** entgegenwirkend

**antizipieren:** gedanklich vorwegnehmen

**Aphasie:** zentrale, meist erworbene Sprachstörung

**Apoplex:** Schlaganfall

**archaisch:** in einer Frühphase entstanden

**Artikulation:** sprachlicher Ausdruck

**Assembly:** Gruppierung (z. B. von Nervenzellen)

**Assimilation:** Angleichung (z. B. an eine Umgebung)

**Ataxie:** Störung der motorischen Koordination

**Athetose:** motorische Störung mit unwillkürlichen, langsam drehenden Bewegungen

**ätiologisch:** im Hinblick auf eine Krankheitsursache

**Atrophie:** Abnahme von Gewebe

**auditiv:** auf das Hören bezogen

**Autismus:** schwere Kontaktstörung mit Rückzug und Kommunikationsstörung

**autonom:** eigenständig

**Autopoesie:** Selbstgestaltungsfähigkeit

**autosomal:** durch ein nicht geschlechtsgebundenes Chromosom vererbt

**Axon:** Nervenzellenfortsatz zur Informationsweiterleitung

**Basalganglien:** subkortikale Nervenzellgruppe im Dienste der Extrapyramidalmotorik

**bilateral:** beidseitig

**Chemorezeptor:** auf chemische Reize ansprechende Sinneszelle

**Chorea Huntington:** progressive, autosomal-dominant vererbte Nervenkrankheit

**Chromosom:** Träger von Erbinformation

**Chromosomenaberration:** Chromosomenveränderung

**chronisch:** anhaltend, auf Dauer

**Circulus vitiosus:** Teufelskreis

**Cochlea:** Schnecke, die das Hörorgan enthält

**Coping:** problemlösendes Verhalten

**Cornea:** Hornhaut des Auges
**Corpus geniculatum:** Kniehöcker, Umschaltstation im Zwischenhirn

**Dehydratation:** Austrocknung durch Wasserverlust
**Demenz:** erworbene intellektuelle Einbuße
**Dendrit:** Nervenzellfortsatz zum Informationsempfang
**Depression:** emotionale Störung mit niedergedrückter Stimmung und vermindertem Antrieb
**Deprivation:** Vernachlässigung
**deskriptiv:** beschreibend
**destruktiv:** zerstörend, zersetzend
**determiniert:** festgelegt
**Diabetes mellitus:** Zuckerkrankheit
**Diagnose:** Erkennen einer Krankheit an typischen Krankheitszeichen
**Differenzialdiagnose:** Unterscheidung bzw. Abgrenzung zweier Krankheitsbilder
**Diplegie:** doppelseitige Lähmung
**Diskriminationsfähigkeit:** Unterscheidungsfähigkeit
**Disposition:** Veranlagung
**DNA/DNS:** Desoxiribonukleinsäure (-acid), Erbmolekül
**dominant:** vererblich
**Dopamin:** hauptsächlich stimulierender Neurotransmitter
**Dysarthrie:** Sprechstörung bei mangelnder Sprechkoordination
**Dysfunktion:** Fehlfunktion, Funktionsstörung
**Dysmorphie:** Fehlbildung, Missbildung
**dystroph:** unterernährt

**Effizienz:** Wirksamkeit
**elaboriert:** ausgearbeitet
**Embryo:** werdender Mensch im ersten Schwangerschaftsdrittel
**Emotion:** Gefühl
**Empathie:** Mitgefühl
**endogen:** von innen heraus
**endokrin:** die Hormon- und Drüsenfunktion betreffend
**Endorphine:** körpereigene schmerzlindernde und euphorisierende Substanzen

**Enuresis:** Einnässen
**Epilepsie:** hirnorganisches Krampfleiden
**Ergotherapie:** Arbeits- und Beschäftigungstherapie
**Etikettierung:** Zuschreibung
**euphorisch:** in gehobener Stimmung
**evozieren:** hervorrufen
**exogen:** von außen her
**explizit:** ausdrücklich
**extrapyramidal:** zur unwillkürlichen Motorik gehörend
**extrinsisch:** äußerlich, von außen

**flight and fight reaction:** Flucht- und Kampfreaktion (z. B. bei Stress)
**Fokus:** Herd
**Fovea zentralis:** zentrale Sehgrube, Stelle des schärfsten Sehens
**Frequenz:** Anzahl der Schwingungen einer Welle pro Sekunde
**frontal:** vorne, stirnwärts
**Frontallappen:** Stirnlappen des Großhirns

**Gamma-Aminobuttersäure (GABA):** hemmend wirkender Neurotransmitter
**Ganglion:** Nervenzellanhäufung, oft mit Umschaltfunktionen
**Gen:** funktionelle Einheit der Erbsubstanz
**Genmutation:** Genveränderung
**Glaukom:** grüner Star (Augenerkrankung)
**Gliazelle:** Nerven-Stützzelle
**Glutamat:** Neurotransmitter und Geschmacksverstärker
**Grand-Mal-Anfall:** Großer Krampfanfall mit Aura, tonisch-klonische Anfälle und Schlaf
**gustatorisch:** den Geschmackssinn betreffend
**Gyrus:** Hirnwindung
**Gyrus angularis:** Hirnwindung im Scheitellappen, u. a. im Dienste der Raum- und Symbolerkennung

**Handicap:** Benachteiligung
**hedonistisch:** lustbetont
**Hemiparese:** Halbseitenlähmung
**Hemisphäre:** Hirnhälfte

**heriditiv:** erblich
**heterogen:** verschieden(artig)
**Hippokampus:** Seepferdchen. Teil des Limbischen Systems zur Gedächtnisspeicherung
**holistisch:** ganzheitlich
**Homöostase:** Fließgleichgewicht, Balance
**Hospitalismus, seelischer:** seelische Schädigung infolge emotionaler Vernachlässigung
**Hydrozephalus:** Wasseransammlung im Gehirn
**Hyperaktivität:** motorische Unruhe
**Hyperkinesie:** vermehrte Bewegung
**Hypertonus, Hypertonie:** erhöhte Anspannung, erhöhter Druck
**Hyperventilation:** vermehrtes Atmen
**Hypophyse:** Hirnanhangdrüse („oberste" Hormondrüse)
**Hypotonie:** verminderte Anspannung, verminderter Druck

**Identität:** psychisch erlebte Einheit der Person
**Imagination:** Vorstellung
**imitieren:** nachahmen
**Immunsystem:** körpereigenes Abwehrsystem
**Impairment:** Schädigung
**implizit:** unausgesprochen
**Individuation:** Verselbständigung
**indiziert:** angezeigt
**Inervation, inervieren:** Beeinflusssung, beeinflussen, steuern
**infantil:** kindlich
**infantile Zerebralparese:** sensomotorische Störung als Folge einer frühkindlichen Hirnschädigung
**Inhibition:** Hemmung
**Inklusion:** Einschluss, Prinzip der Einbeziehung
**Inkontinenz:** organisch bedingtes Unvermögen, den Harn zu halten
**Insuffizienz:** Unvermögen
**Integration:** ganzheitliche Verarbeitung oder Einordnung
**Integrität:** Unversehrtheit

**intermodale Störung:** Störung der Verknüpfung zweier oder mehrerer Sinnesreize
**intermodale Verknüpfung:** Verknüpfung zweier oder mehrerer Sinnesreize
**Intoxikation:** Vergiftung
**intrauterin:** im Mutterleib
**intrinsisch:** innerlich, von innen
**Ionenkanal:** Halbdurchlässige Stellen der Nervenzellmembran im Dienste der Erregungsentstehung
**Iris:** Regenbogenhaut des Auges, pigmenthaltig

**Jaktation:** Schaukel- oder Schleuderbewegung des Kopfes/Körpers

**Katarakt:** grauer Star (Linsentrübung des Auges)
**Katharsis:** Reinigung, seelische Erleichterung
**kausal:** ursächlich
**kinästhetisch:** die Lage-, Bewegungs- und Tiefenempfindung betreffend
**kinetisch:** bewegend
**Klaustrophobie:** Furcht vor engen Räumen
**Klonus:** Zuckung
**Kognition:** Erkennen, Denken
**Koma:** Zustand tiefer Bewusstlosigkeit
**Kompensation:** Ausgleich, Ersatz
**Kompetenz:** Fähigkeit
**Konditionieren:** Herbeiführen eines Verhaltens
**kongruent:** stimmig
**kontralateral:** die Gegenseite betreffend
**Konversion:** Umwandlung
**Konversionssyndrom:** psychosomatische Störung mit körperlichen Symptomen als Ausdruck eines ungelösten seelischen Konflikts
**Koordination:** zur Zusammenarbeit notwendige Abstimmung
**kortikal:** die Hirnrinde betreffend

**Läsion:** Verletzung, Schädigung
**latent:** unterschwellig
**lateral:** seitlich

**Life-Event:** Lebensereignis, oft belastender Art
**Liquor zerebrospinalis:** Gehirn- und Rückenmarkflüssigkeit
**Logopädie:** Sprachheilkunde

**Mb/Morbus:** Krankheit
**Mechanorezeptoren:** Rezeptoren, die auf mechanische Reize ansprechen
**medial:** in der Mitte gelegen
**Meningitis:** Hirnhautentzündung
**Mobilität:** Fähigkeit, sich fortzubewegen
**modifizieren:** verändern
**Modus:** Art, Weise, Herangehensweise
**monokausal:** auf einer Ursache beruhend
**Motivation:** Beweggrund für ein Verhalten
**Motoneuron:** Nervenzelle im Dienste der Motorik
**Motorik:** Sammelbezeichnung für aktive Bewegungsvorgänge
**Multiple Sklerose:** chronische Nervenkrankheit mit Entzündung der Gliazellen
**Muskeldystrophie:** Muskelschwund
**Mutation:** Veränderung der Erbinformation
**Myelin:** Mark

**Nervus optikus:** Sehnerv
**Nervus stato-akustikus:** Hör- und Gleichgewichtsnerv
**Neurit:** Nervenzellfortsatz im Dienste der Erregungsweiterleitung (s. Axon)
**Neurokinine:** chemische Substanzen im Dienste der Schmerzübertragung
**Neurologie:** Nervenheilkunde
**Neuron:** Nervenzelle
**Neurophysiologie:** Lehre von den Funktionsvorgängen im Nervensystem
**Neurotransmitter:** Botenstoffe zwischen Nervenzellen
**Noradrenalin:** die Leistungsbereitschaft unterstützendes Hormon
**Nozirezeptoren:** schmerzregistrierende Sinneszellen
**Nukleus:** Kern (Zellkern oder Kerngebiet im Gehirn)

**Okzipitallappen:** Hinterhauptlappen des Großhirns
**olfaktorisch:** geruchlich
**Otosklerose:** Versteifung der Gehörknöchelchen

**Papille:** Teil der Netzhaut, an der der Sehnerv entspringt
**Paradigma:** Einordnungs- bzw. Deutungsmuster
**Paralyse:** vollständige Lähmung
**Parameter:** Messgröße, Merkmal
**Parasympathikus:** Teil des vegetativen Nervensystems im Dienste von Regenerationsprozessen
**Parese:** leichte bzw. unvollständige Lähmung
**Parietallappen:** Schläfenlappen des Großhirns
**Parkinson-Syndrom:** Erkrankung extrapyramidal-motorischer Zentren mit Steife, Bewegungsarmut und Zittern
**paroxysmal:** anfallsweise, auftretend
**partiell:** teilweise
**Partizipation:** Teilhabe
**Pathogenese:** Krankheitsentstehung
**Peer-Group:** Gruppe Gleichaltriger
**periokulär:** in Augennähe
**persistieren:** anhalten, andauern
**Perzeption:** Wahrnehmung
**Petit-Mal-Anfall:** kleiner Krampfanfall
**Pharmakon:** Arzneimittel
**Phobie:** objektbezogene Furcht
**Phonem:** Lautgestalt, bedeutungstragende lautliche Einheit
**Photorezeptoren:** lichtempfindliche Sinneszellen
**physiologisch:** normal und funktional ablaufend
**prä-/postlingual:** vor/nach Spracherwerb
**prä-/peri-/postnatal:** vor/während/nach der Geburt
**Prespyakusis:** Altersschwerhörigkeit
**Procedere:** Vorgehensweise
**Prognose:** zu erwartende Entwicklung (z. B. einer Krankheit)
**progredient:** fortschreitend
**Prophylaxe:** Vorbeugung

**Propriorezeptoren:** Sinneszellen, die auf Bewegung und Lageveränderung reagieren

**Prosopagnosie:** Unfähigkeit, bekannte Gesichter zu erkennen

**Psychosomatik:** Ansatz in Medizin und Psychotherapie, der Störungen und Krankheiten als Ausdruck eines gestörten körperlich seelischen Gleichgewichts sieht

**Pyramidenbahn:** Leitungsbahn im Dienste der Willkürmotorik

**Reflexe:** automatische, unwillkürliche und stereotyp verlaufende motorische Antwort auf sensorische Reize

**Reflux:** Rückfluss, Rückstau

**Regression:** Rückschritt, z. B. Entwicklungsrückschritt

**Rehabilitation:** Maßnahmen zur Wiederherstellung von Fähigkeiten und Wiedereingliederung nach Krankheit

**Retardierung:** Entwicklungsverzögerung

**Retina:** Netzhaut

**Retinal:** Sehfarbstoff der Zapfen

**Retinitis pigmentosa:** s. Usher-Syndrom

**Retinopathie:** allgemeine Erkrankungen der Netzhaut

**Rezeptor:** durch spezifische Sinnesreize erregbare Sinneszelle

**rezidivierend:** wiederholt auftretend

**reziprok:** rückbezüglich

**Rigor:** Steifheit, z. B. beim Parkinson-Syndrom (s. dort)

**Rotation:** Drehung

**Salutogenese:** Entstehung bzw. Förderung von Gesundheit

**Selektion, selektieren:** Auswahl, auswählen

**Semantik:** Sprachbedeutung und -inhalt

**sensibel:** empfindlich, empfindend

**Sensibilität:** Fähigkeit zur Reizwahrnehmung

**sensitiv:** empfindlich, überempfindlich

**sensorisch:** der Empfindung dienend

**seriale Störung:** Störung aufeinander bezogener Funktionsabläufe

**Serotonin:** Neurotransmitter mit Wirkung auf das zentrale und periphere Nervensystem

**Sigmatismus:** Lispeln

**simplifizieren:** vereinfachen

**Skotom:** Gesichtsfeldausfall

**somatisch:** körperlich

**Spastik:** Lähmung mit vermehrtem Muskeltonus

**Spina bifida:** mangelnde Schließung des Rückenmarkkanals

**Status epilepticus:** lebensbedrohliche Serie hirnorganischer Krampfanfälle

**stereotyp:** gleichförmig, wiederholt ablaufend

**Stigma, Stigmatisierung:** Kennzeichnung, Zuschreibung (oft mit negativer Bewertung)

**Stottern:** Sprechstörung mit Unterbrechung des Redeflusses

**Strabismus:** Schielen

**Stress:** Abwehr- und Anpassungsreaktion des Körpers auf belastende Umwelteinflüsse

**Stressor:** Stress erzeugendes belastendes Ereignis

**subkortikal:** unterhalb der Großhirnrinde gelegen

**Suizid:** Selbsttötung

**Sympathikus:** aktivierender Teil des vegetativen Nervensystems

**Symptom:** Krankheitszeichen

**symptomatisch:** typisch für eine Erkrankung

**Synapse:** Verbindung von Nervenzellen

**Synaptogenese:** Entstehung von Verbindungen zwischen Nervenzellen

**Syndrom:** Symptomkomplex, der auf eine Störung oder Krankheit hinweist

**synergistisch:** zusammenwirkend

**Syntax:** satzstrukturierender Anteil der Sprache

**Synthese:** Zusammenfügung, Verknüpfung

**taktil:** den Tastsinn betreffend

**Temporallappen:** Scheitellappen des Großhirns

**teratogen:** keimschädigend

**Tetraspastik, Tetraplegie:** Lähmung aller vier Extremitäten

**Thalamus:** im Zwischenhirn gelegene zentrale Umschaltstelle für sensorische Informationen (Vorzimmer des Bewusstseins)

**Thermorezeptoren:** wärme- bzw. kälte-empfindliche Sinneszellen

**Tonus:** Spannung

**Tranquilizer:** Beruhigungsmittel

**Trauma:** schädigendes Ereignis

**Tremor:** Zittern

**Trisomie 21:** Down-Syndrom

**Ureter:** Harnleiter

**Urethra:** Harnröhre

**Usher-Syndrom:** genetisch bedingtes Syndrom mit Seh-, Hör- und Gleich-gewichtsstörungen

**vegetatives Nervensystem:** unwillkürliches Nervensystem

**Vesikel:** Bläschen, z. B. zum Neurotrans-mitter-Transport

**vestibulär:** zum Gleichgewichtssinn gehörend

**visuell:** das Sehen betreffend

**Visus:** Sehschärfe

**Vulnerabilität:** Verletzlichkeit, Anfälligkeit

**Zapfen:** farbempfindliche Lichtrezeptoren der Netzhaut

**Zerebellum:** Kleinhirn

**Zerebrum, zerebral:** Gehirn, das Gehirn betreffend

# Literatur

Überdies hinaus mein Sohn, lass dich warnen! Das viele Bücher machen nimmt kein Ende, und vieles Studieren ermüdet den Leib.

(Altes Testament, Buch Kohelet 12, 12)

Affolter, F. (1990): Wahrnehmung, Wirklichkeit und Sprache. 4. Aufl. Willingen-Schwenningen

Ahrbeck, B. (1997): Gehörlosigkeit und Identität. Probleme der Identitätsbildung Gehörloser aus der Sicht soziologischer und psychoanalytischer Theorien. 2. Aufl. Hamburg

Antor, G., Bleidick, U. (2001): Handlexikon der Behindertenpädagogik. Schlüsselbegriffe aus Theorie und Praxis. Stuttgart

Ayres, J. (1998): Bausteine der kindlichen Entwicklung. Berlin/Heidelberg u. a.

Bader, I. (1996): Entwicklung von Identität und Partnerschaftsbeziehungen im Lebenslauf älterer geistig behinderter Menschen. In: Walter, J. (Hrsg.): Sexualität und geistige Behinderung. 4. Aufl. Heidelberg, 277–289

Baum, H. (Hrsg.) (1996): Spielen mit allen Sinnen: Tasten, Riechen, Schmecken ... Niederhausen

Bayerwaltes, M. (2002): Große Pause. Nachdenken über Schule. München

Beck, D. (1981): Krankheit als Selbstheilung. Frankfurt/M.

Berufsverband Deutscher Hörgeschädigtenpädagogen (Hrsg.) (2000): Wer? Wo? Was? In der Hörgeschädigtenpädagogik. Heidelberg

Bidmon, C. (2004): Erinnerungen – Praxiserfahrungen mit biographischer Arbeit. In Hülshoff (2004b), 100ff

Bienstein, Ch., Fröhlich, A. (1997): Basale Stimulation in der Pflege. Pflegerische Möglichkeiten zur Förderung von wahrnehmungsbeeinträchtigten Menschen. 10. Aufl. Düsseldorf

BIFOS e. V. (Hrsg.) (2001): Wir vertreten uns selbst. Wörterbuch für leichte Sprache.

Bischof, N. (1997): Das Rätsel Ödipus. Die biologischen Wurzeln des Urkonflikts von Intimität und Autonomie. 4. Aufl. München/Zürich

Blatter, H. (2002): Mutter Natur. Die weibliche Seite der Evolution. Berlin

Bleeksma, M. (1998): Mit geistiger Behinderung alt werden. Weinheim/Basel

Bleidick, U., Hagemeister, U. (1998): Einführung in die Behindertenpädagogik. Bd. 1. Stuttgart/Berlin/Köln

Borchert, J. (Hrsg.) (2000): Handbuch der Sonderpädagogischen Psychologie. Göttingen

Boyes Braem, P. (1995): Einführung in die Gebärdensprache und ihre Erforschung. Hamburg

Bradley, D. R., Petry, H. M. (1977): Organisational determinants of subjective contour. The subjective Necker cube. American Journal of Psychology, 90: 253–265

Bräutigam, W., Zettl, St. (1995): Wie Angst entsteht. In: Schulz, H. J. (Hrsg.): Angst. Suttgart, 21ff

–, Christan, P., Rad, M. v. (1997[6]): Psychosomatische Medizin. Stuttgart

Brehmer, Ch. (1997): Snoezelen – eine Einführung und theoretische Zuordnung. Die neue Sonderschule 5, 376–386

Brooks, C. V. W. (1997): Erleben durch die Sinne. Paderborn

Bunck, D. (1998): Das Usher-Syndrom – Diagnostik, pädagogische Einflussnahme und Maßnahmen bei Betroffenen. In: Leonhardt (1998), 178–187

Bundesvereinigung Lebenshilfe (Hrsg.) (1999): Persönlichkeit und Hilfe im Alter.

Zum Alterungsprozess bei Menschen mit geistiger Behinderung. Marburg
– (1997): Freizeit. Ein Reader der Bundesvereinigung Lebenshilfe
Bundschuh, K. (2005): Einführung in die sonderpädagogische Diagnostik. 6. Aufl. München/Basel
–, Heimlich, U., Krawitz, R. (Hrsg.) (2001): Wörterbuch Heilpädagogik. 2. Aufl. Bad Heilbrunn

Chomsky, N. (1976): Reflexionen über Sprache. Frankfurt/M.
Churchland, P. M. (2001): Die Seelenmaschine. Eine philosophische Reise ins Gehirn. Heidelberg/Berlin
Czarski, R., Granrath, I., Karches, C., Kniel-Jorgka, C. (1999): So seh' ich meine Welt. Frauen mit geistiger Behinderung tauschen sich aus. Hrsg. v. Bundesvereinigung Lebenshilfe für Menschen mit geistiger Behinderung e. V. Marburg

Damasio, A. R. (1999): Descartes' Irrtum. Fühlen, Denken und das menschliche Gehirn. München
– (2002): Ich fühle, also bin ich. Die Entschlüsselung unseres Bewusstseins. München
Dechesne, B., Pons, C., Schellen, T. (1981): ... aber nicht aus Stein. Weinheim/Basel
Dederich, M. (1994): Erleben – Erfahren – Begreifen. Hugo Kükelhaus als Wegbereiter der modernen Erlebnispädagogik. Schriftenreihe „Wegbereiter der modernen Erlebnispädagogik" H. 40. Lüneburg
– (1996): In den Ordnungen des Leibes – Zur Anthropologie und Pädagogik von Hugo Kükelhaus. Münster
Dehaene, S. (1999): Der Zahlensinn oder warum wir rechnen können. Basel
Deutsche Arbeitsgemeinschaft für Evangelische Gehörlosenseelsorge (Hrsg.) (2001): Gehörlos – nur eine Ohrensache? Aspekte der Gehörlosigkeit. 2. Aufl. Hamburg

Dierkes, M., Topp, M. (2002): Snoezelen als Konzept zwischen Freizeitgestaltung, Pädagogik, Förderung und Therapie. In: Hülshoff, Th., Pöhler, S. (Hrsg.) (2002), 102ff
Dieterich, M. (1983): Die humane Werkstatt für Behinderte. In: Bundesvereinigung Lebenshilfe (Hrsg.): WfB Handbuch, Beitrag B4
Diller, G., Graser, P., Schmalbrock, C. (2000): Hörgerichtete Frühförderung hochgradig hörgeschädigter Kleinkinder. Heidelberg
Doering, W. und W. (Hrsg.) (1999): Sensorische Integration. Anwendungsbereiche und Vergleiche mit anderen Fördermethoden/Konzepten. 4. Aufl. Dortmund
Dörner, K., Plog, U. (2002): Irren ist menschlich. Lehrbuch der Psychiatrie/Psychotherapie. 4. Aufl. Bonn
Dudel, J., Menzel, R., Schmidt, R.F. (Hrsg.) (1996): Neurowissenschaft. Vom Molekül zur Kognition. Berlin/Heidelberg/New York
Dzikowski, S. (1993): Ursachen des Autismus. Weinheim

Eberwein, H. (Hrsg.) (1996): Handbuch Lernen und Lern-Behinderungen. Weinheim/Basel
Eccles, J. C. (1999): Die Evolution des Gehirns – die Erschaffung des Selbst. 5. Aufl. München
Eggers, C. Lempp, R., Nissen, G., Strunk, P. (1994): Kinder- und Jugendpsychiatrie. 7. Aufl. Berlin u. a.
Eliot, L. (2001): Was geht da drinnen vor? Die Gehirnentwicklung in den ersten fünf Lebensjahren. Berlin
Ellger-Rüttgardt, S. (Hrsg.) (2003): Lernbehindertenpädagogik. Studientexte zur Geschichte der Behindertenpädagogik. Bd. 5. Weinheim/Basel/Berlin

Federspiel, K., Herbst, V., Zirm, M. (1987): Mit anderen Augen. Köln

Feuser, G. (1995): Behinderte Kinder und Jugendliche zwischen Integration und Aussonderung. Darmstadt

Fikar, S. und H., Thumm, K. E. (Hrsg.) (1992): Körperarbeit mit Behinderten. Stuttgart

Fischer, E. (2000): Wahrnehmungsförderung. Handeln und sinnliche Erkenntnis bei Kindern und Jugendlichen. 2. Aufl. Dortmund

Fisher, H. E. (1992): The Anatomy of Love. The Natural History of Monogamie, Adultery and Divorce. London/New York

Fitzner, T., Stark, W. (Hrsg.) (2000): ADS: Verstehen – Akzeptieren – Helfen. Das Aufmerksamkeitsdefizit-Syndrom mit und ohne Hyperaktivität. Weinheim

Flemming, I., Fritz, J. (1997): Wahrnehmungsspiele – für Grundschulkinder. Mainz

Feismann, A., Focke, H. (2002): Wohnumfeldgestaltung und Orientierungshilfen für mehrfach sinnesbehinderte Menschen. In: Hülshoff/Pöhler (Hrsg.) (2002), 156ff

Fip, C., Klespe, M., Menzel, S. (2004): Ernährung, Gesundheit und Sport. Erwachsenenbildung und Freizeitangebote für Menschen mit Behinderung. In Hülshoff (2004b), 184ff

Fogelberg, T. (1998): Bevor es dunkel wird. Geschichte einer Erblindung. München

Fornefeld, B. (2004): Einführung in die Geistigbehindertenpädagogik. 3. Aufl. München/Basel

Frank, R. (1988): Passions within Reason: The Strategic Role of Emotions. London/New York

Franke, U. (2001): Logopädisches Handlexikon. 6. Aufl. München/Basel

Frese, F. (Hrsg.) (2000): Aus der Praxis der Werkstatt für Behinderte. Freiburg

Friedrich, G., Bigenzahn, W. (Hrsg.) (1995): Phoniatrie. Bern/Göttingen/Toronto/Seattle

Fröhlich, A. (1999): Basale Stimulation. Das Konzept. 2. Aufl. Düsseldorf

Gerull, K. (1996): Die Augenkrankheit Retinitis Pigmentosa im Überblick. DRPV-Info-Serie 8

Gesellschaft Erwachsenenbildung und Behinderung e. V. Deutschland (Hrsg.) (1998): Lexikon Wissenswertes zur Erwachsenenbildung unter besonderer Berücksichtung von geistiger Behinderung. Fragen, nachschlagen, anwenden. Neuwied/Kriftel

Goldstein, F. B. (1997): Wahrnehmungspsychologie. Heidelberg/Berlin/Oxford

Goleman, D. (1996): Emotionale Intelligenz. München/Wien

Görres, S. (1987): Leben mit einem behinderten Kind. München u. a.

–, Hansen, G. (Hrsg.) (1992): Psychotherapien bei Menschen mit geistiger Behinderung. 2. Aufl. Bad Heilbrunn

Greenfield, S. (2003): Reiseführer Gehirn. Heidelberg/Berlin

Greving, H., Gröschke, D. (2000): Geistige Behinderung. Reflexionen zu einem Phantom. Ein interdisziplinärer Diskurs um einen Problembegriff. Bad Heilbrunn

Gröscke, D. (1997): Praxiskonzepte der Heilpädagogik. Anthropologische, ethische und pragmatische Dimensionen. München

– (1999): Psychologische Grundlagen der Heilpädagogik. 2. Aufl. Bad Heilbrunn

Gröver, M., Karacic, M., Schulte, M., Piepenbreier, N.: (2004) Gruppe, Politik, Rhetorik. Sozialpolitische Erwachsenenbildung für gewählte Vertreter von Wohnstätten für Menschen mit geistiger Behinderung. In Hülshoff (Hrsg.) (2004b), 36 ff

Hans, M., Ginnold, A. (Hrsg.) (2000): Integration von Menschen mit Behinderung – Entwicklungen in Europa. Neuwied/Berlin

Harris, M. (1994): Menschen. Wie wir wurden, was wir sind. 2. Aufl. Stuttgart

Hartmann, J. (1997): Zappelphilipp, Störenfried. Hyperaktive Kinder und ihre Therapie. 6. Aufl. München

Hedderich, I. (1999): Einführung in die Körperbehindertenpädagogik. München/Basel

Heilkoop, J. (1998): Herausforderndes Verhalten von Menschen mit geistiger Behinderung. Neue Wege der Begleitung und Förderung. Weinheim/Basel

Heimlich, H., Rother, D. (1995): Wenn's zuhause nicht mehr geht. Eltern lösen sich von ihrem behinderten Kind. München

Hell, D. (1994): Welchen Sinn macht Depression? Ein integrativer Ansatz. Reinbek

Hennig, C., Knödler, U. (1995): Problemschüler – Problemfamilien: Ein praktisches Lehrbuch zum systematischen Arbeiten mit schulschwierigen Kindern. 4. Aufl. Weinheim

Henting, H. v. (1993): Die Schule neu denken. München

Hermann, H. (1996): Was ist ein Cochlea-Implantat (CI)? In: Schnecke – Leben mit dem Cochlea Implant, 11. Jg. 26, 2f

Herrmann, C., Fiebach, C. (2004): Gehirn und Sprache. Frankfurt/M.

Hettinger, J. (1996): Selbstverletzendes Verhalten. Stereotypien und Kommunikation: Die Förderung der Kommunikation bei Menschen mit geistiger Behinderung oder Autismussyndrom, die selbstverletzendes Verhalten zeigen. Heidelberg

Hillenbrand, C. (2002): Einführung in die Verhaltensgestörtenpädagogik. 2. Aufl. München/Basel

Hillenbrand, C. (2003): Didaktik bei Unterrichts- und Verhaltensstörungen. München/Basel

Hoffmann, D. D. (2003): Visuelle Intelligenz. Wie die Welt im Kopf entsteht. München

Hoffmann-Muischneek, S. (1995): Wie tönt Grün? Rhythmik als Wahrnehmungsförderung. Ölstein

Hubel, D. H. (1989): Auge und Gehirn. Neurobiologie des Sehens. Heidelberg

Hulsegge, J., Verheul, A. (1998): Snoezelen – eine andere Welt. Hrsg. v. Bundesvereinigung Lebenshilfe für Menschen mit geistiger Behinderung e. V. Marburg

Hülshoff, Th. (2000): Das Gehirn. Funktion und Funktionseinbußen. 2. Aufl. Göttingen/Bern/Toronto/Seattle

– (2001a): Emotionen. Eine Einführung für beratende, therapeutische, pädagogische und soziale Berufe. 2. Aufl. München/Basel

– (Hrsg.) (2001b): Sinneswelten. Die Förderung sensorischer Wahrnehmung im Wohn- und Freizeitbereich von Menschen mit Sinnes- und geistiger Behinderung. Freiburg i. Br.

– (2002a): Geistige Behinderung. In: Schwarzer (2002), 191ff

– (2002b): Kindliche Entwicklungsstörungen. In: Schwarzer (2002), 85ff

– (2002c): Wut im Bauch. Was in uns vorgeht, wenn wir vor Ärger kochen. Gehirn und Geist/Spektrum der Wissenschaft 2, 28–32

– (2004a): Biologische Grundlagen der Psychiatrie. In: Schwarzer/Trost (2004), 37ff

– Hrsg.) (2004b): Neue Erfahrungen. Bildungs- und Freizeitangebote für Menschen mit Behinderung. Freiburg i. Br.

– (2005): Physische und psychische Barrieren im Alltag mobilitätsbehinderter Menschen. In: Marshal/Meckmann/Schulte/Piepenbreier (2005), 7ff

–, Pöhler, S. (Hrsg.) (2002): Der Weg entsteht im Gehen. Praktische Projektarbeit in der Behindertenpädagogik. Freiburg i. Br.

Hutchinson, R., Kewin, J. (1994): Sinneseindrücke und Behinderung. Sensorische Stimulierung in der Freizeit, beim Snoezelen, beim Unterricht und in der Therapie mit Behinderten. Hrsg. v. Rompa Int. Chesterfield. Grasleben

Hüther, G. (2001): Bedienungsanleitung für ein menschliches Gehirn. 2. Aufl. Göttingen

– (2002): Biologie der Angst. Wie aus Stress Gefühle werden. Göttingen

IFLA (Hrsg.) (1997): Richtlinien für leicht lesbares Material. IFLA Professional Report No 54. The Hague

Inclusion Europe (1998): Sag es einfach. Europäische Richtlinie für leichte Lesbarkeit. Cascais/Portugal

Izard, C. E. (1999): Die Emotionen des Menschen. Weinheim/Basel

Jantzen, W. (1998): Menschen mit geistiger Behinderung – veränderte Sichtweise. Zeitschrift für Heilpädagogik 12, 526–532

Jourdain, R. (1998): Das wohltemperierte Gehirn – Wie Musik im Kopf entsteht und wirkt. Heidelberg/Berlin

Kalbe, U. (1993): Kinder mit cerebralen Bewegungsstörungen. Stuttgart

Kanizsa, G. (1955): Margini quasi-percettivi in campi con stimolazione omogenea. Rivista Psicologia 49: 7–30

Kast, V. (1998): Vom Sinn des Ärgers. Anreiz zur Selbstbehauptung und Selbstentfaltung. Stuttgart

– (2000): Trauern. Phasen und Chancen des psychischen Prozesses. 3. Aufl. Stuttgart/Berlin

Kebech, G. (1994): Wahrnehmung. Weinheim/München

Kiepenheuer, K. (1995): Angst in der Pubertät. In: Schulz, H. J. (Hrsg.): Angst. Stuttgart, 75ff

Kiphard, E. (2001): Motopädagogik. 9. Aufl. Dortmund

Klein, F. (1999): Zur Lebensgeschichte in der Arbeit mit behinderten Menschen unter der Perspektive des Sinns. Behinderte in Familie, Schule und Gesellschaft 6, 63–79

Klix, F. (1993): Erwachendes Denken. Geistige Leistungen aus evolutionspsychologischer Sicht. Heidelberg/Berlin/Oxford

Köhn, W. (1998): Heilpädagogische Erziehungshilfe und Entwicklungsförderung (HpE). Ein Handlungskonzept. Heidelberg

Kolb, B., Whishaw, I. Q. (1996): Neuropsychologie. 2. Aufl. Heidelberg/Berlin/Oxford

Krämer, G., Besser, R. (1997): Multiple Sklerose. Stuttgart/New York

Kron, F. W. (2001): Grundwissen Pädagogik. 6. Aufl. München/Basel

Krowatschek, D. (2001): Alles über ADS. Ein Ratgeber für Eltern und Lehrer. Düsseldorf

Kükelhaus, H. (1975): Fassen, Fühlen, Bilden. Köln

–, Lippe, R. zur (1997): Entfaltung der Sinne – Ein „Erfahrungsfeld" zur Bewegung und Besinnung. Frankfurt/M.

Lazarus, R. S., Folkman, S. (1984): Stress, Appraisal and Coping. New York

LeDoux, J. E. (1992): Emotion and the Amygdala. In: Aggleton, J. P. (Hrsg.): The Amygdala: Neurobiological Aspects of Emotion, Memory and Mental Dysfunction. New York, 339–351

– (1994): Emotion. Memory and the Brain. Scientific American 270, 32–39

Lenzen, D. (Hrsg.) (2000): Erziehungswissenschaft. Ein Grundkurs. Reinbek

Leonhardt, A. (Hrsg.) (1997): Das Cochlear Implantat bei Kindern und Jugendlichen. München/Basel

– (2002): Lehrbuch der Hörgeschädigtenpädagogik. 2. Aufl., München/Basel

Leven, R. (1997): Psychische Störungen gehörloser und schwerhöriger Psychotherapie-Patienten unter besonderer Berücksichtigung kommunikativer Aspekte. Hamburg

Lindner, G. (1992): Pädagogische Audiologie. Ein Lehrbuch zur Hörerziehung. 2. Aufl. Berlin

Lockowandt, O. (1996): Frostigs Entwicklungstest der visuellen Wahrnehmung. Göttingen

Logue, A. W. (1995): Die Psychologie des Essens und Trinkens. Heidelberg

Lorenz, K. (1977): Die Rückseite des Spiegels. Versuch einer Naturgeschichte menschlichen Erkennens. München

Lown, B. (2004): Die verlorene Kunst des Heilens. Anleitung zum Umdenken. Frankfurt/M.

Luhmann, N. (1994): Liebe als Passion zur Codierung von Intimität. 2. Aufl. Frankfurt/M.

Mace, N. L., Rabins, P. (1996): Der 36-Stunden Tag. 4. Aufl. Bern/Göttingen/Toronto/Seattle

Malicke, A. (Hrsg.) (1990): Vom Reiz der Sinne. Weinheim Marshal, D., Meckmann, A., Schulte, M., Piepenbreier, N. (2005): Neue Wege. Ansätze zur Barrierereduktion für mobilitätsbehinderte Bürger der Gemeinde Senden. Aachen

Maschwitz, G. und R. (1993): Stille-Übungen mit Kindern. Ein Praxisbuch. München

Maturana, H. R., Varela, F. J. (1996): Der Baum der Erkenntnis. Die biologischen Wurzeln des menschlichen Erkennens. 2. Aufl. Bern/München

Mäurer, H. C. (Hrsg.) (1989): Schlaganfall. Rehabilitation statt Resignation. Stuttgart

Medina, G. (2002): Am Tor zur Hölle. Die Biologie der sieben Todsünden. Heidelberg/Berlin

Mentzos, S. (19962): Depression und Manie. Psychodynamik und Therapie affektiver Störungen. Göttingen/Zürich

Metzler, H., Wacker, E. (2001): Behinderung. In: Otto, H.-U., Thiersch, H. (Hrsg.): Handbuch Soziale Arbeit. München/Basel, 118–139

Miketta, G. (1992): Netzwerk Mensch. Psycho-, Neuro-, Immunologie: Den Verbindungen von Körper und Seele auf der Spur. Stuttgart

Milchert, J. (2002): Der Garten als gesundheitlicher Ausgleichsraum. In: Hülshoff, Th., Pöhler, S. (Hrsg.) (2002), 48ff

Ministerium für Gesundheit, Soziales, Frauen und Familie des Landes NRW (Hrsg.)/Enders, U. (2003): Ratgeber gegen sexuellen Missbrauch. Vorbeugen, Erkennen, Handeln. Düsseldorf

Montessori, M. (1991): Die Entdeckung des Kindes. Freiburg

Mutzek, W. (Hrsg.) (1998): Förderdiagnostik bei Lern- und Verhaltensstörungen. Konzepte und Methoden. Weinheim

Myschker, N. (1999): Verhaltensstörungen bei Kindern und Jugendlichen. Erscheinungsformen – Ursachen – hilfreiche Maßnahmen. 3. Aufl. Stuttgart

Nesse, R., Willams, G. C. (2000): Warum wir krank werden. Die Antworten der Evolutionsmedizin. München

Neuhäuser, G., Steinhausen H. Ch. (Hrsg.) (1999): Geistige Behinderung – Grundlagen, Klinische Syndrome, Behandlung und Rehabilitation. 2. Aufl. Stuttgart

Nirje, B. (1994): Das Normalisierungsprinzip – 25 Jahre danach. Vierteljahresschrift für Heilpädagogik und ihre Nachbargebiete 1, 12–32

Nydahl, P. (1996): Basale Stimulation in der Intensivpflege. Angehörige in die Pflege integrieren? Die Schwester. Der Pfleger 5, 439ff

Örter, R., Montada, L. (Hrsg.) (1998): Entwicklungspsychologie: Ein Lehrbuch. 4. Aufl. München

Otterstede, Ch., Spandau, U. (1998): Das Usher-Syndrom. Eine Broschüre für Betroffene, Angehörige und Interessierte. Heidelberg

Ownstein, P. H. und A. (1990): Assertiveness, Anger, Rage and Destructive Aggression: A Perspective from the Treatment Process. In: Glick, R. A., Roose, S. P. (Hrsg.): Rage, Power and Aggression. New Haven

Parsons, T. (1951): The Social System. London

Paul, K. (1998): Die schulische und soziale Integration von Kindern, Jugendlichen und jungen Erwachsenen mit Schwerhörigkeit. In: Müller, R. J., Hans, M. (Hrsg.): Hörgeschädigte in der Schule. Neuwied/Kriftel/Berlin, 18ff

Peseschkian, N. (2000): Psychosomatik und positive Psychotherapie. 4. Aufl. Frankfurt/M.

Peter-Führe, S. (1994[5]): Rhythmik für alle Sinne. Ein Weg musisch-ästhetischer Erziehung. Freiburg

Peuschel, S. (Hrsg.) (1995): Down-Syndrom. Für eine bessere Zukunft. Stuttgart

Piaget, J. (1995): Intelligenz und Affektivität in der Entwicklung des Kindes. Frankfurt/M.

Pinker, S. (1994): The language instinct. London

– (2003): Das unbeschriebene Blatt. Die moderne Leugnung der menschlichen Natur. Bern

Pöppel, E. (1995): Lust und Schmerz. Über den Ursprung der Welt im Gehirn. 4. Aufl. München

Porter, R. (2003): Die Kunst des Heilens. Eine medizinische Geschichte der Menschheit von der Antike bis heute. Berlin/Heidelberg

Probst, R. (2000): Kindliche Hörstörungen – Pädaudiologie des Ohres. In: Probst, R., Grevers, G., Iro, H. (Hrsg.): Hals-Nasen-Ohren-Heilkunde. Stuttgart/New York, 197–205

Ramachandran, V. S., Blakeslee, S. (2001): Die blinde Frau, die sehen kann. Rätselhafte Phänomene unseres Bewusstseins. Reinbek

Reichhoff, J. H. (2001): Warum wir siegen wollen. Der sportliche Ehrgeiz als Triebkraft in der Evolution des Menschen. München

Remschmidt, H. (1992): Adoleszenz. Entwicklung und Entwicklungskrise bei Jugendlichen. Berlin

– (Hrsg.) (2000): Kinder- und Jugendpsychiatrie. Eine praktische Einführung. 3. Aufl. Stuttgart/New York

–, Heiser, P. (2004): Zertifizierte medizinische Fortbildung: Differenzierte Diagnostik und multimodale Therapie hyperkinetischer Störungen. Dtsch. Ärztebl. 2004; 101 (37): 2457–66

Richter, H. E. (1995): Umgang mit Angst. 3. Aufl. Düsseldorf/Wien

Riemann, F. (2004): Grundformen der Angst. Eine tiefenpsychologische Studie. 36. Aufl. München/Basel

Rock, I. (1992): Wahrnehmung. Vom visuellen Reiz zum Sehen und Erkennen. 2. Aufl. Heidelberg

Rooyackers, P. (1995): Mit den Händen flüstern. 100 Interaktionsspiele für Kinder ab 6 Jahren. Linz

Ruo, M. (1994): Kommunikation Gehörloser. Bern

Sacks, O. (1992): Stumme Stimmen. Reise in die Welt der Gehörlosen. Reinbek

– (1995): Der Mann, der seine Frau mit einem Hut verwechselte. Reinbek

– (1995): Eine Anthropologin auf dem Mars. Reinbek

– (2002): Die Insel der Farbenblinden. Reinbek

Schacter, D. (2001): Wir sind Erinnerung. Gedächtnis und Persönlichkeit. Reinbek

Schiefenhövel, W. (1993): Leid ohne Sinn? Krankheit, Sterben und Tod. In: Deutsches Institut für Fernstudien (DIFF) an der Universität Tübingen. Hrsg. Funkkolleg „Der Mensch". Anthropologie heute. Weinheim/Basel. Studieneinheit 24, 5ff

Schmidt-Atzert, L. (1996): Lehrbuch der Emotionspsychologie. Stuttgart/Berlin/Köln

Schuchardt, E. (2000): Warum gerade ich...? Leben lernen in Krisen – Leiden und Glaube. Schritte mit Betroffenen und Begleitenden. 11. Aufl. Göttingen

Schulze, H. E. (1999): Nicht verzagen, sondern wagen. Praktische Hilfe für Altersblinde und ihre Angehörigen. Hrsg. v. Kuratorium deutsche Altershilfe

Schwarzer, W. (Hrsg.) (2002): Lehrbuch der Sozialmedizin für Sozialarbeit, Sozial- und Heilpädagogik. 4. Aufl. Dortmund

–, Trost, A. (Hrsg.) (2004): Psychiatrie und Psychotherapie für psycho-soziale und pädagogische Berufe. 2. Aufl. Dortmund

Seitz, R. (1997): Tast-Spiel. Sinn-volle Frühpädagogik. 8. Aufl. München

Smeijsters, H. (1999): Grundlagen der Musiktherapie – Theorie und Praxis der Behandlung psychischer Störungen und Behinderungen. Göttingen/Bern/Toronto/Seattle

Snyder, S. H. (1994): Chemie der Psyche. Drogenwirkungen im Gehirn. Heidelberg

Sowa, M., Tappe, A. (1999): Bewegung, Spiel und Sport im Leben von Menschen mit geistiger Behinderung. Marburg

Speck, O. (2005): Menschen mit geistiger Behinderung und ihre Erziehung. Ein heilpädagogisches Lehrbuch. 10. Aufl. München/Basel

Spitzer, M. (2002): Lernen. Gehirnforschung und die Schule des Lebens. Heidelberg/Berlin

– (2003): Nervensachen. Perspektiven zu Geist, Gehirn und Gesellschaft. Stuttgart

Stadler, H., Wilken, U. (2004): Pädagogik bei Körperbehinderung. Studientexte zur Geschichte der Behindertenpädagogik. Bd. 4. Weinheim/Basel/Berlin

Stein, A. (1992): Hilfen für hörgeschädigte Menschen mit Verhaltensstörungen und Verhaltensauffälligkeiten. In: Welter, H., Kohler, K. (Hrsg.): Gehörlose Menschen mit psychosozialen Problemen. Konfliktberatung, Krisenintervention, Psychotherapie. Freiburg, 23ff

Steinhausen, H.-C. (2000): Psychische Störungen bei Kindern und Jugendlichen. 4. Aufl. München

Stemmer-Lück, M. (2004): Beziehungsräume in der sozialen Arbeit. Psychoanalytische Theorien und ihre Anwendung in der Praxis. Stuttgart

Stierlin, H. (1995): Angst in und durch Familien. In: Schulz, H. J. (Hrsg.): Angst. Stuttgart, 90ff

Strasser, U. (1997): Wahrnehmen – Verstehen – Handeln. Förderdiagnostik für Menschen mit einer geistigen Behinderung. 3. Aufl. Luzern

Strassmeier, W. (2000): Didaktik für den Unterricht mit geistig behinderten Schülern. 2. Aufl. München/Basel

Strauch, B. (2003): Warum sie so seltsam sind. Gehirnentwicklung bei Teenagern. Berlin

Tamm, C. (1994): Diagnose Down-Syndrom. München u. a.

Thegelkamp, S. (2001): Autismus und gestörte Wahrnehmung. In: Hülshoff (2001b), 131ff

Thiesen, P. (1997): Mit allen Sinnen spielen. Wahrnehmungsförderung in Kindergarten, Grundschule und Familie – über 200 Spielideen. 2. Aufl. Weinheim/Basel

Thimm, W. (1994): Das Normalisierungsprinzip: eine Einführung. 5. Aufl. Marburg

Thompson, R. F. (1994): Das Gehirn. Von der Nervenzelle zur Verhaltenssteuerung. 2. Aufl. Heidelberg

Thümmler, R. (1999): Die Parkinson-Krankheit: Ein Leitfaden für Betroffene und Therapeuten. Berlin/Heidelberg/New York

Trost, A., Schwarzer, W. (Hrsg.) (2005): Psychosomatik und Psychiatrie. Dortmund

Von Oy, C. M., Sagi, A. (1997): Lehrbuch der heilpädagogischen Übungsbehandlungen. Hilfen für das behinderte und entwicklungsgestörte Kind. 5. Aufl. Heidelberg

Waller, H. (1991): Sozialmedizin. Grundlagen und Praxis für psychosoziale und pädagogische Berufe. 2. Aufl. Stuttgart, Berlin, Köln

Walthes, R. (2005): Einführung in die Blinden- und Sehbehindertenpädagogik. 2. Aufl. München/Basel

Watzlawick, P. (1991): Die Möglichkeit des Andersseins. Zur Technik der therapeutischen Kommunikation. 4. Aufl. Stuttgart u. a.

– (2000): Anleitung zum Unglücklichsein. 10. Aufl. München/Zürich

Welter, H., Kohler, K. (Hrsg.) (1992): Gehörlose Menschen mit psychosozialen Problemen. Konfliktberatung, Krisenintervention, Psychotherapie. Freiburg

Werning, R. (2002): Lernen und Behinderung des Lernens. In: Werning, R., Balgo, R., Palmowski, W., Sassenroth, M. (Hrsg.): Sonderpädagogik. Lernen, Verhalten, Sprache, Bewegung und Wahrnehmung. München/Wien, 129–189

Willenberg, B., Hülshoff, Th. (2001): Besinnung. Der Garten als Erfahrungswelt zur Entfaltung der Sinne. In: Hülshoff, Th. (Hrsg.) 2001b, 213ff

Wilson, E. O. (1998): Die Einheit des Wissens. Berlin

Witoszynskyj, E., Schindler, G., Schneider, M (2000): Erziehung durch Musik und Bewegung. 2. Aufl. Wien

Zielniok, W., Schmidt-Thimme, D. (1990): Gestaltete Freizeit für Menschen mit geistiger Behinderung. Heidelberg

Zimmer, R. (1995): Handbuch der Bewegungserziehung. Freiburg

– (1997): Handbuch der Sinneswahrnehmung – Grundlagen einer ganzheitlichen Erziehung. Freiburg

Zuckrigl, H. und A. (1999): Rhythmik hilft behinderten Kindern: Ziele und Realisationsbeispiele aus der Praxis psychomotorischer Erziehung. München

# Sachregister

# Thomas Hülshoff
## Emotionen

Eine Einführung für beratende, therapeutische, pädagogische und soziale Berufe

2., überarbeitete Auflage 2001
335 Seiten. 36 Abb. 2 Tab.
UTB-M (978-3-8252-2051-8) kt

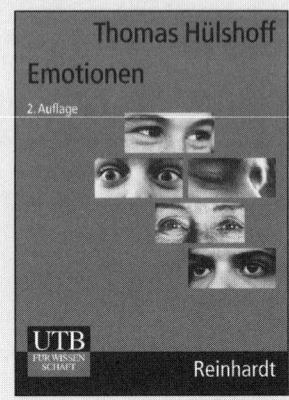

Blinde Wut oder panische Angst, himmelhochjauchzende Freude oder tiefe Depression – Gefühle bestimmen unser Leben ganz wesentlich. Ein sinnvoller Umgang mit den eigenen Gefühlen und den Gefühlen anderer setzt ein Verständnis dieser oft höchst komplizierten Vorgänge voraus. Das ist elementar für alle sozialen Berufe.

Thomas Hülshoffs Buch ist eine fundierte und gut lesbare Einführung in die Emotionspsychologie. Der Autor bezieht aktuelle neurophysiologische Erkenntnisse und biologische Wurzeln unserer Emotionen ebenso ein wie ihre soziale Bedeutung und den kulturellen und familiären Kontext, in den die Gefühle eingebettet sind. Neu hinzugekommen ist ein Kapitel zur emotionalen Dimension von Gesundheit und Krankheit. Dieses Lehrbuch ist didaktisch aufgebaut, praxisnah und verständlich gestaltet mit Fallbeispielen, Übungen sowie zahlreichen Abbildungen.

Ɛ/ reinhardt
www.reinhardt-verlag.de

## UTB Buchreihe
## Einführung in die Sonderpädagogik

Unsere Einführungsreihe in die Disziplinen der Sonderpädagogik vermittelt Studierenden der Sonder- und Heilpädagogik in den Anfangssemestern ein kompaktes Grundwissen in den einzelnen Themengebieten.

Die verständlich geschriebenen Lehrbücher bieten einen Überblick über die wichtigsten Inhalte der jeweiligen Disziplin. Theoretische Grundlagen werden um praxisnahe Fallbeispiele ergänzt.

Der didaktische Aufbau mit Marginalienspalte und Glossar erleichtert den Studierenden das Lernen mit dem Buch. Übungsfragen dienen der unmittelbaren Lernzielkontrolle und regen zur weiterführenden Diskussion und zur Vertiefung des Stoffes an.

 Barbara Fornefeld
**Einführung in die Geistigbehindertenpädagogik**

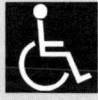 Ingeborg Hedderich
**Einführung in die Körperbehindertenpädagogik**

3., aktualisierte Auflage 2004
197 Seiten. 29 Abb. 5 Tab.
59 Übungsaufgaben
UTB-M (978-3-8252-2160-7) kt

1999. 143 Seiten. 32 Abb.
4 Tab. 21 Übungsaufgaben
UTB-M (978-3-8252-2102-7) kt

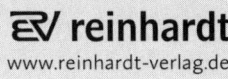 **reinhardt**
www.reinhardt-verlag.de

# UTB Buchreihe
## Einführung in die Sonderpädagogik

Renate Walthes
**Einführung in die Blinden- und Sehbehinderten-pädagogik**

2. Auflage 2005
ca. 234 Seiten. 46 Abb. 14 Tab.
21 Übungsaufgaben
UTB-M (978-3-8252-2399-1) kt

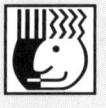

Clemens
Hillenbrand
**Einführung in die Verhaltensge-störtenpädagogik**

2., aktual. Auflage 2002
239 Seiten. 24 Abb. 6 Tab.
45 Übungsaufgaben
UTB-M (978-3-8252-2103-4) kt

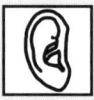

Annette Leonhardt
**Einführung in die Hörgeschädigten-pädagogik**

2., neu bearb. u. erw. Aufl. 2002
288 Seiten. Zahlr. Abb. und Tab.
77 Übungsaufgaben
UTB-M (978-3-8252-2104-1) kt

Rolf Werning/
Birgit Lütje-Klose
**Einführung in die Lernbehinderten-pädagogik**

2003. 231 Seiten. 3 Abb.
Zahlr. Übungsaufgaben
UTB-M (978-3-8252-2391-5) kt

Alfons Welling
**Einführung in die Sprachbehinder-tenpädagogik**

2005. ca. 220 Seiten.
ca. 35 Abb. ca. 10 Tab.
UTB-M (978-3-8252-2609-1) kt

**reinhardt**
www.reinhardt-verlag.de